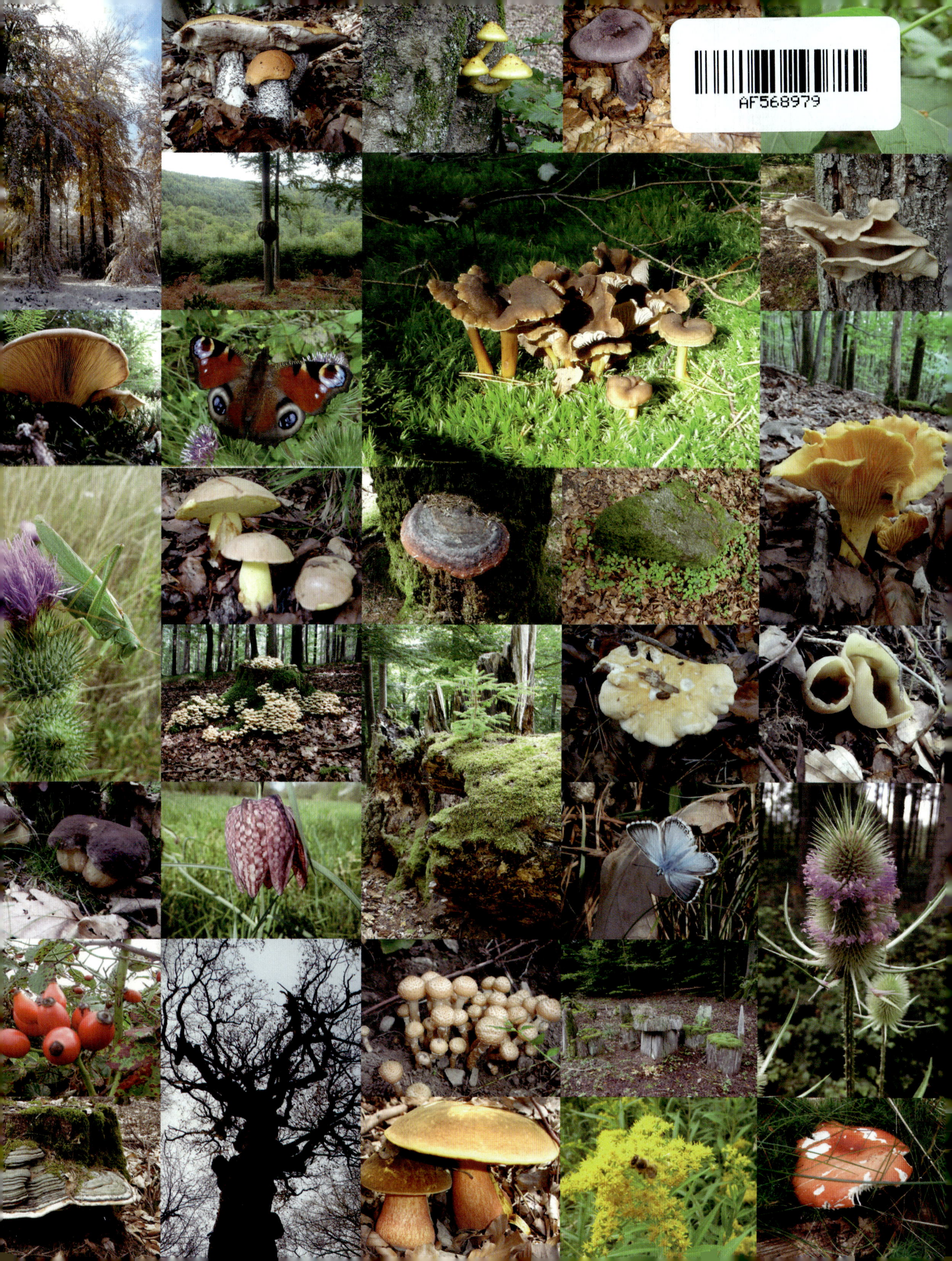

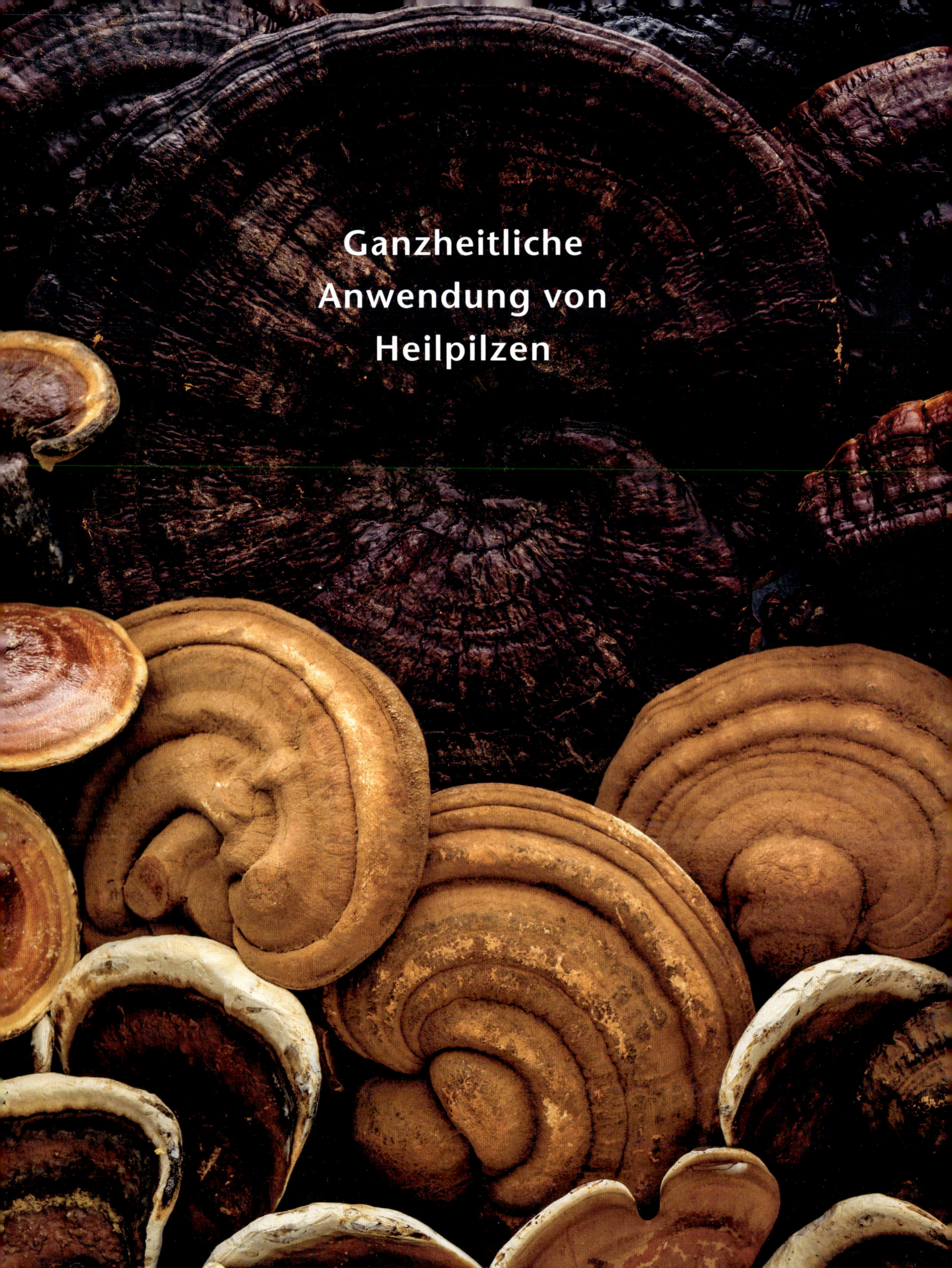
Ganzheitliche
Anwendung von
Heilpilzen

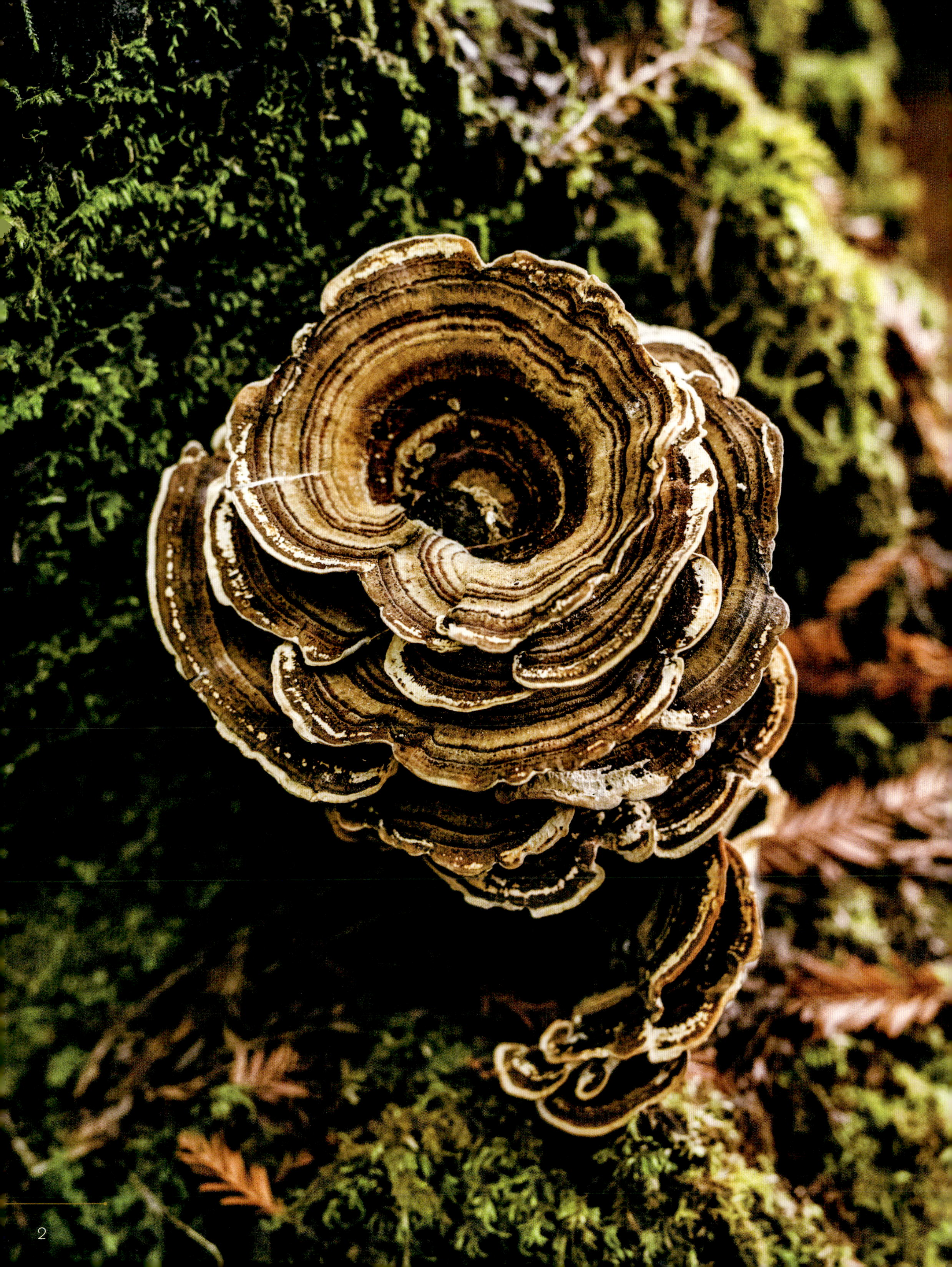

Dr. Christopher Hobbs

Ganzheitliche Anwendung von Heilpilzen

Vital und gesund mit Pilzen in Hausapotheke und Küche

- Natürliche Heilmittel
- Viren eliminieren
- Bakterien bekämpfen
- Immunsytem stärken
- Krebs abwehren
- Blutdruck regulieren
- Mykotherapie verstehen
- Ausführliche Heilpilzporträts
- Pilzmedizin herstellen
- Erstaunliche Pilzhistorie
- Pilze mit Spirit
- Wildpilze bestimmen
- Pilze selber züchten
- Kulinarische Pilzrezepte

HERBA PRESS

Impressum

Deutsche, erweiterte Ausgabe

Die deutsche Ausgabe wurde mit einem ausführlichen Rezepteteil (Kapitel 6) und mit einem reich bebilderten Vor- und Nachsatz erweitert. Die Bilder von Vor- und Nachsatz zeigen eine kleine Auswahl, was Ihnen beim Pilzesuchen im Wald so alles begegnen kann. Nicht nur fantastische Pilze in allen Formen und Farben, sondern auch die ganze Pracht der Natur mit ihren Heilpflanzen, wunderschönen Blüten und seltenen Tiere werden Ihre Augen erfreuen. Genießen Sie die Zeit – Wald und Natur kann wie Meditation sein, beruhigend, stärkend und voller Wunder ...

Hobbs, Christopher. Ganzheitliche Anwendung von Heilpilzen.
Vital und gesund mit Pilzen in Hausapotheke und Küche.
1. Aufl., 2022
ISBN 978-3-946245-10-0

Herba Press ist ein Imprint der Edition Reuss GmbH
www.herba-press.de
info@herba-press.de

Deutsche Ausgabe
Übersetzung aus dem Englischen: Dr. med. Eberhard Wormer
Fachlektorat: Matthias Reuss
Lektorat: Maike Zürcher
Layout/Grafikdesign deutsche Ausgabe: Dr. med. Eberhard Wormer, Matthias Reuss
Layout/Grafikdesign Originalausgabe (und Rezepteteil): Carolyn Eckert
© Alle Fotos im Vor- und Nachsatz: Matthias Reuss
© Rezepteteil (Layout, Fotografie und Text): Herba Press 2021
Foodfotografie Rezepteteil: Tai Power Seeff (www.taipowerseeff.com)
Styling: Claire Mack
Chefkoch und Foodstyling: David Gantz
Rezepttexte: Nina Renata Aron und Tai Power Seeff

Autor, Verlag und Redaktion haben bei der Erstellung dieses Buches Informationen und Ratschläge mit Sorgfalt recherchiert und geprüft. Dennoch erfolgen alle Angaben ohne Gewähr. Verlag und Autor können keinerlei Haftung für etwaige Schäden oder Nachteile übernehmen, die sich aus der praktischen Umsetzung der in diesem Buch vorgestellten Anwendungen ergeben. Bitte respektieren Sie die Grenzen der Selbstbehandlung und suchen Sie bei Erkrankungen einen erfahrenen Arzt/Ärztin, einen qualifizierten Therapeuten oder Heilpraktiker auf.

Englische Originalausgabe
Hobbs, Christopher. Medicinal Mushrooms – 1st ed. Storey Publishing. 210 MASS MoCA Way North Adams, MA 01247, www.storey.com © 2010 by Storey Publishing. Bearbeitet von Carleen Madigan. Layout/Grafik: Carolyn Eckert. Textproduktion: Jennifer Jepson Smith. Index von Christiane R. Lindemer, Boston Road Communication. © Cover Photo: Tai Power Seeff. © Fotografie Innenteil: Tai Power Seeff. Photography Styling: Annie Martin. Zusätzliche Fotocredits auf Seite 270. Illustrations by Bessie Pease Gutmann/ Wikimedia Commons, 195 b.; © Beverly Duncan, 32, 203; John Tenniel/British Library/Wikimedia, 174; © Karin Spijker, 28 © Texts 2020 by Christopher Hobbs.

Zusätzliche Fotos von Alan Rockefeller/CC BY-SA/Wikimedia Commons, 177 r., 185; © amana images inc./Alamy Stock Photo, 234; © Arterra Picture Library/Alamy Stock Photo, 153; Bernie/Wikimedia Commons, 34; © Bill Gozansky/Alamy Stock Photo, 205 b.; © CAChase/iStock.com, 243; Caleb Brown/Mushroom Observer, a source for mycological images/CC BY-SA/Wikimedia Commons, 191 t.r.; Captainpixel/Wikimedia Commons, 167; Carolyn Eckert, © Storey Publishing, 48 l.; © Christopher Hobbs, 10, 20 c.l., 21 c.r. & r., 31 b., 45, 48 r., 80 r., 94, 114, 117, 121, 123, 126, 144, 145 ex. b., 147 b., 152 r., 161 r., 162 b.l. & b.r., 163, 164, 166, 171, 172 ex. t.l., 173 b., 194, 197, 199, 213 t.l., 228, 230; © Craig Joiner Photography/Alamy Stock Photo, 146; © Crispi/Dreamstime.com, 102; © Daniel Winkler, Mushroaming, 90; © David Thompson/Alamy Stock Photo, 168; © DE AGOSTINI PICTURE LIBRARY/Getty Images, 217 t.; © Erika Bailey, 86 b., 211, 236–242; © Fabiano Sodi/Alamy Stock Photo, 137 b.; © Firdausiah Mamat/Getty Images, 139 r.; © fotografiecor/stock.adobe.com, 100; © George Hergenhan/Alamy Stock Photo, 86 t.; © George Vaughan, 92, 122; © Giulio Ercolani/Alamy Stock Photo, 172 t.l.; © Henri Koskinen/Alamy Stock Photo, 81 l., 134, 137 t., 215, 216 b.; © Image Professionals GmbH/Alamy Stock Photo, 133; Internet Archive Book Images/Wikimedia Commons, 196; © Kevin Frayer/Getty Images, 91, 95; © Lou-Foto/Alamy Stock Photo, 118; © Lou Inglis/Alamy Stock Photo, 217 b.; © Lubomir Cmorej/Alamy Stock Photo, 108 r.; © Luisa Ricciarini/Bridgeman Images, 177 l.; © Martin Battilana Photography/Alamy Stock Photo, 169; © Mindhive/Shutterstock.com, 192; © Naturepix/Alamy Stock Photo, 165 b.; © neil hardwick/Alamy Stock Photo, 217 m.; © Nick Greaves; Agfa Awards Winner/Alamy Stock Photo, 218; © Nick Kurzenko/Alamy Stock Photo, 127 l.; © Nick Upton/Alamy Stock Photo, 111 b.; © Phil Wolstenholme/Alamy Stock Photo, 175; Pretty Drugthings/Unsplash, 186; © Sabena Jane Blackbird/Alamy Stock Photo, 161 l.; © Scenics & Science/Alamy Stock Photo, 235 b.; © Songsak Paname/EyeEm/Getty Images, 70; © Taylor F. Lockwood, 31 t., 81 r., 99, 101 t., 111 t., 138, 145 b., 151, 170, 191 b.l. & b.r., 195 t., 205 t., 209 b.r., 213 ex. t.l., 216 t., 231; © Thapakorn Hemgo/Shutterstock.com, 139 l.; Tom (LanLord)/Mushroom Observer, a source for mycological images/CC BY-SA/ Wikimedia Commons, 173 t.; © Westend61 GmbH/Alamy Stock Photo, 104, 191 t.l.; © Xinhau/Alamy Stock Photo, 235 t.

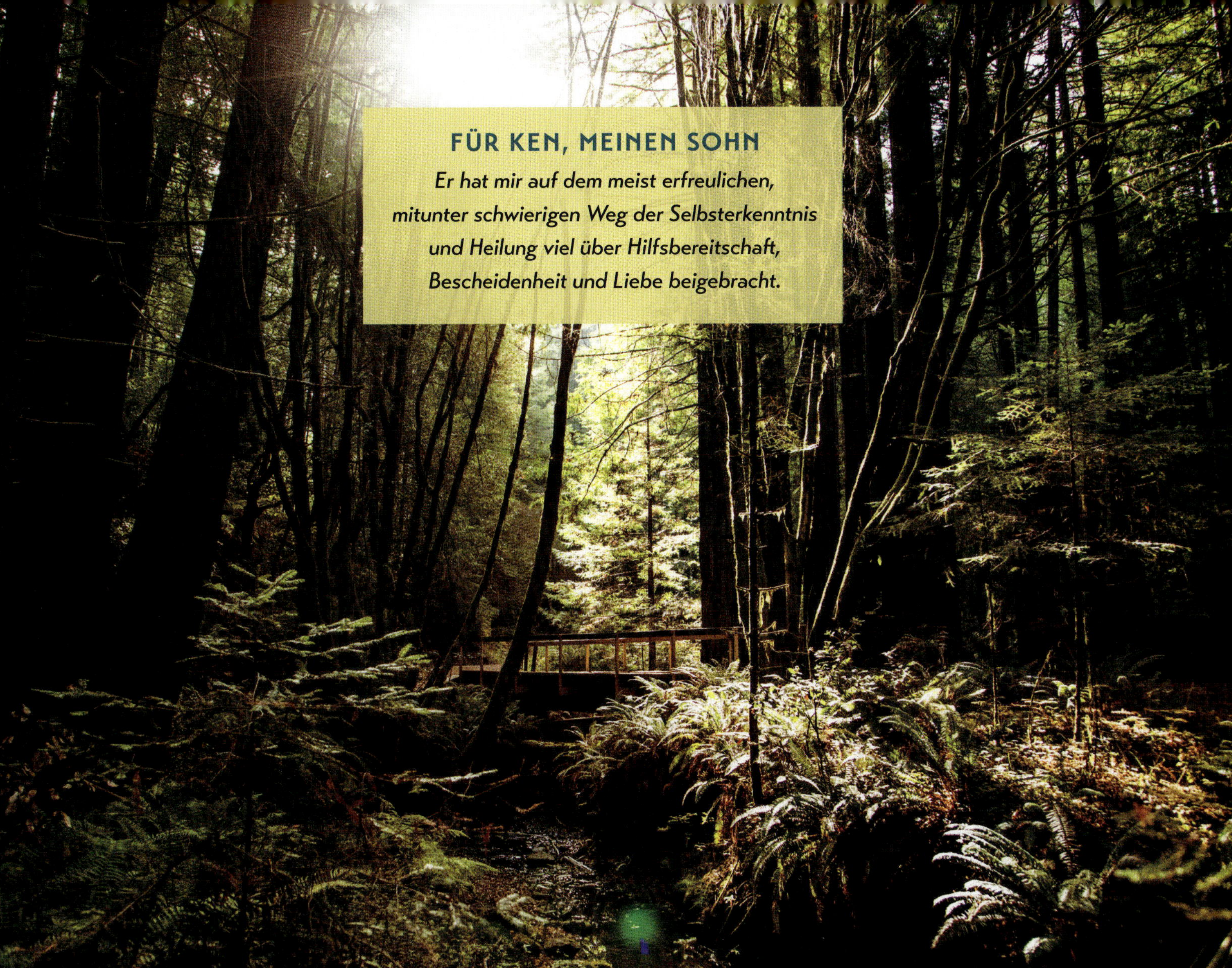

FÜR KEN, MEINEN SOHN

Er hat mir auf dem meist erfreulichen, mitunter schwierigen Weg der Selbsterkenntnis und Heilung viel über Hilfsbereitschaft, Bescheidenheit und Liebe beigebracht.

HINWEISE DES VERLAGS

Die Informationen in diesem Buch dienen ausschließlich der Information. Jeder Leser, jede Leserin, die Pilze in der freien Natur sammeln und diese einzunehmen beabsichtigen, tun dies ausschließlich auf eigenes Risiko.

Wildpilze, die nicht 100-prozentig sicher bestimmt sind, sollten niemals konsumiert werden. Leser sollten sich nicht nur an die Informationen in diesem Buch halten, wenn sie Pilze identifizieren. Es wird empfohlen, andere bewährte Bestimmungsbücher zu benutzen (siehe S. 303) und sich von erfahrenen Pilzsammlern, die Pilze persönlich begutachten, beraten zu lassen.

Die Ansichten des Autors über Anwendungen und Risiken von Psilocybin konstituieren weder eine rechtliche noch medizinische Beratung. Leser, die sich dennoch für eine vom Autor vorgestellte Psilocybinanwendung in Bezug auf wohltätige Wirkungen entscheiden, sollten sich zunächst von einem qualifizierten Mediziner oder Experten beraten lassen. Empfehlungen für mögliche therapeutische Settings basieren dann auf der medizinischen und psychologischen Vorgeschichte sowie der medizinischen und psychischen Befindlichkeit des Ratsuchenden.

Leser, die psilocybinhaltige Pilze sammeln, zubereiten oder konsumieren möchten, sollten Folgendes beachten: Psilocybin und Psilocin sind in Deutschland nicht verkehrsfähige und nicht verschreibungsfähige Stoffe. Jeglicher Umgang mit diesen Stoffen, ausgenommen der Konsum, ist generell verboten. Der Verlag verweist auf die geltenden rechtlichen Bestimmungen und rät von Selbstversuchen ab.

INHALT

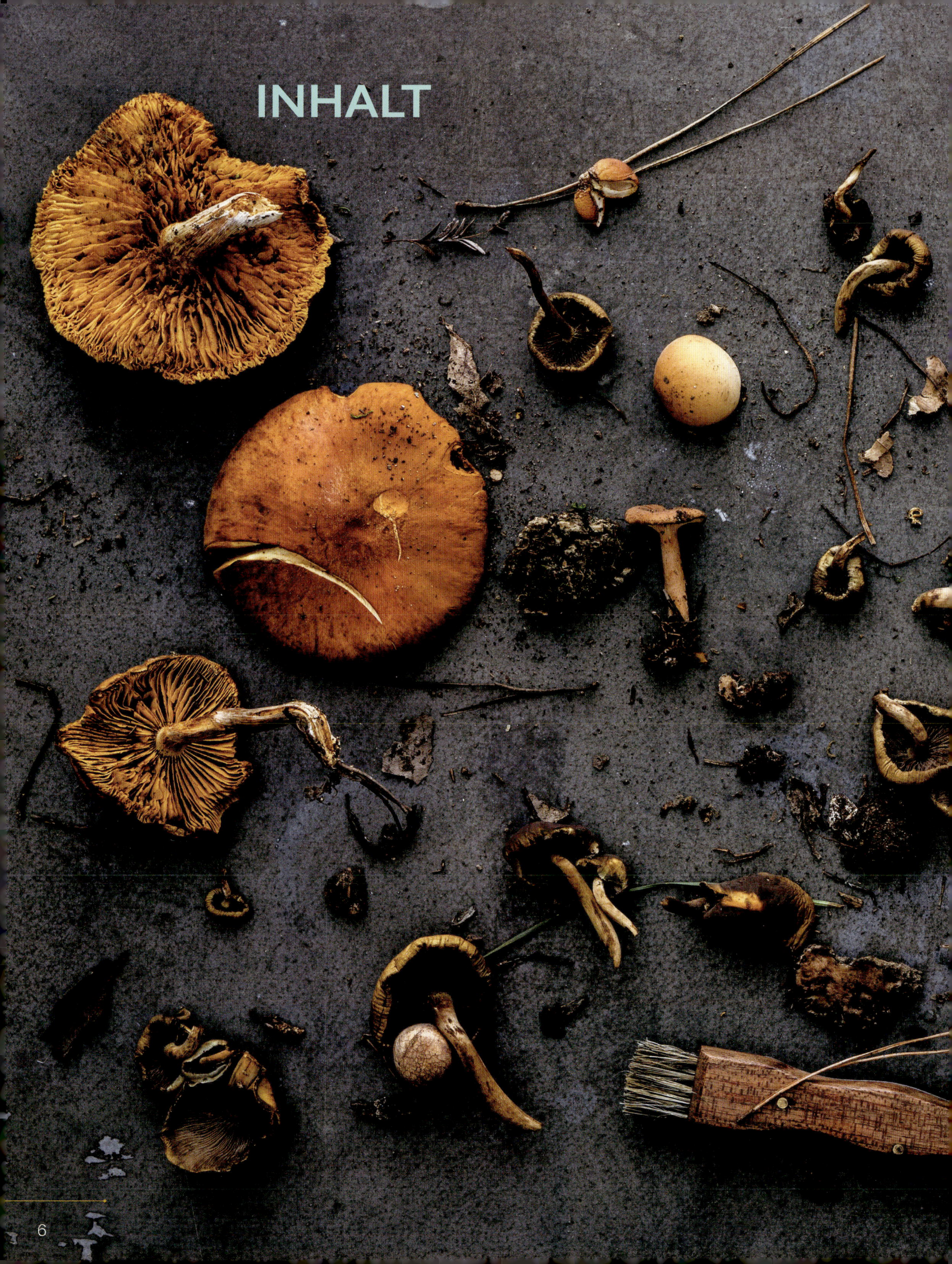

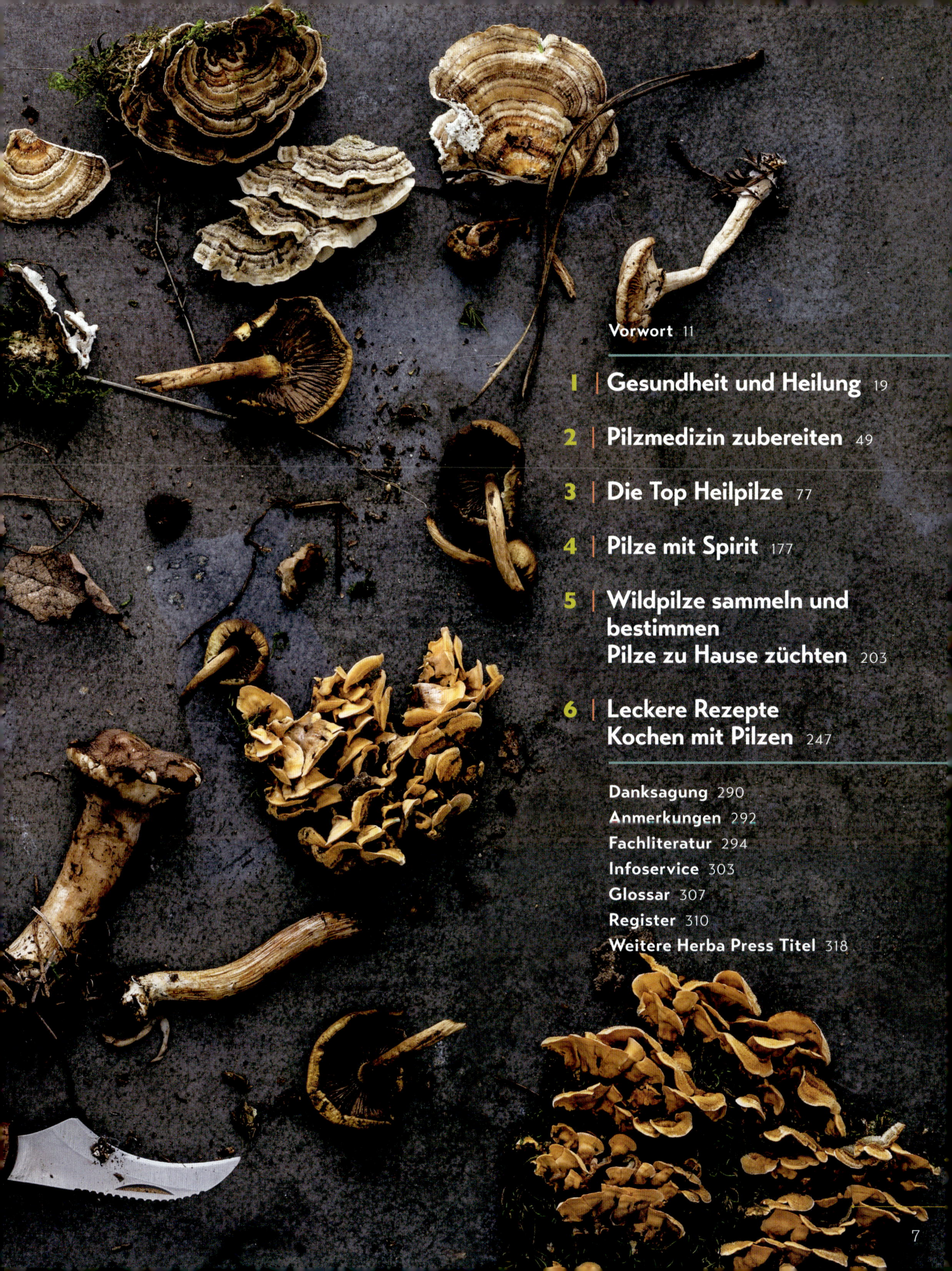

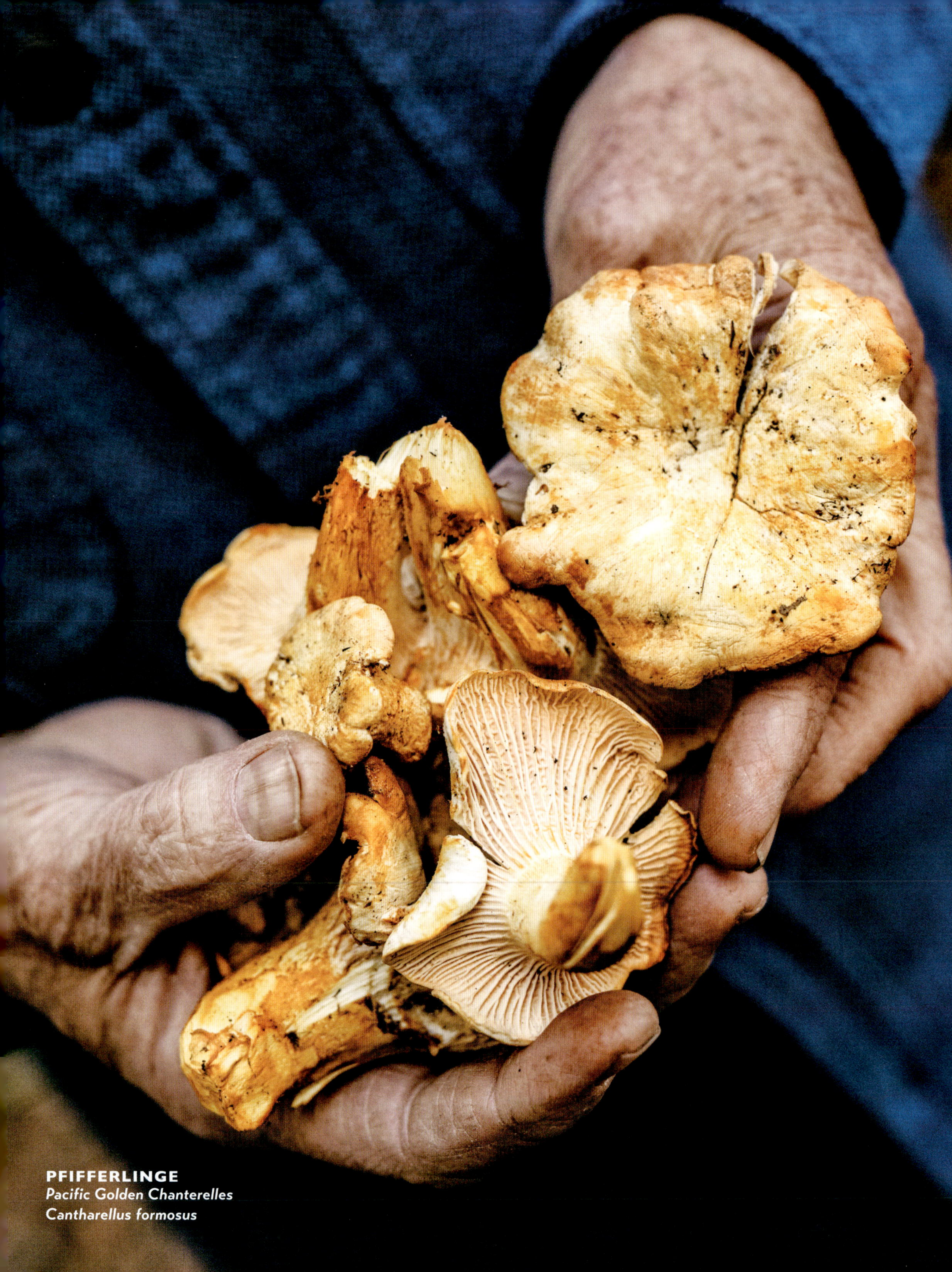

PFIFFERLINGE
Pacific Golden Chanterelles
Cantharellus formosus

VORWORT

Anregungen zu diesem Buch kamen von meinen Vorfahren, meiner Leidenschaft für Botanik, Natur und Wissenschaft sowie vom lebenslangen Interesse an solchen Fragen: *Was sind die Ursachen von Krankheiten? Warum trifft es manchmal Menschen, die vollkommen gesund erscheinen – trotz aller Bemühungen, das Bestmögliche zu tun? Ist Gesundheit bloße Abwesenheit von Krankheit oder steckt mehr dahinter?*

Traditionelle Prägung verschmolz in den späten 1970ern mit meiner Passion für Pilze. Auslöser war der erste Pilzkongress in den USA. Auf Orcas Island inspirierte mich der anerkannte Pilzforscher Paul Stamets. Dort traf ich Paul und Dr. Alexander Smith, einen „Waldgeist" *par excellence*, prominenten Mykologen und Autor von Handbüchern der Pilzkunde. Darüber hinaus begegnete ich dem führenden Psilocybe-Forscher Dr. Gastón Guzmán und vielen anderen Koryphäen dieser einzigartigen Spezies von Pilzenthusiasten. Exkursionen zur Pilzbestimmung sowie Gespräche mit Dr. Smith, Dr. Guzmán und örtlichen Experten entflammten meine Faszination für Pilze, bis heute. Das war mein Einstieg.

Auf dem Kongress habe ich Fähigkeiten zur Pilzbestimmung auf Anfängerniveau erworben. Ich konnte Pfifferlinge und andere Speisepilze identifizieren. Seitdem hat sich meine Leidenschaft und mein Geschick zur Pilzbestimmung beträchtlich erweitert. Heute kann ich mehr als 50 essbare wilde Pilzarten bestimmen. Sind keine Wildpilze zu finden, züchte ich Austernpilze zu Hause, kaufe Kulturpilze oder rehydriere getrocknete Steinpilze und die Kampfer-Milchlinge der letzten Saison.

Meine Vorfahren mütterlicherseits gaben ihr Interesse an Kräuterkunde an die nachfolgenden Generationen weiter. Meine Urgroßmutter war Herbalistin und meine Großmutter war in den 1920er- Jahren als

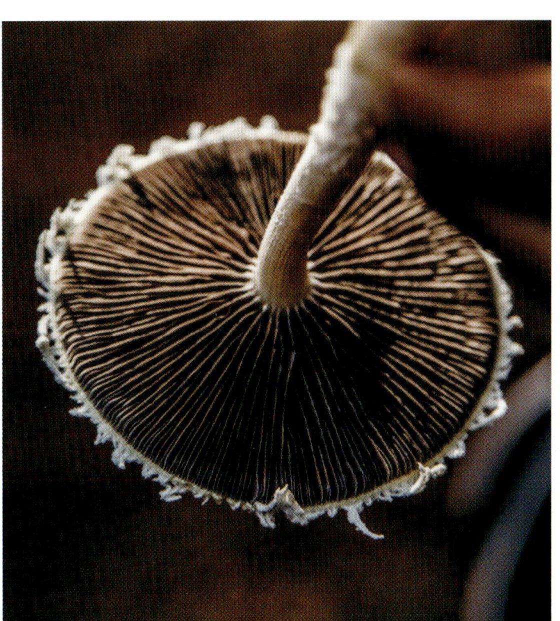

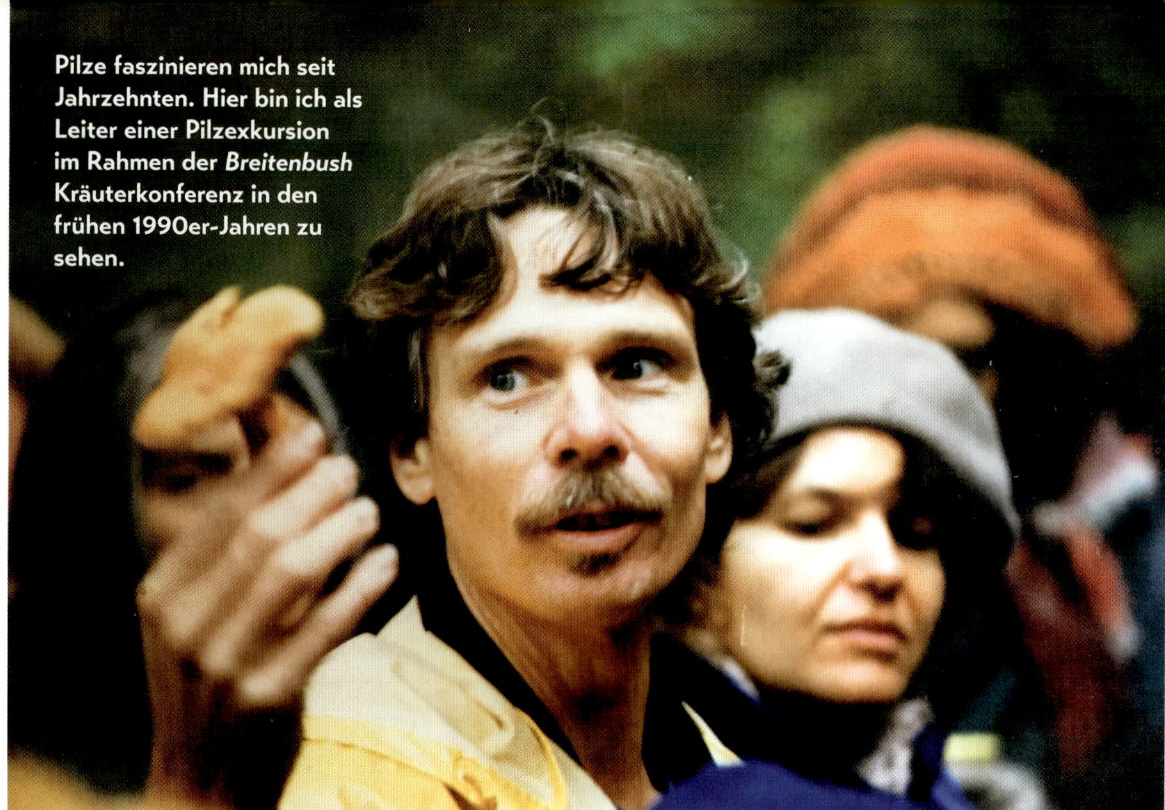
Pilze faszinieren mich seit Jahrzehnten. Hier bin ich als Leiter einer Pilzexkursion im Rahmen der *Breitenbush* Kräuterkonferenz in den frühen 1990er-Jahren zu sehen.

Kräuterkundige ihrer Wohngegend in Pasadena, Kalifornien, bekannt. Väterlicherseits betrieb mein Großvater Bioanbau von Avocados und Zitrusfrüchten. Ich erinnere mich noch an den Komposthaufen im Obstgarten und eine spezielle Küche für Konserven, wo er die Erträge aus Garten und Landwirtschaft zu Wintervorräten verarbeitete. Mein Vater unterrichtete bis zu seiner Pensionierung Botanik und Biologie an einer Universität. Im Ruhestand betätigte er sich als Berater für Umweltfragen.

Das epigenetische Erbe meiner Vorfahren führte mich in die Wälder, auf Schritt und Tritt geheimnisvollen unbekannten Zielen entgegen, inmitten fantastischer Schöpfungen der Natur – aufblitzende Pilze in allen Farbschattierungen, hoch gewachsene duftende Bäume, zerklüftete alpine Landschaften, Blumenwiesen und murmelnde Bäche. Die Gemeinschaft der Herbalisten, der Natur- und Pilzfreunde machte mich mit diesen Kostbarkeiten vertraut und bereicherte mein Leben enorm. Wir erforschten hingebungsvoll Randzonen an Trampelpfaden der Mainstreamkultur.

Einstieg in die Forschung

Meine Leidenschaft für Herbalismus und Naturheilkunde motivierte mich 1985 nachzuforschen, wie Menschen unterschiedlicher Kulturkreise weltweit Pilze zu Heilzwecken und zur Stärkung der Gesundheit einsetzen. Ich durchkämmte motiviert und gewissenhaft die wissenschaftliche Literatur nach Studien, die die Wirkung von Pilzen in Bezug auf Ernährung, Stoffwechsel und das Immunsystem untersuchten. Vor allem Letzteres ist bemerkenswert. Pilze beeinflussen auf vielfältige Weise unser Immunsystem, dessen

Schätzungsweise gibt es 2,2 bis 3,8 Millionen Pilzspezies auf Erden. Davon sind nur etwa 4 Prozent bekannt und beschrieben.

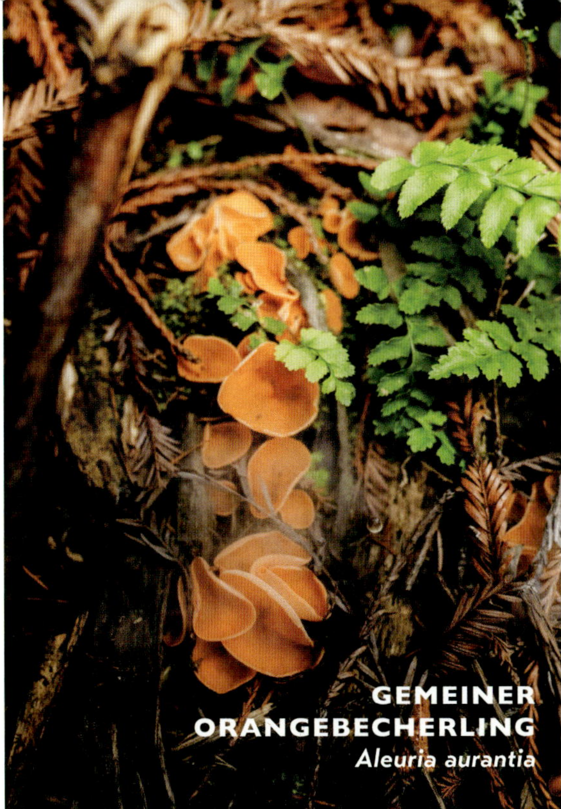

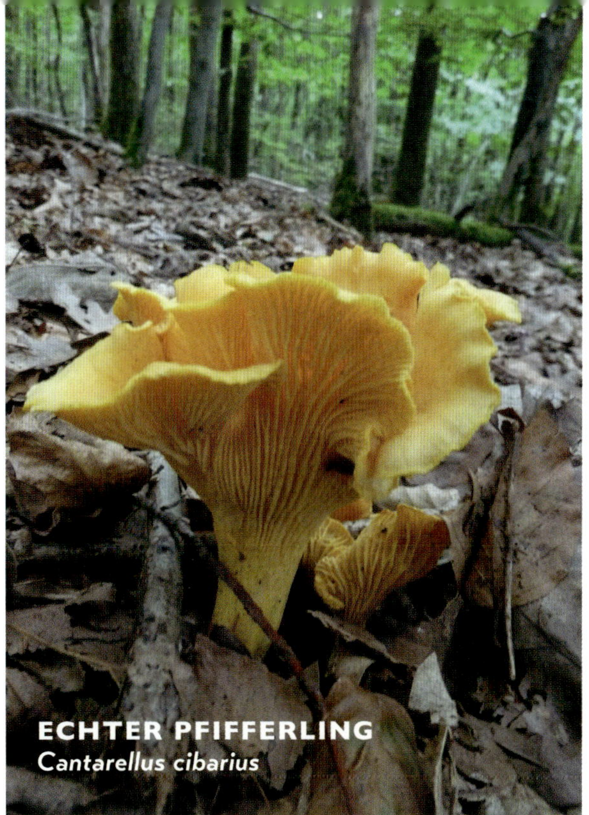

primäre Aufgabe darin besteht, uns vor pathogenen Bakterien und Viren zu schützen. Der traditionellen chinesischen Medizin zufolge entstehen die Krankmacher im Körper selbst – via Konstitution, Ernährung und Stoffwechsel, aber auch durch äußere Einflüsse wie Hitze, Kälte, Trockenheit und Feuchtigkeit. Unsere Vorfahren wussten, dass Pilze wie Reishi (*Ganoderma lucidum*) gegen solche Krankmacher wirksam sind und zu einer gesunden Balance der Körpersysteme (Homöostase) beitragen.

Ich wollte unbedingt mehr darüber erfahren, wie diese Wechselwirkungen zwischen Pilz und Mensch funktionieren. Solche Interaktionen sind entwicklungsgeschichtlich uralt.

Forscher fanden in einer Studie von Fossilien aus dem Norden Kanadas heraus, dass Pilze mindestens seit 1 Milliarde Jahren existieren.[1] Bislang war man von etwa 460 Millionen Jahren ausgegangen. Die Ergebnisse belegen auch, dass sich Pilze vor blühenden Pflanzen, vor Insekten und lange vor Säugetieren an Land entwickelt haben. Andere Forschung weist darauf hin, dass unsere

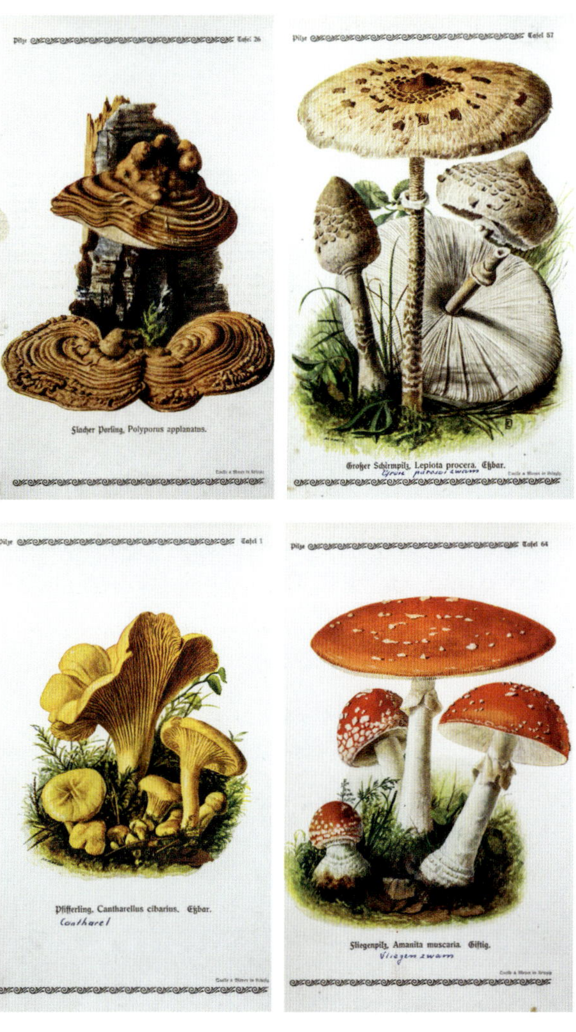

Farbenprächtige Illustrationen aus einem älteren deutschen Pilzbestimmungsbuch.

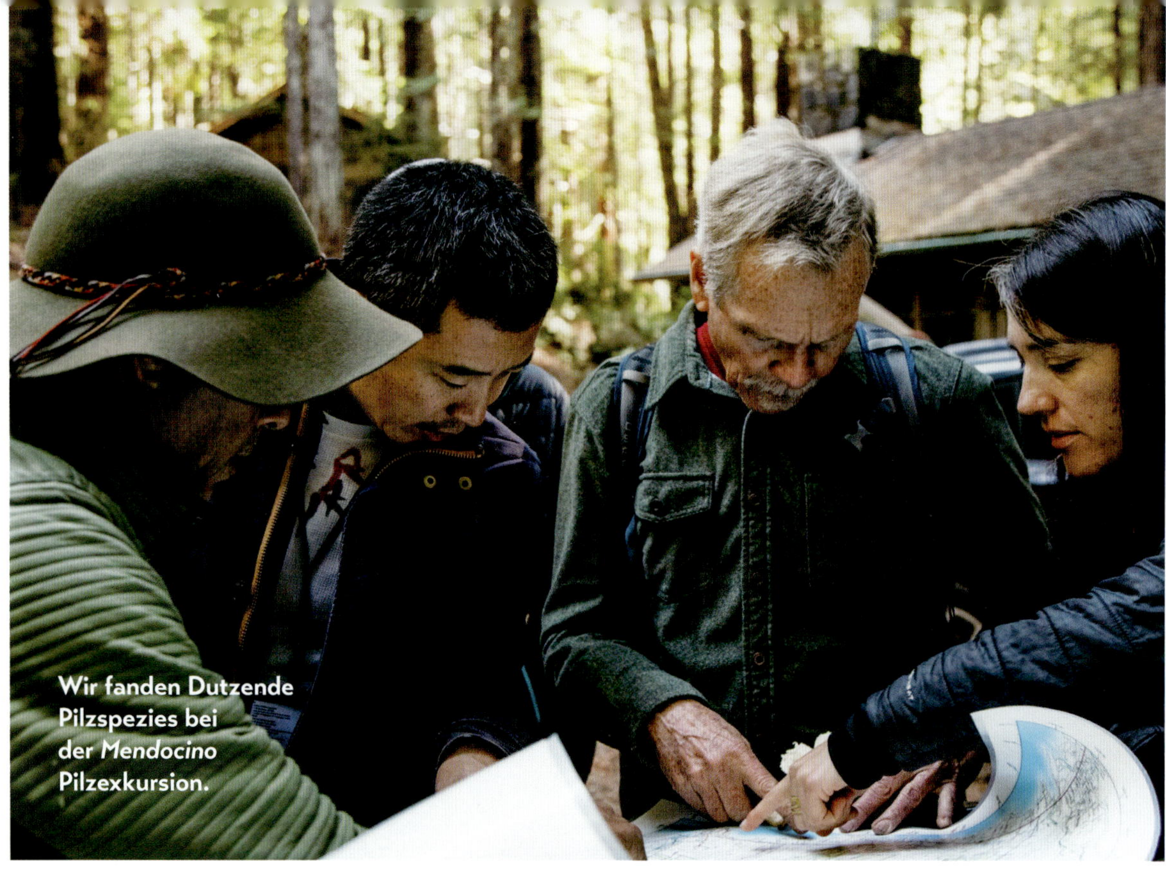
Wir fanden Dutzende Pilzspezies bei der *Mendocino* Pilzexkursion.

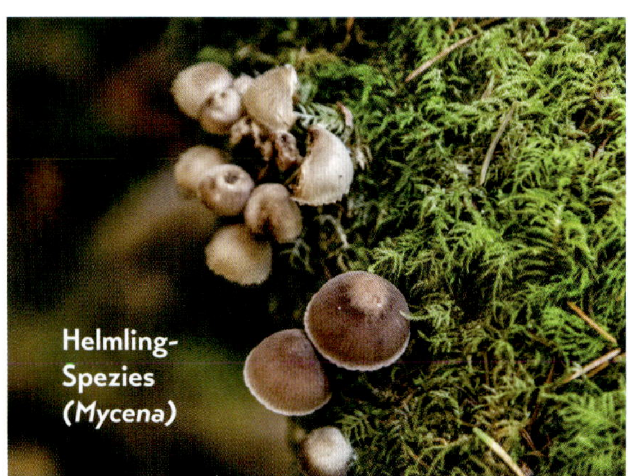
Helmling-Spezies (*Mycena*)

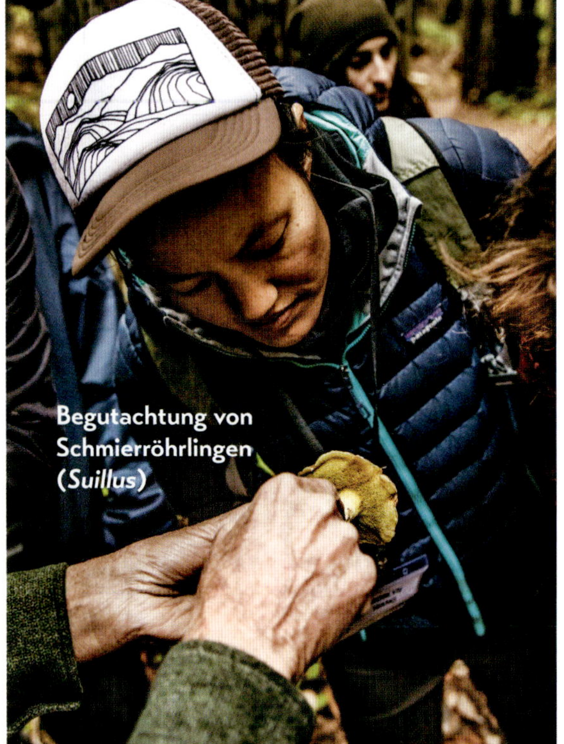
Begutachtung von Schmierröhrlingen (*Suillus*)

Urahnen mit Pilzen interagieren. Es überrascht nicht, dass wir über „Detektoren“ im Körper verfügen, die auf die Präsenz von Pilzen reagieren.

1986 erschien die erste Ausgabe von *Medicinal Mushrooms: The History, Chemistry, Pharmacology and Folk Uses for Modern Times.* Für die zweite Ausgabe verbrachte ich 1995 Monate damit, mehr als tausend wissenschaftliche Publikationen zusammenzutragen und zu sichten. Das stark erweiterte und aktualisierte Buch wird bis heute verlegt.

Seitdem hat die Erforschung der Interaktion von Pilzen mit dem Immunsystem und anderen Organsystemen, vorbeugenden und heilenden Wirkungen von Pilzen zu enormen Fortschritten geführt. Derzeit übertrifft der Umfang der Forschung nur zur Schmetterlingstramete (*Trametes versicolor*) die gesamte Literatur aller weltweit medizinisch relevanten Pilzspezies seit 1985. Damals waren in der Datenbank PubMed unter dem Suchwort *medicinal mushrooms* gerade einmal zwei Studien aufzufinden, 2021 sind dort mehr als 4700 Einträge gelistet.

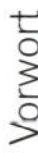

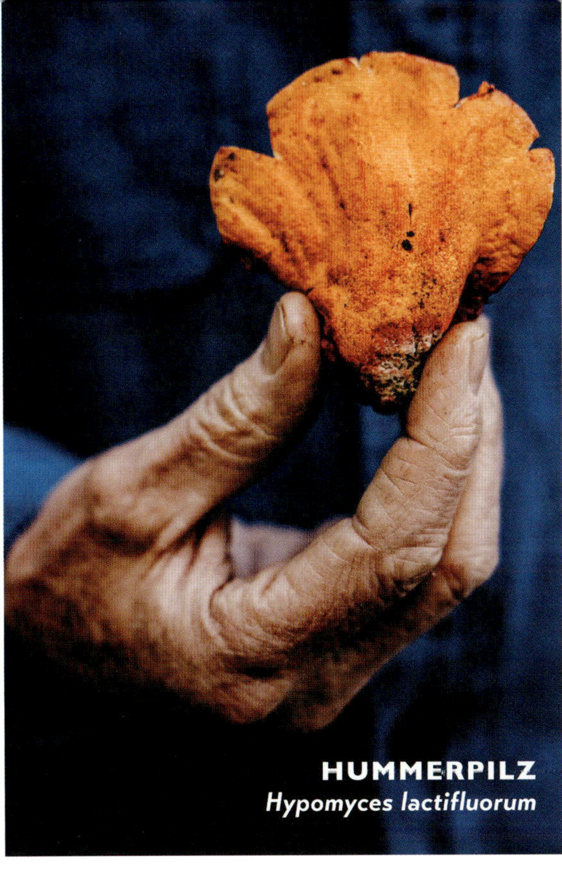
HUMMERPILZ
Hypomyces lactifluorum

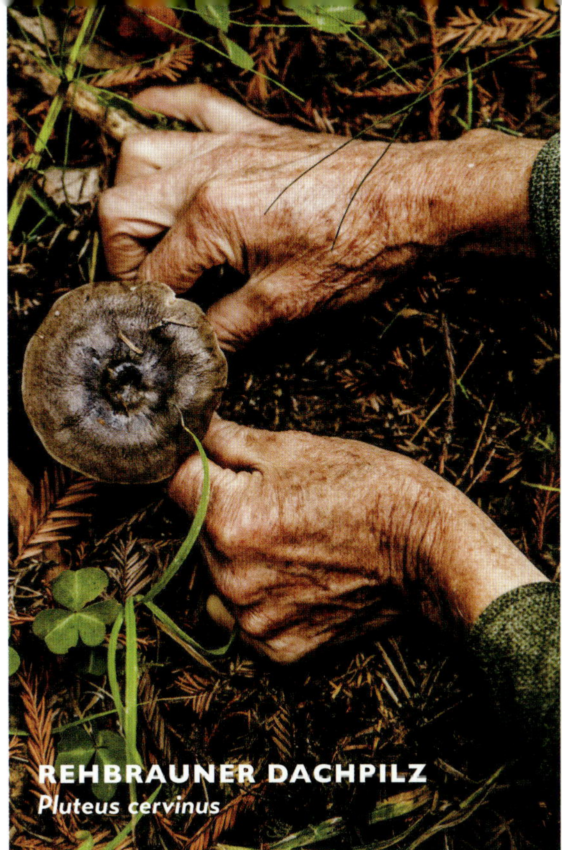
REHBRAUNER DACHPILZ
Pluteus cervinus

Seit mehr als 35 Jahren widme ich mich als Forscher, Autor und Dozent der faszinierenden Geschichte der Interaktionen von Mensch und Pilz. Nicht zuletzt profitierte ich von der Leidenschaft und Neugier meiner Studenten. Sie teilten ihre Erfahrungen mit mir und stellten bemerkenswerte und inspirierende Fragen, die häufig darauf abzielten, wie man Pilze in den ganz normalen Lebensalltag integriert. Sie wollten wissen, wie Pilzmedizin bei Gesundheitsproblemen hilft, wie sie bei Stresszuständen, bei Erkältung und Grippe und bei Familienangehörigen eingesetzt werden kann.

Pilze mit Heilwirkung

Dieses Buch befasst sich mit den häufigsten Fragen, die von Besuchern meiner Vorträge und Workshops im Lauf der Jahre immer wieder gestellt wurden. Menschen, die wie ich selbst eine Leidenschaft für Pilze haben und sich für ihre Gesundheit und die Umwelt interessieren. Sie finden in diesem Buch auch Praxisinfos aus meiner Arbeit mit Pilzen, Erfahrungsberichte über Pilzmedizin bei Patienten und die wichtigsten Ergebnisse der Forschung über medizinische Pilze. Es ist verblüffend und faszinierend, wie Pilze mit dem menschlichen Körper interagieren, wie sie das Immun- und Nervensystem, Herz und Kreislauf beeinflussen und uns vor Stress und Toxinen schützen. Darüber hinaus bringen sie noch gesunde Nährstoffe mit. Die Heilkraft der Pilze ist in der Tat bemerkenswert.

Wer das Reich der Pilze erkundet und sich mit ihnen in ihrer natürlichen Umgebung verbündet (Feld, Wald und Wiese, Komposthaufen), stärkt die eigene Gesundheit nachhaltig. Eine „Waldtherapie“ vermittelt innere Ruhe und Besinnlichkeit, Freude und Gelassenheit bei der Suche nach Pilzen und fördert heilsame Achtsamkeit. Solche Exkursionen stärken familiäre und freundschaftliche Bande und ermutigen Kinder, die Verbundenheit mit der natürlichen Welt zu erleben. Hier kommen die spannende Jagd nach essbaren und medizinischen Pilzen und die Heilkraft der Pilzmedizin zusammen. Im Wald sein, Pilze finden, den Duft und Geschmack von Pilzen erleben (erdig, frisch,

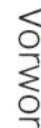

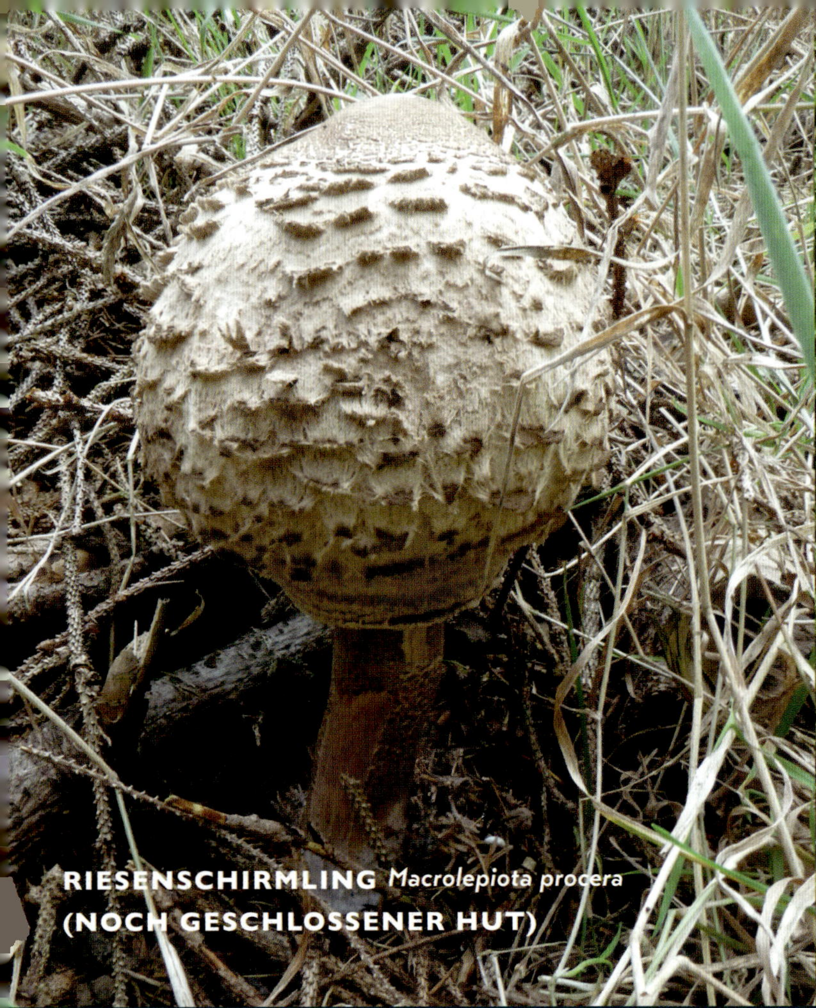

RIESENSCHIRMLING *Macrolepiota procera*
(NOCH GESCHLOSSENER HUT)

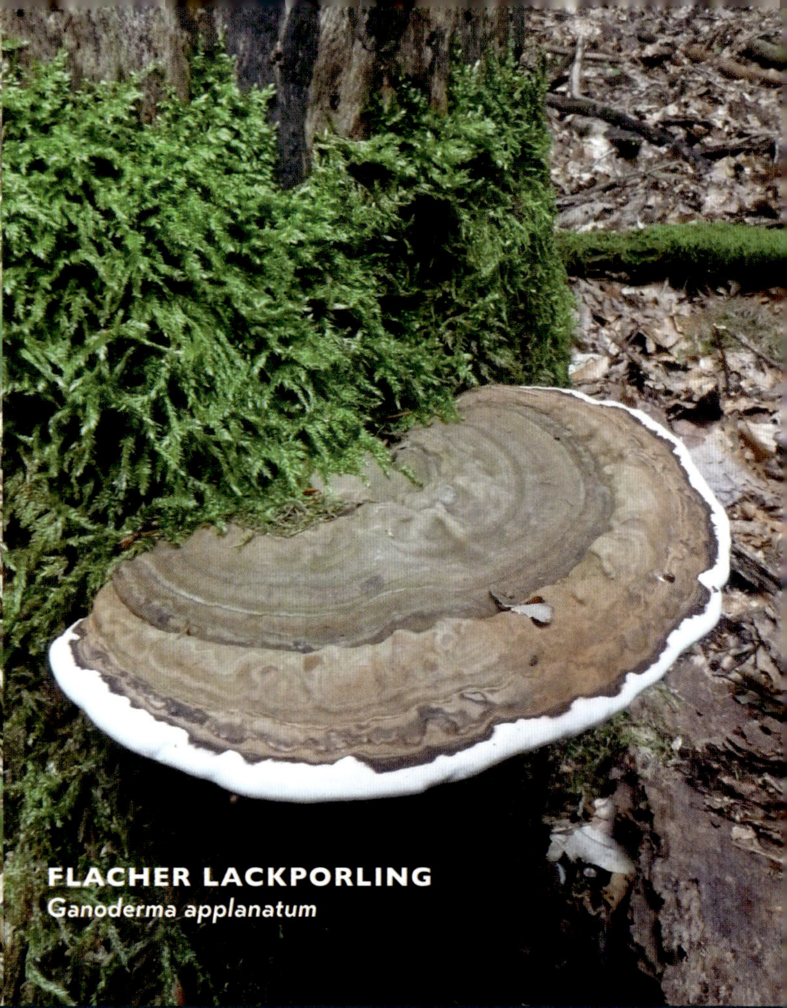

FLACHER LACKPORLING
Ganoderma applanatum

Wenden wir uns mit allen Sinnen der Natur zu, belohnt sie uns mit segensreichen Gaben und unermesslicher Weisheit: Regeneration und Heilung von Körper, Geist und Seele.

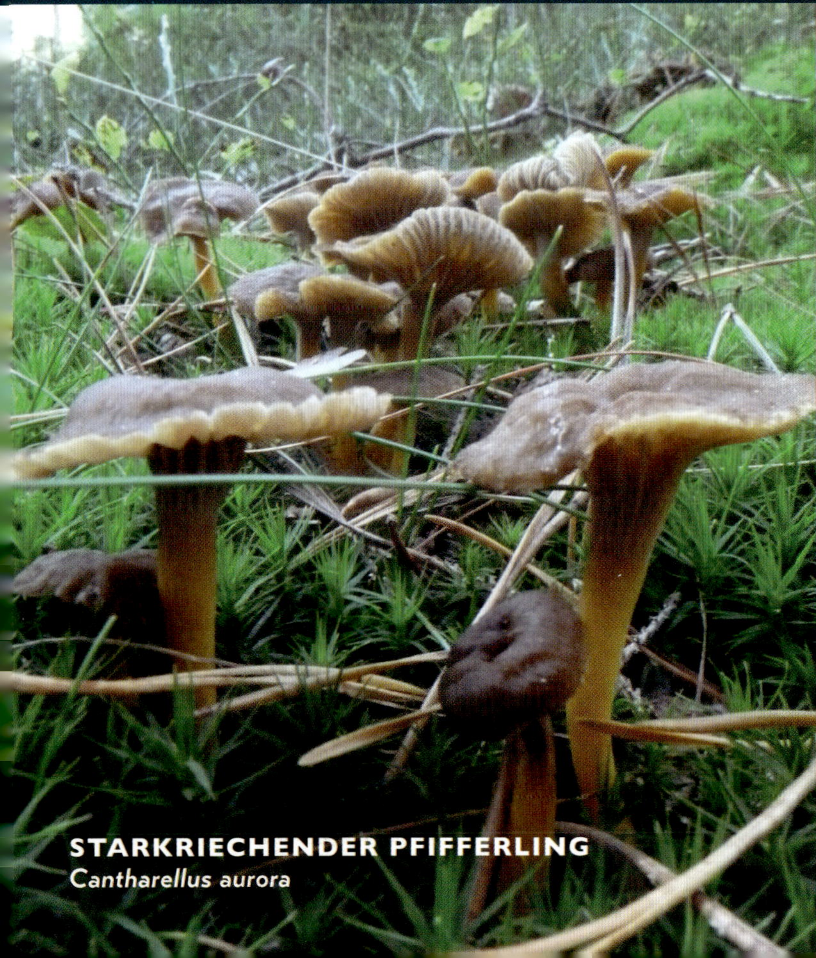

STARKRIECHENDER PFIFFERLING
Cantharellus aurora

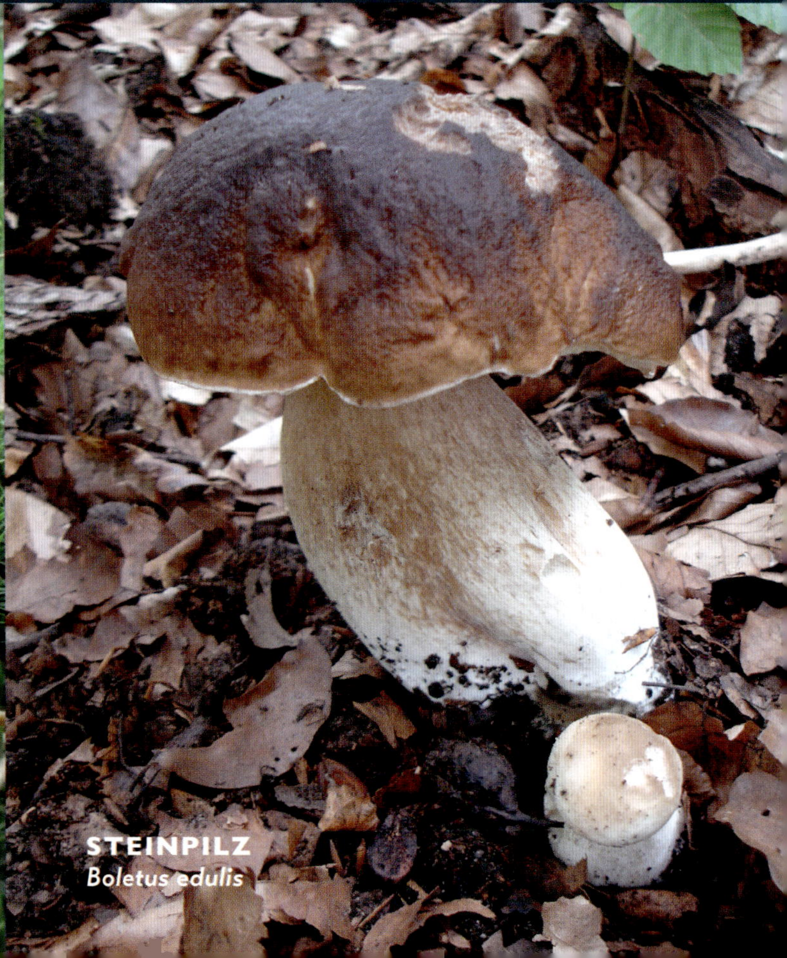

STEINPILZ
Boletus edulis

fruchtig) und feucht-seidenweiches Pilzgewebe tasten. Das aktiviert uralte Instinkte. Pilze leuchten in allen Farben des Regenbogens, machen auf sich aufmerksam und sind leicht zu finden.

Eine ganze Bibliothek würde nicht ausreichen, um die gesamte Kulturgeschichte der Pilze zu erzählen: wie sie in der Naturheilkunde, als Medizin und Nahrungsmittel weltweit genutzt werden und was alles aus der publizierten Forschung über sie bekannt ist. Stattdessen beschränke ich mich auf Information, praktische Handlungsanweisungen, Rezepte und Rezepturen sowie auf Studien, die zum Verständnis bestimmter Spezies beitragen.

Ich habe randomisierte, placebokontrollierte Doppelblindstudien oder relevante klinische Studien berücksichtigt, die Vorteile von Pilzmedizin für den Menschen belegen. Die zudem über hochwertige und wirksame Pilzprodukte, die Ernte, Zubereitung und orale Anwendung von Pilzmedizin informieren.

Schwerpunkte sind die besten Pilzspezies bei zahlreichen Gesundheitsstörungen und mögliche unerwünschte Wirkungen. Größte Bedeutung haben vorbeugende und heilende Wirkungen, die wir von Pilzen erwarten können: Krebsschutz, Stärkung von Herz und Kreislauf, Hilfe bei Stoffwechselstörungen und Übergewicht, Vorbeugung und Behandlung von viralen und bakteriellen Infektionen (Harn- und Atemwegsinfektionen), Heilwirkungen, bei nervösen oder kognitiven Störungen, Vitalisierung (Schwächezustände), Stimmungsstabilisierung (Depression, Angst) und viele andere sehr interessante Heilwirkungen.

Zudem bringe ich meine jahrelangen klinischen und persönlichen Erfahrungen ein, was das Sammeln von Pilzen, die Extraktion, Zubereitung, Testung und Anwendung von Pilzmedizin betrifft.

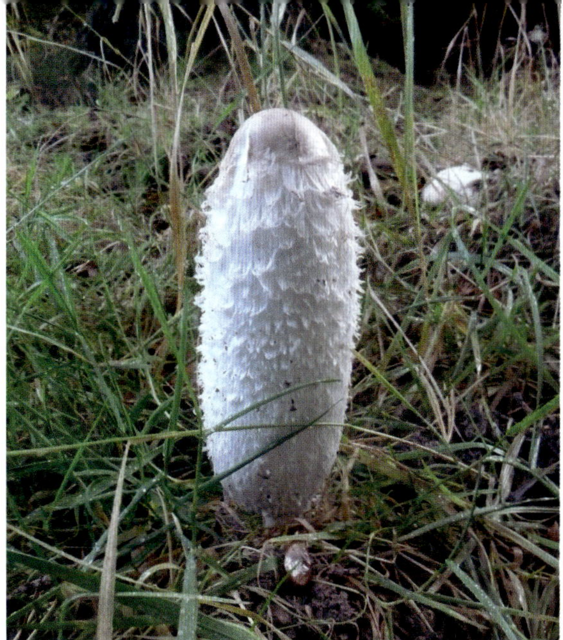

Der Schopf-Tintling/Spargelpilz (*Coprinus comatus*) ist eine essbare Spezies und leicht zu erkennen an seiner struppigen Kappe.

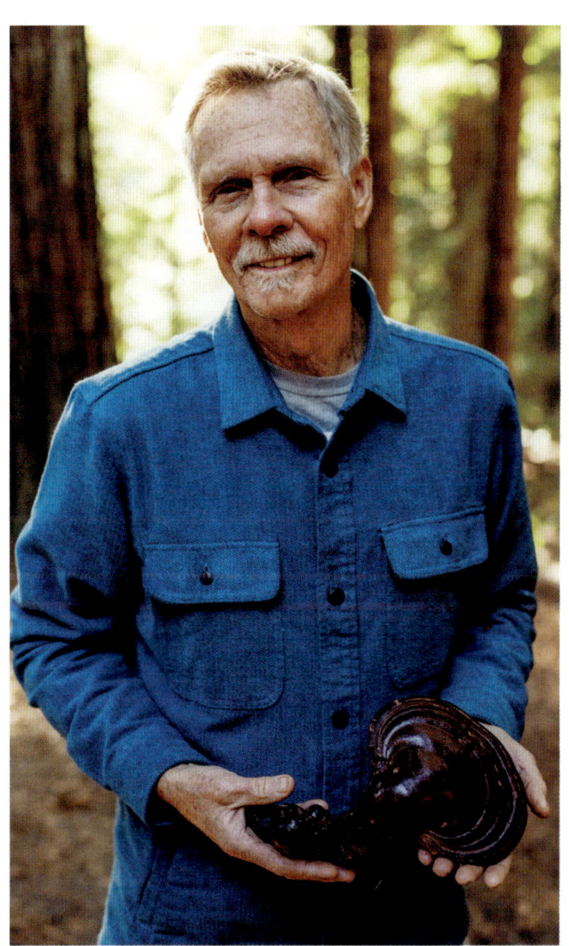

***Ganoderma oregonense* ist eine wunderschöne Reishi-Spezies, die im Westen der USA vorkommt.**

Ich hoffe, dieses Buch kann viele Fragen beantworten, damit Sie von Heilwirkungen der Pilzmedizin profitieren. Tag für Tag.

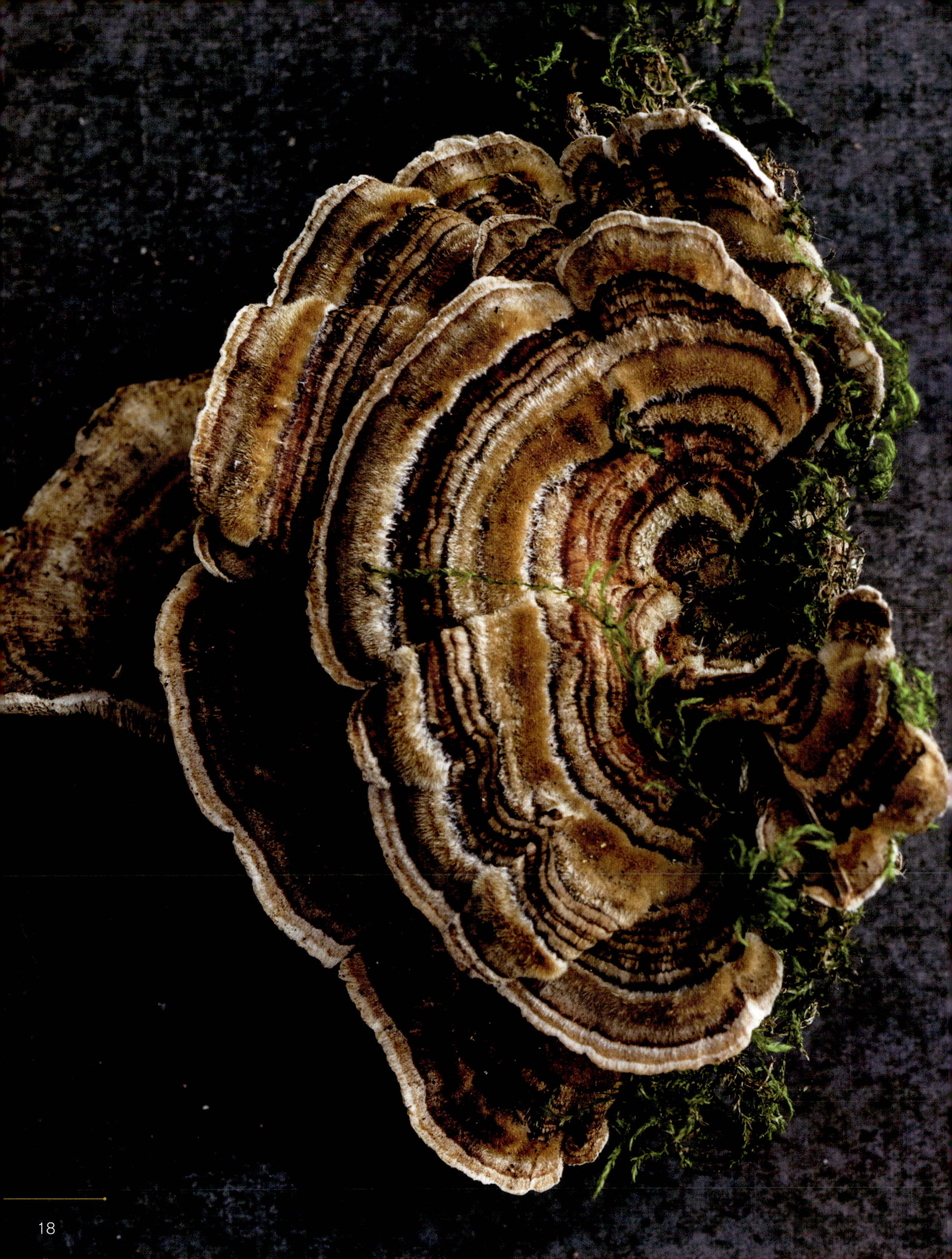

I GESUNDHEIT UND HEILUNG

PILZE sind vertraute Nahrung. Selbst der vorsichtigste Esser hat vermutlich schon Pizza mit Champignons oder Shiitake im Asia-Imbiss probiert. Speisepilze punkten mit Konsistenz, Gaumenkitzel und Geschmack. Obwohl allgegenwärtig, wissen die wenigsten, wie wertvoll Pilze für die Ernährung sind. Sie sind echte Superfoods, Nahrungs- und Heilmittel und haben mehr als Geschmack und Konsistenz zu bieten.

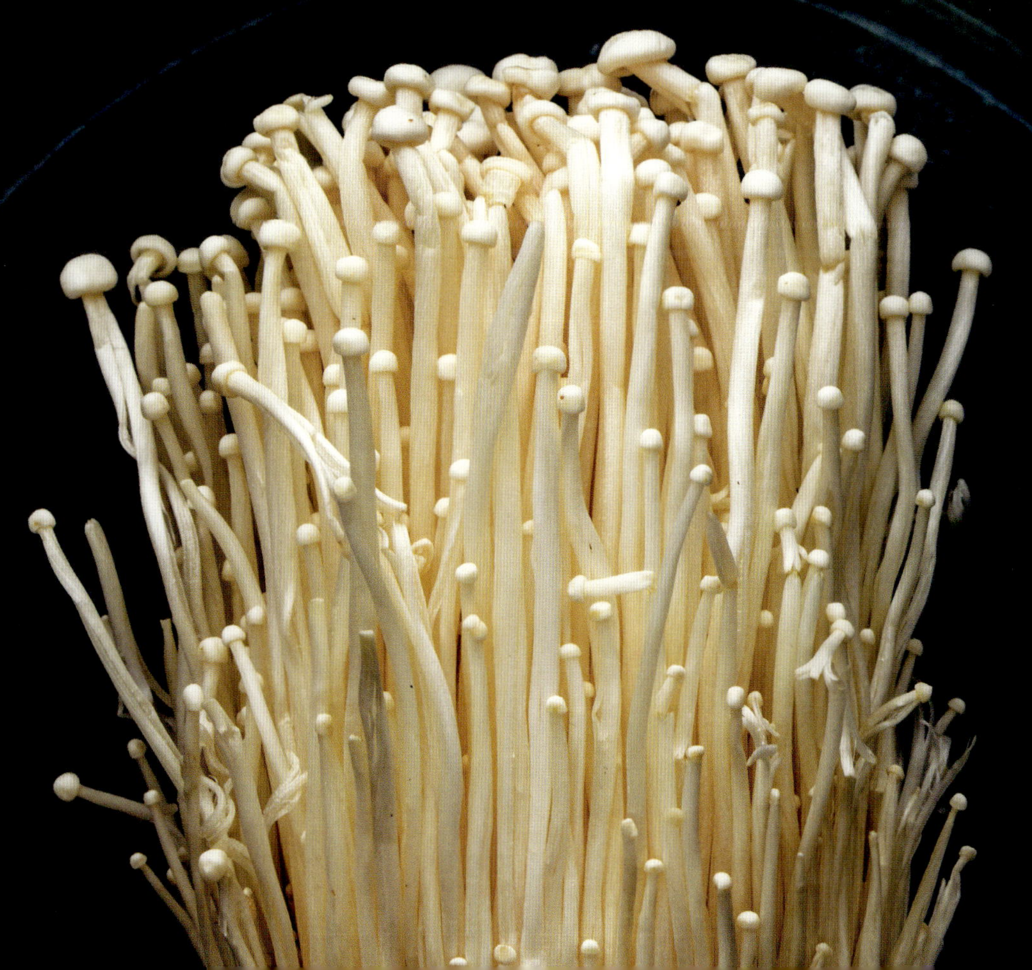

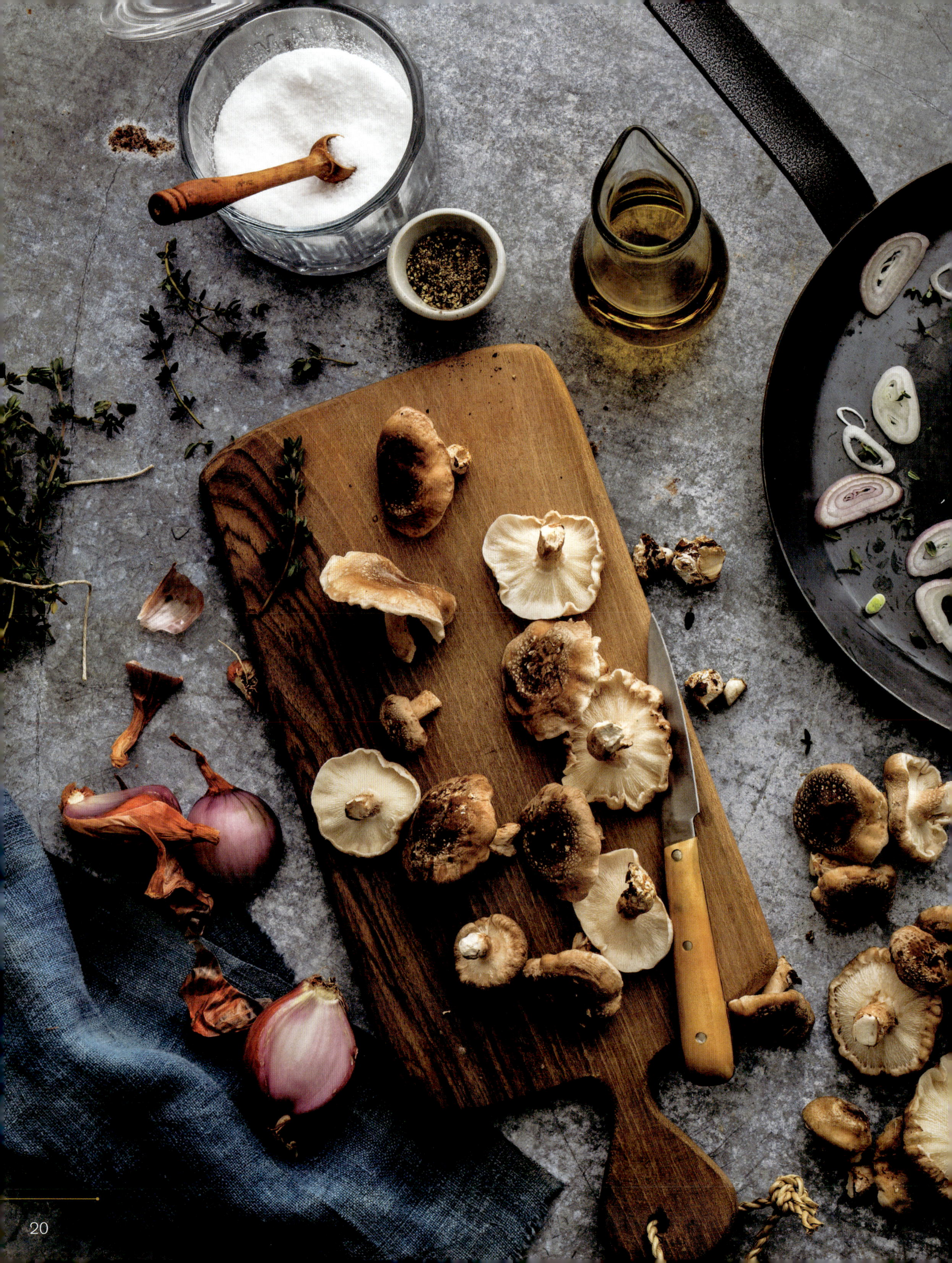

GESUNDE UND HEILENDE NAHRUNG

Hippokrates, dem führenden Arzt der Antike, wird folgende Aussage zugeschrieben: „Eure Nahrung soll eure Medizin sein und eure Medizin soll eure Nahrung sein." Dieses Statement ist aktueller denn je angesichts dessen, dass die moderne Wissenschaft zahllose aktive und heilkräftige Komponenten in Nahrungsmitteln gefunden hat: Curcumin in der Gelbwurz und in Currypulver, Allicin im Knoblauch, Quercetin in Äpfeln und Zwiebeln, krebsschützende Stoffe wie Methylselenocystein und Senfölglycoside in Kohlgemüse wie Brokkoli und Grünkohl und vieles mehr.

Wer Pilze als Nahrung und Medizin betrachtet – was in vielen Kulturen seit Urzeiten üblich war, dem wird es leichtfallen, sie als Lebensmittel zu nutzen. Pilzmedizin gibt es auch in Form von Pulver, Kapseln, Tabletten oder Tinkturen. Nahrungsergänzung mit Pilzprodukten kann zum eigenen Ernährungskonzept gehören. Deren Wirksamkeitkeit wird von der Schulmedizin oft infrage gestellt.

Wenn Sie häufig Pilze essen oder selbst gemachtes Pilzpulver verwenden, profitieren Sie von vielerlei Vorteilen, auch was die Kosten betrifft. Kommerzielle Pilzprodukte, Kapseln und Extrakte sind meist deutlich teurer.

Reichlich Mineralstoffe, B-Vitamine und Protein

Wenn es um die Ernährung geht, haben Pilze sehr viel zu bieten! Pilze bringen Vitamine und Mineralstoffe mit. Manche Pilze haben einen unglaublich hohen Mineralstoffgehalt (7 bis 12 Prozent), insbesondere Phosphat und Kalium, aber auch Spurenelemente wie Zink, Kupfer und Eisen.

Es gibt essbare Pilzspezies, die ein komplettes Sortiment aller wichtigen Nährstoffe mitbringen: Vitamine, Mineral- und Ballaststoffe, Proteine, Kohlenhydrate und Fettsäuren. Pilze sollte man gut durchgaren, damit zähe Fasern aufgebrochen und Nährstoffe aufgenommen werden können.

Pilze enthalten fast so viel B-Vitamine wie Fleisch, inklusive Vitamin B12, das vor allem für die Blutbildung große Bedeutung hat. Da Fleisch die beste Quelle für optimal verwertbares B12 ist, sollten Vegetarier auf die ausreichende Versorgung mit B-Vitaminen achten.

Die Zubereitung in der Küche bricht die Zellwände von Pilzen auf und macht Mineralstoffe besser bioverfügbar. Hitze kann aber Vitamine zerstören. Wenn Sie Austernpilze oder Shiitake mit ein wenig Wasser andünsten, bleibt ein Großteil der B-Vitamine erhalten.

Pilze sind auch eine ausgezeichnete Quelle für qualitativ hochwertiges Eiweiß. Pilzprotein enthält alle neun essenziellen Aminosäuren. Beispielsweise können Austernpilze bis zu 30 Prozent Protein enthalten. Pilze sind demzufolge eine empfehlenswerte Zugabe zum Essen – vor allem in Regionen, wo Eiweiß Mangelware ist. Pilze können Pflanzenreste wirksam in eine nachhaltige, für den Menschen verträgliche Form von Eiweiß umwandeln.

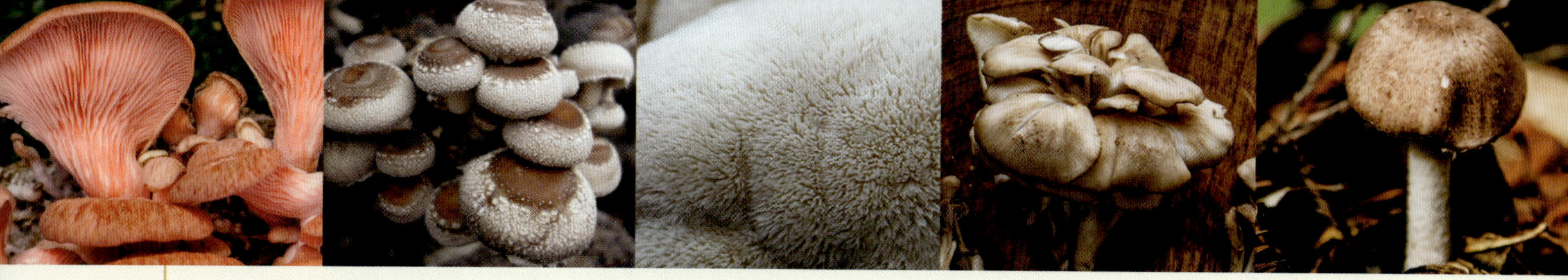

HAUPTINHALTSSTOFFE VON ZEHN WICHTIGEN PILZEN

TRIVIAL-NAME	BOTANISCHER NAME	PROTEIN^ %	FETT %	ZUCKER %	BALLAST-STOFFE** %	MAGNESIUM MG/100 G	EISEN MG/100 G	KALIUM MG/100 G
Austern-pilze	*Pleurotus* spp.	24,7–34,7	1,8–5	19,6	66,4	128–190	9–15	2,722–5,100
Shiitake	*Lentinula edodes*	9,6–29,4	2,1	25,8	67,9	116,5–132	20,1	2,647
Igel-stachelbart	*Hericeum erinaceus*	24–41,1	1–4,2	17,4	64,8	94,8	7,7–22,5	2,880
Maitake	*Grifola frondosa*	21,1–26,4	3,1–24,7	2,2–10,7	68,8	65,1–145,3	18–21,4	2,630–3,194
Zucht-Champignon	*Agaricus bisporus*	26–38,6	2	13,9	62,2	91–124	5–50	3,500
Judasohr	*Auricularia polytricha*	0,9–18,3	0,5–1,7	17,6	91,8	26–136	29,3	588–3,948
Enoki	*Flammulina velutipes*	20–26,7	8,9–9,2	13,9	64,2	77,2–143	13,8	2,898–3,727
Pfifferling	*Cantharellus* spp.	16,2–26,3	1,9–6,8	4–9	64,9	85–120	10–18	5,400–5,900
Steinpilz	*Boletus edulis*	27,2–33,1	3,6–4,5	8,3	69,9	75–120	5–50	2,367–3,900
Schmetterlings-Tramete	*Trametes versicolor*	4,2–35	nicht verfügbar	nicht verfügbar	65	14–87,4	3,8–47,6	1,989

* Vitamin D2, wird nach 5 Minuten Sonnenexposition in Pilzen gebildet und ist hoch stabil.

** inklusive unlösliche und lösliche, verzweigte Beta-Glucane, verzweigte Alpha-Glucane und Chitin. Das sind Präbiotika, die für den oberen Verdauungstrakt unverdaulich sind. Sie wandern unverändert zum Dickdarm, wo sie ein gefundenes Fressen für Darmbakterien sind. Pilzmyzel enthält in der Regel 15 Prozent weniger Faserstoffe als der Fruchtkörper.

*** Vitamin B1

**** Vitamin B2

~ Proben mit Werten im oberen Bereich wurden intensiv mit UV-Licht bestrahlt, um maximale Vitamin-D-Produktion zu erzielen. So hohe Werte sind bei normaler Sonnenbestrahlung nicht zu erwarten.

^ Der Proteinanteil bei 25 Pilzspezies betrug 16–52 Prozent Trockengewicht.

G = Gramm

MG = Milligramm

μG = Mikrogramm

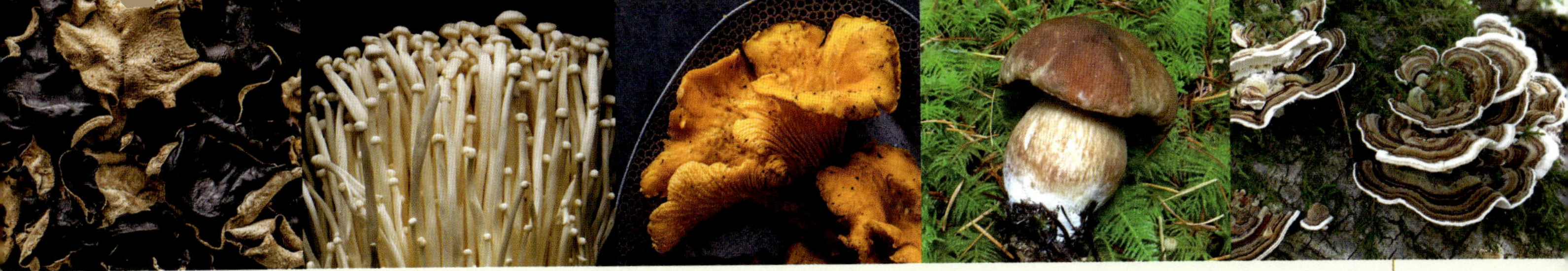

CALCIUM MG/100 G	KUPFER MG/100 G	PHOSPHOR MG/100 G	ZINK MG/100 G	THIAMIN*** MG/100 G	RIBOFLAVIN**** MG/100 G	NIACIN MG/100 G	FOLAT (µG/100 G)	VITAMIN D2* (µG/100 G)
89–150	2,6	618–1,339	3–12	0,042–0,3	0,083–1,27	3,88–14,1	13–163	0,07–3,9
11–42,3	0,9–5,2	294–493	4,3–7,6	0,009–0,3	0,057–1,27	2,6–14,1	25–163	0,03–3,9
16,6–17,4	0,4–1,1	762–1,028	1,5–12,1	0,69	1,89	nicht verfügbar	nicht verfügbar	nicht verfügbar
248	3,9	1,028–2,691	24,6	0,15	0,24	6,6	21	0,08–63,2~
46–99	0,52–6,7	969–1,730	2–12	0,012–0,19	0,18–0,62	3,6	17	0,07–0,23
19,6–59	0,3–2,6	94–1,842	1–13,2	0,08–0,2	0,2–0,9	0,07–1,6	19–38	0,01
3,5–11	0,9	940–1,844	7,7–9,5	0,23	0,2	7	48	0,04–0,4
19–57	5,5	500–657	9–11	0,58	0,215	4,09	2	2,18–8,41
46–99	0,4	1,024–1,730	12	1,25	9,36	nicht verfügbar	nicht verfügbar	35,0
77,1–275	1,2–32,6	1,007–1,123	12,3	nicht verfügbar	nicht verfügbar	nicht verfügbar	nicht verfügbar	nicht verfügbar

Anmerkung Laborwerte: Die Werte für Eiweiß, Fett, Zucker, Ballaststoffe, Magnesium, Eisen, Kalium, Calcium, Kupfer, Phosphor und Zink sind auf Trockengewicht bezogen kalkuliert. Die Werte für getrocknete Pilze derselben Spezies sind meist 7–12fach höher als bei frischen Pilzen. Viele Vitamine gehen durch Hitze und Austrocknung verloren. Deshalb sind die Werte von Thiamin, Riboflavin, Niacin, Folat und Vitamin D2 auf Frischgewicht bezogen.

Anmerkung Datensammlung: In der Tabelle sind die glaubwürdigsten Daten aus Peer-Review-Zeitschriften zusammengefasst. Die Wertebereiche weisen darauf hin, dass in Studien unterschiedliche Kenngrößen verwendet wurden. Die Nährstoffkonzentrationen von wilden und kultivierten Pilzen unterscheiden sich je nach Wachstumssubstrat, Spezieszugehörigkeit und probenspezifisch.

Quellen: Alonso et al., 2003; Bernas et al., 2006; Daba et al., 2008; Demirbas, 2001; Furlani und Godoy, 2008; Hassan, 2007; Hung und Nhi, 2012; Keegan et al., 2013; Khan et al., 2008; Kumari et al., 2011; Liang et al., 2019; Manzi et al., 1999; Niedzielski et al., 2017; Ouzouni et al., 2009; Petrovska, 2001; Phillips et al., 2011; Ulziijargal und Mau, 2011; USDA Food Data Central Database, 2019; Wani et al., 2010; Watanabe et al., 1994.

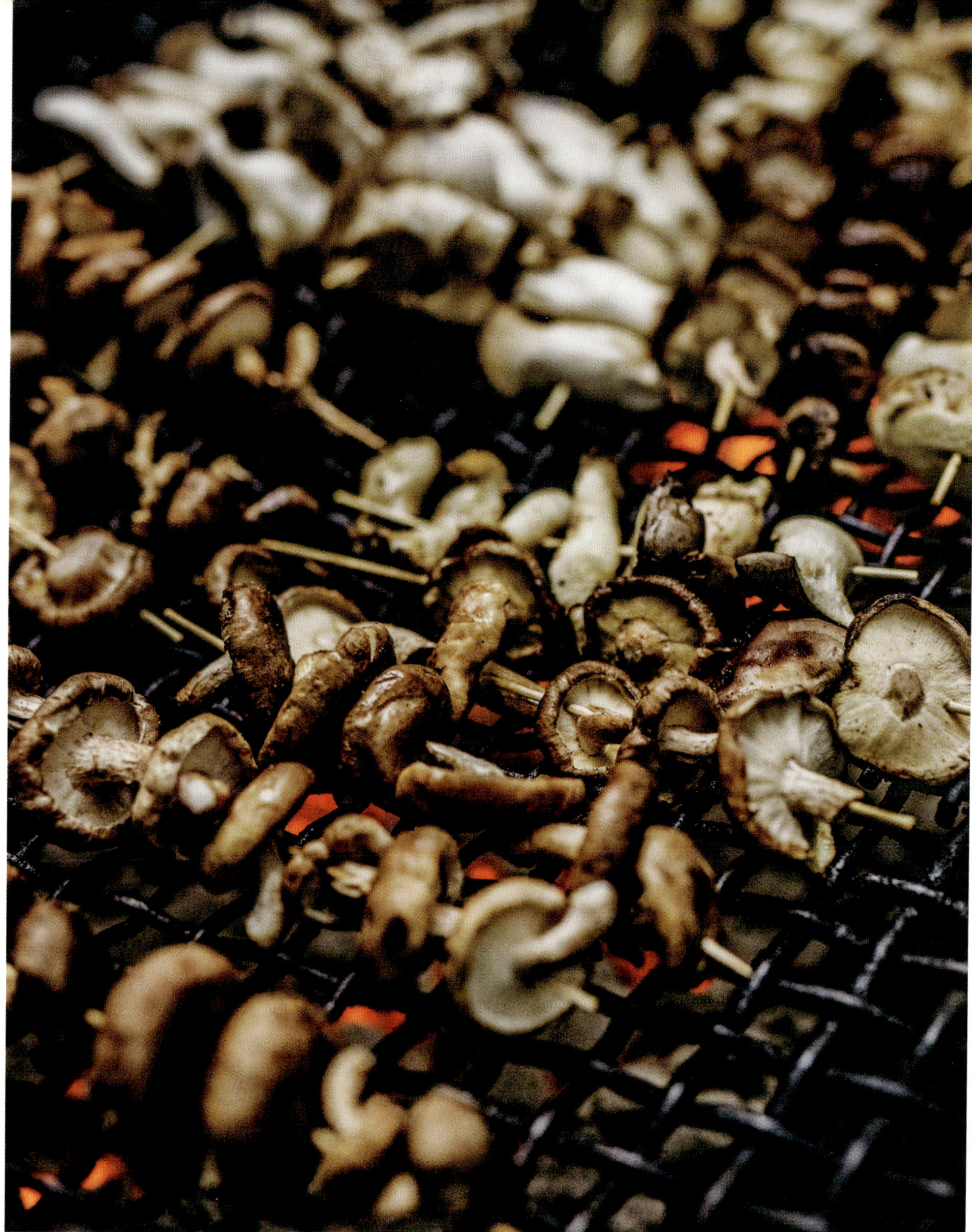

Ballaststoff-Spitzenreiter

Pilze bringen nicht nur reichlich Faserstoffe mit. Sie sind die Spitzenreiter unter den Nahrungsmitteln, was den Anteil an Ballaststoffen bezogen auf Trockengewicht angeht (frische Pilze enthalten bis zu 95 Prozent Wasser).

Ballaststoffe bestehen aus verschiedenartigen Zuckerpolymeren – bei Pilzen inklusive Beta-Glucane und Chitin (siehe S. 28). Diese Kettenmoleküle sind im oberen Darmtrakt unverdaulich und gelangen fast unverändert in den Dickdarm, wo sie wie Präbiotika von Bakterien verwertet werden. Ballaststoffe tragen so dazu bei, dass freundliche Bakterienvölker unterstützt und potenziell schädliche Bakterien in Schach gehalten werden. Wer regelmäßig Pilze isst, trägt wirksam zur gesunden, optimal balancierten Darmflora bei.

Pilzfutter für nützliche Darmbakterien

Die Wissenschaft ist gerade dabei zu entdecken, welche Rolle bestimmte hilfreiche Bakterienspezies für die Gesundheit spielen: für die Stimmung, das Immunsystem und die Langlebigkeit.[1] Studien zeigen, dass ballaststoffreiche Kost der wichtigste Einzelfaktor zur Vorbeugung zahlreicher Herz-Kreislauf-Erkrankungen ist: Stoffwechselstörungen (Cholesterin & Co.), Herzinfarkt, Schlaganfall und Arteriosklerose („Arterienverkalkung“, Plaquebildung). Darüber hinaus schützen Ballaststoffe vor Darmkrebs und Diabetes und halten die Verdauung in Schwung.

Mittlerweile hat die moderne Forschung klar aufgezeigt, dass viele Gesundheitsprobleme durch unzureichende Aufnahme von Ballaststoffen verursacht werden. In den meisten Industriestaaten beträgt der Ballaststoffanteil in der Nahrung höchstens 15 Gramm pro Tag. In Ländern, wo man sich vorwiegend traditionell ernährt – keine vorverarbeiteten Lebensmittel, wenig tierisches Eiweiß, reichlich Wurzeln, Blätter, Nüsse, Samen, ganze Früchte, Vollkorn und Bohnen, – werden 50 oder 60 Gramm Ballaststoffe pro Tag konsumiert. Zahlreiche Studien belegen, dass ballaststoffreiche Kost das Risiko von Herz Kreislauf-Erkrankungen und Krebs mehr als halbieren kann, verglichen mit nur 15 Gramm Faserstoffen pro Tag.

Mehr über die Vorteile von Ballaststoffen finden Sie hier: *Cheung PC, Mini-review on edible mushrooms as source of dietary fiber: Preparation and health benefits. Food Science and Human Wellness 2 (2013) 162–166.*

TAGESRATION BALLASTSTOFFE

Zielvorgabe sind 40–50 g Ballaststoffe pro Tag. Das heißt, Sie sollten jede Menge Gemüse, Vollkorn, Bohnen und andere faserreiche Kost essen. Pilze sind echte Ballaststoffbooster.

Nachfolgend finden Sie Nahrungsmittel, die die Aufnahme von Ballaststoffen auf mehr als 50 g pro Tag anheben – inklusive Pilze!

- 1 Tasse Haferflocken (Müsli, Haferbrei) : 8 g
- 1 mittelgroße Banane : 3 g
- 1 Tasse Brokkoli, gekocht : 3,6 g
- 3 mittelgroße Shiitake-Pilze, Suppe oder gegart : 7 g
- 1 Tasse Bohnen (Linsen-, Fava-, Kidneybohnen u. a.), gekocht : 16 g
- ½ Tasse Vollkorn (Buchweizen, brauner Reis u. a.), gekocht : 3 g
- 2–3 Tassen Salat (Gemüsemix: Tomate, Möhre, ¼ Zwiebel, Salatblätter), gekocht : 3 g
- 1 Tasse Gemüse (Möhren, Rote Bete, Kohl) : 4 g
- 3 g Nüsse, Samen (kleine Handvoll)
- 1 mittelgroße Yams-Wurzel, gebacken : 4 g
- 1 mittelgroßer Apfel oder ½ Tasse Beeren : 4 g

Shiitake-Pilze enthalten bis zu 35 Prozent Ballaststoffe. Manche „Klammerpilze“ wie Reishi oder Fu ling (*Wolfiporia extensa*) bringen es auf stolze 85 Prozent.

LÖSLICHE UND UNLÖSLICHE FASERSTOFFE

Wenn Sie Schmetterlingstramete köcheln, um den Pilz zur Trocknung für die Pulverherstellung vorzubereiten, bemerken Sie reichlich Gel, das im Wasser schwimmt. Dieses Gel enthält lösliche Fasern, sowohl wertvolle immunstimulierende Beta-Glucane als auch nicht stärkehaltige Alpha-Glucane. Bei der Passage durch den Darmtrakt wirken lösliche Faserstoffe antientzündlich und krebsvorbeugend und verbessern die Cholesterinbalance.

Damit Sie maximal von Ballaststoffen profitieren, brauchen Sie beides: lösliche und unlösliche Faserstoffe. Andere Zellwandbestandteile in gekochten Pilzen oder konzentriertem Pilzpulver sind überwiegend unlösliche Faserstoffe, die die Verdauung anregen, bei der Entsorgung von Abfallprodukten helfen, die Peristaltik (Darmbewegung) stimulieren und für regelmäßigen Stuhlgang sorgen.

Deshalb wird empfohlen, gekochte Pilze mitsamt dem Kochwasser zu konsumieren. Pilzwasser kann auch als Tee verwendet werden.

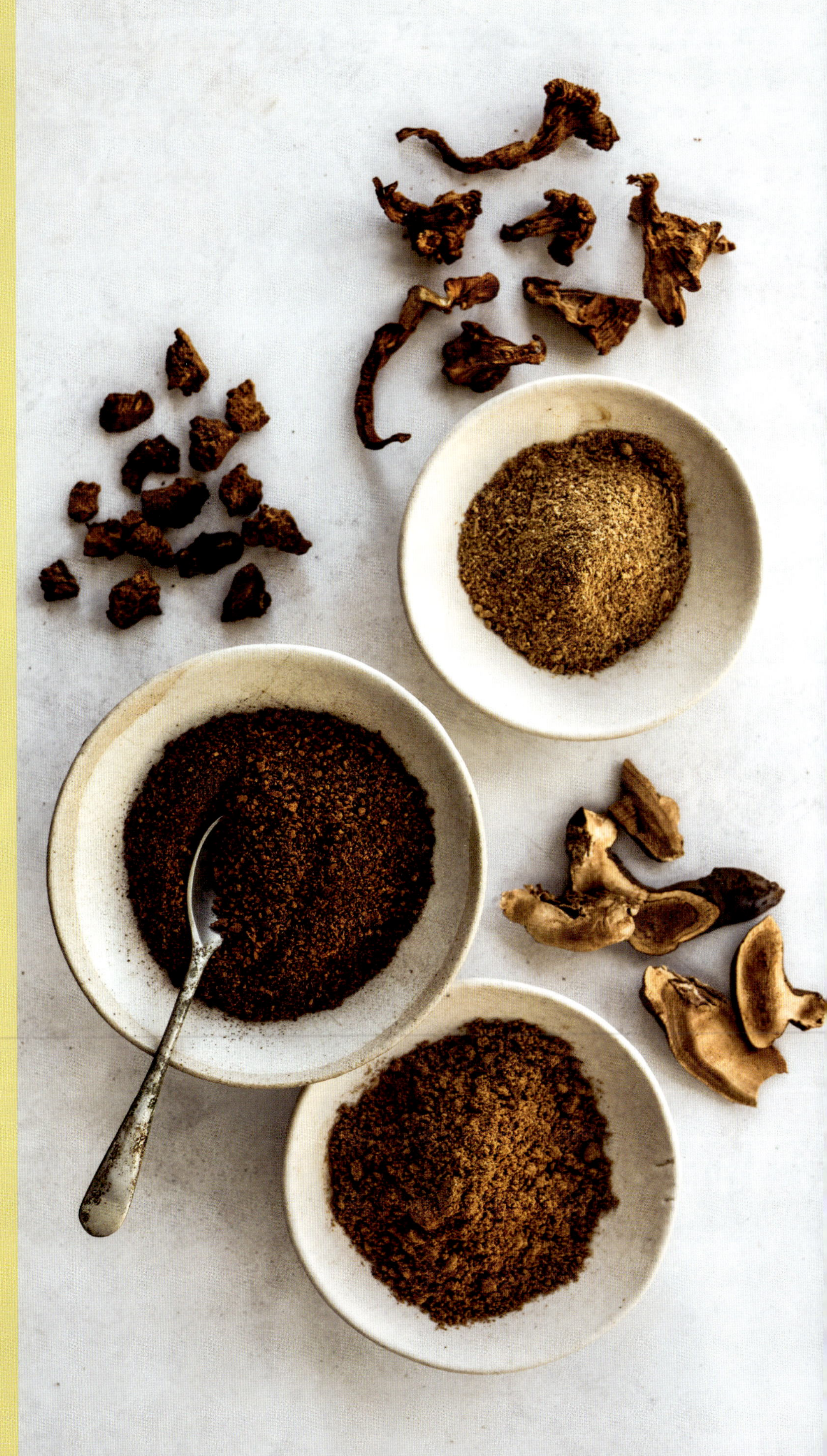

Gesunde Pilzküche

Pilze können auf verschiedene Art zubereitet werden. Wer regelmäßig mit Pilzen kocht, ist in jedem Fall gesund unterwegs. Hier kommen Vorschläge, wie Sie Ihre tägliche Pilzdosis erreichen können. Rezepte für leckere Pilzgerichte finden Sie ab S. 247.

PULVER. Pilzpulver ist der einfachste Weg zu mehr Ballaststoffen, Nährstoffen und immunstärkenden Wirkungen. Bei der Herstellung von Pulver werden Beta-Glucane aus anderen Polymeren wie Chitin freigesetzt, was deren Wasserlöslichkeit und Bioverfügbarkeit wesentlich verbessert (siehe S. 54). Sie können Pilze kochen, trocknen und dann zu Pulver verarbeiten (siehe S. 58). Auf Speisen, Smoothies und Suppen gestreut, sorgt es für würziges Pilzaroma und liefert zugleich Mineralstoffe, Protein und Ballaststoffe. Ein gehäufter Teelöffel Pilzpulver (z. B. Shiitake) verbessert Ihre tägliche Ballaststoffbilanz um 5 Gramm. Empfehlenswert für Tees ist auch konzentriertes Pilzpulver von Maitake, Igelstachelbart sowie Reishi-Arten ohne Bitterstoffe wie *Ganoderma lingzhi*.

SAUTIEREN. Empfindliche Spezies wie Shiitake, Igelstachelbart und Austernpilze können sautiert werden. Ich gebe meist 50 ml Wasser und einen Teelöffel Öl in die Pfanne, um die Überhitzung des Öls zu vermeiden damit alles dünstet, ohne anzubrennen. Später kann man noch ein wenig Wasser zugeben, damit die Pilze nicht zu trocken werden. Bei frischen feuchten oder bei Regenwetter gesammelten Pilzen kochen Sie die Pilze ohne Wasserzugabe. Da Pilze mehr Hitze und längere Garzeiten brauchen, geben Sie anderes Gemüse immer erst später in die Pfanne. Ich bevorzuge gekochte Linsen und verschiedene mediterrane Gewürze (Knoblauch, Currypulver, Oregano, Thymian, Salbei, Bohnenkraut, Petersilie u. a.) als Beigabe zu sautierten Pilzen und leckeren Gemüsesuppen. Sautierte Pilze passen perfekt zum Omelett.

GRILLEN. Eine gute Option für Pilze fester Konsistenz wie Milchlinge und Täublinge (Gattung *Russula*). Die Hüte abbürsten oder in Tamari-Sojasauce, Olivenöl oder Sesamsamenöl marinieren, mit gehacktem Knoblauch, Ingwer und Currypulver garnieren und gar grillen.

SCHNELLKOCHTOPF. Für „Baumpilze" wie Schmetterlingstrameten und andere feste Fruchtkörper verwende ich meistens den Schnellkochtopf. Es geht schneller. Hinzu kommt, dass Dampfdruck die Bioverfügbarkeit verschiedener medizinisch wertvoller Stoffe verbessert (siehe S. 57): bis zu 60 Minuten bei hoher Temperatur, je nach Konsistenz der Pilze. Kompakte Fruchtkörper wie beim Flachen Lackporling (*Ganoderma applanatum*) brauchen eine Stunde. Für den filigranen Igelstachelbart (*Hericium erinaceus*) reichen 30 Minuten. Nach Abkühlung vermischen Sie die gegarten Fruchtkörper mit dem Kochwasser. 50–100 ml von dieser Mixtur krönen jede Suppe mit Pilzaroma, gesunden Ballaststoffen und immunaktivierenden Beta-Glucanen.

DUXELLES. Meine Duxelle ist eine Masse aus verschiedenen fein gehackten Pilzen. Diese werden mit Knoblauch, Oregano, Petersilie und Pfeffer in Olivenöl oder Butter geschmort. Meine Extraportion Eiweiß als Zugabe zum gegarten Pilzhack sind zwei gequirlte Eier, die Sie bei abgeschalteter Hitze unter dem Pfannendeckel stocken lassen. Weichere Pilze wie Shiitake, Maitake, Austernpilze, Steinpilze oder Pfifferlinge eignen sich gut für diese Art der Zubereitung.

VORTEIL BETA-GLUCANE

Pilze sind gesund. Manche faserhaltigen Pilzkomponenten können zudem das Immunsystem stimulieren. Solche Immunmodulatoren sind in der Zellwand aller Pilze zu finden. Zellwandfasern enthalten Glucane, langkettige Zuckermoleküle (Polysaccharide), die für den Menschen häufig unverdaulich sind. Je nach Anordnung der Glucoseeinheiten unterscheidet man Alpha- und Beta-Glucane.

Stärke besteht gleichfalls aus Polysacchariden. Allerdings sind die Glucoseeinheiten so angeordnet, dass sie leicht aufgebrochen und energetisch im Körper verwertet werden (Glucose) – entweder sofort oder später (Speicherform: Glykogen oder Fett).

Immunmodulation

Die Forschung hat im letzten Jahrzehnt klar aufgezeigt, dass Beta-Glucane in Pilzen das Immunsystem signifikant beeinflussen: Krebstherapie, Behandlung resistenter Virus-, Bakterien- und Pilzinfektionen, Regeneration von Knochenmarkschäden und Immunfunktionen. Weltweit haben unzählige Studien nachgewiesen, dass Pilz-Beta-Glucane als Immunmodulatoren fungieren, durch Aktivierung von Zellen des angeborenen Immunsystems: Makrophagen, dendritische Zellen, Granulozyten und natürliche Killerzellen (siehe S. 30). Ist das Immunsystem durch Beta-Glucane aktiviert, werden passende Aktionen durch wichtige Effektor-/Plasmazellen (CD4+, CD8+, T- und B-Zellen) ausgelöst. Solche Immunzellen sind im Blut und in Organgewebe unterwegs. Sie spüren potenzielle Pathogene und Ausschuss auf (z. B. von zerstörten Zellen) und produzieren immunologische Aktivstoffe (z. B. Zytokine). Das führt zur Hemmung von Tumorwachstum und

Supplement-Faktoren

Dosiergröße: ½ Teelöffel
Dosierungen pro Packungseinheit: 45

	Menge pro Dosis	% DIV
Schmetterlingstramete Extrakt *Trametes versicolor*	1000 mg	*
Beta-D-Glucane	> 30 %	
Stärke	< 5 %	

Extraktion: Heißwasserauszug ‡ biologisch
*Anteil (%) Tagesbedarf (DIV = *daily intake value*) nicht verfügbar

Bei Pilz-Supplementen sollte der im Produkt enthaltene Anteil an Beta-Glucanen angegeben sein.

IMMUNBOOSTING BETRIFFT ALLE KÖRPERSYSTEME

Dass Reishi seit Jahrhunderten als bewährtes Mittel zur Beruhigung von Geist und Nervensystem sowie als Schlafhilfe gilt, hat damit zu tun, dass der Pilz komplexe Immunwirkungen vermittelt. Ist das Immunsystem durch Dauerstress, Schlaf- und Nährstoffmangel oder chronische Erkrankungen geschwächt, können Störungen der Stimmung, der Energieversorgung, der Vitalität und von Heilungsprozessen auftreten. Die Vernetzung des Immunsystems mit dem Hormon-, Nerven- und Verdauungssystem ist seit langem bekannt.[3] Beta-Glucane in Pilzmedizin können die Gesundheit tiefgreifend beeinflussen. Sie tragen wirksam zur Regeneration der Homöostase und zu gesunden Organfunktionen, besserer Schlafqualität und stabiler Stimmung bei.

Metastasierung oder zur Vernichtung viraler und bakterieller Pathogene.[2]

Aktivkomponenten

Pilze müssen vor dem Verzehr erhitzt werden, damit Aktivstoffe aus den Wänden der Pilzzellen freigesetzt werden.

BETA-GLUCANE. In Zellwänden sind Beta-Glucane mit einem widerstandsfähigen Aminoglucose-Polymer namens *Chitin* fest verbunden – Chitin kommt auch bei Krustentieren und Insekten vor. Diese Bindungen müssen durch starke Hitze aufgelöst werden, um die Beta-Glucane löslicher und bioverfügbar zu machen, wenn sie unseren Verdauungstrakt passieren. Dort interagieren sie mit speziellem Immungewebe und werden von großen Immunzellen (Makrophagen) umzingelt.[4]

Nur etwa 20 Prozent der Beta-Glucane sind auch ohne Erhitzung löslich. Werden Pilze oder Pilzpulver erhitzt (gedünstet, geköchelt, gekocht), brechen Chitin-Glucan-Bindungen auf. Beta-Glucane sind dann wasserlöslich und können via Darmschleimhaut aufgenommen werden. Bleiben die Bindungen nach normalem Kochen intakt, z. B. bei kurz sautierten Shiitake-Pilzen, bleiben sie auch bei der Passage durch den oberen Verdauungstrakt erhalten, wo sie noch mit manchen „Immunsensoren" interagieren können.

Im unteren Darmabschnitt warten Heerscharen hungriger Bakterienpopulationen darauf, diese Bindungen aufzubrechen und in (präbiotische) Nahrung zu verwandeln. Von den Stoffwechselprodukten vor allem der „guten" Darmbakterien profitieren wir gesundheitlich. Via Epithelzellen der Darmschleimhaut können dort freigesetzte Zuckermoleküle als Nährstoff oder zur Energiegewinnung bestens verwertet werden.

ANDERE AKTIVSTOFFE. Beta-Glucane sind nicht die einzigen immunologisch aktiven Polymere, die in den Zellwänden von Pilzen vorkommen und vor dem Verzehr erhitzt werden müssen, damit sie verwertbar sind. Beta-Glucane sind die am besten erforschten bioaktiven Zellwandmoleküle.

Andere Komponenten wie nicht stärkehaltige Alpha-Glucane, Chitin und Proteine können gleichfalls mit dem Immunsystem interagieren und sind nach Erhitzung voll verwertbar. Manche Pilze enthalten Indolverbindungen wie Serotonin, Melatonin und 5-Hydroxytryptamin (Vorläuferstoff von Melatonin), die durch Erhitzung bioverfügbar werden. Vor allem Pfifferlinge bringen solche Aktivstoffe mit, die Schlaf- und Stimmungsstörungen günstig beeinflussen. Es sind aber mehr klinische Studien zur Wirksamkeit nötig.[5]

Bei einigen Pilzspezies findet man Beta-Glucane, die Triple-Helix-Strukturen bilden, was die kompakt-elastische Konsistenz von Schmetterlingstrameten und Reishi erklärt. Studien haben gezeigt, dass Pilze, die Beta-Glucane mit Triple-Helix-Struktur ausbilden, Hartholz penetrieren können und immunaktivierende Eigenschaften haben.

Beta-Glucan-Gehalt

Beta-Glucane kommen in allen Pilzen vor, Hefen inklusive. Manche Arten der essbaren und medizinischen Pilze enthalten deutlich mehr Aktivkomponenten als andere Arten. Es überrascht nicht, dass Pilzspezies, die seit Tausenden Jahren von Menschen genutzt werden, die höchsten Konzentrationen an Beta-Glucanen mitbringen.

Die populären Spitzenreiter der Pilzmedizin sind Reishi und die vielseitige Schmetterlingstramete.

Wie Beta-Glucane und Chitin unser Immunsystem aktivieren

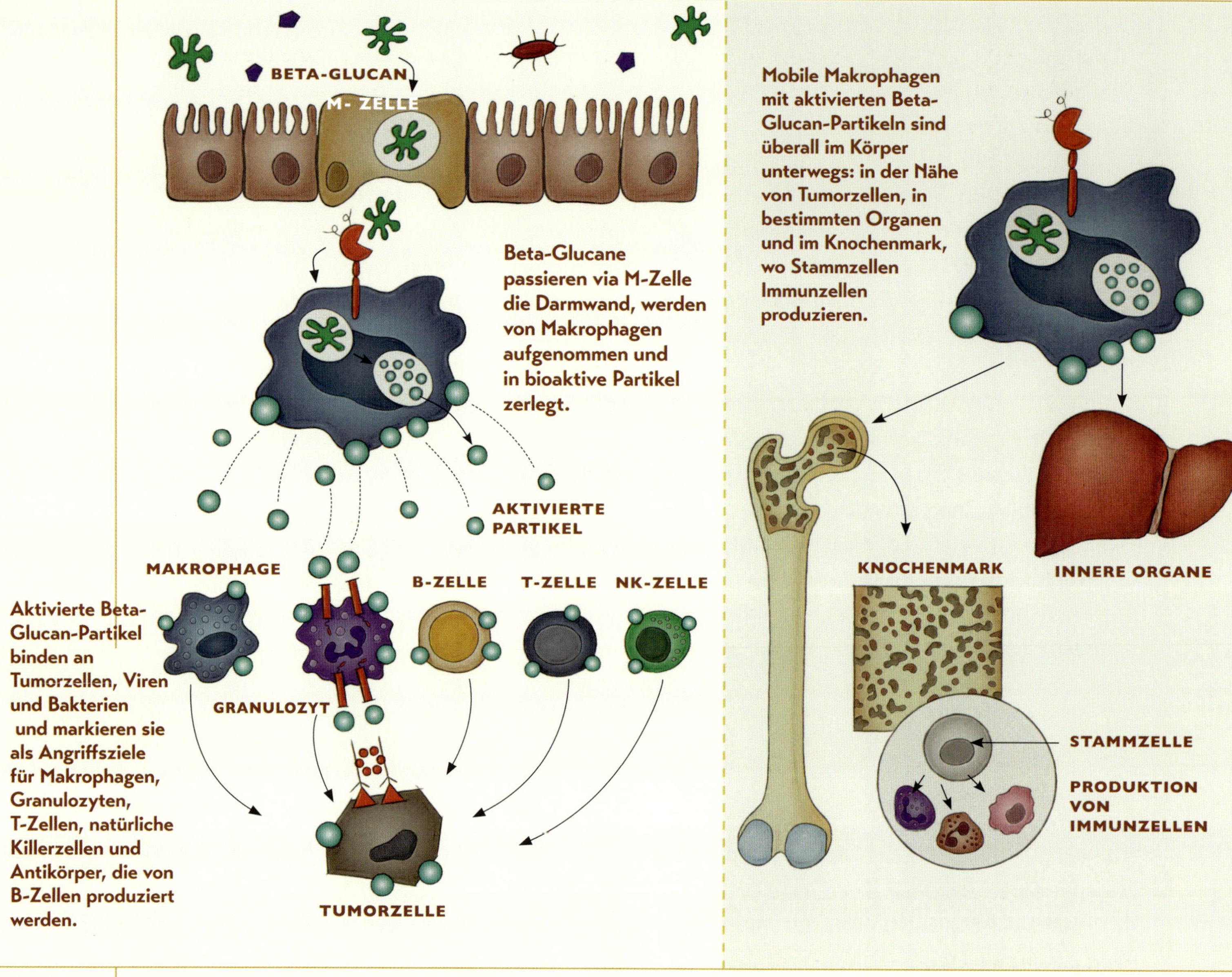

Wenn gut durchgekochte Pilze den Magen und Dünndarm passieren, werden Nährstoffe wie Proteine und Kohlenhydrate (und Mannose) extrahiert und absorbiert. Zellwandkomponenten von Pilzen wie Beta-Glucane und Chitin sind für den oberen Darmabschnitt unverdaulich. Der Mensch hat keine Enzyme, die Bindungen dieser Glucose-Moleküle auflösen.

Während der Passage im oberen Verdauungstrakt interagieren Beta-Glucane und Chitin mit den in Dünndarmgewebe reichlich vorhandenen, aktivierten Immunzellen. 60–80 Prozent des gesamten Lymphgewebes befinden sich im Dünndarm, konzentrierte Pilz-Beta-Glucane in Peyer-Plaques.

Im sogenannten darmassoziierten Lymphgewebe (engl: GALT – gut-associated lymphoid tissu) kommen spezielle M-Zellen in der Darmschleimhaut vor. Sie nehmen potenziell schädliche Bakterien und andere Pathogene, aber auch Zellfragmente von

Pilzen auf und präsentieren sie aktivierten Immunzellen, etwa Makrophagen im GALT (darmassoziiertes Immunsystem).

Makrophagen sind große Immunzellen, die sich Zellwandfragmente von Pilzen einverleiben. Sie zerlegen sie, identifizieren Beta-Glucane und Chitin und kennzeichnen deren Pilzherkunft. Die Außenhülle von Makrophagen ist mit Rezeptoren versehen, die Beta-Glucane erkennen und an sie binden können. Das immunologische Gedächtnis arbeitet schnell und präzise.[6]

Beta-Glucan-Partikel docken via Rezeptorbindung an Phagozyten an und werden in die Zelle aufgenommen. Im Makrophagen werden sie zerlegt, modifiziert und „aktiviert" freigesetzt. Aktivierte Partikel können dann an Tumorzellen, Viren und Bakterien binden und sie mit dem Label „zerstören" markieren. Andere Makrophagen, Granulozyten, T-Zellen, natürliche Killerzellen (NK) und Antikörper produzierende B-Zellen fungieren als Vollstrecker. Aktivierte dendritische Zellen lösen noch stärkere Immunantworten aus.[7]

Bewegliche Makrophagen bringen im Verbund mit anderen Immunzellen Beta-Glucane von Pilzen aktiv zu Tumorzellen, Organgewebe und Stammzellen im Knochenmark, die Immunzellen produzieren. Stammzellen sind Progenitoren (Vorläuferzellen) von Immunzellen. Sie können sich in rote Blutzellen oder in Immunzellen verwandeln: B- und T-Lymphozyten, Monozyten oder Makrophagen-Vorläuferzellen. Pilz-Beta-Glucane schützen das Knochenmark vor toxischen Wirkungen (z. B. Strahlung oder Chemotherapie) und stimulieren die Produktion von roten Blutzellen und Immunzellen.[8]

Das Profil bioaktiver Beta-Glucane unterscheidet sich von Art zu Art. Bislang sind mehr als 270 Spezies mit immuntherapeutischem Potenzial beschrieben worden. Jede Spezies weist ein unterschiedliches Spektrum an bioaktiven Beta-Glucanen und anderen Komponenten auf.[9]

Beta-Glucane in der Zellwand können divers konfiguriert sein und diverse Verzweigungsmuster haben. Aufgrund solcher Unterschiede können die Schutzwirkungen jeder Pilzspezies schwächer oder stärker ausfallen.

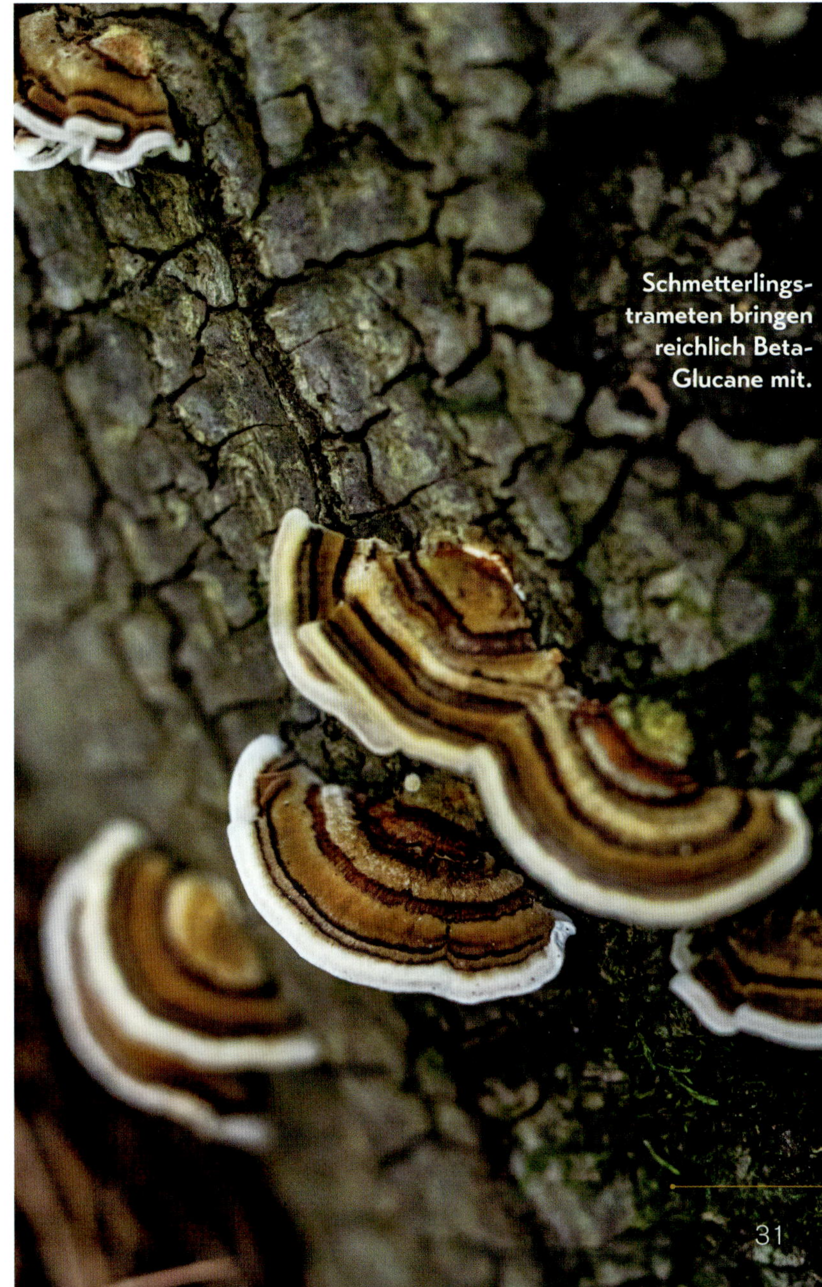

Schmetterlingstrameten bringen reichlich Beta-Glucane mit.

BETA-GLUCAN-GEHALT VON PILZEN

Alle Pilzspezies bringen immunmodulierende Beta-Glucane mit. Vor allem Wildpilze können reichlich Beta-Glucane enthalten. Es lohnt sich, sie zu sammeln. In einer Studie wurde der Beta-Glucan-Gehalt von 39 essbaren Wildpilzen untersucht. Die Tabelle präsentiert die „Hitliste" der populärsten Speisepilze mitsamt ihren Beta-Glucan-Werten. Platz 1 bis 4: Champignons, Shiitake, Austernpilze und Igelstachelbart.

	Beta-Glucan-Gehalt [% Trockengewicht]	
Kultivierte Spezies	HUT	STIEL
Champignon (*Agaricus bisporus*)	8,6	12,3
Shiitake (*Lentinula edodes*)	19,8	25,3
Austernseitling (*Pleurotus ostreatus*)	24,2	–
Igelstachelbart (*Hericium erinaceus*)	10,0	–
Wilde Spezies		
Pfifferling (*Cantharellus cibarius*)	23,6	26,9
Honiggelber Hallimasch (*Armillaria mellea*)	33,5	38,8
Flaschen-Stäubling (*Lycoperdon perlatum*)	15,5	19,75
Gold-Röhrling (*Suillus grevillei*)	12,9	26,8
Violetter Lacktrichterling (*Laccaria amethystina*)*	26,3	37,4
Violetter Rötelritterling (*Lepista nuda*)	14,6	26,8
Zitronen-Täubling (*Russula ochroleuca*)	17,4	17,5
Schmetterlingstramete (*Trametes versicolor*)	60,8	–
Gemeiner Schwefelporling (*Laetiporus suphureus*)	47,0	–
Maitake (*Grifola frondosa*)	26,0	–
Judasohr (*Auricularia auricula-judae*)	23,8	–
Reishi (*Ganoderma* species)**	54,0	–
Steinpilz (*Boletus edulis*)	17,0	58,0

* Eine weitere Spezies wurde im pazifischen Raum entdeckt, *Laccaria amethysteo-occidentalis*. Die in der Tabelle genannten Spezies stammen aus der Studie von Sari et al., 2017.

** McCleary and Draga, 2016.

Quelle: Sari et al., 2017.

ANTIOXIDATIVE PILZPOWER

Beta-Glucane, bestimmte Alpha-Glucane,[10] Chitin und Proteine sind nicht die einzigen gesunden Aktivkomponenten in der Zellwand von Pilzen. Andere Inhaltsstoffe sind kleiner, schwächer wirksam und weniger gut untersucht.

Wissenschaftliche Studien haben sich mit Phenolen in Speisepilzen befasst, insbesondere mit antioxidativen und antientzündlichen Eigenschaften. Es gibt aber noch viele offene Fragen. Glücklicherweise zeigen Phenole günstige Wirkungen und sind in der Regel gut verträglich.

Terpene und Phenole

Terpene umfassen eine große Gruppe von Kohlenwasserstoff-Verbindungen, die bei fast allen Lebewesen zu finden sind. Ihr Grundgerüst besteht aus Kohlenstoff-Wasserstoff-Strängen. Terpen-Kohlenwasserstoffe formen häufig sechsgliedrige Ringe mit einer bestimmten Anzahl von Kohlenstoffatomen: 10 (Monoterpene), 15 (Sesquiterpene), 20 (Diterpene) und 30 (Triterpene). Beispielsweise produzieren Pflanzen wie Lavendel, Minze und Cannabis ätherische Öle. Aromatische Stoffe, die antientzündliche, muskelentspannende, nervenstimulierende und antibakterielle Wirkungen vermitteln. Meist handelt es sich um Mono- und Sesquiterpene

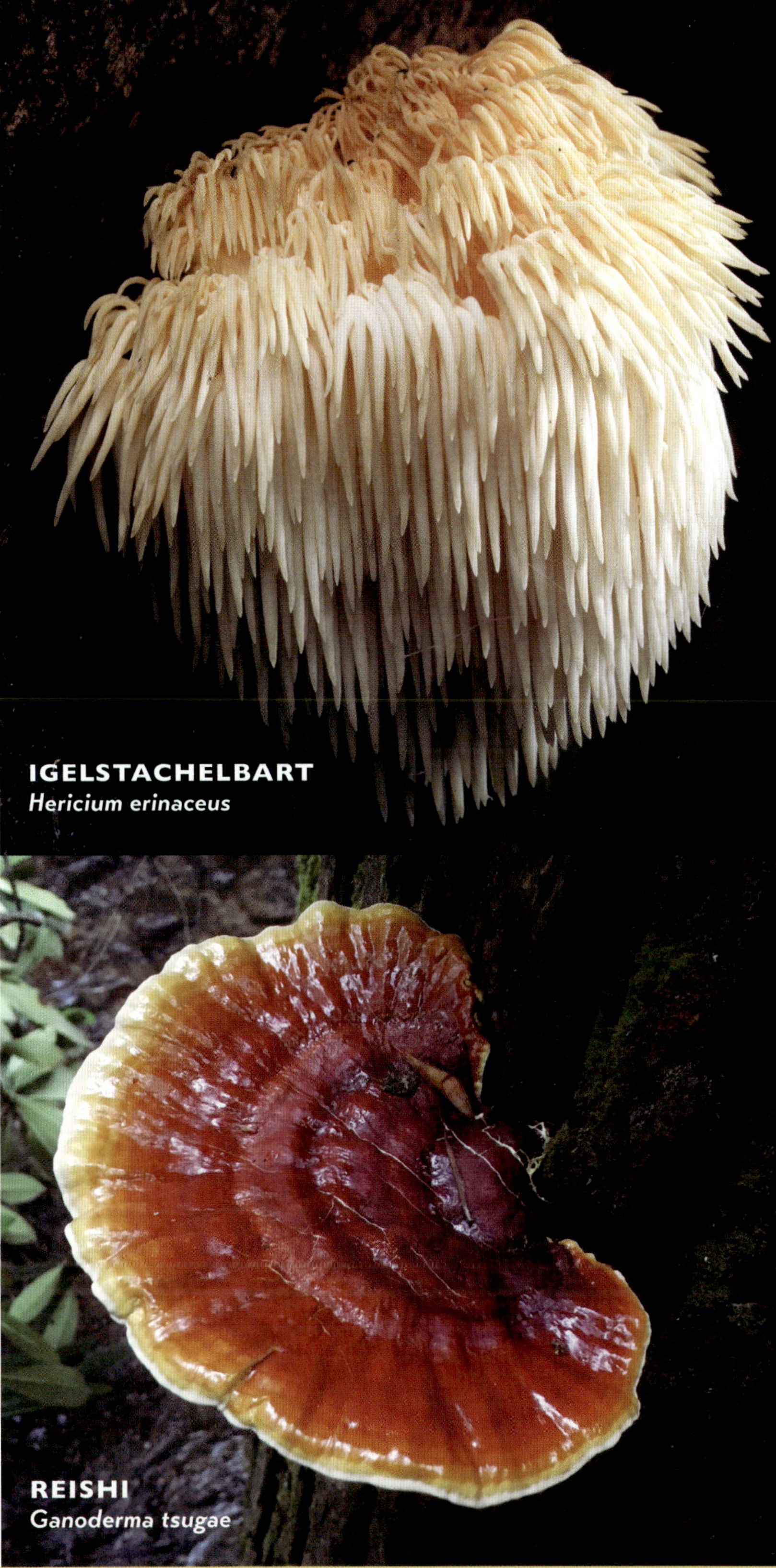

IGELSTACHELBART
Hericium erinaceus

REISHI
Ganoderma tsugae

VITAMIN D VIA SONNENLICHT

Alle Pilze enthalten Ergosterol (in der Zellwand), das unter dem Einfluss von Sonnenlicht teilweise in Vitamin D2 umgewandelt wird. Wer Speisepilze 30–60 Minuten Sonnenstrahlung aussetzt, bevor sie auf den Tisch kommen, profitiert von hohen Vitamin-D-Spiegeln im Blut. Nur im lichtexponierten Fruchtkörper findet man erhöhte D-Werte. Wenn Sie in Scheiben geschnittene Pilze in die Sonne legen, verzehnfacht sich ihr Vitamin-D-Gehalt.[13]

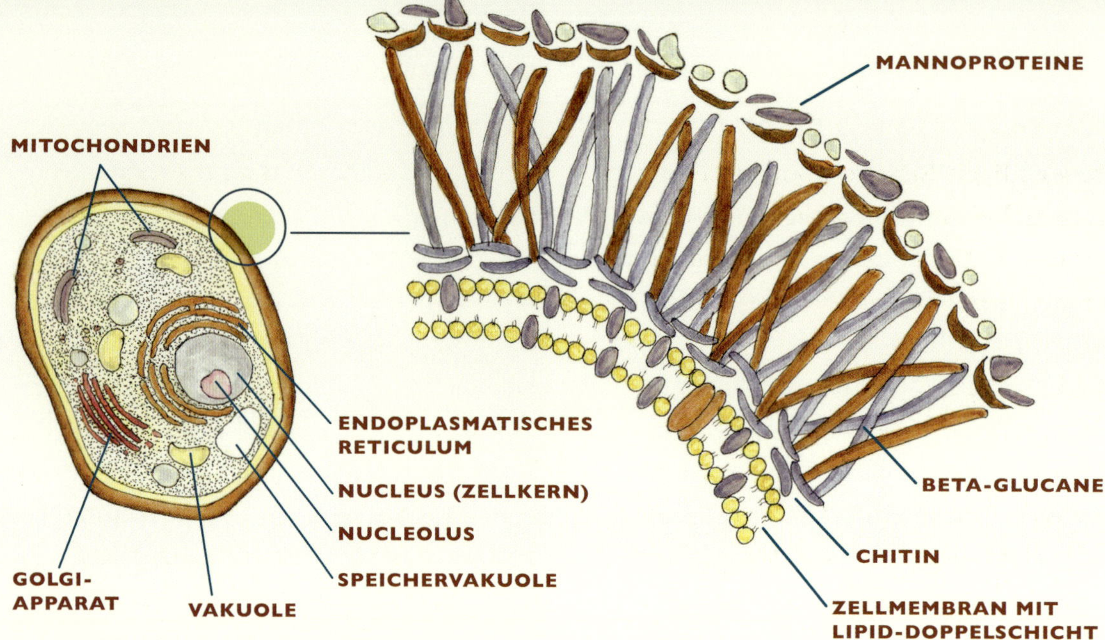

Zelle und Zellwand

MANNOPROTEINE. In der äußersten Zellwand befinden sich zuckerhaltige Moleküle, sogenannte Mannoproteine. Sie haben winzige antennenartige Fortsätze, die man zur Identifikation anderer Spezies nutzt: Pilze und Bakterien. Sie erkennen Spezies lebender Wirtsbäume, die sich für Pilz-Partnerschaften eignen.

BETA-GLUCANE. Die nächste Schicht bilden verwobene Beta-Glucane, die immunologisch aktivsten Komponenten und am besten erforschten chemischen Pilzstoffe. Sie werden auch als Beta-1,3/1,6-Glucane bezeichnet, was auf die Art der Anordnung und Verzweigung der Glucosemoleküle bezogen ist. Sie sind fest an Chitin gebunden, das die nachfolgende Schicht bildet.

CHITIN. Das widerstandsfähige Polymer (auch in Krabbenschalen zu finden) besteht aus verketteten Amino-Glucose-Molekülen. Das Enzym Chitinase ermöglicht die Produktion von Chitin in der Zellwand. Es wird auch zum Nachweis von Pilzen in Produkten oder von Infektionen beim Menschen benutzt. Chitinase ist immunologisch aktiv.[11] Das Enzym kann durch Hitze inaktiviert werden. Inwieweit Chitinase an Immunwirkungen von Pilzprodukten beteiligt ist, ist unklar.

ZELLMEMBRAN. Die Membranschicht unter der Zellwand ist für Proteine und Signalmoleküle (Zytokine) selektiv durchlässig. Die Zellmembran enthält Fettsäuren, die zum Nährwert von Pilzen beitragen.

ERGOSTEROL. Diese Komponente der Zellmembran vermittelt immunstimulierende Wirkungen und ist der Vorläuferstoff von Vitamin D2. Im Sonnenlicht verwandelt sich Ergosterol in Vitamin D2.[12]

CYTOSOL. Die Flüssigkeit im Inneren der Zelle enthält die Zellorganellen.

ORGANELLEN. Hierzu zählen der Zellkern (Nucleus), Mitochondrien, endoplasmatisches Retikulum, der Golgi-Apparat, Ribosomen und Vakuolen. Bei pflanzlichen und tierischen Zellen beherbergt der Zellkern den Großteil der DNA.

NIEDERMOLEKULARE KOMPONENTEN. Terpene, Phenole, Indole und andere leichtgewichtige Molekülverbindungen werden im Cytosol in kleinen Bläschen (Vakuolen) produziert und gespeichert.

DITERPENE UND TRITERPENE. Diese wichtigen Aktivkomponenten sind für Igelstachelbart, Reishi und andere Pilze gut erforscht. Diterpene in Igelstachelbart sollen nervenregenerierende Eigenschaften haben (siehe S. 100).

Bei Pilzen der Reishi-Gruppe hat man mehr als 300 Triterpene beschrieben und untersucht. Dazu gehören Ganodersäure, Ganoderensäuren, Ganoderole und Lucidersäure. Intensive Forschung belegt, dass diese Komponenten viele günstige Wirkungen vermitteln: krebshemmend, antiviral, antientzündlich, antioxidativ, leberschützend, gewichtsregulierend, antidiabetisch und antibiotisch.[14]

PHENOLE. Komponenten wie Flavonoide, Phenolsäuren und Polyphenole (z. B. Tannin) kommen bei Pflanzen und Pilzen vor. Sie gelten als Schutzstoffe. In einigen Studien beobachtete man Phenol-vermittelte Anti-Aging-Effekte.[16] Ellagsäure (auch im Granatapfel) und Kaffeesäure kommen im Eichen-Leberreischling (*Fistulina hepatica*) vor. In Laborstudien mit menschlichen und tierischen Zellkulturen waren diese Komponenten stark antioxidativ wirksam.[17]

Antioxidative Aktivität

Es überrascht, dass das antioxidative Potenzial von Pilzen höher ist als bei den meisten essbaren Gemüsen und Früchten. Studien zeigten, dass viele Phenolkomponenten in Pilzen sehr wirksame Radikalenfänger sind. Freie Radikale im Übermaß können Gewebe und wichtige Moleküle schädigen. Antioxidanzien spielen eine wichtige Rolle, wenn altersbedingte degenerative Prozesse, Herz-Kreislauf-Erkrankungen, Krebs, Immunstörungen und entzündliche Erkrankungen günstig beeinflusst werden sollen.

Manche Phenole sind nachweislich antioxidativ wirksam: Tocopherole, Flavonoide, Carotenoide, Glycoside, Tannine u. a. Solche Antioxidanzien sind in Fruchtkörpern, Myzel und Flüssigkulturen von Pilzen vorhanden. Forscher beobachteten antioxidative Eigenschaften bei Komponenten, die in den Pilzen *Hymenochaete xeranticus* und *Tropicoporus linteus* vorkommen.[18] Ein alkoholischer Auszug des essbaren Korallenpilzes *Ramaria flava* zeigte ein breites Wirkspektrum: krebshemmend, antioxidativ und antibiotisch.[19] Eine Studie wies bei dem holzabbauenden

PILZPRODUKTE | TRITERPENE?

Über Triterpene wird viel diskutiert, wenn es um Reishi-artige Pilzprodukte geht – vor allem in Bezug auf die Qualität und biologische Aktivität von Extrakten. Hohe Konzentrationen von Triterpenen werden von Herstellern manchmal offensiver angepriesen als Beta-Glucane. Je nach Spezies, Kultivierung und den verwendeten Pilzteilen (Myzel oder Fruchtkörper) variiert der Triterpengehalt in kommerziellen Produkten beträchtlich. Bei manchen Spezies sind Terpene im Myzel bei anderen im Fruchtkörper stärker konzentriert. Bei Reishi sollte man wissen, wie er kultiviert wurde: auf gekochtem Reis, auf Hülsen von Sonnenblumenkernen oder Holzspänen? [15]

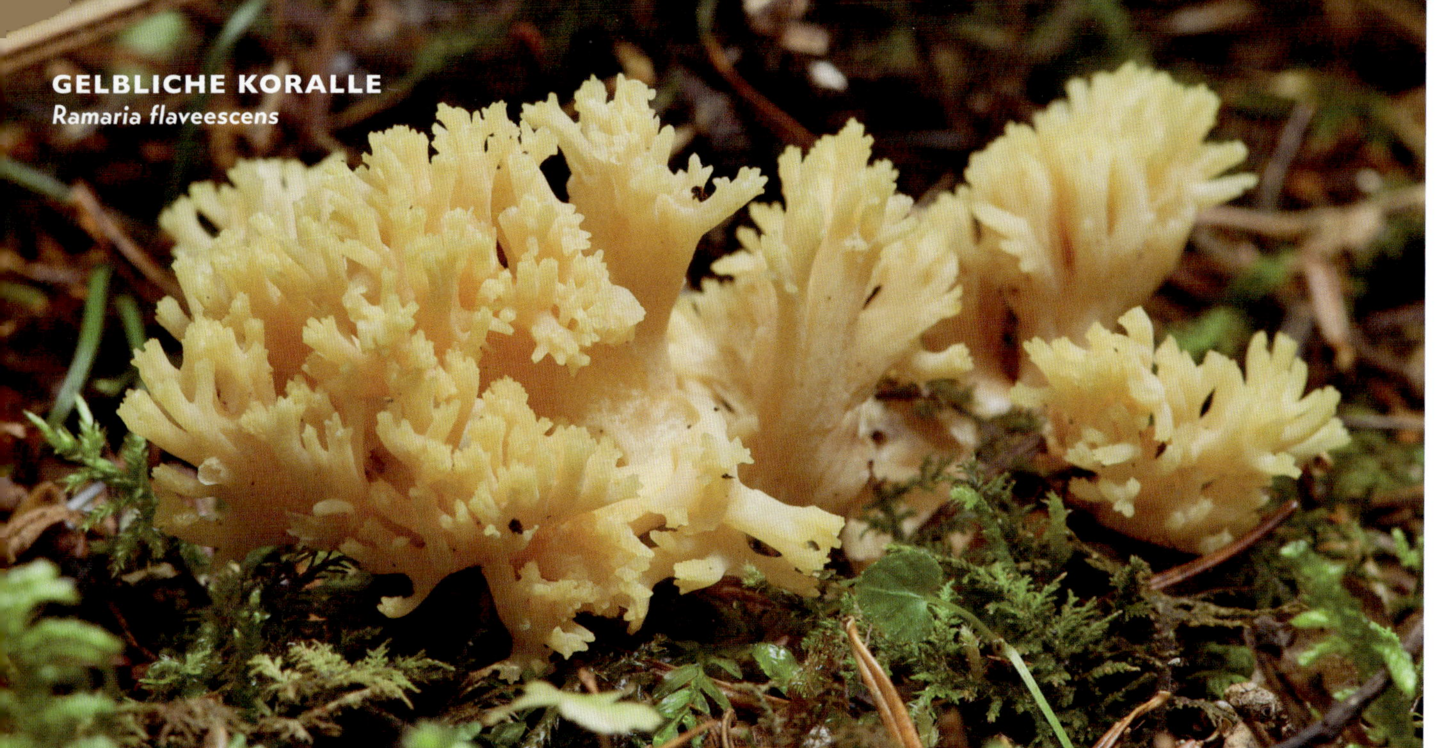

Pilz *Cerrena unicolor* einen signifikanten Anteil an Phenolkomponenten nach. Der Pilzextrakt hatte krebshemmende, antibakterielle und antioxidative Eigenschaften.[20]

Von Terpenen profitieren

Welche Terpene verfügbar sind, hängt davon ab, wie die Pilze verarbeitet werden. Terpene sind graduell unterschiedlich wasserlöslich. Je größer und sperriger die Komponente ist, desto weniger wasserlöslich. Solche Terpene sind dann in Alkohol oder Alkohol-Wasser-Mixturen besser löslich.

- Monoterpene (10 Kohlenstoffatome) sind häufig flüchtig, geruchsintensiv und teilweise wasserlöslich. Sie können auch mit Alkohol extrahiert werden.
- Sesquiterpene (15 Kohlenstoffatome) und Diterpene (20 Kohlenstoffatome) sind in kochendem Wasser löslich.
- Triterpene (30 Kohlenstoffatome, auch Sterole genannt) sind schwer wasserlöslich, lassen sich aber teilweise mit kochendem Wasser oder im Schnellkochtopf bei großer Hitze extrahieren (15–30 Minuten). Triterpene in Glycosidform (zuckerhaltig) sind die Ausnahme und sehr gut wasserlöslich.

HYDROALKOHOLISCHE TINKTUR. Für Terpene mit geringer Wasserlöslichkeit ist eine hydroalkoholische Tinktur empfehlenswert: 80 : 20-Mischung von Ethylalkohol : Wasser. Das Verfahren eignet sich zur Extraktion von Triterpenen aus Reishi oder Diterpenen aus Igelstachelbart (siehe S. 62).

DOPPELEXTRAKT-TINKTUR. Mit einer Kombination aus Tinktur und Heißwasserauszug können zahlreiche Terpene und Beta-Glucane extrahiert werden (siehe S. 64).

GETROCKNETER TEE-EXTRAKT. Da mit heißem Wasser reichlich Terpene, Phenole und Beta-Glucane extrahiert werden, verwende ich getrockneten Tee-Extrakt. Er ist preiswerter als ein Alkoholextrakt und sowohl gut für Kinder als auch für Menschen, die keinen Alkohol trinken, geeignet (siehe S. 58).

GESUNDE PILZMEDIZIN

Wirksame Heilpilze zeichnen sich durch einen hohen Gehalt an Ballast- und Mineralstoffen, Vitaminen, Fettsäuren und sehr gut verdaulichen Proteinen aus. Bei regelmäßiger Einnahme ist Pilzmedizin gegen Herz-Kreislauf-Krankheiten, Diabetes und Krebs vorbeugend wirksam.

Darüber hinaus wurden für Pilze weitere, spezifisch medizinische Vorteile nachgewiesen. Sie können das Immunsystem stärken und Immunfunktionen günstig beeinflussen, schützen vor pathogenen Viren und Bakterien und bekämpfen Krebszellen via Immunmodulation.

Vorteil der Pilzmedizin: Beta-Glucane stimulieren das angeborene und adaptive Immunsystem so, dass es optimal reagieren kann. Pilzmedizin wirkt bei Infektionen aller Art vorbeugend und therapeutisch: bei Viren, Bakterien, Parasiten, sogar bei Infektionen durch andere pathogene Pilze.

Immunstärkung

ERSTE WAHL: Schmetterlingstramete, Reishi

Alle Pilze enthalten Beta-Glucane. Eine große Hilfe für das Immunsystem. Schmetterlingstrameten und Reishi sind die Spitzenreiter, was den Beta-Glucan-Gehalt angeht. Wer das Immunsystem stärken möchte, startet mit diesen Pilzen. Die empfohlene Dosis sind mindestens 6 Gramm getrocknetes Tee-Extraktpulver pro Tag. Bei langfristiger Anwendung von Pilzmedizin empfehle ich, alle drei Monate die Pilzspezies zu wechseln, um Gewöhnungseffekte und zunehmenden Wirkungsverlust zu vermeiden.

Weitere Optionen für immunaktivierende Pilzmedizin sind Shiitake, Feuerschwämme (*Phellinus*), Gemeiner Spaltblättling (*Schizophyllum commune*), Fu Ling (*Wolfiporia extensa*) und andere Baumpilze (z. B. *Trametes, Ganoderma*) (siehe S. 166–171).

WELCHE ROLLE SPIELT DER STANDORT?

In freier Wildbahn gesammelte Pilze bringen von Natur aus eine stark variierende Wirksamkeit mit. Eine Sammlung kann nur ein Viertel der Durchschnittskonzentration medizinischer Komponenten enthalten, eine andere bis zu vierfach höhere Konzentrationen.

Über die möglichen Auswirkungen eines Substrats (Nährmedium) in Bezug auf die medizinischen Komponenten eines Pilzes gibt es kaum Studien. Beispielsweise ist der Chaga-Pilz deshalb so wirksam, weil er bevorzugt auf Birken wächst, die Betulin produzieren – ein starkes Chemotherapeutikum.

Einer berühmten japanischen Legende zufolge nahmen Krebspatienten eine mehr als 100 Kilometer lange Reise auf sich, um einen bestimmten Kirschgarten aufzusuchen und dort Reishi-Pilze zu ernten. Tatsächlich produzieren Kirschbäume (auch Bittermandelgewächse) Amygdalin – ein natürliches Blausäureglycosid, das krebshemmend wirken soll.

Krebstherapie

ERSTE WAHL: Reishi, Schmetterlingstramete, Shiitake, Chaga, Gemeiner Spaltblättling *(Schizophyllum commune)*
Für die komplementäre Krebstherapie eignen sich Pilzspezies, die in klinischen Studien die bestmögliche Immunaktivierung ausgelöst haben, bei Tumoren und zur Vorbeugung von Krebserkrankungen: Reishi, Schmetterlingstramete, Shiitake, Chaga und ein Spaltblättling. Studien zeigten, dass Krebspatienten nach Chemotherapie und Bestrahlung von hohen Beta-Glucan-Spiegeln im Blut profitieren. Die anhaltende Immunmodulation beugt Rückfällen vor.[21]

Chaga, Reishi und Schmetterlingstramete stehen ganz oben auf der Liste. Trameten waren in klinischen Studien am wirksamsten, als orale Anwendung von hoch gereinigtem Myzelextrakt (PSK, Polysaccharid-K). In einer Studie hatten Patienten mit mehr als einer Krebserkrankung (z. B. Magen- und Darmkrebs) Trameten begleitend zur Chemotherapie eingesetzt. Sie überlebten häufig länger als fünf Jahre und profitierten von weniger Nebenwirkungen (Müdigkeit, Schwindel) im Vergleich zu denjenigen, die nur Chemotherapie bekommen hatten. Shiitake, Reishi, Chaga und Extrakte zahlreicher anderer Pilze, die reichlich Beta-Glucane enthalten, sind weitere Optionen. Alle Pilze sollten gekocht und als Teepulver zubereitet sein (siehe S. 58). Stattdessen können Sie auch Pilzpulver im Handel kaufen, hitzebehandelt und fein gemahlen.

Pilze enthalten weitere Komponenten, die bekanntermaßen gegen Krebszellen und Tumoren wirksam sind. Dazu zählen Proteine, Chitin, Lektine, Triterpene, Lipide und Phenole. In der Regel stimulieren diese Stoffe die Abwehr von Tumorzellen und wirken zudem synergistisch. Spezies wie Reishi enthalten komplexe Mixturen chemischer Stoffe, die Immunantworten gegen zahlreiche Pathogene und Krebserkrankungen auslösen.[22]

Krebszellen sind unberechenbar. Sie finden rasch Wege, dem Immunsystem auszuweichen, z. B. Resistenz gegen Opsonisation – ein wichtiger Tötungsmechanismus: Tumorzellen werden mit dem Proteinfragment iC3b markiert und zur Zerstörung durch das Immunsystem freigegeben. Pilz-Beta-Glucane verhindern eine solche Resistenz, indem sie natürliche Killerzellen (NK) aktivieren.[23]

Die Forschung entdeckte darüber hinaus, dass Pilz-Beta-Glucane mit monoklonalen Antikörpern, die zur Behandlung von Krebserkrankungen eingesetzt werden, synergistisch wirksam sind. Vor allem bei schwer behandelbaren Krebsformen wie dem Melanom (Hautkrebs), das rasch metastasiert (Tumorableger in inneren Organen und im Gehirn).[24]

Infektionsschutz

ERSTE WAHL: Shiitake, Feuerschwämme *(Phellinus)*, **Agarikon** *(Laricifomes officinalis)*, **Fu Ling** *(Wolfiporia extensa)*, **Chaga, Reishi, Rotrandiger Baumschwamm** *(Fomitopsis pinicola)*, **Birkenporling, Agaricus**
Zur Vorbeugung und Behandlung von Infektionen sind die Immunantworten des Betroffenen von entscheidender Bedeutung. Pilze mit hohem Beta-Glucan-Gehalt sind die erste Wahl.

Forschungsergebnisse zeigen, dass Chitin, Mannose-Zucker (Polysaccharide), Phenole und Terpene gleichfalls zu immunstimulierenden und -modulierenden Wirkungen beitragen. Manche Pilze wirken zudem direkt antiviral und antibakteriell: Schmetterlingstramete, Austernpilze,

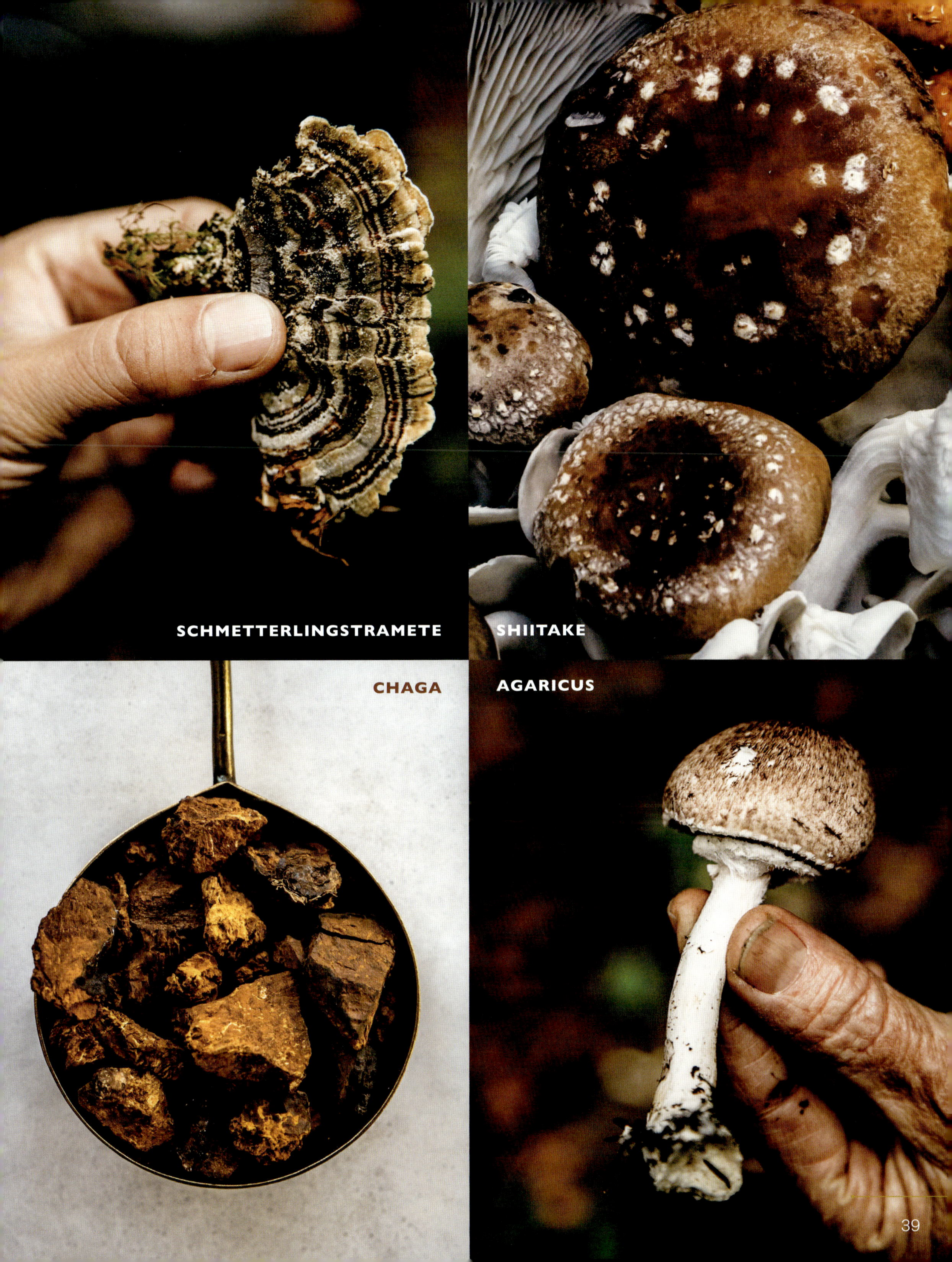
SCHMETTERLINGSTRAMETE
SHIITAKE
CHAGA
AGARICUS

Agarikon, Fu Ling, Chaga, Reishi, einige Baumschwämme, Birkenporling und Täublinge (äußerliche Anwendung).[25] Viele Studien belegen, dass die prophylaktische Behandlung mit Pilz-Beta-Glucanen gegen Bakterien, Parasiten und Viren (z. B. Corona- und Grippeviren) schützen kann. Pilzmedizin macht das Immunsystem fit und im Vorfeld möglicher Infektionen abwehrstark.[26]

Herz-Kreislauf-Schutz

ERSTE WAHL: Reishi, Shiitake, Austernpilze

Zur Vorbeugung von Herzkrankheiten eignen sich alle Speisepilze (Shiitake, Maitake, Champignons u. a.). Sie bringen Ballaststoffe und antioxidative Phenole mit, die gesunde Wirkungen für Herz und Kreislauf vermitteln. Shiitake und Austernpilze wirken regulierend auf den Cholesterinstoffwechsel. Triterpene in Reishi lassen besonders günstige Schutzwirkungen erwarten: Absenkung des Cholesterinwerts, Leberschutz, starke antientzündliche Wirkungen und Verbesserung der Durchblutung.[34]

Die traditionelle chinesische Medizin verordnet seit Langem Pilze zur Erhaltung der Gesundheit von Herz und Kreislauf. Der Signaturenlehre zufolge verweist die Form von Pflanzen oder Pflanzenteilen

HEFEEXTRAKT ALS IMMUNBOOSTER

Obwohl Hefen keine richtigen Pilze, sondern einzellige „Mikropilze" sind, produzieren sie dennoch Beta-Glucane. Deren Struktur und Aktivität ähneln Makropilzen wie Reishi. In klinischen Studien, die sich mit Pilz-Beta-Glucanen bei Infektionen befassen, nutzt man bevorzugt Hefen. Sie sind leicht zu kultivieren und enthalten 40–45 Prozent Beta-Glucane.[27]

Solche Beta-Glucane werden als gereinigte Hefeextrakte (*Saccharomyces* spp.) in großen Behältern produziert. Anschließend extrahiert man die Beta-Glucane. Getrockneter Hefeextrakt ist als geeigneter Immunmodulator für Mensch und Tier im Angebot. Werden Beta-Glucane an Nutzvieh verfüttert, müssen weniger Antibiotika zur Infektionsprävention verabreicht werden. Die Produktivität und der Ertrag von Fleisch und Milch steigen.[28]

Hefe-Beta-Glucane sind zwar sehr wirksam, dennoch haben Pilzextrakte Vorteile (z. B. Reishi). Sie enthalten mehr Beta-Glucane und niedermolekulare Komponenten, die Pathogene und Krebszellen effektiv bekämpfen.

Immunkick für Athleten

Hefe-Beta-Glucane sind ein Mittel, um den Immunstatus von Athleten zu verbessern, z. B. bei Marathonläufern und Spitzensportlern. Nach anstrengenden Wettbewerben kommt es nachweislich zur Immundepression.

Eine Studie untersuchte randomisiert und doppelblind 182 Frauen und Männer über 28 Tage nach Marathonläufen.[29] Teilnehmer, die ein Beta-Glucan-Präparat bekommen hatten, profitierten von einem um 37 Prozent geringeren Risiko für Grippeerkrankungen und Erkältung, verglichen mit dem Placebokollektiv. In einer weiteren Studie derselben Forschergruppe bekamen 60 Männer und Frauen entweder Beta-Glucane (250 mg/Tag) oder Placebo. 2 Stunden nach 50 Minuten Intensivtraining (Fahrrad) wurden Speichelproben entnommen und auf IgA-Antikörper getestet – ein Parameter der Infektionsabwehr in Schleimhäuten. Im

auf deren Anwendung bei bestimmten Krankheiten, z. B. nierenförmige Pflanzen bei Nierenerkrankungen. Die Farbe Rot wird mit Blut und Blutgefäßen assoziiert.

Allen, die für Herz-Kreislauf-Erkrankungen prädisponiert sind oder hohe Cholesterinwerte und Arteriosklerose haben, empfehle ich, 1–2 TL Extraktpulver täglich mit etwas Wasser einzunehmen (siehe S. 58).

Kognition und Gedächtnis

ERSTE WAHL: Igelstachelbart, Reishi

Die am besten untersuchten Spezies in Bezug auf die Kognition sind Igelstachelbart und Reishi. In Tierstudien haben fünf verschiedene Forscherteams im letzten Jahrzehnt nachgewiesen, dass Nahrungsergänzung mit Igelstachelbart-Extrakt nach zwei Monaten zu verbesserten Gedächtnisfunktionen bei alternden Mäusen führt. In zahlreichen Studien zeigten sowohl das Myzel als auch der Fruchtkörper (Verhältnis 4:1) dieser Spezies günstige Wirkungen in Bezug auf das Gedächtnis. Eine neuere Studie ergab, dass Igelstachelbart-Pulver bei gebrechlichen und vergesslichen Mäusen das Nervenwachstum anregt (Neurogenese) (siehe S. 98).[35] Teepulver von rotem Reishi kann täglich mit etwas Wasser eingenommen werden. 2 Gramm oder ½ TL pro Tag

Vergleich zu Placebo waren die IgA-Spiegel bei Teilnehmern mit Beta-Glucan-Gabe um 32 Prozent höher. Frühere Studien hatten gezeigt, dass die nach starker körperlicher Belastung reduzierten IgA-Spiegel mit längerer Krankheitsdauer und mehr Beschwerden bei Atemwegsinfektionen verbunden sind.[30]

Hefe-Beta-Glucane bei Atemwegsinfektionen

In einer randomisierten Doppelblindstudie mit 162 gesunden Teilnehmern, die 900 mg Hefe-Beta-Glucane oder Placebo einnahmen, zeigte sich, dass in der Hefe-Gruppe 25 Prozent weniger Atemwegsinfektionen (Erkältung) aufgetreten waren.[31]

In einer anderen Studie wurden 45 älteren Teilnehmern 90 Tage lang täglich 250 mg Hefe-Beta-Glucane oder Placebo gegeben. In der Hefeextrakt-Gruppe waren 24 Prozent weniger Atemwegsinfektionen bemerkbar als in der Placebogruppe. Auch die Interferon-Spiegel hatten sich verbessert. Ein gutes Zeichen für die Abwehr von infektiösen Viren und Bakterien.[32] Bei Atemwegsinfektionen sind die Interferon-Spiegel in der Regel reduziert.

Schließlich befasste sich eine randomisierte placebokontrollierte Doppelblindstudie mit der Wirkung von täglich 900 mg Pilz-Beta-Glucanen, die 299 gesunden Männern und Frauen 16 Wochen verabreicht wurden.[33] Etwa gleich viele Teilnehmer (70/71) jeder Gruppe erkrankten an einer Infektion der oberen Atemwege. Teilnehmer, die Beta-Glucane bekommen hatten, profitierten von signifikant leichteren Symptomen und einer deutlich verbesserten Stimmung.

Tatsächlich kam es in der Beta-Glucan-Gruppe nur zu harmlosen Nebenwirkungen (Blähungen, Durchfall, Schwindel), abgesehen von Erkältungssymptomen – ein Teilnehmer der Placebogruppe und vier aus der Hefeextrakt-Gruppe. Die Verträglichkeit wurde als „gut" eingestuft. Nur vier Prozent aller Teilnehmer bewerteten die Therapie als „leicht unangenehm".

verbessern das Gedächtnis. Das empfiehlt die traditionelle chinesische Medizin.

Stimmung und Vitalität

ERSTE WAHL: Reishi, Cordyceps, Igelstachelbart

Der direkte Informationsfluss zwischen Gehirn und Immunsystem ist sehr gut untersucht. Viele Studien belegen, dass Stimmung, Vitalität und andere Befindlichkeiten davon abhängen, wie gut das Immunsystem funktioniert.[36] Daraus ergibt sich, dass jede Pilzspezies mit immunmodulierender Wirkung die Vitalität und Stimmung günstig beeinflusst, wenn sie regelmäßig angewendet wird. Vor allem dann, wenn das Immunsystem aufgrund von Stress und Nährstoffmangel geschwächt ist. Studien zufolge stabilisieren Beta-Glucane von Pilzen *per se* die Stimmung.[37]

Die traditionelle chinesische Medizin und die westliche Naturheilkunde kennen bestimmte Spezies, die die Stimmung, Psyche, Vitalität und körperliche Belastbarkeit verbessern. Reishi gilt als Nummer eins.

Die chinesische Medizin empfiehlt diesen Pilz seit Urzeiten zur Verbesserung von Stimmung und Vitalität. Im *Bencao Gangmu*, einem historischen chinesischen Kompendium der Kräuterkunde, wird Reishi als „spirituelle" oder „göttliche" Medizin bezeichnet, die langfristig „glücklich und stark" machen kann. Ich habe diese Wirkung bei mir selbst beobachtet, nachdem ich jahrelang ½ TL getrockneten Tee-Extrakt zweimal täglich eingenommen hatte. In meiner Sprechstunde verordne ich häufig Reishi bei Stimmungsstörungen/-schwankungen. Mit gutem Erfolg.

Ärzte im alten China empfahlen *Cordyceps* zur Vitalisierung, zur Stärkung der Manneskraft und körperlichen Belastbarkeit – populäre Indikationen, bis heute. Am meisten profitieren Sie von Produkten, die *Cordyceps militaris* enthalten. Das ist die Spezies, die am nächsten mit *Ophiocordyceps sinensis* verwandt und in den USA (und anderswo) erhältlich ist. Es gibt nur wenige klinische Studien in englischer Sprache, aber Tierstudien mit *C. militaris* und *O. sinensis*, die alle eine verbesserte Vitalität nach Anwendung von Heißwasserauszügen des Myzels nachgewiesen haben (siehe S. 91).[38]

In China, zunehmend auch in anderen Ländern, gilt Nahrungsergänzung mit Igelstachelbart (*Hericium*) als hilfreich und gesund: mehr Vitalität und verbesserte Stimmung. Eine klinische Studie mit 30 Frauen, die an Depression und Panikattacken litten, ergab, dass sich durch Igelstachelbart im Vergleich zu Placebo die Beschwerden merklich bessern.[39]

Schlafhilfe

ERSTE WAHL: Reishi (*Ganoderma lucidum*)

Reishi-Produkte mit standardisiertem Anteil an Triterpenen haben sich zur Förderung von erholsamem Schlaf und zur Behandlung von chronischen Schlafstörungen am besten bewährt. Produkte mit garantiertem Beta-Glucan-Gehalt sind zuverlässiger wirksam. Mit anteilig mindestens 10 Prozent Beta-Glucanen steigt die Wahrscheinlichkeit, dass auch Triterpene enthalten sind.

In meiner langjährigen Beratungspraxis habe ich viele Patienten gesehen, die von beruhigenden, zentrierenden, schlaffördernden Effekten von rotem Reishi profitiert haben, vor allem bei Langzeitanwendung. Ich kann das aus eigener Erfahrung bestätigen und empfehle täglich 1–2 Gramm Extraktpulver, bei Bedarf bis zu 1 TL pro Tag. Schon nach wenigen Tagen sollten Sie wohltuende Wirkungen bemerken, die sich mit der Zeit verstärken.

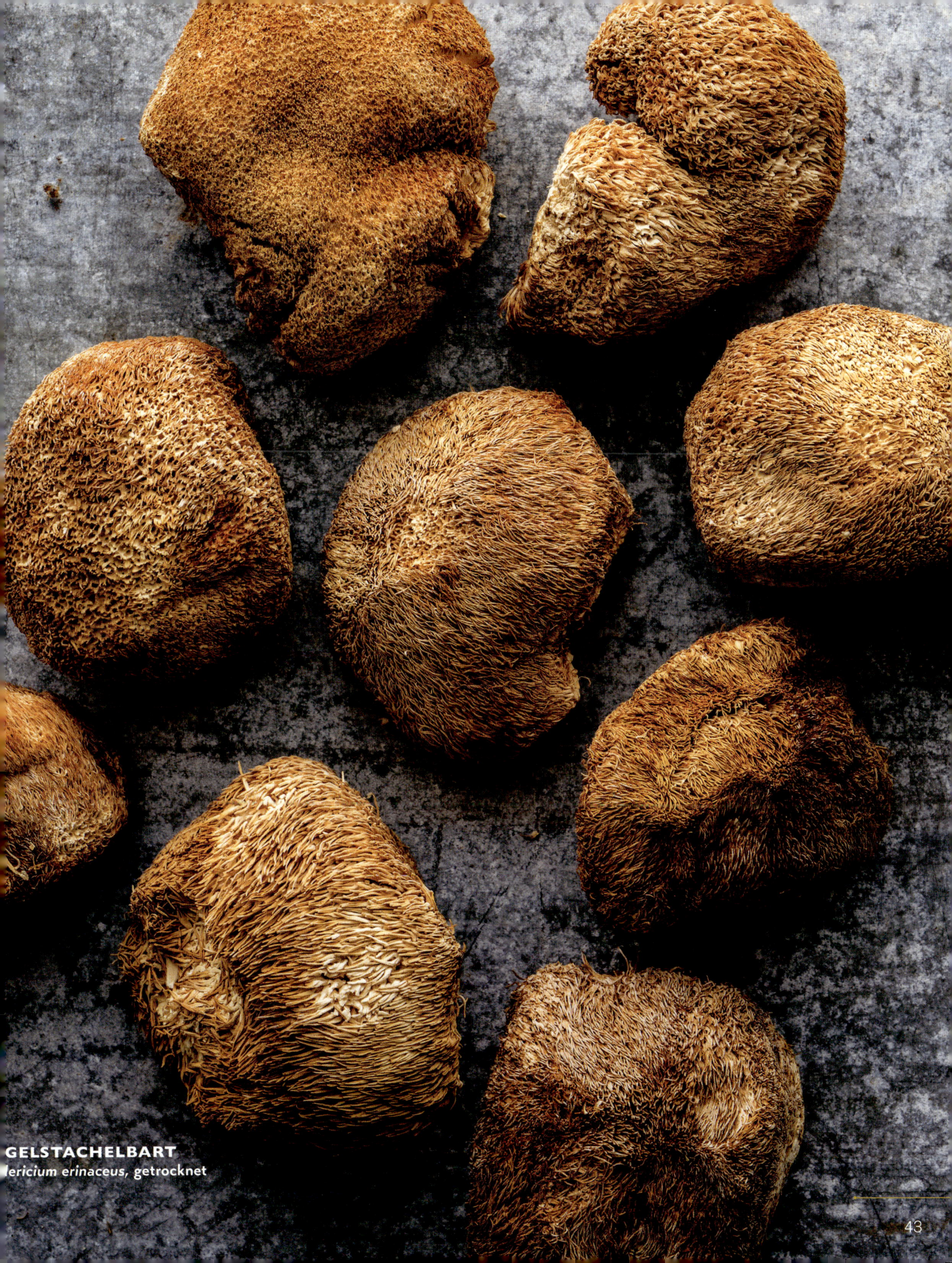

GELSTACHELBART
ericium erinaceus, getrocknet

Sexualität

ERSTE WAHL: Cordyceps

Cordyceps ist die einzige Pilzmedizin, die seit langem traditionell zur Steigerung der Potenz und Vitalität eingesetzt wird. Basierend auf DNA-Analysen, habe ich einige Produkte aus den USA getestet und empfehle *Cordyceps militaris.*[40]

Wilder Cordyceps (*Ophiocordyceps sinensis*) wächst auf Mottenlarven, kann wirksamer sein oder auch nicht, ist unglaublich teuer und in der Regel in kommerziellen US-Produkten nicht enthalten. Die meisten Produkte werden aus Myzel hergestellt. Reine Fruchtkörperprodukte sind im Angebot, aber zum höheren Preis. Für Patienten mit Libidoschwäche empfehle ich ½ bis 1 TL Pilzpulver mit Wasser oder Tee eingenommen, ein- bis zweimal täglich.

Gewichtsmanagement

ERSTE WAHL: Austernpilze, Shiitake, Fu Ling *(Wolfiporia extensa)*

Austernpilze, gleichfalls Fu Ling, eignen sich hervorragend zur Unterstützung einer Schlankheitskur. Shiitake und Austernpilzpulver oder Fruchtkörper täglich eingenommen sind auch empfehlenswert. Faserreiche Kost sättigt und zügelt den Appetit. Werden Ballaststoffe vor den Mahlzeiten konsumiert, verzögert sich die Aufnahme von Kohlenhydraten und Fett.

Nervenschutz

ERSTE WAHL: Igelstachelbart, Reishi, Hallimasche *(Armillaria)*

Igelstachelbart ist am besten untersucht. Er gilt als hilfreich zum Schutz und zur Regeneration von Nerven. Zahlreiche Tier- und Laborstudien belegen, dass Inhaltsstoffe von Igelstachelbart die Freisetzung von Nervenwachstumsfaktoren stimulieren, die Nervenregeneration fördern und antientzündlich wirken (siehe S. 99).

In China werden Fruchtkörper von Igelstachelbart häufig kultiviert und im Gemüseladen verkauft, als Zutat zu Suppen und anderen Speisen. Nahrungsergänzungsmittel gibt es in Form von Pulver oder Kapseln, die äußerst populär sind. Bei Stimmungsstörungen, als Nerventonikum und bei psychiatrischen Erkrankungen empfehle ich meist Reishi. Das sind auch in China die Hauptindikationen. Die traditionelle chinesische Medizin erwähnt zudem Honigpilze: bei Epilepsie, Muskelspasmen, Tic- und Krampfleiden.[41]

Nierenschutz

ERSTE WAHL: Cordyceps, Reishi

Klinische Studien fanden heraus, dass die Nieren durch regelmäßige Anwendung von *Cordyceps militaris*, ½ TL Extraktpulver zweimal täglich, vor toxischen Stoffen

LANGZEITANWENDUNG UND GEWÖHNUNG?

Die Frage, ob die Langzeitanwendung von Pilzprodukten zur Gewöhnung führt, ob sich das Immunsystem an die Beta-Glucan-Komposition einer Spezies (z. B. Reishi) anpasst, ist bislang unklar.[45] Beispielsweise verbesserte ein Hefeprodukt mit Beta-Glucanen die Immunabwehr von Zuchtforellen um 46 Tage, was die Einsparung von Antibiotika ermöglichte.[46] Manche klinische Studien belegen, dass Langzeitanwendung zur abgeschwächten Immunstimulation führt. Andere Studien, z. B. mit Beta-Glucan-Supplementen der Schmetterlingstramete (PSK, siehe S. 143), konnten zeigen, dass auch bei jahrelanger Nahrungsergänzung mit günstigen Wirkungen zu rechnen ist.[47]

geschützt werden (inklusive Medikamente, z. B. Schmerzmittel). In der traditionellen chinesischen Medizin gilt Cordyceps seit Jahrhunderten als heilkräftige Nierenmedizin. Auch Reishi kann entgiftend wirken und ist eine empfehlenswerte Option: ½ bis 1 TL Extraktpulver zweimal täglich.[44]

Leberschutz

ERSTE WAHL: Reishi, Shiitake

Die leberschützende Eigenschaft von Reishi ist seit Langem bekannt. Auch Shiitake, Maitake und Austernpilze sind hilfreich.[42] Die Leber ist von Natur aus vielseitig beschäftigt, insbesondere mit der Entgiftung des Körpers. Darüber hinaus beeinflusst sie den Hormonhaushalt, produziert Abwehrstoffe (z. B. Immunglobuline), speichert Vitamine und energiereiches Glycogen. Reishi wird die Aktivierung des „Leberkanals" zugeschrieben. Der Pilz soll die Galleproduktion aktivieren und Leberfunktionen tonisieren.

Traditionelle Medizinsysteme verorten in der Leber das emotionale Zentrum und das Regelwerk für die Balance von Stoffwechselprozessen. In China glaubt man, die Ursachen von Reizbarkeit und Wut, allgemein von extremen Emotionen seien in der Leber zu suchen. Störungen der Leberfunktion können mit Reishi und Heilkräutern wie Mariendistel und Schisandra günstig beeinflusst werden. Laborstudien zeigen, dass Reishi die Leber vor toxischen Stoffen schützt.[43]

Verdauungshilfe

ERSTE WAHL: Fu Ling *(Wolfiporia extensa)*

Die traditionelle chinesische Medizin verordnet bei Verdauungsstörungen häufig Fu Ling. Oft wird der Pilz zusammen mit anderen Kräutern verabreicht, um

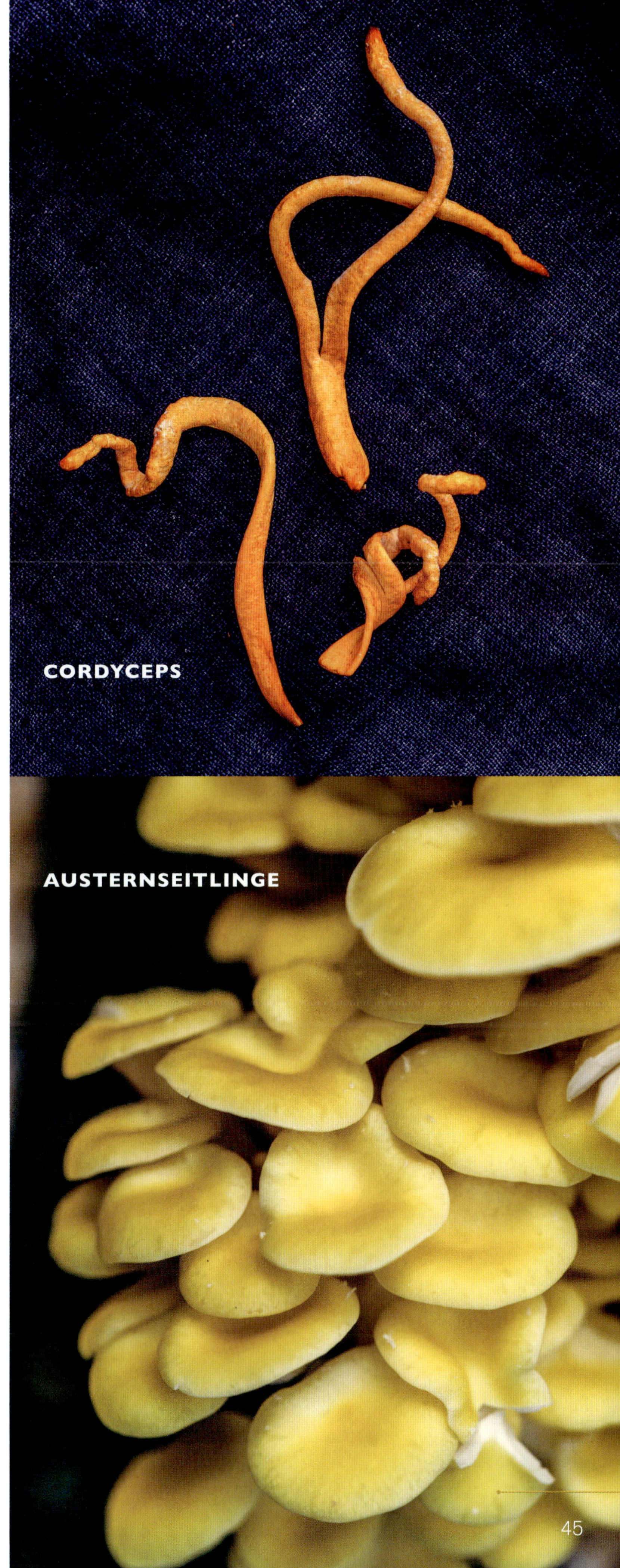

CORDYCEPS

AUSTERNSEITLINGE

Verdauungschwäche zu bekämpfen, die Nährstoffaufnahme zu verbessern sowie Gewichtsverlust und Schwächezuständen vorzubeugen, vor allem bei wässrigem Stuhl oder Wasserretention (Ödem).

Die empfohlene Dosis beträgt 6–15 Gramm Pilzextrakt pro Tag als Tee oder 3–6 Gramm Extraktpulver. Häufig verwendet man zusätzlich Verdauungstonika wie Ingwer, Ginseng und Süßholz.[44]

EINSTEIGERPILZE

Wenn Sie ein Gesundheitsproblem haben und es behandeln möchten, Beispiel Virusinfektion, oder wenn Sie wegen möglicher negativer Auswirkungen von Pilzmedizin besorgt sind, empfehle ich, mit nur einer Spezies anzufangen – allerhöchstens zwei. Dann wissen Sie im seltenen Fall einer Nebenwirkung (z. B. Magenverstimmung), auf welche Spezies Sie reagiert haben und versuchen es mit einer anderen.

Schmetterlingstrameten, Reishi und Shiitake haben, eine lange Anwendungsgeschichte in der traditionellen Medizin und sind gut erforscht. Ich empfehle Trameten, die reichlich Beta-Glucane mitbringen. Auch Reishi ist empfehlenswert, da der Pilz das Herz-Kreislauf-, Nerven- und Immunsystem günstig beeinflusst, die Stimmung stabilisiert und die Leber schützt.

Für Shiitake gibt es gute Ergebnisse in klinischen Studien und zahllose Laborstudien, die für die Anwendung sprechen: Immunboosting und Infektionsschutz, Begleitbehandlung von Krebstherapien, Leberschutz und Cholesterinabsenkung. Wenn Sie im Grunde gesund sind, gesund bleiben möchten und Pilze als Nahrungsergänzung nutzen wollen, empfehle ich eine Kombination verschiedener Spezies. Im Handel erhältliche Mischprodukte enthalten 5 bis mehr als 14 verschiedene Pilzspezies.

Supplemente variieren

Pilzmedizin kann sehr lange regelmäßig eingenommen werden – bis zu zwei Jahre oder länger. Obwohl es in der klinischen Forschung keine Belege dafür gibt, dass sich das Immunsystem an eine bestimmte Pilzmedizin „gewöhnt“ oder deren Wirkung mit der Zeit nachlässt, ist es sicher intuitiv richtig, dass ein Spezieswechsel alle paar Monate sinnvoll sein kann. Der Körper kann sich dann mit anders strukturierten Beta-Glucanen auseinandersetzen. Vor allem dann, wenn sich die Wirkung des

VORSICHT WUNDERKUREN!

Pilze sind mächtige Verbündete, wenn sie Teil des gesunden Lebensstils sind. Da Pilzmedizin sehr sicher ist, passt sie hervorragend zu jedem Vorbeugungsprogramm. Sie ist extrem hilfreich, wenn es darum geht, infektiöse Eindringlinge abzuwehren, sogar Krebszellen zu bekämpfen oder Nebenwirkungen der Chemotherapie zu lindern. Meinen Patienten empfehle ich Pilzmedizin. Ich benutze sie selbst seit mehr als 30 Jahren. Allheilmittel gibt es nicht! … angesichts zahlloser Faktoren, die wir nicht beeinflussen können, die aber für Gesundheit oder Krankheit relevant sind. Behandlung mit unterschiedlichen Therapien, Beratung und der gesunde Lebensstil erzeugen komplexe Interaktionen im Körper. Eine Pille allein wird nicht reichen. Beispielsweise verursacht Krebs komplexe Stoffwechselstörungen, die komplexe Reaktionen des Immunsystems auslösen. Daran sollten Sie denken, wenn Sie Pilzmedizin einsetzen möchten und übertriebene Werbetexte für kommerzielle Produkte lesen.

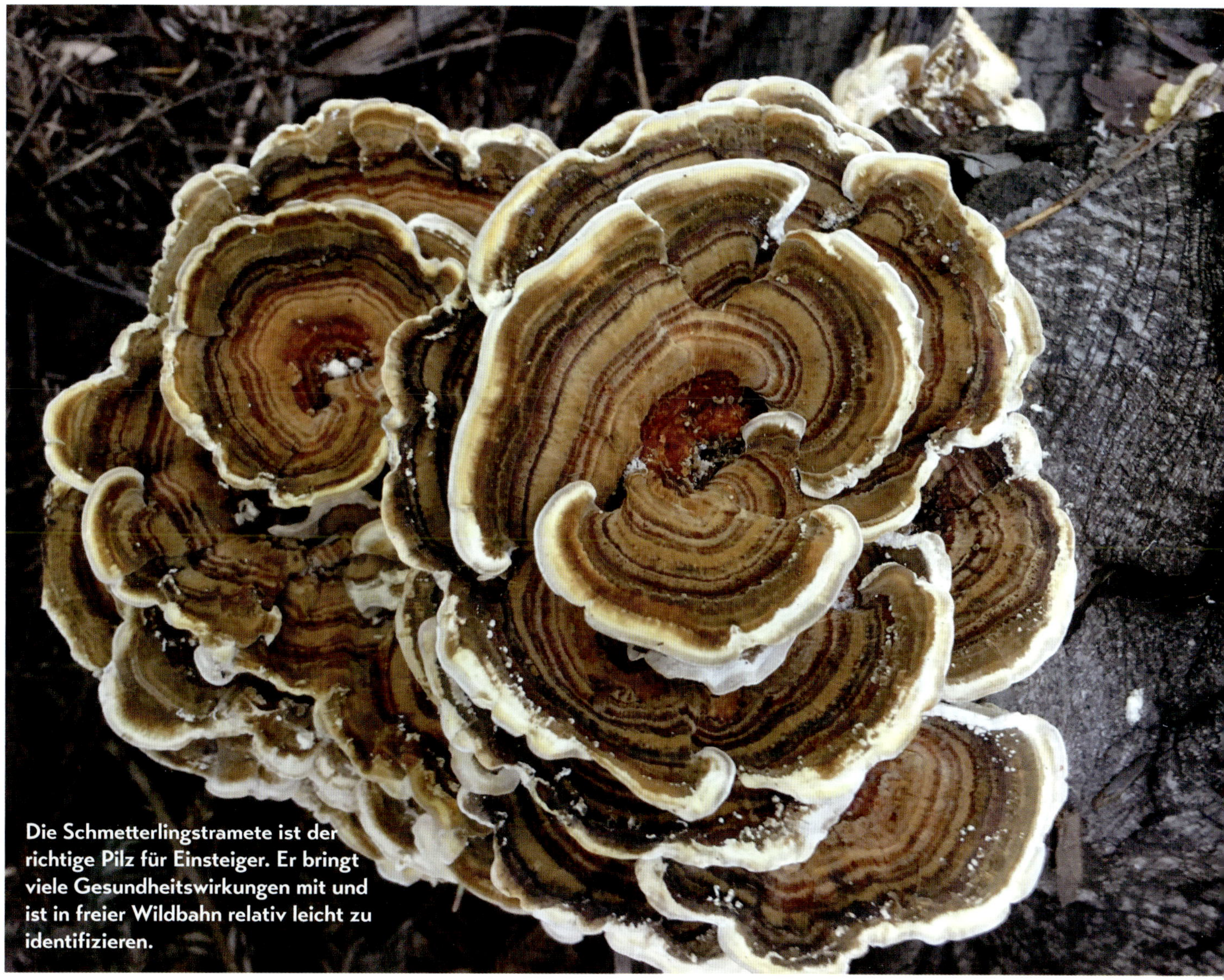

Die Schmetterlingstramete ist der richtige Pilz für Einsteiger. Er bringt viele Gesundheitswirkungen mit und ist in freier Wildbahn relativ leicht zu identifizieren.

ursprünglichen Mittels abzuschwächen scheint. Wenn Sie Trameten oder Reishi eingenommen haben, wechseln Sie zu Shiitake, Maitake, Chaga, Igelstachelbart, Champignons oder Feuerschwämmen. Diese Pilzarten enthalten strukturell verschiedene Beta-Glucane, die das Immunsystem anders stimulieren.

Patienten, die eine Einzelspezies wie Schmetterlingstramete 6–8 Wochen eingenommen haben, empfehle ich eine ein- bis zweiwöchige Anwendungspause. Achten Sie auf mögliche Unterschiede: Fühlen Sie sich allgemein besser oder schlechter? Sind Sie mehr oder weniger vital? So können Sie herausfinden, welche Pilze Ihnen guttun. Dann nehmen Sie eine andere Spezies hinzu und beobachten, wie Sie sich fühlen. Das empfehle ich bei den meisten Supplementen, die im Handel angeboten werden.

In meiner Sprechstunde erfuhr ich manchmal, dass ein bestimmtes Mittel jahrelang eingenommen wurde, aus reiner Gewohnheit. Ich schlug vor, einige Wochen zu pausieren. Die Betroffenen berichteten dann, sie hätten keine Unterschiede bemerkt, außer im Geldbeutel. In stressigen Zeiten, bei Erkältung oder Grippe, nehmen sie erneut Pilzmedizin ein – basierend auf den Erfahrungen mit ihrer Pilzmedizin.

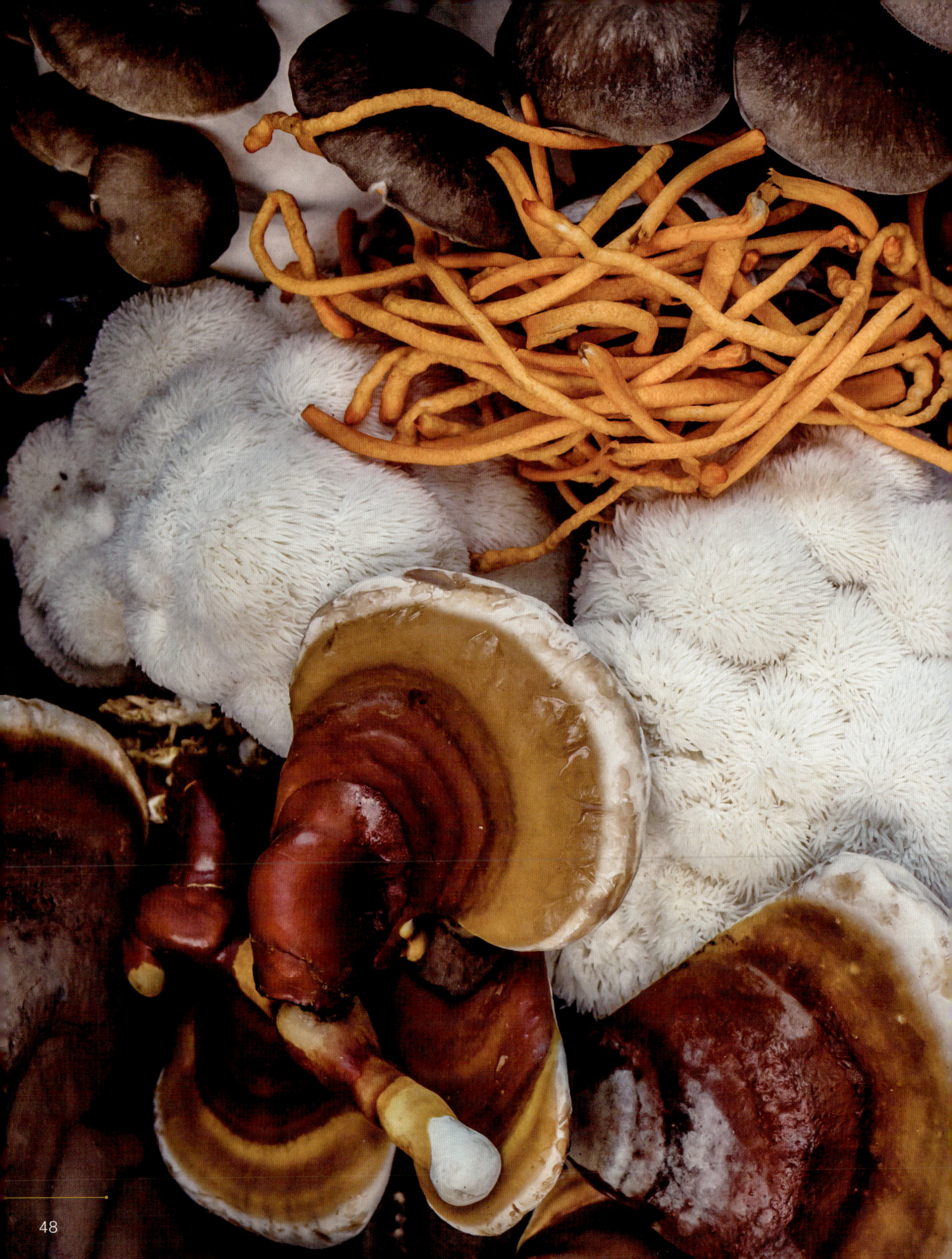

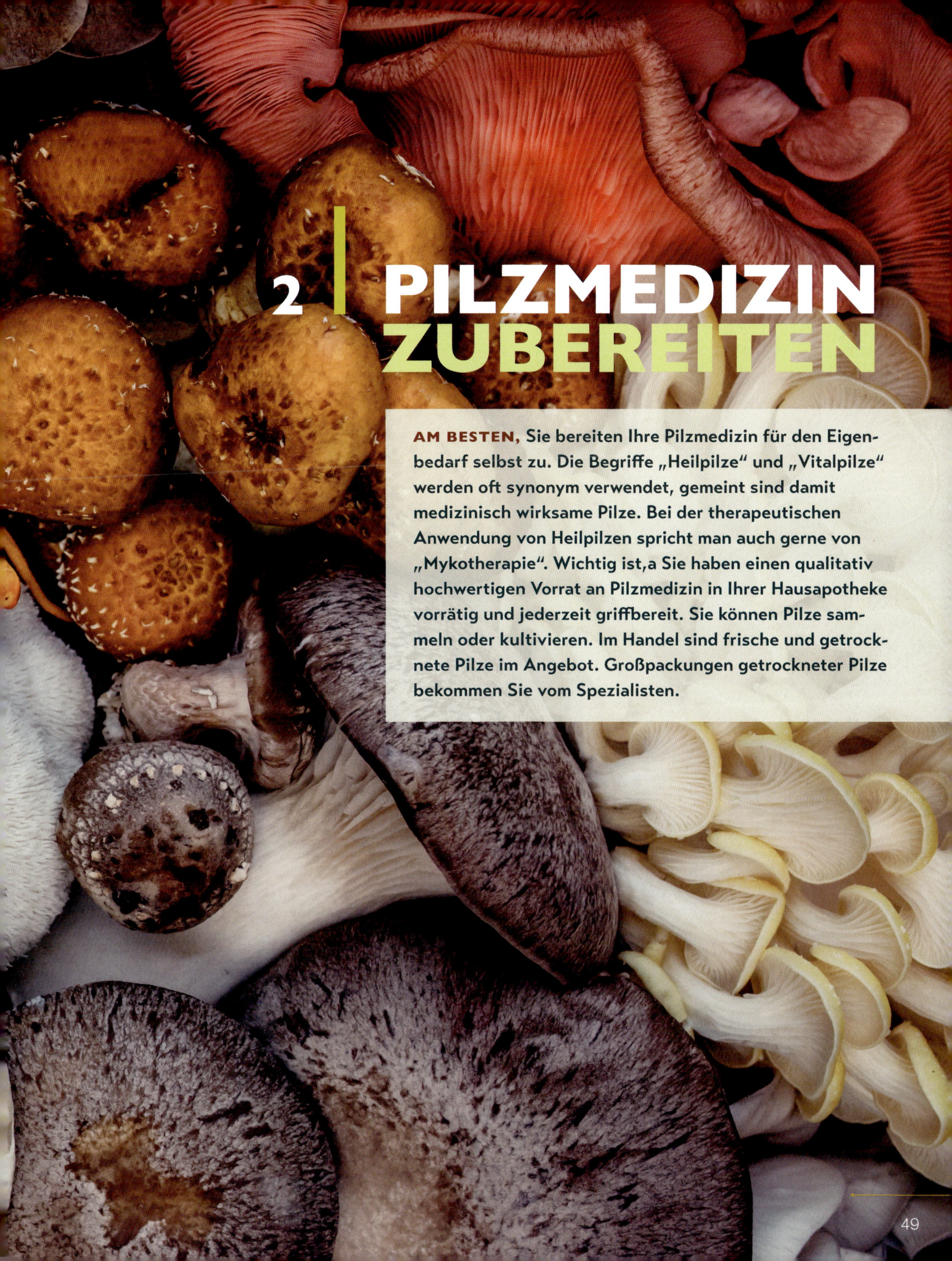

2 PILZMEDIZIN ZUBEREITEN

AM BESTEN, Sie bereiten Ihre Pilzmedizin für den Eigenbedarf selbst zu. Die Begriffe „Heilpilze" und „Vitalpilze" werden oft synonym verwendet, gemeint sind damit medizinisch wirksame Pilze. Bei der therapeutischen Anwendung von Heilpilzen spricht man auch gerne von „Mykotherapie". Wichtig ist,a Sie haben einen qualitativ hochwertigen Vorrat an Pilzmedizin in Ihrer Hausapotheke vorrätig und jederzeit griffbereit. Sie können Pilze sammeln oder kultivieren. Im Handel sind frische und getrocknete Pilze im Angebot. Großpackungen getrockneter Pilze bekommen Sie vom Spezialisten.

PILZE IM ANGEBOT

Pilze sind gesund und heilkräftig. Der nächste Schritt: einkaufen und ausprobieren. Geläufige Speisepilze gibt es frisch beim Gemüsehändler, manchmal sogar Wildpilze. Ganze getrocknete Fruchtkörper von Reishi, Igelstachelbart, Maitake und Shiitake bekommt man im spezialisierten Handel. Sie können auch selbst Pilze sammeln und kultivieren.

Frische Pilze vom Markt

Supermärkte, Naturkostläden und Bauernmärkte haben in der Regel ein Grundsortiment an populären Speisepilzen im Angebot. Fast überall sind Zucht-Champignons zu bekommen. Gelegentlich findet man auch frische Shiitake, Maitake und Austernpilze oder dehydrierte Pilze. Pilzfans kennen die Märkte, wo je nach Jahreszeit Wildpilze zu haben sind: Steinpilze, Pfifferlinge, Herbsttrompeten (*Craterellus cornucopioides*), Semmel-Stoppelpilze (*Hydnum repandum*) und Judasohren (*Auricularia auricula-judae*) – vielleicht sogar weniger bekannte Spezies wie Ackerlinge (*Cyclocybe cylindracea*), „Baumpilze" (*Hypsizigus tessellatus*), Enoki (Gemeiner Samtfußrübling, *Flammulina velutipes*) oder Igelstachelbart.

Entscheiden Sie sich immer für möglichst frische Pilze ohne Anzeichen von Verfall. Viele frische Pilze verfärben sich innerhalb von Tagen dunkel, zerfallen und fermentieren, wenn sie nicht richtig gekühlt werden.

Getrocknete Pilze

Bei getrockneten Pilzen ist das Erscheinungsbild irrelevant, wenn Sie Pilzmedizin herstellen möchten. Es sei denn, die Pilze sind schwarz oder waren schon vor der Trocknung verdorben. Bruchstücke und oberflächliche Verfärbung sind keine Qualitätsmerkmale, da die Pilze in jedem Fall gekocht und vermischt werden. Getrocknete Pilze, die nicht „perfekt" oder zerbrochen, aber dennoch gut sind, gibt es günstiger in der Großpackung.

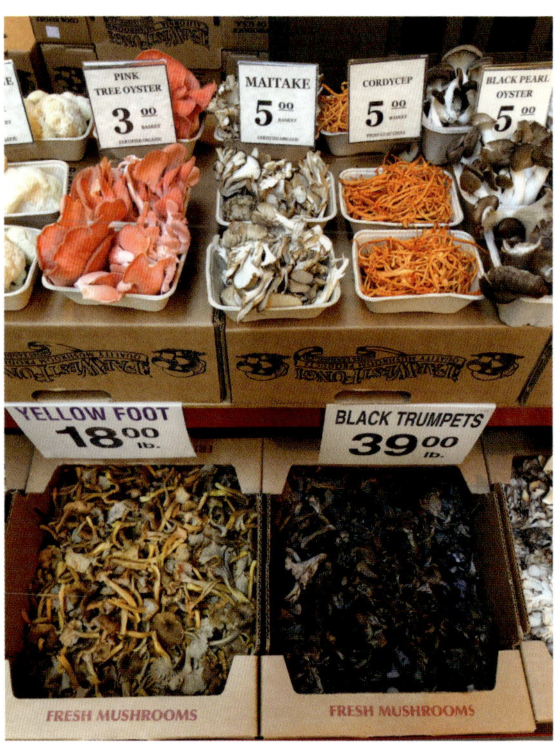

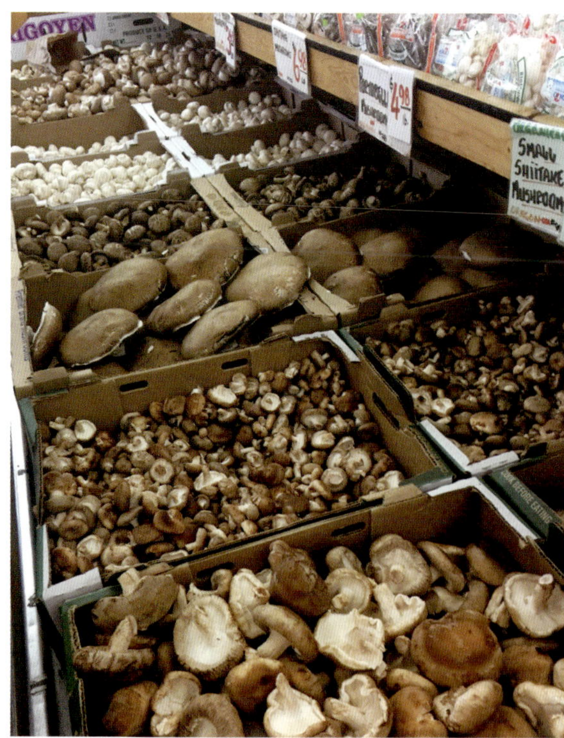

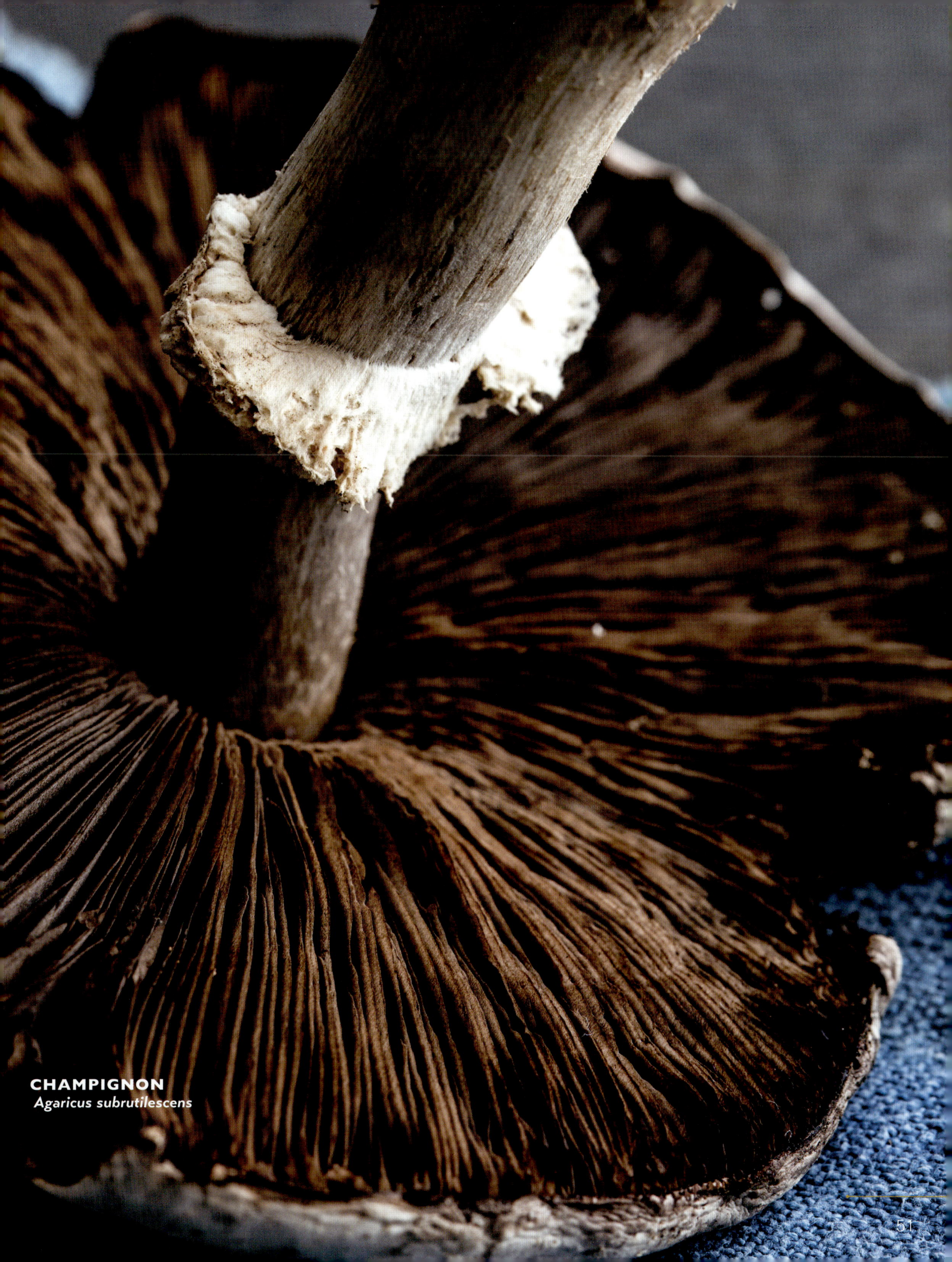

CHAMPIGNON
Agaricus subrutilescens

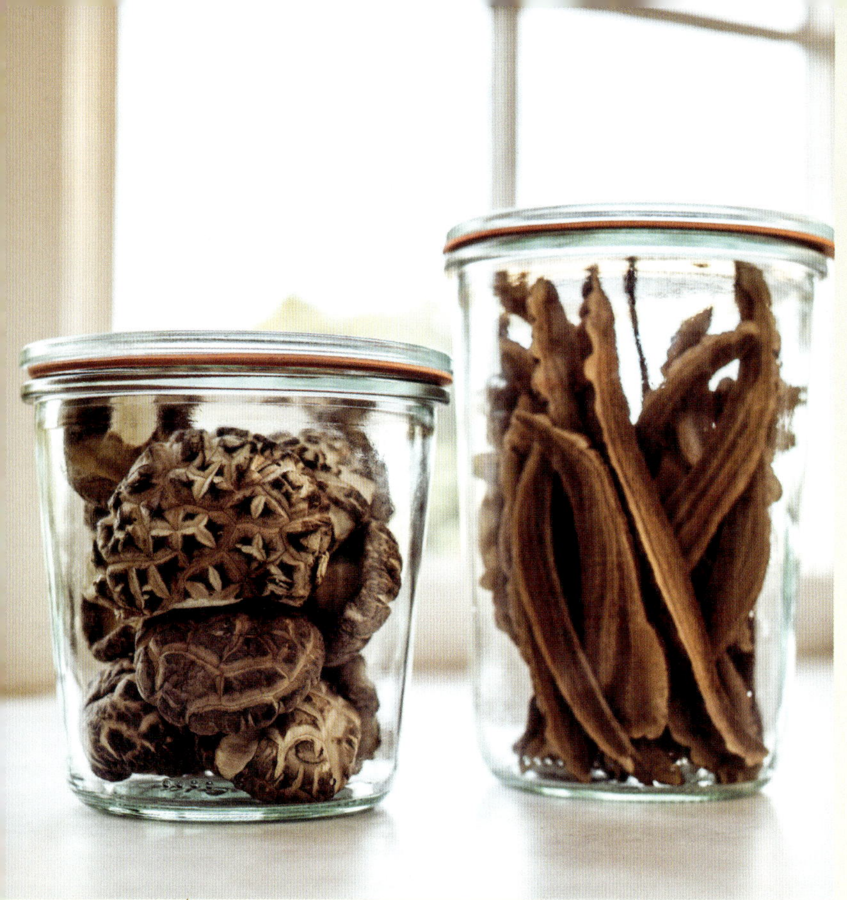

Getrocknete Pilze können Sie drei Tage einfrieren, um eventuelle Insektenlarven abzutöten, wenn Sie ganz sicher gehen wollen. Danach vor dem Abfüllen nochmals gut trocknen.

PILZE AUFBEWAHREN

Es gibt verschiedene Möglichkeiten, Pilze zu bevorraten.

KÜHLSCHRANK. Frische Pilze können in Stoffsäckchen oder Glas-, Keramikbehältern einige Tage im Kühlschrank aufbewahrt werden. Je nach Spezies bis zu einer Woche, aber nicht länger.

EINFRIEREN, UM LARVEN ABZUTÖTEN. Fruchtkörper enthalten manchmal Insektenlarven oder Eier von Fruchtfliegen, die während der Aufbewahrung schlüpfen können. Ich habe das mit frisch gesammelten Schmetterlingstrameten und Reishi erlebt, die sofort getrocknet wurden. Das kann sogar mit Fruchtkörpern aus dem Handel passieren, die komplett trocken erscheinen. Einmal habe ich einen getrockneten Reishi in einem chinesischen Kräuterladen gekauft, der wie lackiert wirkte und hart war. Zwei Monate später nahm ich ihn heraus und stellte fest, dass Larven die untere Hälfte vollständig zerfressen und pulverisiert hatten.

Wenn Sie eine Großpackung dehydrierter Pilze länger aufbewahren möchten, sollten Sie sie mindestens drei Tage einfrieren, bevor Sie Pilzmedizin zubereiten. Das tötet Larven ab. Nach dem Einfrieren sind getrocknete Pilze unbegrenzt haltbar.

TROCKNEN/HALTBAR MACHEN. Pilze sauber putzen. Fleischige Pilze wie Steinpilze schneidet man in dünne Scheiben, kleine, feine Pilze wie Trompetenpfifferlinge lässt man ganz. Man kann die Pilze im Dörrautomaten trocken oder im Ofen auf niedrigster Stufe (Tür einen Spalt offen lassen und Kochlöffel dazwischenklemmen). So lange trocknen, bis sie so hart sind, dass man Stücke abbrechen kann. Zum richtigen Zeitpunkt gibt es bei mir in den Rocky Mountains viele Steinpilze. Manchmal sind danach zwei Dörrautomaten randvoll gleichzeitig in Betrieb. Ein himmlischer Duft!

Die beste Methode zur langfristigen Aufbewahrung: trocknen, dann in Einmachgläser abfüllen, den Boden mit einer Schicht Salz bedecken, das saugt Feuchtigkeit auf. Trocken und im Dunkeln lagern. Richtig aufbewahrt, bleiben die Pilz-Beta-Glucane zwei bis drei Jahre haltbar. Auch Di- und Triterpene in Igelstachelbart und Reishi sind relativ stabile Komponenten.

PULVERISIEREN. Pilze kann man kochen, mixen, trocknen und dann zu Pulver vermahlen, um möglichst viele Beta-Glucane verfügbar zu machen. Pulver sollten wie getrocknete Pilze in Glasbehältern kühl, dunkel und trocken aufbewahrt werden.

Ich bevorzuge getrocknete Bio-Shiitake, die hervorragend wirksam sind und nur die Hälfte kosten, verglichen mit perfekten Fruchtkörpern.

Viele getrocknete medizinisch wirksame Pilze gibt es in Asialäden oder im Pilzfachhandel zu kaufen. Wenn man nichts über die Qualität, Reinheit und Frische solcher Produkte erfahen kann, kann davon ausgehen, dass sie nicht biologisch produziert wurden und Schwermetalle (Arsen, Nickel, Cadmium) enthalten könnten. In Studien hat man mitunter gefährlich hohe Schadstoffwerte in Pilzen gefunden.[1] Fast ausnahmslos empfehle ich, größere Mengen Pilze möglichst aus Bio-Produktion zu beschaffen (siehe S. 303).

Sammeln und kultivieren

Wenn Sie gerne im Wald oder in der bewaldeten Nachbarschaft unterwegs sind, könnten Sie lernen, einige wilde Heilpilzarten zu erkennen und sie für den Eigenbedarf zu sammeln. Am besten beginnen Sie mit „Baumpilzen" (Porlinge). Es ist fast ausgeschlossen, dass Sie auf toxische Spezies stoßen. Bei mir im Osten und Südwesten der USA kommt der zimtfarbene Weichporling (*Hapalopilus nidulans*) vor, in Europa und Deutschland gibt überall sehr viele Baumpilze mit Heilkraft (siehe S. 176).

Gute „Einsteiger-Heilpilze" sind Schmetterlingstrameten oder andere Porlinge/Trameten, die auf toten Bäumen oder Baumholzstücken gedeihen. Pilzsammler werden am besten in feuchten Waldgegenden und alten Baumbeständen fündig oder aber zur passenden Jahreszeit (siehe S. 203).

Wenn Sie in der Stadt wohnen, können Sie auf Holzscheiten, die mit Myzel beimpft sind, Ihre eigenen Pilze kultivieren. Produkte aus Pilzkulturen gibt es zunehmend im im Pilzfachhandel oder via Internet (siehe S. 257).

EXTRAKTION VON PILZMEDIZIN

Der Schlüssel zur Pilzapotheke ist die Erhitzung. Beta-Glucane und andere Komponenten der Zellwand sind zäh und müssen gekocht werden, wenn sie bioverfügbar sein sollen. Brechen die Zellwände auf, werden nützliche niedermolekulare Stoffe freigesetzt. Di- und Triterpene, die der Körper aufnehmen kann. Werden Pilze gekocht, sind mehr Mineralstoffe verwertbar. Zudem verringert Hitze mögliche darmreizende Wirkungen von Faserstoffen bei der Verdauung.

Auskochung (auch der Alkoholauszug) hat den Nachteil, dass sich der Anteil an B-Vitaminen verringern kann. Thiamin und Pantothensäure sind hitzeempfindlich, Vitamin B6, B12 und Riboflavin relativ resistent. Es gilt: je kleiner die Komponenten desto empfindlicher. Wenn Sie Di- und Triterpene nutzen möchten, stellen Sie eine Doppelextrakt-Tinktur her – mit Hitze und Alkohol (siehe S. 66).

Alkohol ist ein hervorragendes Lösungsmittel, um niedermolekulare Stoffe wie Diterpene in Igelstachelbart (*Hericium erinaceus*) und Triterpene in Reishi (*Ganoderma lucidum*) zu extrahieren und zu konservieren. Die Komponenten sind auch in heißem Wasser löslich. Jahrhundertelang hat man Reishi geköchelt, um von seinen Gesundheitswirkungen zu profitieren.

Da Beta-Glucane durch Alkohol praktisch nicht extrahiert werden und die meisten Medizinkomponenten hitzestabil sind, sind Köcheln und Schnellkochtopf die besten Optionen, um das Wirk- und Heilpotenzial nutzbar zu machen.

STEP BY STEP

ABKOCHUNG | DEKOKT

Für ein Dekokt, Teeabkochung oder Tee kochen Sie einfach Pilze längere Zeit. In der traditionellen chinesischen Medizin werden Pilze und Kräuter einer Rezeptur meist eine Stunde gekocht.

1. Getrocknete oder frische Pilze abwiegen. In Stücke schneiden. Ich nehme eine Gartenschere oder eine kleine Säge, um Reishi oder andere harte Fruchtkörper in kleine Stücke oder Streifen zu schneiden.

2. Die Pilze plus den 10-fachen Anteil des Pilzgewichts an Wasser in den Mixer geben. Beispiel: 50 Gramm Pilze plus 500 ml Wasser. Gut durchmixen.

3. Die Mischung in einen Topf gießen. Aufkochen und bei geringer Hitze eine Stunde ohne Deckel köcheln lassen, bis die Flüssigkeit mindestens auf die Hälfte reduziert ist.

4. Die Flüssigkeit in einen Behälter absieben. Pilzreste auspressen, um so viel Flüssigkeit wie möglich zu bekommen. Soll der Tee noch wirksamer sein, geben Sie die ausgepressten Pilzreste wieder in den Topf plus die Hälfte der Wassermenge des ersten Durchgangs. 40 Minuten köcheln. Die Dunkelfärbung und der Geruch der Flüssigkeit weisen darauf hin, dass noch immer Aktivkomponenten extrahiert werden. Anschließend absieben und beide Dekokte zusammenschütten.

Mit ein wenig Honig vermischt trinken Sie ¼ bis ½ Tasse Tee ein- bis zweimal täglich, je nach Bedarf. Zur Vorbeugung reicht in der Regel ½ Tasse pro Tag. Bei akuten oder chronischen Leiden kann die Dosis verdoppelt werden.

VARIATION | Dekokt stabilisieren

Wenn Sie eine konzentrierte Teeflüssigkeit haben möchten, die länger haltbar sein soll, kochen Sie die Pilze wie angegeben zweimal (Schritt 4) und kombinieren beide Dekokte für erhöhte Wirksamkeit. Anschließend rühren Sie pro 25 ml Flüssigkeit 1 TL Vitamin-C-Pulver (Ascorbinsäure) ein. Das Dekokt wird durch Ansäuerung haltbar gemacht. Bei Raumtemperatur mehrere Wochen oder mehrere Monate im Kühlschrank lagern, je nach Pilzspezies.

Manche Arten wie Chaga hemmen das Wachstum von Bakterien und anderen Pilzen. Andere Spezies wie Austernpilze oder Shiitake enthalten kaum antibiotische Stoffe. Um das Dekokt länger zu konservieren und die Bioverfügbarkeit von Triterpenen und anderen Komponenten zu verbessern, geben Sie ein Viertel der Flüssigkeitsmenge 80–90%igen Alkohol oder eine Tinktur des Pilzmarks hinzu (Doppelextrakt, siehe S. 66).

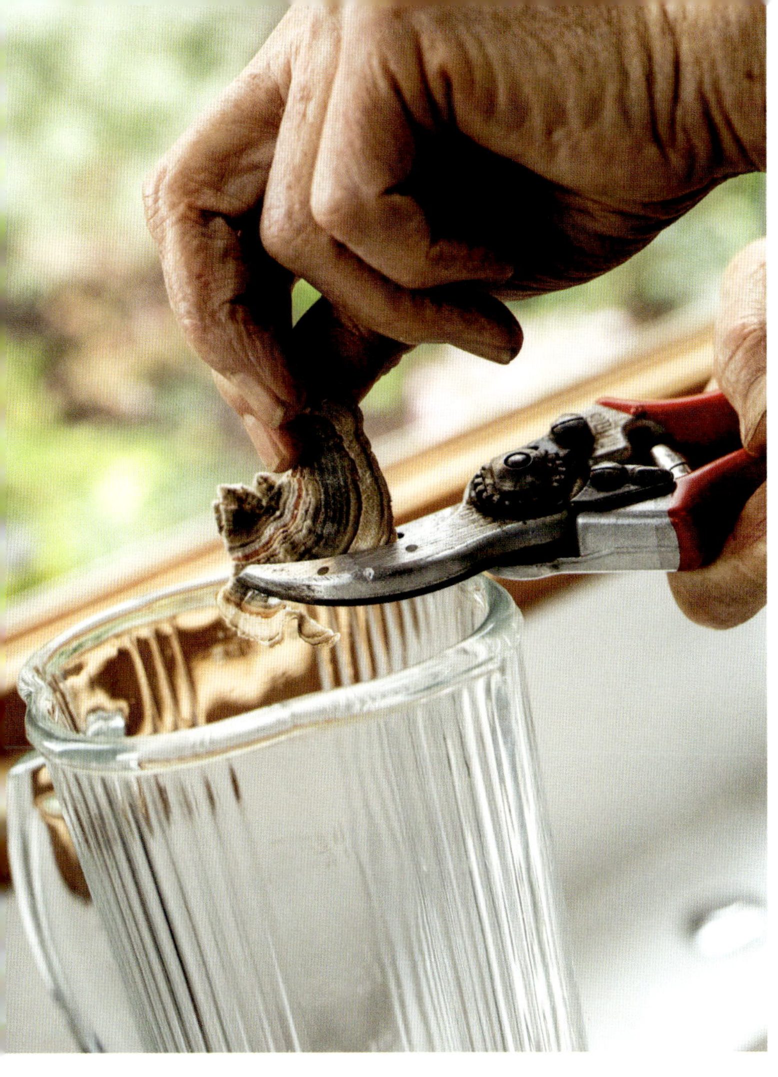

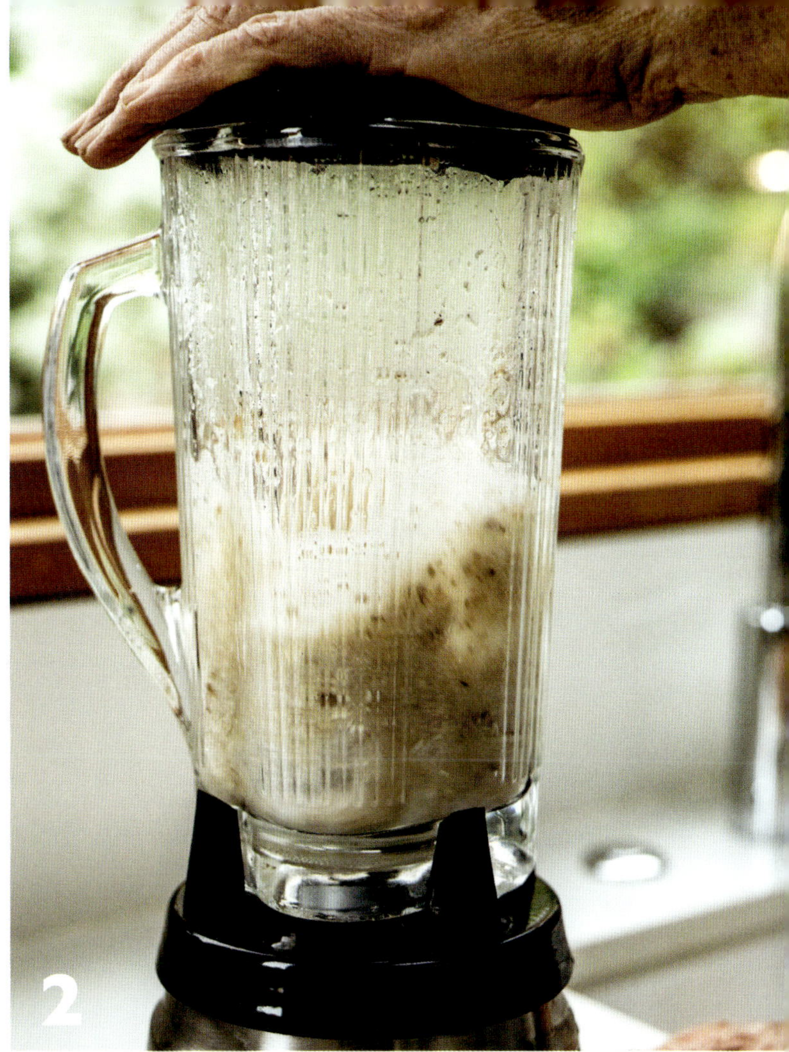
2

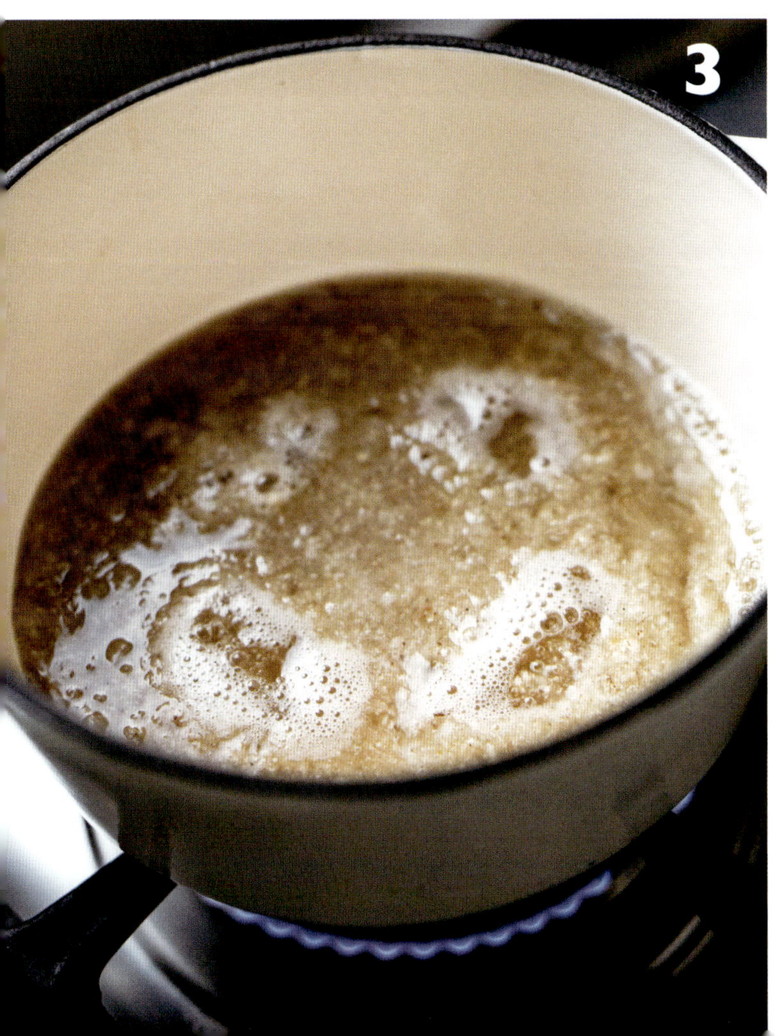
3

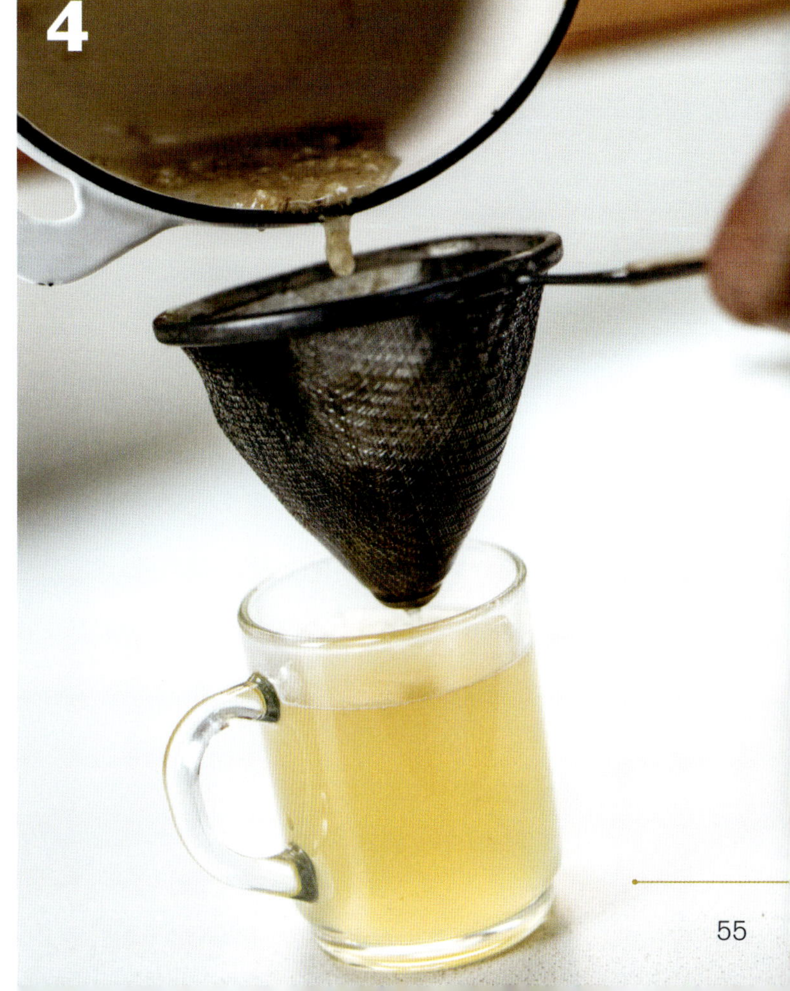
4

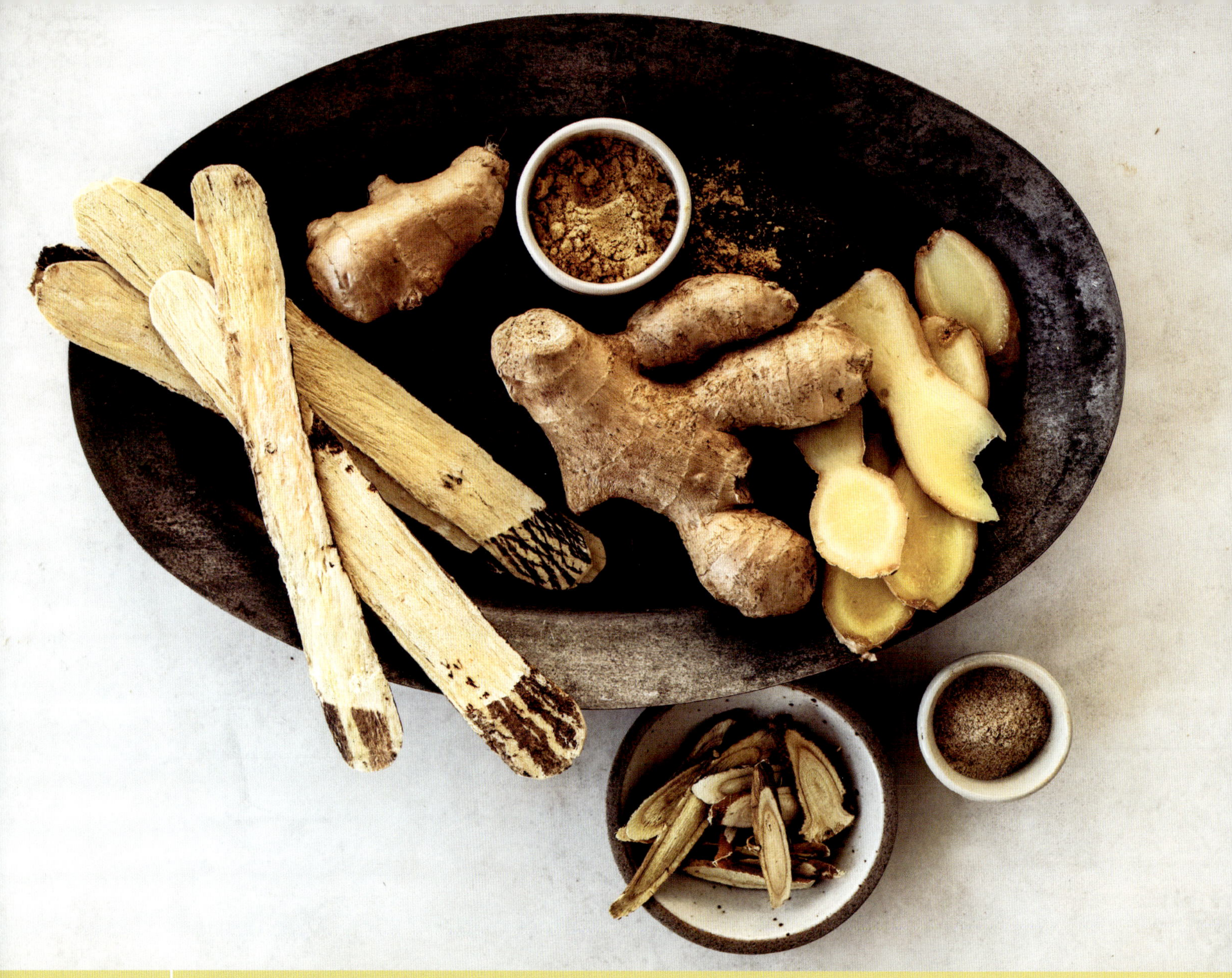

DEKOKT MIT KRÄUTERZUGABE

Wenn Sie Pilze aufkochen, können Sie Kräuter zugeben, um die Heilkraft der Pilzmedizin zu verstärken oder den Geschmack zu verbessern. Reishi ist beispielsweise recht bitter. 10–20 Prozent Kräuterzugabe machen den Tee genießbarer, z. B. Süßholz- oder getrocknete Ingwerstückchen.

Für den extra Immunkick nehmen Sie Tragantwurzel (*Astragalus*), für Stressabbau Taigawurzel (*Eleutherococcus senticosus*), Schlafbeere (*Ashwagandha*), Rosenwurz (*Rhodiola*) oder andere Adaptogene. Herz und Kreislauf profitieren von Weißdorn (Blätter, Blüten, Früchte). Schlafbeere oder Kava fördern den Schlaf. Ginseng vitalisiert. Wenn der Teeextrakt würziger sein soll, geben Sie Ingwer zu (frisch oder getrocknet). Zur Süßung eignen sich Süßholz, chinesische Dattel (*Ziziphus jujuba*) oder Stevia. Orangenschale aromatisiert.

Wurzeln, Rinde oder Früchte von Heilkräutern sollte man köcheln. Das gilt nicht für Blattkräuter wie Pfefferminze, deren ätherische Öle und empfindliche Komponenten beim Kochen verloren gehen. Mit Pflanzendestillaten (Hydrosolen) können Sie ätherische Öle aromatischer Heilkräutern nutzen, z. B. von Orangenschale, Lavendel oder Rosmarin. Beträufeln Sie die getrockneten Pilze im Dörrautomaten und lassen Sie nur den Ventilator (ohne Hitze) laufen, bis sich die Feuchtigkeit verflüchtigt hat.

EXTRAKTION MIT DAMPFDRUCK

Ein relativ neues Verfahren zur Extraktion von Aktivkomponenten aus Kräutern und Pilzen nennt sich „subkritische Wasserextraktion". Das heißt, Wasser wird unter Druck bis zum Siedepunkt oder höher erhitzt. Der Druck ist mehr als eine Atmosphäre höher als Normaldruck auf Meereshöhe (z. B. im Schnellkochtopf).

Studien zeigten, dass Aktivkomponenten im Kochtopf umso besser löslich sind, je höher Druck und Temperatur sind. Das gilt vor allem für fest aneinandergebundene Komponenten wie Triterpene und Beta-Glucane.

Auch die Espressomaschine nutzt das Prinzip der subkritischen Wasserextraktion: Temperatur 90–96 °C und ein Druck von 8963 kPa. Mit solchen Temperaturen und Drücken wird in kürzerer Zeit mehr Koffein extrahiert als mit anderen Verfahren. Subkritische Wasserextraktion hat auch für die Produktion im Großmaßstab Vorteile. Da statt Methanol/Ethanol Wasser verwendet wird, können medizinische Komponenten auch aus den zähesten Pilzen und Pflanzenmaterial sauber, nachhaltig und umweltschonend extrahiert werden.

Mit Dampfdruck gewinnt man, verglichen mit Alkohol, 50 bis 100 Prozent mehr Aktivkomponenten, die meist nicht wasserlöslich sind.[2] Obwohl in Forschungslaboren höhere Temperaturen und Drücke generiert werden als im Schnellkochtopf, profitieren Heimanwender doch von wirksamerer Pilzmedizin, wenn die Pilze unter Druck gekocht werden.

Im Schnellkochtopf kochen Sie zähe Pilze wie Reishi bei höchster Temperatur 60 Minuten. Zartere Pilze wie Igelstachelbart benötigen nur 20–30 Minuten.[3]

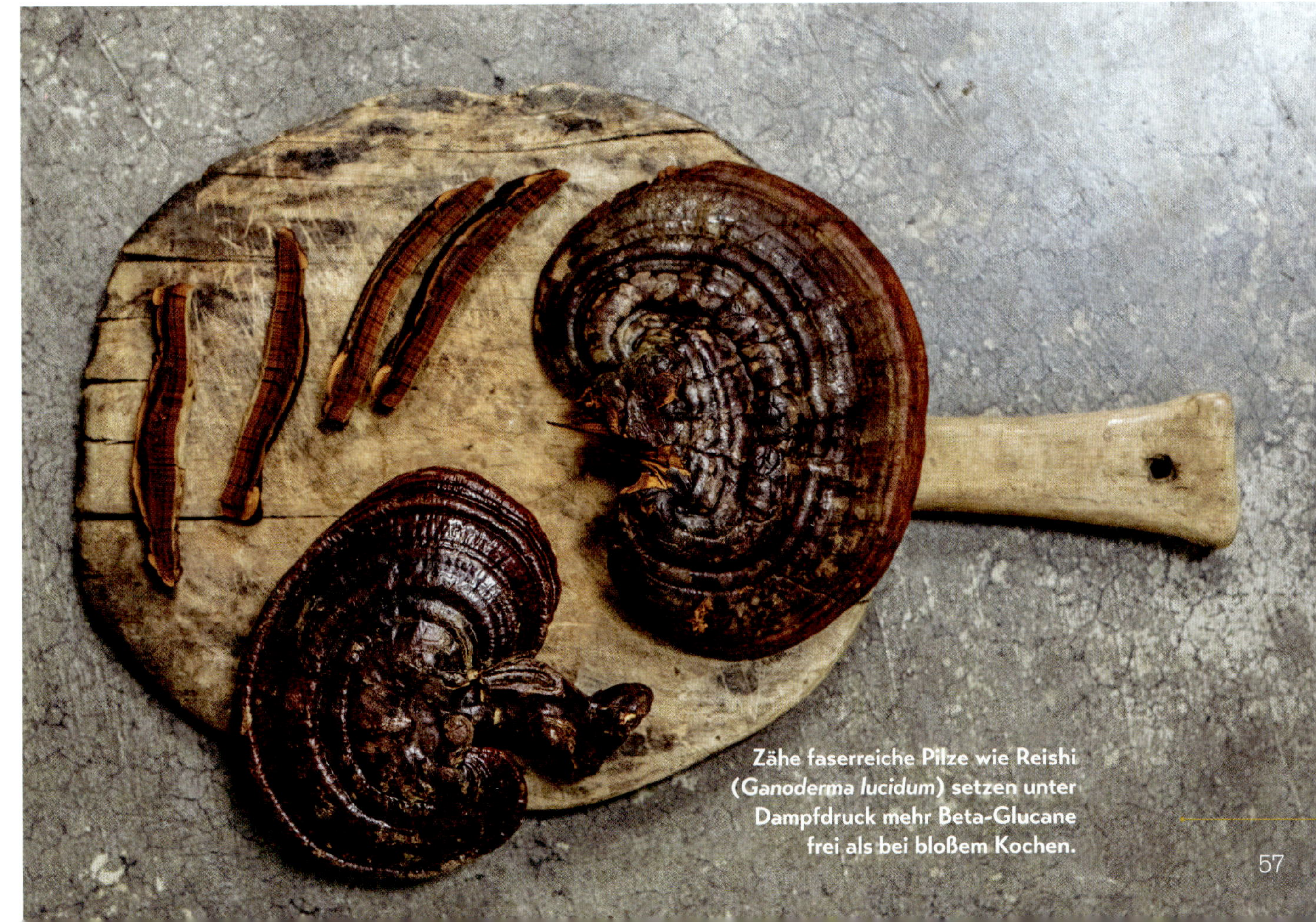

Zähe faserreiche Pilze wie Reishi (*Ganoderma lucidum*) setzen unter Dampfdruck mehr Beta-Glucane frei als bei bloßem Kochen.

EXTRAKTPULVER KONZENTRAT

Maximal wirksame Pilzmedizin bekommen Sie dann, wenn der gekochte Fruchtkörper mit der Kochflüssigkeit gemischt wird, statt wenn Sie nur einen starken Tee kochen und das Pilzmaterial entsorgen. Wer diese Mixtur einnimmt, profitiert von den Beta-Glucanen in der Zellwand und von niedermolekularen Aktivstoffen in der Flüssigkeit.

Wer all diese Medizinkomponenten in leicht anwendbarer, lange haltbarer (bis zu drei Jahre), getrockneter Form haben möchte, stellt einen pulverisierten konzentrierten Teeextrakt her: einen starken Pilztee kochen und durch Verdampfung konzentrieren, bis 50–80 Prozent der Flüssigkeit reduziert sind; den gekochten Fruchtkörper und die Flüssigkeit cremig mixen; dann die Masse in einem Dörrautomaten trocknen, bis „Pilzleder" entstanden ist, das im Mixer oder der Kaffeemühle zu Pulver vermahlen wird.

Sie bekommen ein Pulver mit einem Extraktionsverhältnis von 2:1. Das heißt, 25 g des Teepulvers vermitteln die Wirksamkeit von 50 g des Originalpilzes. Manchmal sind 1 Gramm Teepulver vergleichbar bioaktiv wie 5 oder gar 10 Gramm des ursprünglichen Fruchtkörpers, je nachdem wie viel Trägerstoff zugegeben wird oder ob Sie den Fruchtkörperanteil verringert haben.

Vorteil Pulverextrakt

Bei Pilzen in Pulverform vergrößert sich die Oberfläche des Pilzmaterials, das mit Lymphgewebe im Darm in Kontakt kommt. Makrophagen kesseln Pilz-Mikropartikel ein und transportieren sie durch den gesamten Verdauungstrakt.

Pilzmedizin in Kapselform kann auf Dauer viel Geld kosten – wenn man beispielsweise eine chronische Erkrankung behandeln möchte. Preiswerte Alternativen sind Extraktpulver-Konzentrat aus eigener Produktion oder Sie kaufen hitzevorbehandeltes Pilzpulver. Darüber hinaus ist Pilzpulver von chronisch kranken Patienten besser zu handhaben als die meist recht großen Kapseln. Ein TL (3–4 g) Pilzpulver mit warmem Wasser, im Kräutertee oder in der Suppe sind leichter zu schlucken als eine Handvoll Kapseln.

Ein konzentrierter Tee mit ausreichend Rohmaterial (getrocknete oder frische Pilze) oder hitzebehandeltem Pilzpulver (mit 30–40 Prozent Beta-Glucanen) ist vergleichbar oder stärker wirksam als die Einnahme von Kapseln mit Pilzextrakt.

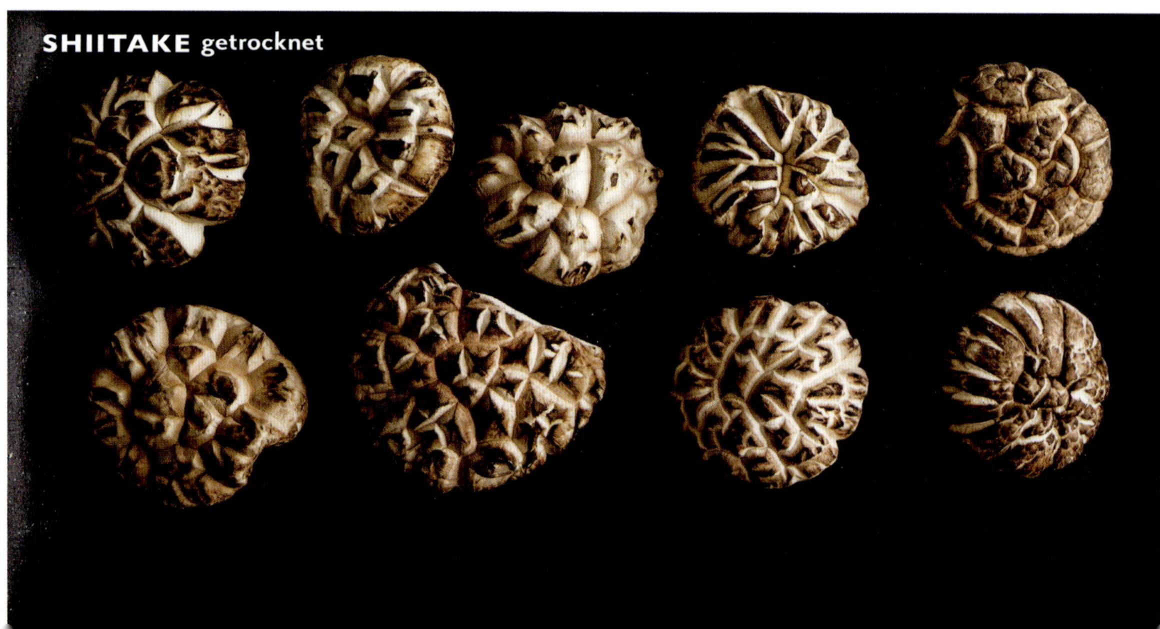
SHIITAKE getrocknet

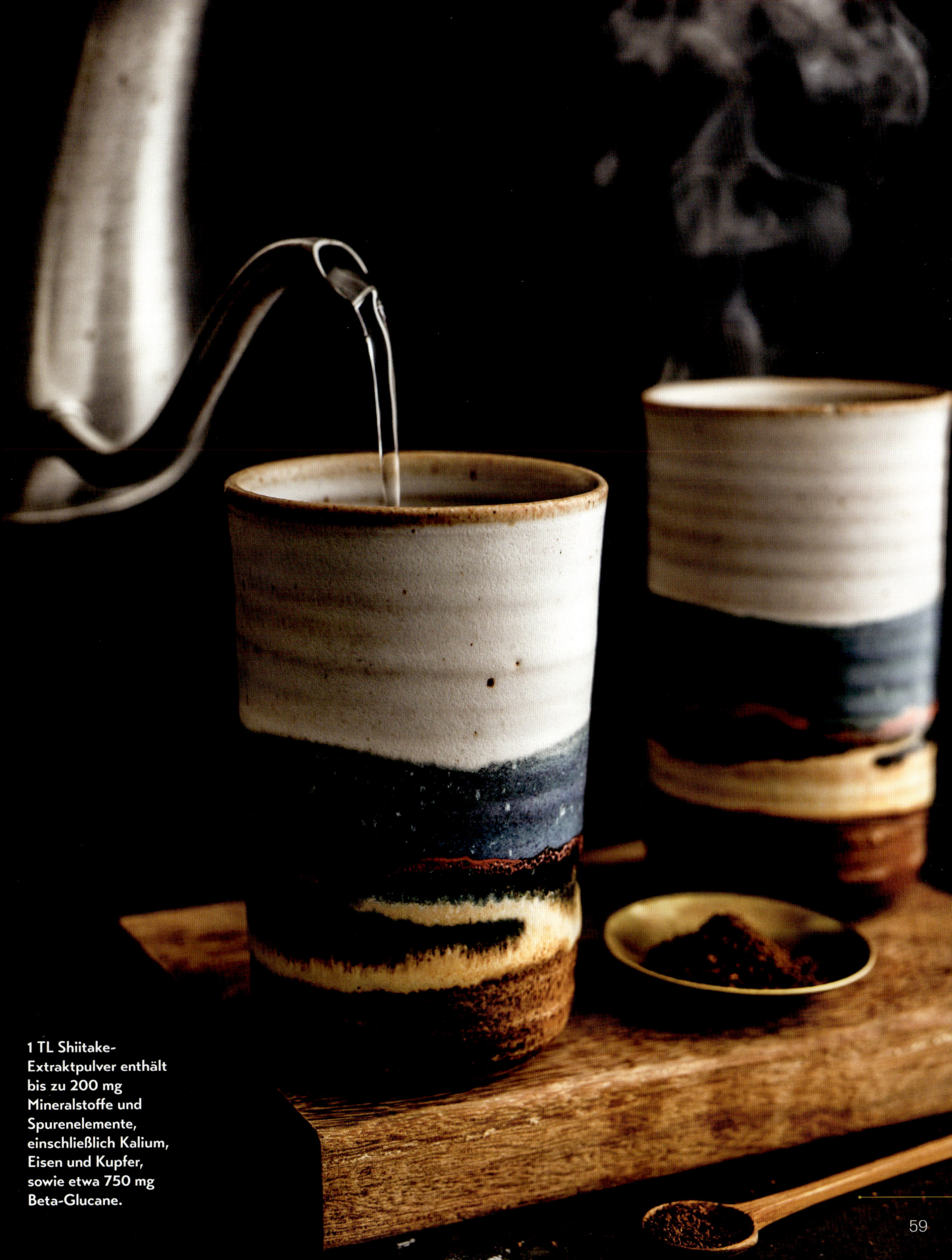

1 TL Shiitake-Extraktpulver enthält bis zu 200 mg Mineralstoffe und Spurenelemente, einschließlich Kalium, Eisen und Kupfer, sowie etwa 750 mg Beta-Glucane.

STEP BY STEP

EXTRAKTPULVER KONZENTRAT

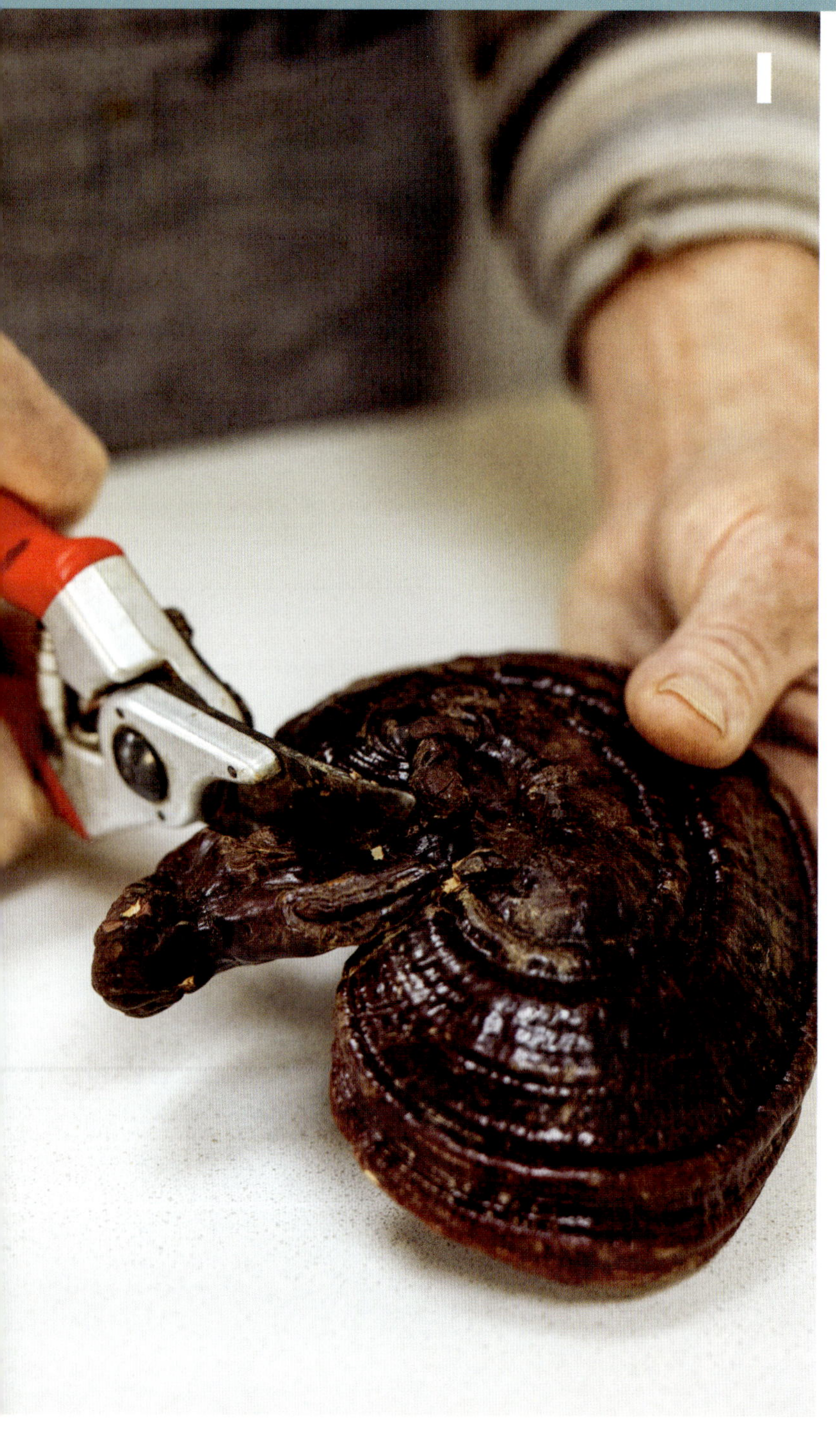

1. Die Fruchtkörper abspülen. Rinde, Moos und Verschmutzungen entfernen. Mit einem Messer, einer Gartenschere oder Säge in kleine Stücke zerteilen.

2. Die Pilze plus den 10-fachen Anteil des Pilzgewichts an Wasser in einen großen Topf geben und 2–3 Stunden köcheln. Alternativ die zerkleinerten Pilze mit Wasser bedeckt im Schnellkochtopf 45 Minuten bei hohem Druck kochen, Warmhaltefunktion abgeschaltet.

3. Die Mischung abkühlen lassen. In einen Mixer geben und cremig mixen.

4. Den „Teig" mit etwas Öl auf den Einschüben des Dörrautomaten verteilen und bei 40 °C komplett trocknen. Alternativ können Sie die Pilzmasse auf Backpapier mit etwas Öl im Backofen trocknen. Die Ofenklappe einen Spalt geöffnet und bei niedrigster Hitze. Vorsicht: Bei höheren Temperaturen wird der Extrakt geröstet oder verfärbt sich dunkel, was zum Verlust von Aktivkomponenten führt.

5. Die getrockneten Extraktscheiben von den Einschüben/Backpapier nehmen und in Stücke brechen.

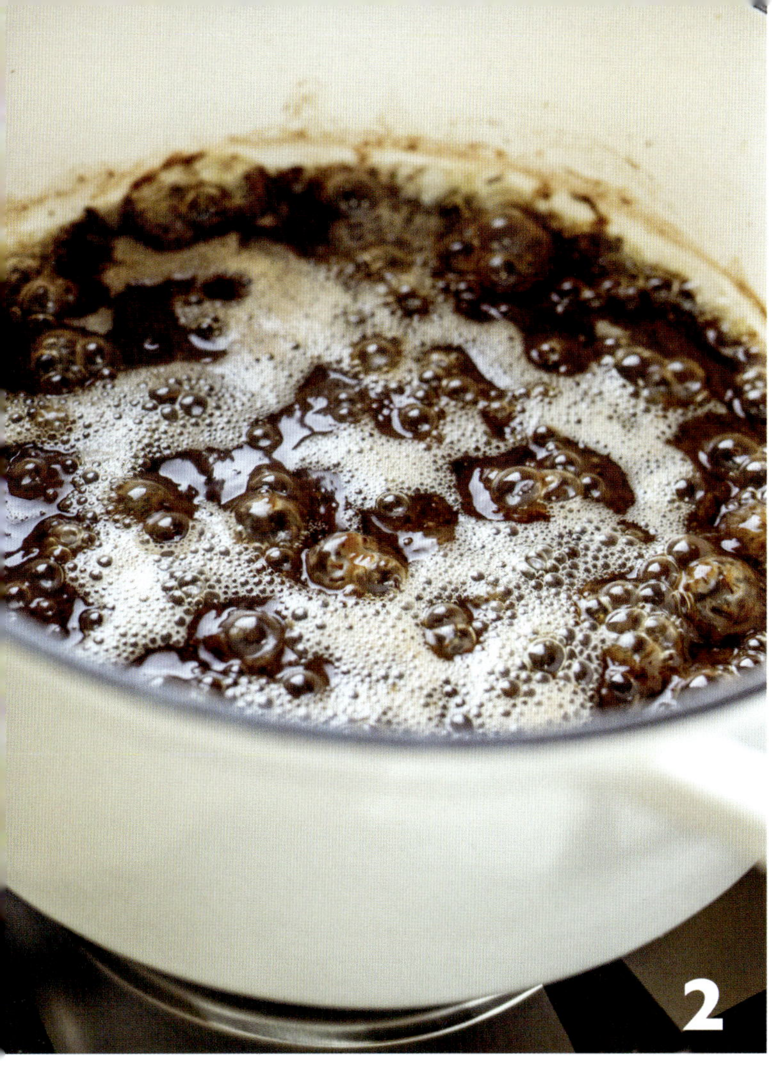
2

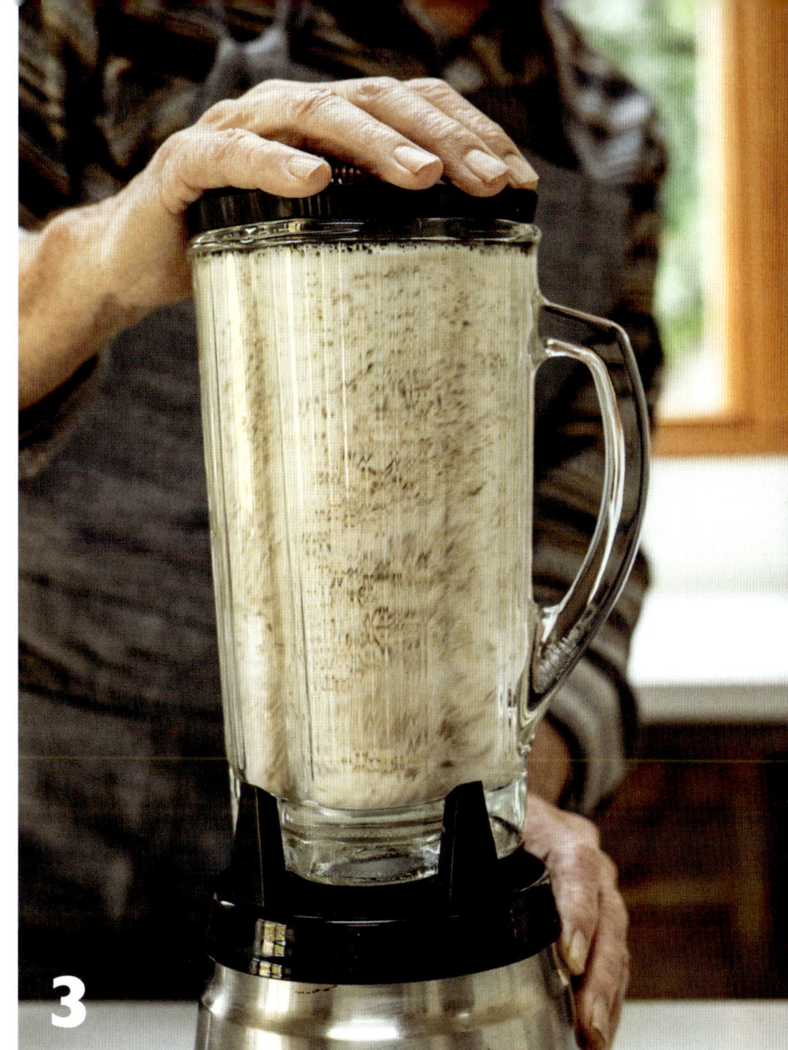
3

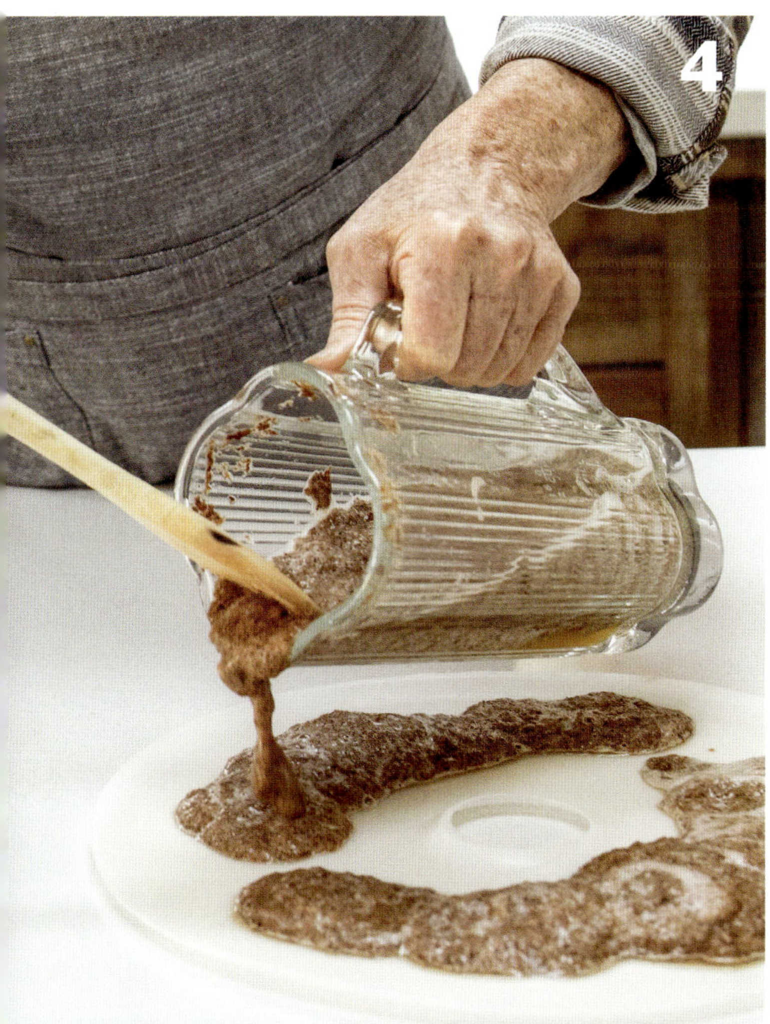
4

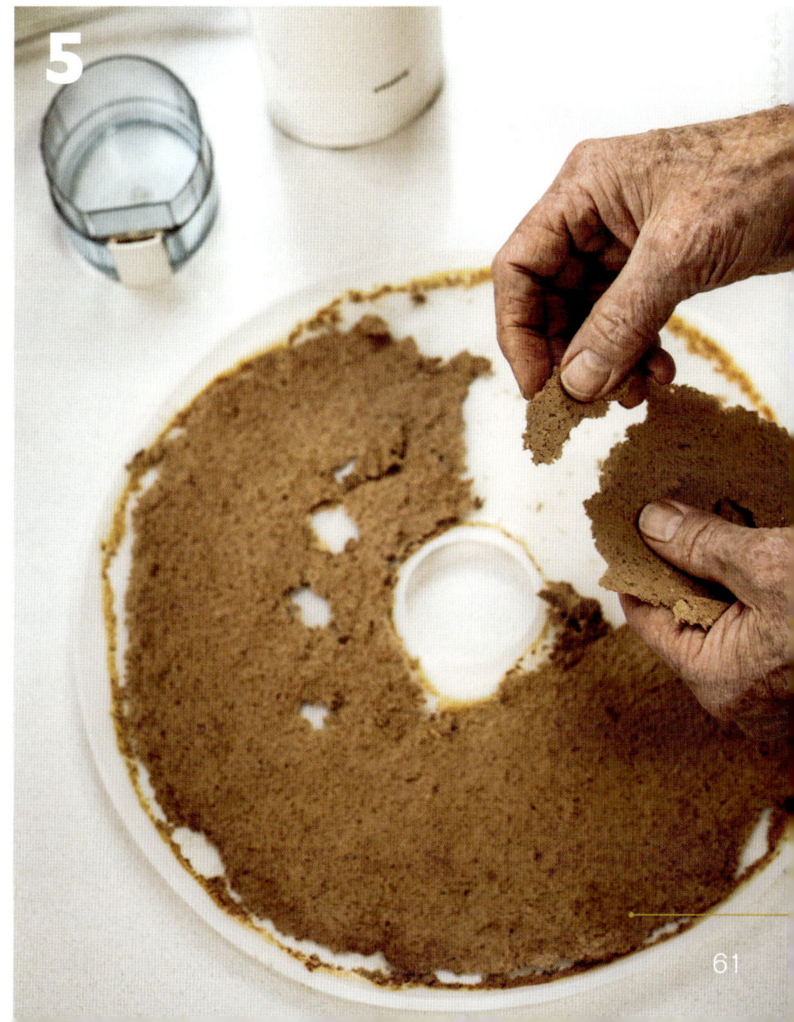
5

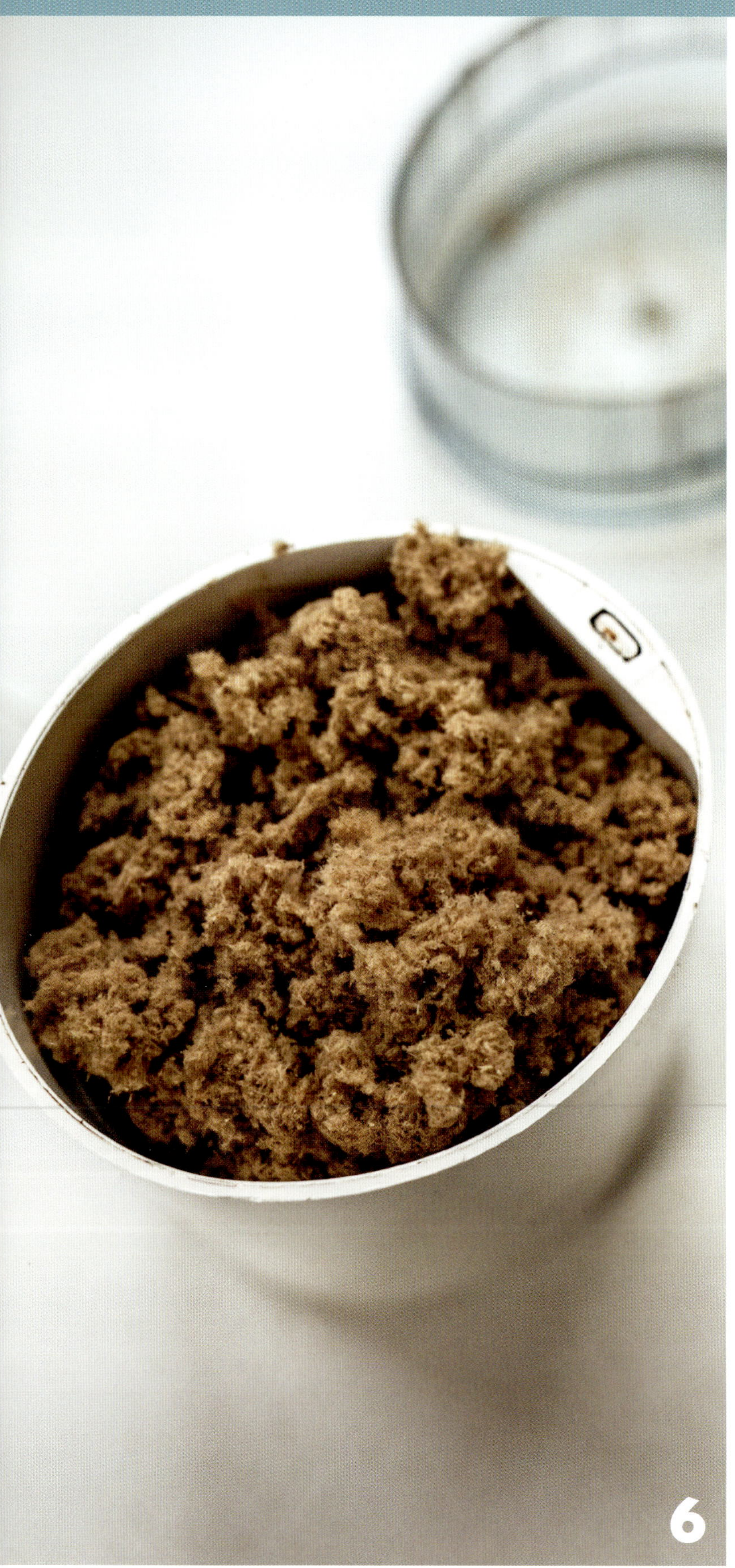

6. Die Bruchstücke im Mixer oder mit der Kaffeemühle zu feinem Pulver vermahlen. Im luftdichten Glasbehälter ist das Pulver 2–3 Jahre haltbar, kühl und dunkel aufbewahrt.

ANWENDUNG. Je nach Bedarf nehmen Sie ½ bis 1 TL gestrichen (2–4 g) ein- bis dreimal täglich ein. Als Immuntonikum oder zur Vorbeugung von Erkältung und Grippe wird ½ TL zweimal täglich empfohlen. Patienten mit chronischer Erkrankung können 1 gestrichenen TL zwei- bis dreimal pro Tag einnehmen.

Geschmackssache

Die am häufigsten verwendeten Heilpilzarten schmecken teilweise sogar richtig gut. Ausnahmen sind Reishi-Spezies mit etwas bitterem Geschmack. Probieren Sie es einfach selbst. Als Zugabe zum Kräutertee (z. B. mit Ingwer und Honig) macht man bittere Pilze genießbarer.

Rühren Sie das Pulver in den Tee und trinken Sie die Tasse mitsamt dem Bodensatz aus – oder einfach mit Wasser vermischt einnehmen.

Sie können das Pulver auch in die Suppe oder auf Speisen streuen. Pilzaroma inklusive Immunboosting.

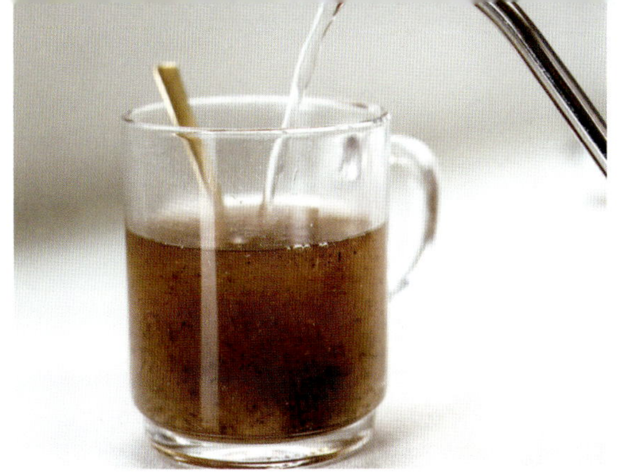

VARIATION

Instant-Extrakt herstellen

Wenn Sie ein Pilzpulver haben möchten, das sich in heißem Wasser auflöst, stellen Sie einen Instant-Tee her. Dazu brauchen Sie einen Trägerstoff, z. B. Mais- oder Pfeilwurzelstärke, Maltodextrin oder Lebensmittelcellulose (E460–E466). Alles via Internet erhältlich.

Instantpulver eignet sich für diejenigen, die „sandige" Pulverpartikel im Tee nicht mögen oder Pilzmedizin vorbeugend als Nahrungsergänzung einsetzen möchten. Nachteilig ist, dass Sie dann nicht maximal vom Pilz und dessen Beta-Glucanen profitieren. Zur Begleitbehandlung von Erkrankungen ist der Instant-Extrakt somit nicht die erste Wahl.

Nach Schritt 2 den gekochten Pilz durchsieben und die Flüssigkeitsmenge messen. Dann zwei Stunden köcheln, bis das Ursprungsvolumen um etwa ein Zehntel reduziert ist. Die Flüssigkeit abkühlen lassen. Den Trägerstoff zugeben und nur so viel einrühren, dass der Stoff gut gelöst ist. Die Konsistenz darf relativ dickflüssig sein – wie beim Smoothie. Dann kommt die Trock-nung im Dörrautomaten (Schritt 4). Der Träger-stoff absorbiert das konzentrierte Teepulver und verdickt es. Nach der Trocknung kann es leicht pulversisiert werden.

Wenn Sie die Pilze einfach kochen, absieben, das Konzentrat köchelnd andicken und dann zu trocknen versuchen, würden Sie kein hoch konzentriertes Produkt (schwierige Dosisbestimmung) und einen nur minimalen Ertrag bekommen. Darüber hinaus enthalten die Teekonzentrate mancher Pilze Gelstoffe, was die Pulverisierung erschwert. Zu klebrig.

TINKTUREN

Es gibt gute Gründe, die für Pilztinkturen sprechen. Tinkturen sind leicht zu handhaben und lange haltbar. Da die Tinkturproduktion ohne Hitze auskommt, bleiben mehr niedermolekulare Aktivkomponenten erhalten: Di- und Triterpene, antioxidative Phenole. Wenn Sie also nach einer transportablen Lösung mit langer Haltbarkeit suchen, die Diterpene von Igelstachelbart für das Nervensystem und die Stimmung enthält oder Reishi-Triterpene für die Atemwege und das Nervensystem, sind Tinktur und Doppelextrakt-Tinktur empfehlenswerte Optionen. Da die Tinktur ein kalter Auszug ist, können Sie nicht mit einer maximalen Extraktion von Beta-Glucanen rechnen.

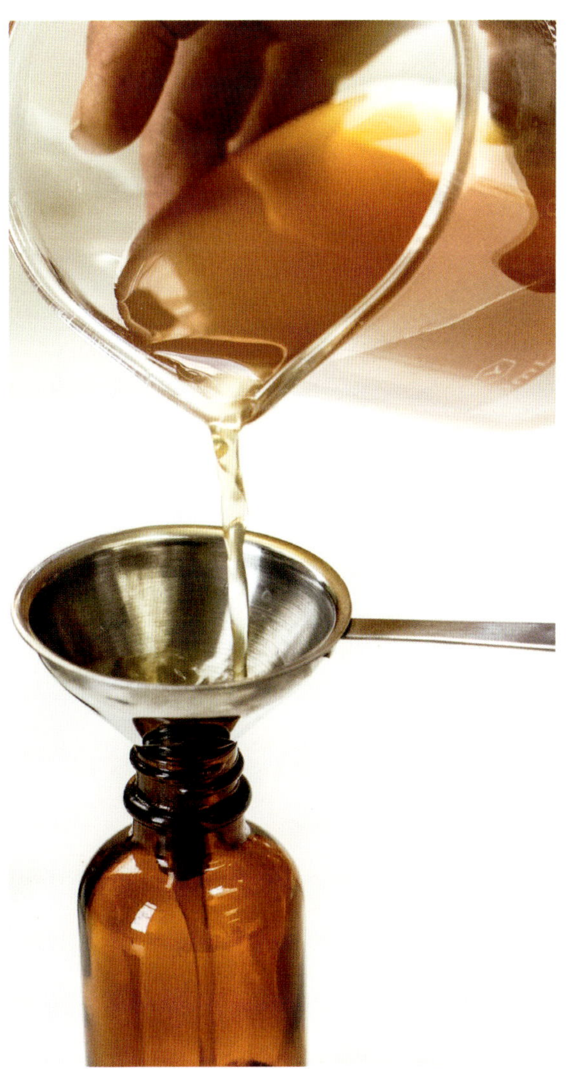

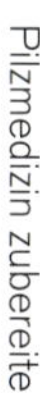

STEP BY STEP

BASISTINKTUR

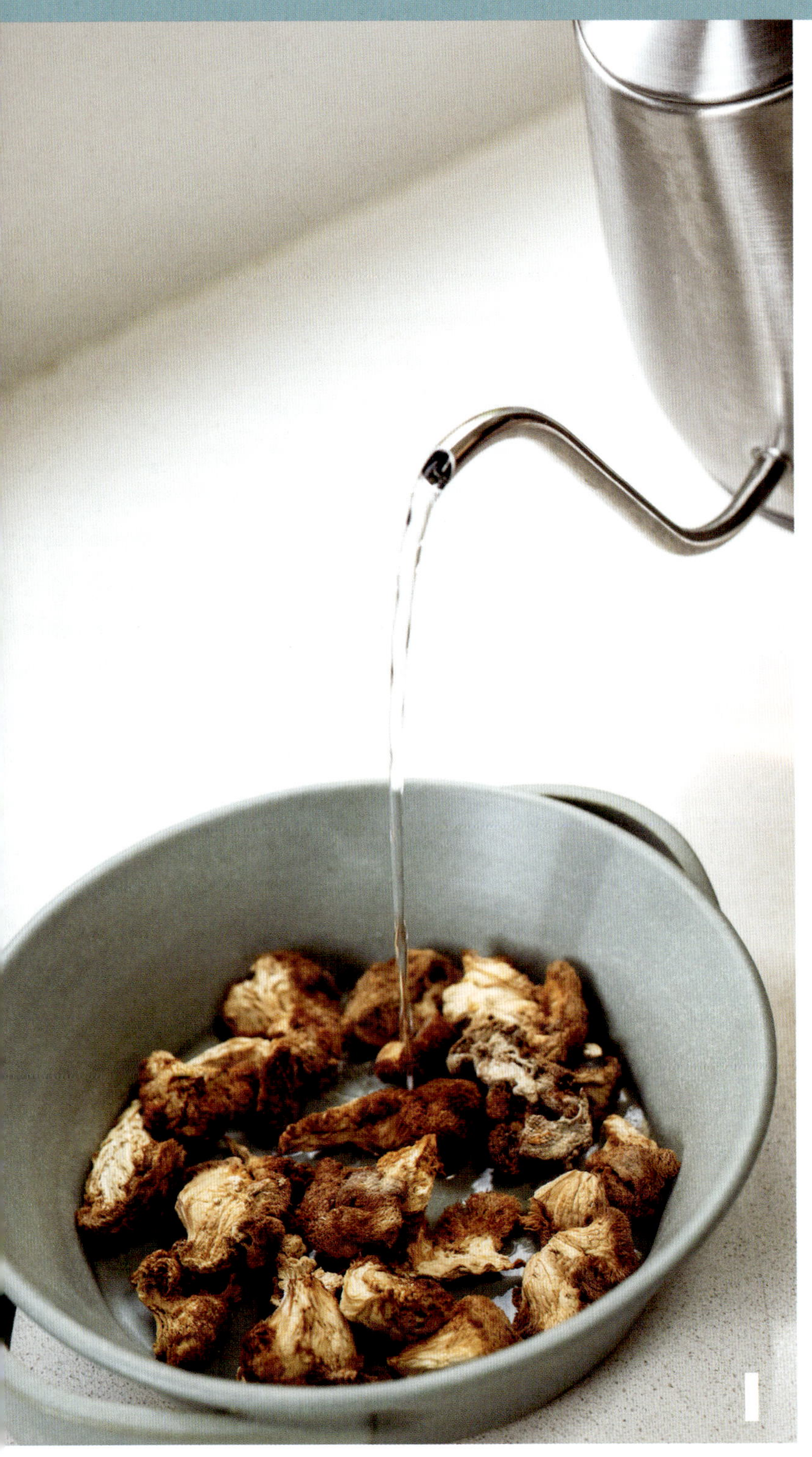

1. Frische Fruchtkörper in kleine Stücke schneiden. Getrocknete Pilze in eine große Schüssel geben und 1–2 Stunden in Wasser einweichen, bis sie rehydriert sind, anschließend klein schneiden. Alkohol kann getrocknete Pilze nicht komplett aufweichen. Aktivstoffe lassen sich via Alkohol nur aus rehydrierten Pilzen extrahieren.

2. Das Wasser abgießen (die Pilze sind rehydriert). Die Pilze in einen Mixer geben und 90%igen Alkohol zugeben, bis die Pilze bedeckt sind.

3. Pilze inklusive Alkohol mixen. Die Mischung in ein Glasgefäß abgießen.

4. Hat sich Pilzmasse abgesetzt, erneut Alkohol zugießen, bis die Masse gut bedeckt ist (ca. 2 cm). Die Extraktion wird beschleunigt, wenn Sie das Gefäß 10 Tage oder länger täglich durchschütteln.

5. Abseihen und das Mark auspressen, um die gesamte Flüssigkeit aufzufangen. In Tinkturfläschchen abfüllen. Die Tinktur sollte streng schmecken und rötlich oder gelblich schimmern. Kühl und dunkel aufbewahrt, ist sie bis zu 3 Jahre haltbar.

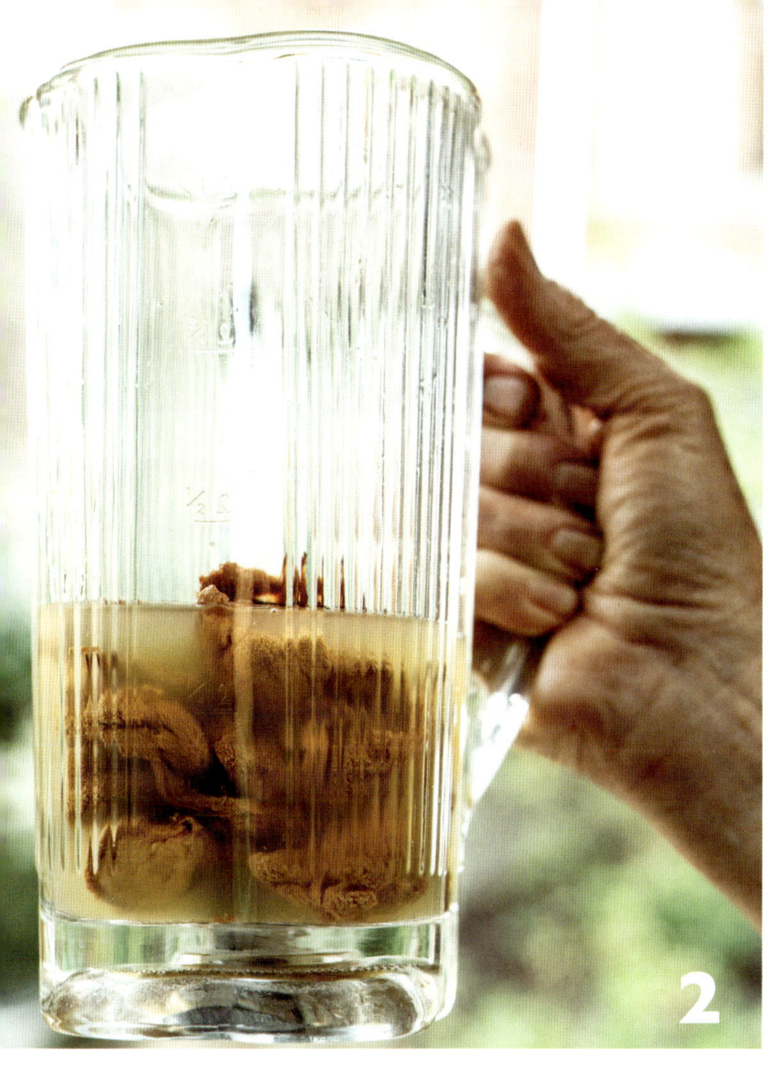
2

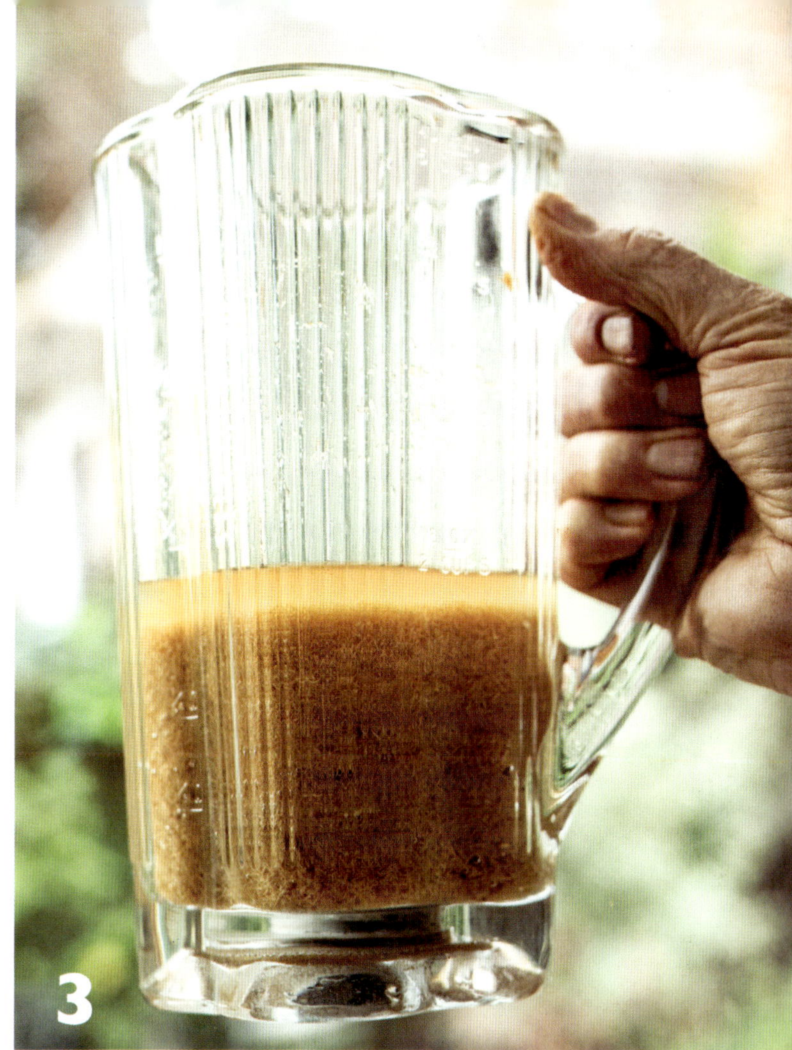
3

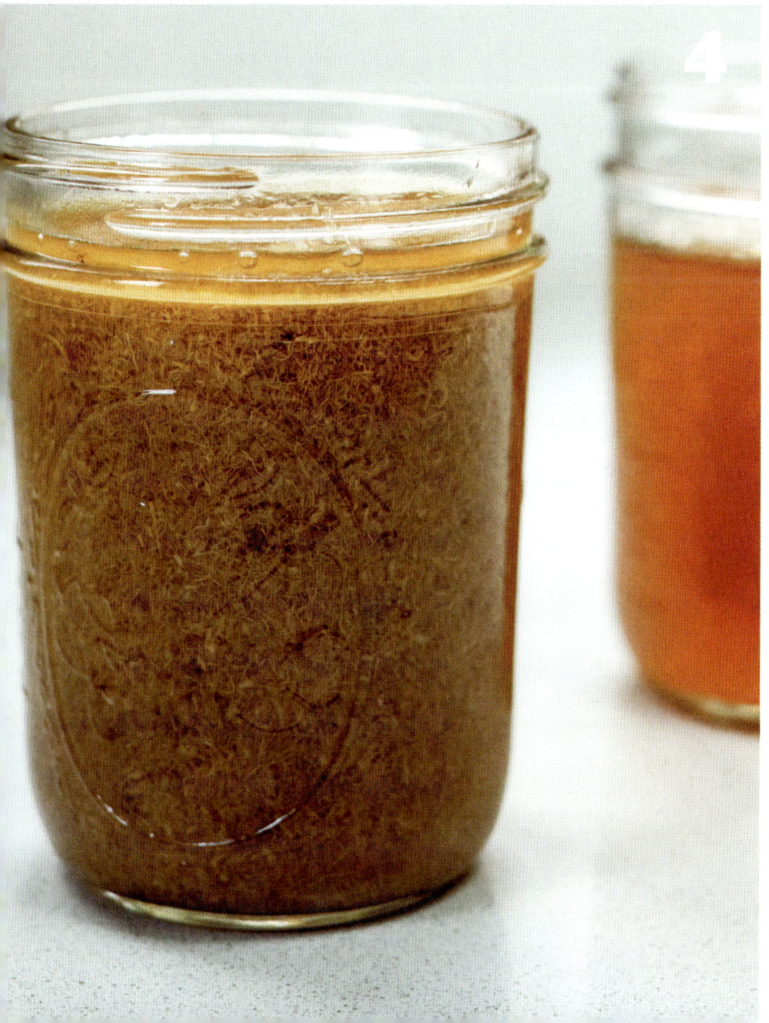
4

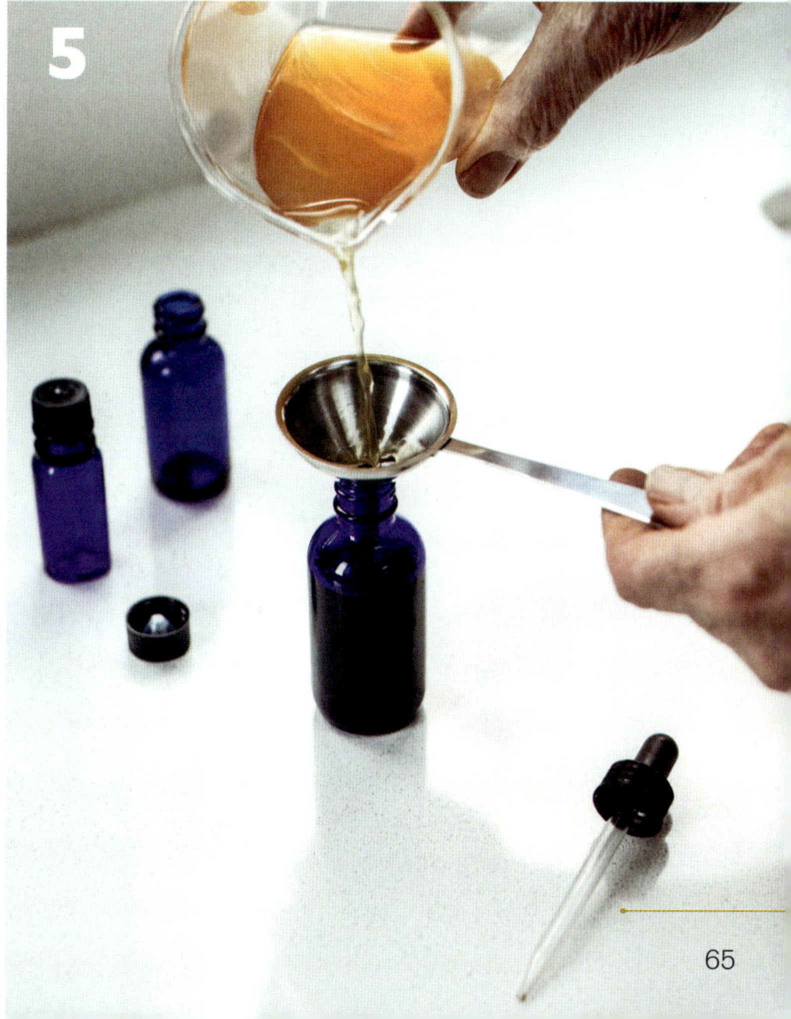
5

STEP BY STEP

DOPPELEXTRAKT TINKTUR

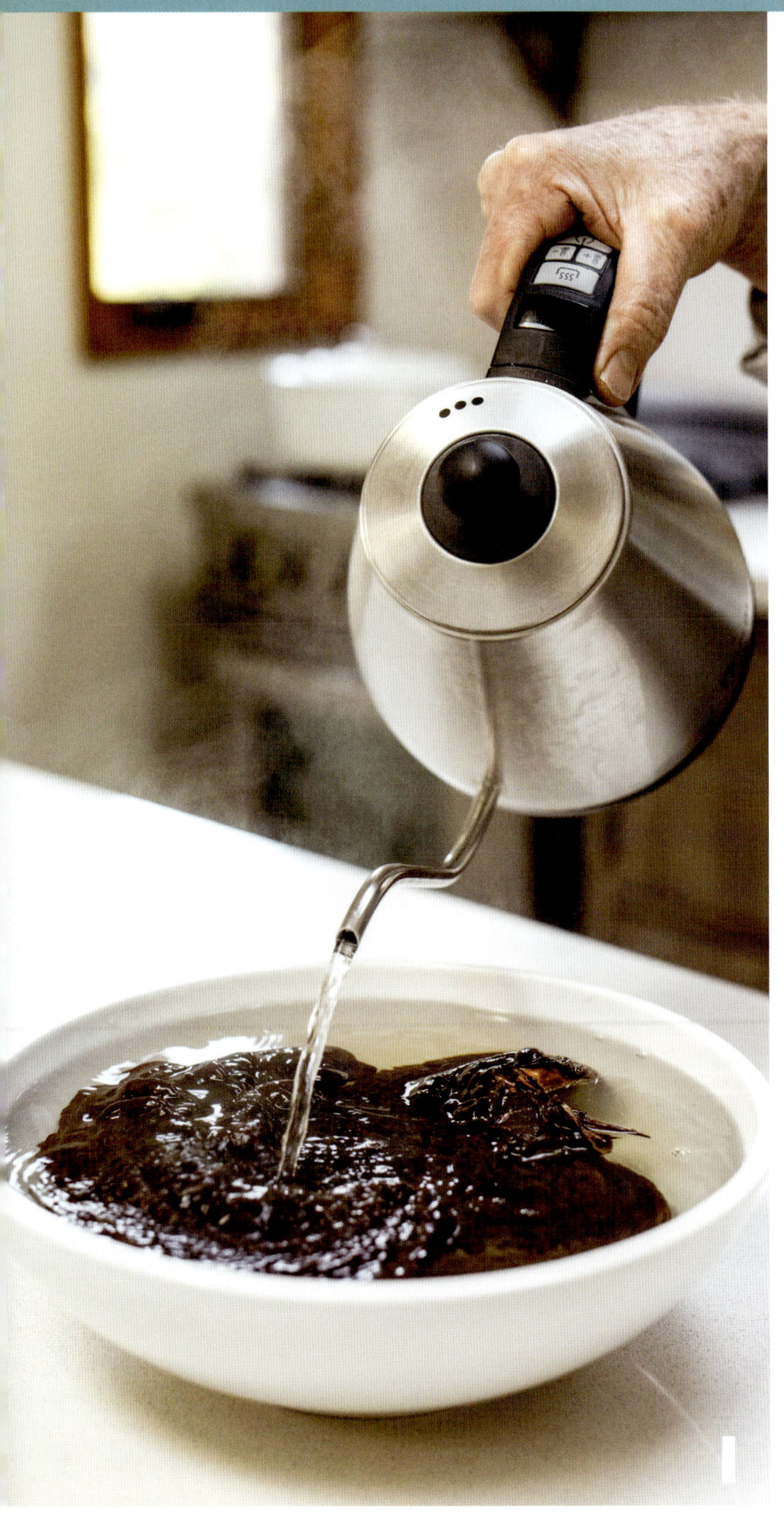

1. Getrocknete Fruchtkörper in einer Schüssel mit der 10-fachen Menge heißem Wasser über Nacht einweichen, z. B. 50 g Reishi getrocknet plus 500 ml Wasser.

2. Am nächsten Tag die Fruchtkörper klein schneiden.

3. Die Pilzstücke mit dem Wasser bei Höchstgeschwindigkeit durchmixen, bis eine möglichst glatte Konsistenz entstanden ist.

4. Die Mixtur in einen Topf gießen. Mit Wasser breiig machen und 2 Stunden bedeckt kochen. Ohne Deckel köcheln lassen, bis die Flüssigkeit auf ein Viertel des Ursprungsvolumens reduziert oder der Pilzbrei gerade noch mit Flüssigkeit bedeckt ist.

5. Die Mischung abkühlen lassen. Anschließend mit einem Säckchen oder Käsestoffsieb abseihen und den stark konzentrierten, dunklen Tee herauspressen – so viel wie möglich. In ein Einmachglas abfüllen und einfrieren.

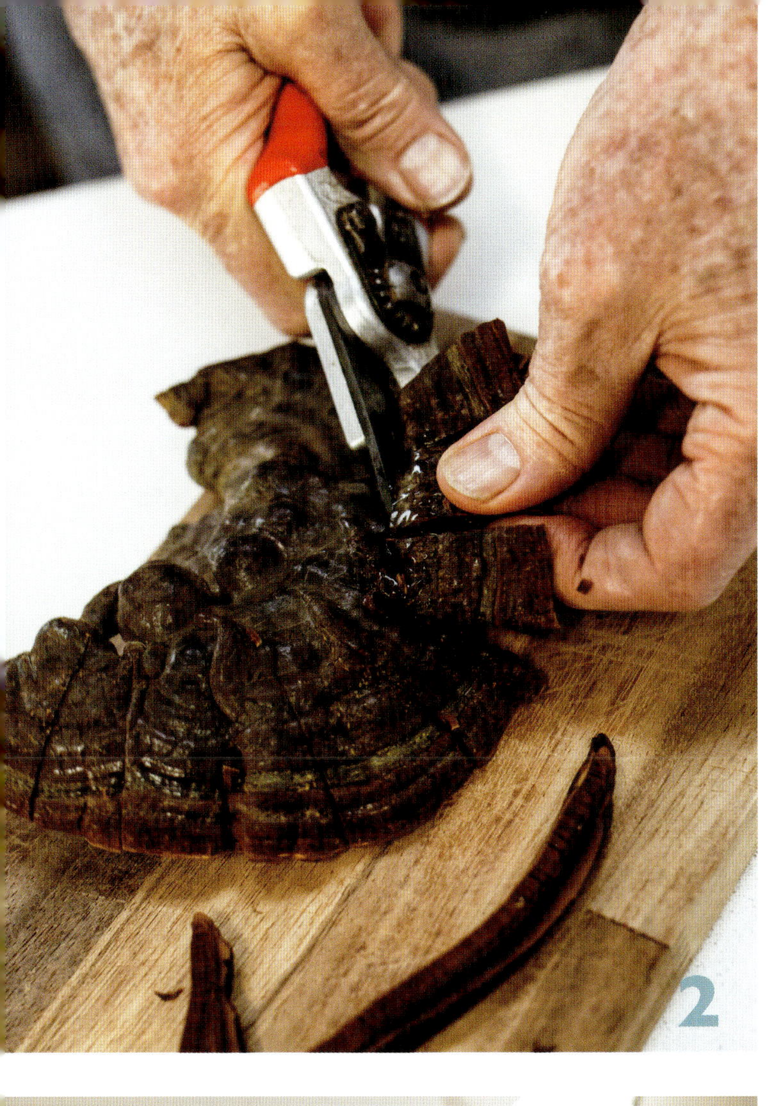
2

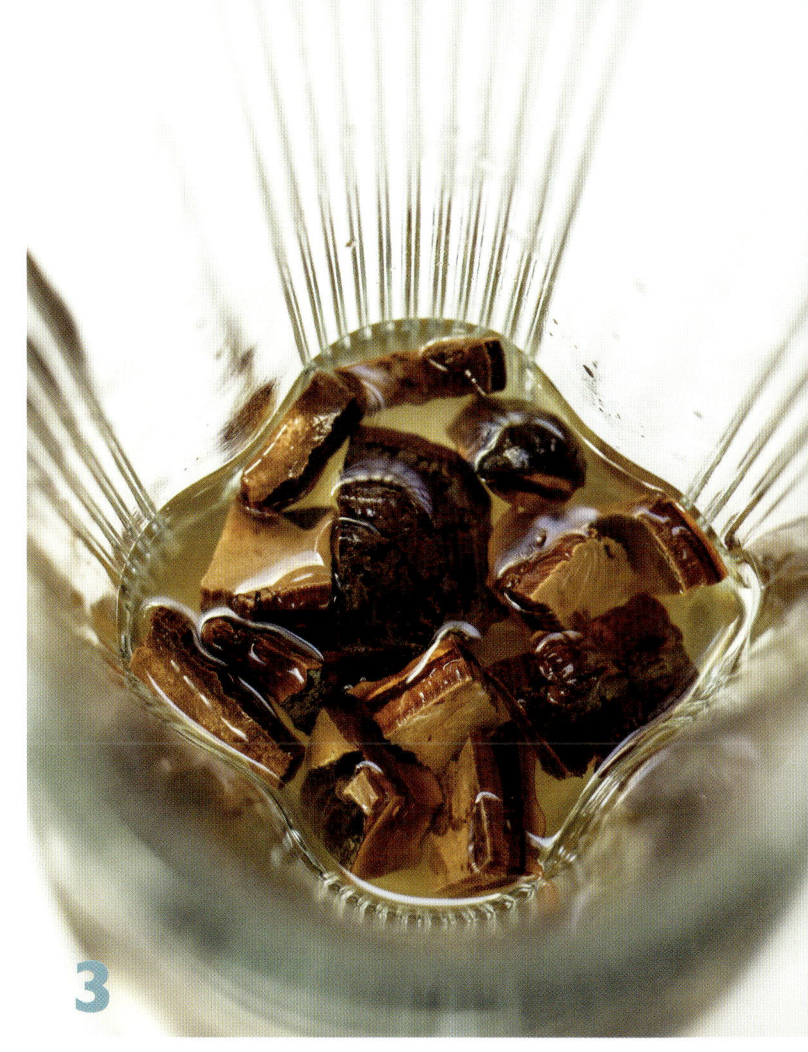
3

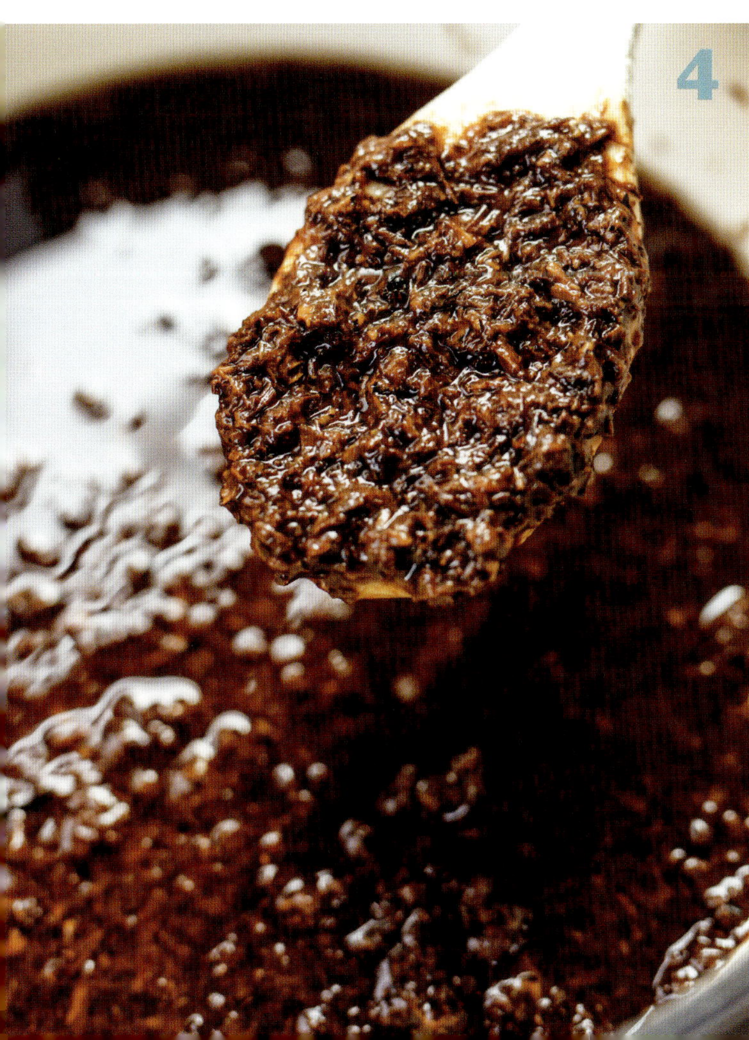
4

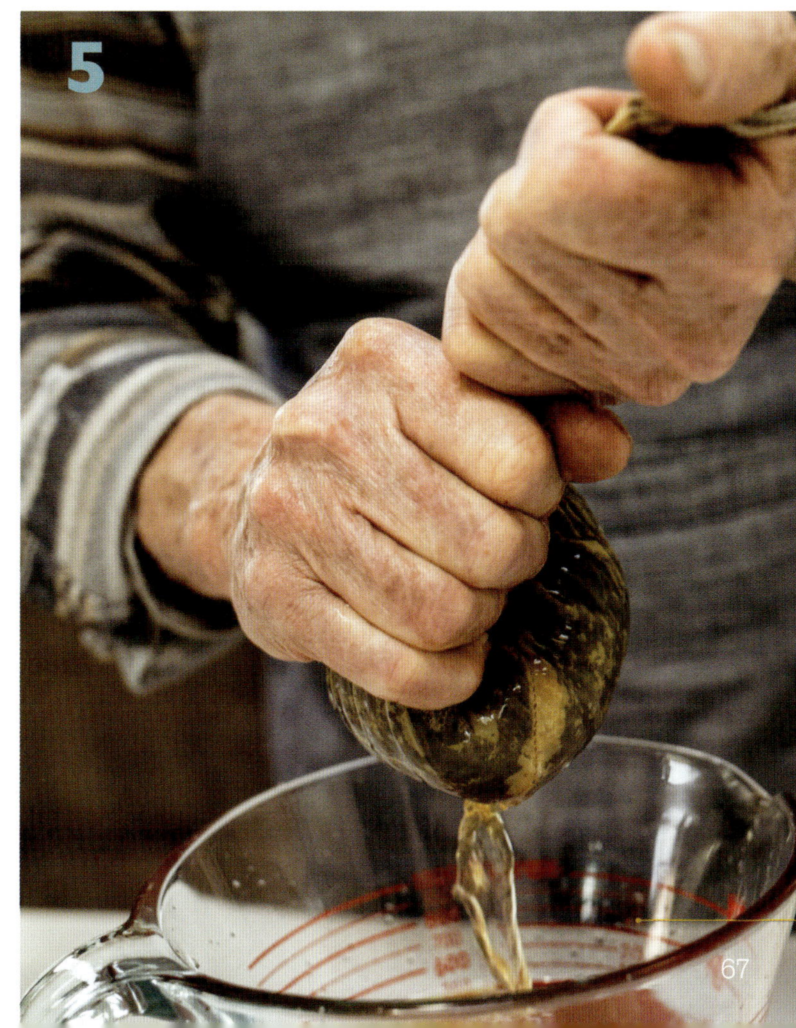
5

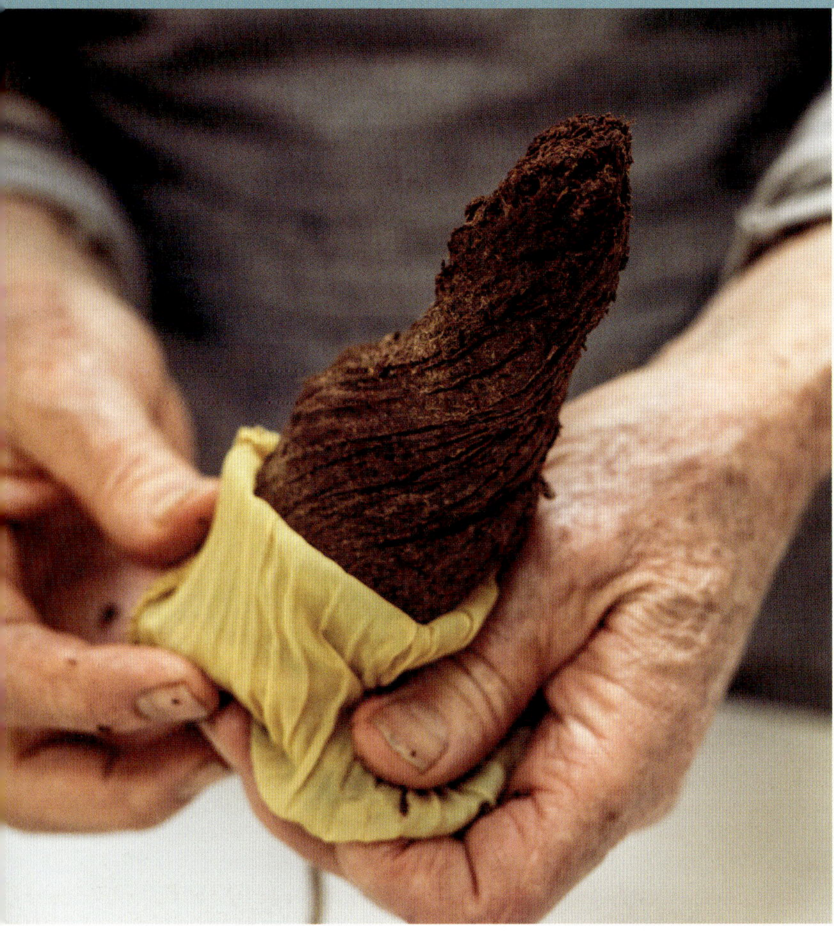

6. Das feuchte Mark in einen Mixer geben, mit Alkohol bedecken und gut durchmixen. Mindestens 90%iger Alkohol wird empfohlen.

7. Die Mixtur in kleine Einmachgläser geben und absetzen lassen. Der Flüssigkeitsspiegel sollte 1–2 cm über dem Mark sein. Falls nicht, gießen Sie Alkohol nach. Lassen Sie das Mark 7 Tage bei Raumtemperatur mazerieren. Tägliches Schütteln beschleunigt die Extraktion.

8. Sieben Sie die Mixtur durch feinmaschiges Leinen und pressen Sie so viel Tinktur aus dem Mark wie möglich. Messen/wiegen Sie das fertige Teekonzentrat und die Tinktur ab. Um das Endprodukt haltbar zu machen, sollte das Verhältnis von Tee : Tinktur 3 : 1 betragen.*

9. Tee und Tinktur gut vermischen und in Fläschchen abfüllen. Über Nacht kann sich ein Bodensatz bilden. Das Sediment enthält Beta-Glucane und Chitin. Vor der Anwendung gut durchschütteln.

* Wenn Sie 100%igen Alkohol verwenden, beträgt das Verhältnis Tee : Tinktur 1 : 1.

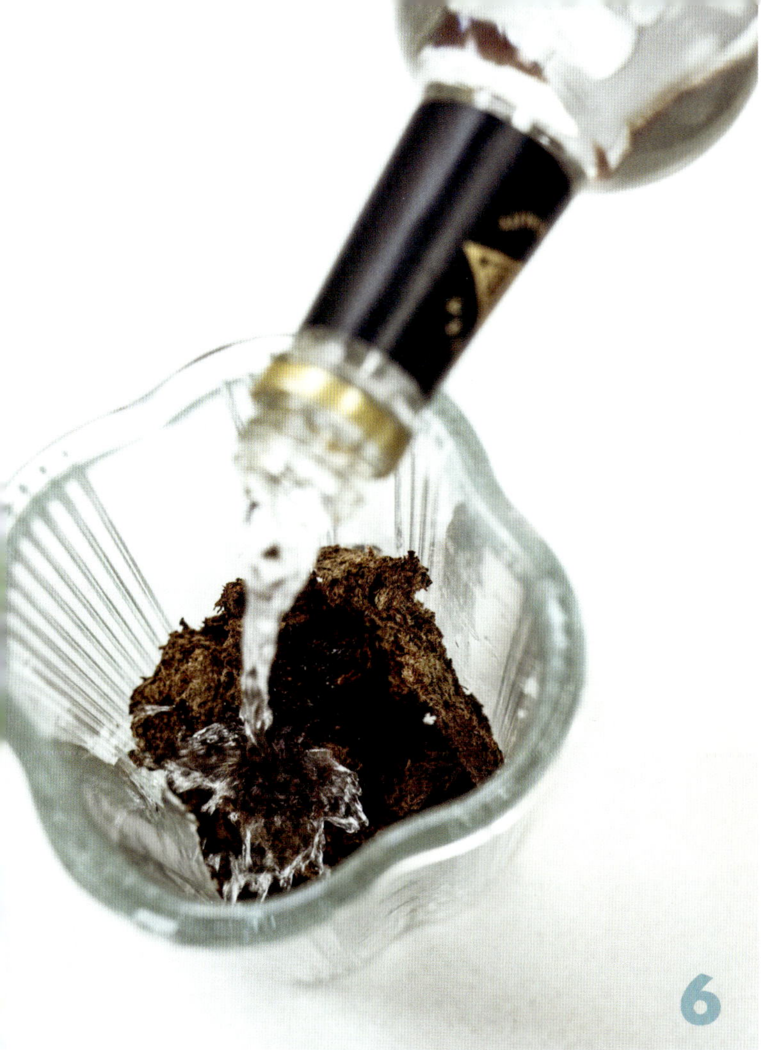

6

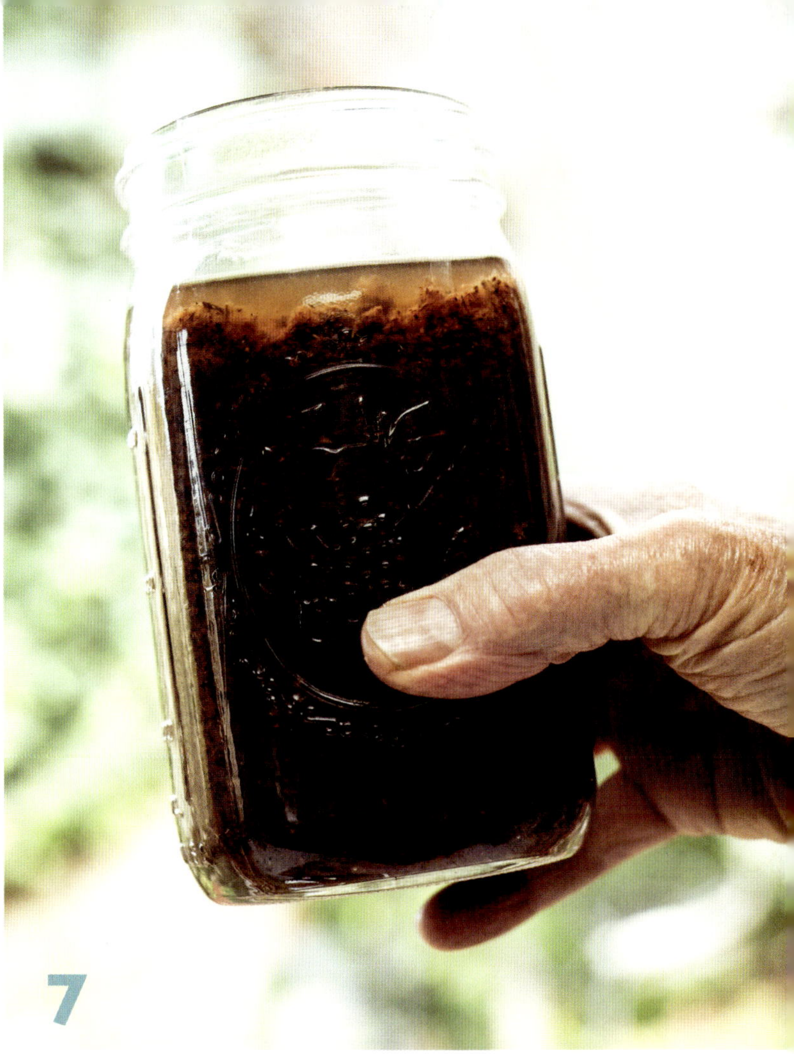

7

8

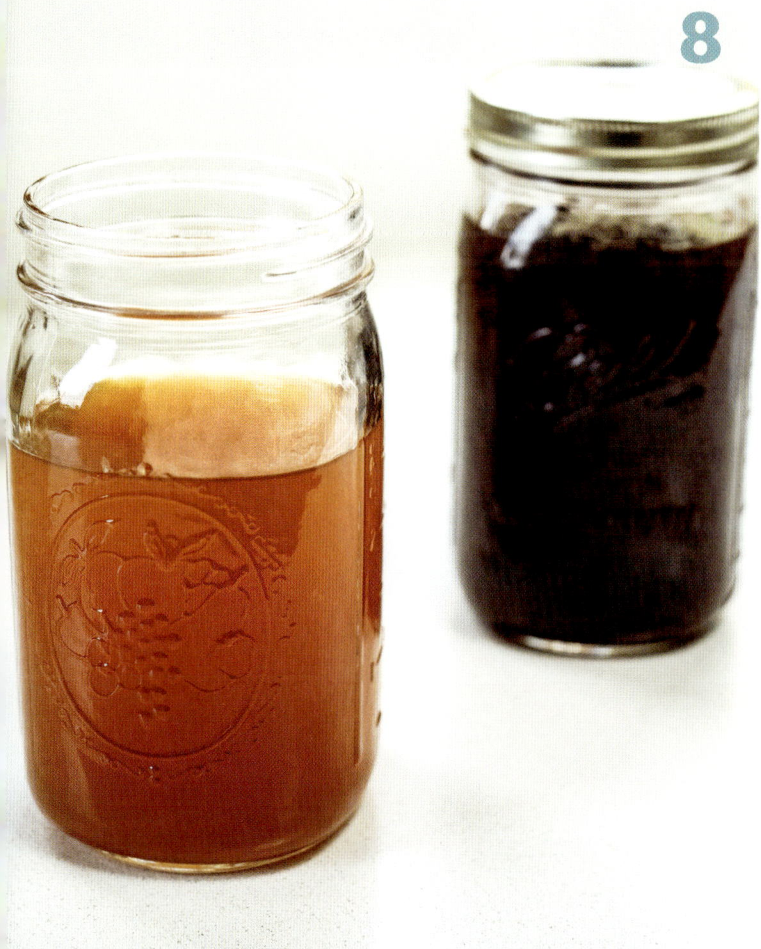

9

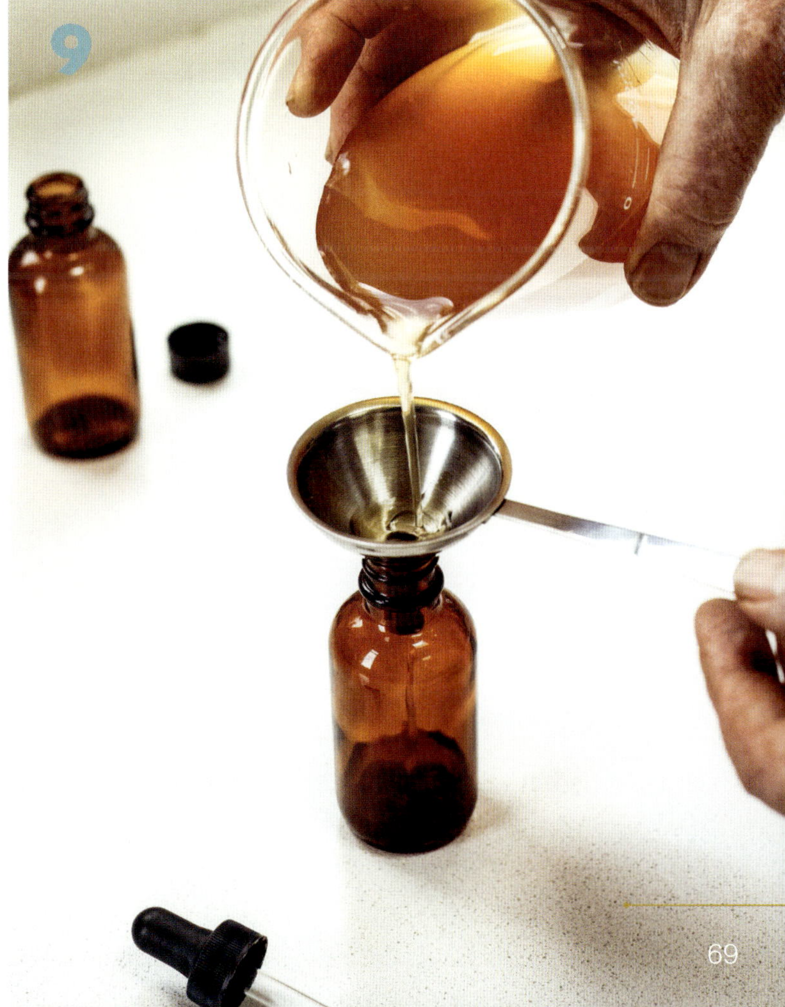

GEBRAUCHSFERTIGE PILZMEDIZIN

Heilpilzprodukte aus der Apotheke oder dem Spezialhandel können aus Myzel oder Fruchtkörpern hergestellt sein. Unter Herstellern diskutiert man viel darüber, was das bessere Produkt ergibt. Hintergrundwissen, was die Produktion und die Begleittexte betrifft, hilft bei der Entscheidung für die bestmögliche Pilzmedizin.

Myzel vs. Fruchtkörper

Unternehmen, die über Technologie und Know-how verfügen, bevorzugen die Herstellung und den Vertrieb myzelbasierter Produkte – wegen der höheren Rentabilität von Myzelkulturen. Das Hauptproblem bei Myzelprodukten offenbart sich dann, wenn das Myzel geerntet wird, bevor es das Getreidesubstrat vollständig konsumiert hat. Das heißt, dass Restbestände von Stärke vorhanden sind, die die Heilwirkungen des Myzels etwas „verdünnen".

Eine Studie untersuchte verschiedene Pilzprodukte aus dem Handel in Bezug auf den Beta-Glucan-Gehalt. Manche Produkte enthielten reichlich Stärke und wenig Beta-Glucane. Die Forscher entdeckten in Produktproben 24–87 % Alpha-Glucane – alle in Form von Stärke oder Glycogen.[4]

Solch hohe Stärkeanteile sind ungünstig und ergeben schwächer wirksame Produkte. Die immunaktivierende Wirkung könnte nicht wie gewünscht ausfallen. Eine im Fachblatt *Nature* veröffentlichte Studie hatte Reishi-Produkte aus den USA verglichen: 14 von 19 geprüften Produkten enthielten signifikante Stärkeanteile und nur 5 ausreichend Beta-Glucane.[5]

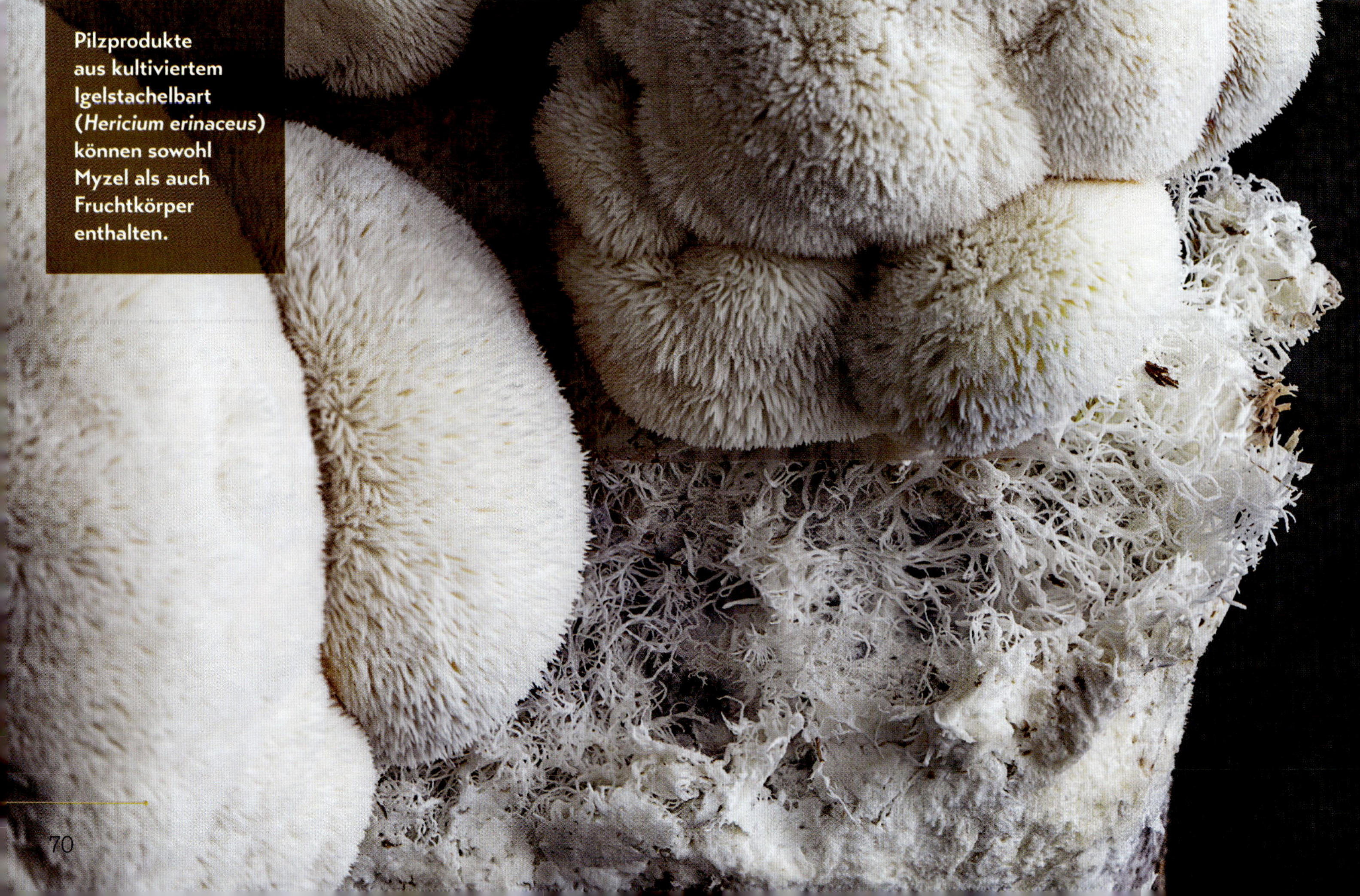

Pilzprodukte aus kultiviertem Igelstachelbart (*Hericium erinaceus*) können sowohl Myzel als auch Fruchtkörper enthalten.

WACHSTUMSBEDINGUNGEN. Hochwertige biologische Myzelprodukte entstehen nur dann, wenn das Myzel die Chance hat, so lange zu wachsen, bis das gesamte Getreidesubstrat aufgebraucht ist. Hierfür sind gepflegte Kulturen wachstumsstarker Stämme und verlängerte Wachstumszeiten nötig. Das führt zu hohen Myzelerträgen. Derart produzierte Pilzmedizin enthält reichlich Beta-Glucane und weitere Aktivkomponenten.

AKTIVKOMPONENTEN. Was die medizinischen Eigenschaften betrifft, ist Myzel nicht unbedingt besser oder schlechter als der Fruchtkörper. Viele Studien zeigten, dass sowohl Myzel als auch Fruchtkörper reichlich Beta-Glucane (immunmodulierende Schlüsselkomponente) produzieren. Außerdem Terpene, Phenole und andere Aktivstoffe – je nach Spezies und Wachstumsbedingungen.[6]

Pilzarten wie Trameten, die im Wald heimisch sind, enthalten in der Regel mehr Beta-Glucane im Fruchtkörper als im Myzel. Beispielsweise bringen die Fruchtkörper wild gesammelter Schmetterlingstrameten bis zu 60 Prozent Beta-Glucane mit. Das Myzel enthält nur 15–30 Prozent Beta-Glucane.

Bei meinen eigenen Laboruntersuchungen habe ich den *Megazyme* Beta-Glucan-Testkit verwendet und herausgefunden, dass auf Reis kultiviertes Trametenmyzel mehr Beta-Glucane produzieren kann als in einer Flüssigkultur: 30 Prozent vs. 17 Prozent.

VORTEIL MYZEL. Es scheint aber, dass Aktivkomponenten in Myzel besser bioverfügbar sind als in Fruchtkörpern. In einer Studie war reines Schmetterlingstrameten-Myzel drei Stunden gekocht worden. Die Forscher konnten 60 Prozent der insgesamt enthaltenen Beta-Glucane extrahieren. Kocht man Fruchtkörper genau so lange, beträgt die Ausbeute an bioverfügbaren Beta-Glucanen nur 14 Prozent.[7]

> Die Debatte Fruchtkörper vs. Myzel ist irreführend. Die entscheidende Frage lautet: Enthält das Produkt ausreichend Beta-Glucane und andere Aktivkomponenten?

DOPPELWIRKUNG. In einer Studie mit Reishi wiesen Forscher nach, dass Extrakte sowohl von Myzel als auch Fruchtkörpern signifikante Immunwirkungen auslösen. Jeder Extrakt aktivierte unterschiedliche Arten von Immunzellen. Wahrscheinlich wirken beide Pilzextrakte komplementär und verstärken sich sogar.[8]

BETA-GLUCAN-GEHALT VERGLEICHEN. Ich kenne myzelbasierte Produkte, die garantiert 15 Prozent Beta-Glucane enthalten, vergleichbar mit Fruchtkörper-basierten Produkten. Leider gibt es Myzelprodukte mit wenig Beta-Glucanen und viel Stärke (unverbrauchtes Substrat). Das hat zu einer Debatte geführt, was besser ist: Myzel oder Fruchtkörper. Die Wahrheit: Beides ist gut.

Die Debatte ist irreführend und lenkt von der eigentlichen Frage ab: Sind genügend Beta-Glucane und andere Aktivstoffe im Produkt enthalten?

Fokus | Beta-Glucane

Verbraucher können kaum beurteilen, wie viel Beta-Glucane und Stärke in den Produkten stecken, die sie kaufen. Mancher Hersteller wirbt mit einem garantierten Anteil an Polysacchariden für sein Produkt. Das Hauptproblem. Der Begriff Polysaccharide kann alles bedeuten: Cellulose, Stärke, Beta-Glucane, Chitin oder andere Polymere mit glucosehaltigen Verbindungen. Ein Produkt könnte 60 Prozent Stärke, 10 Prozent Chitin und nur 5 Prozent Beta-Glucane enthalten und immer noch mit der Angabe 75 Prozent Polysaccharide deklariert sein. Solche Angaben sind für Verbraucher irreführend und verwirrend. Stärke und Cellulose vermitteln keine oder minimal immunstimulierendende Wirkungen, von antiviralen oder krebshemmenden Effekten ganz zu schweigen. Suchen Sie besser nach einem Produkt, das mit garantierten Anteilen an Beta-Glucanen oder anderen bioaktiven Komponenten angeboten wird.

Um auf den medizinischen Nutzen hinzuweisen, geben manche Hersteller mittlerweile einen garantierten Anteil an Beta-Glucanen auf ihren Produkten an, beispielsweise „standardisiert auf Beta-Glucane". Wenn Sie ein Produkt kaufen, das 10–30 % Beta-Glucane enthält, können Sie sicher sein, dass das Produkt immunologisch, antiviral und krebshemmend wirksam sein wird.

Qualität | Standardisierung?

Wer als Verbraucher sicher gehen möchte, dass die Pilzmedizin, die er zu kaufen beabsichtigt, wirksam ist, sollte beim Hersteller nachfragen, wie die Produkte generell getestet werden. Derzeit sind nur wenige Produkte im Handel, die Anteile von Beta-Glucanen oder anderen Aktivkomponenten (z. B. Triterpene) ausweisen. Leider verwenden Hersteller, die den Beta-Glucan-Gehalt deklarieren, keine verlässlichen Testmethoden.

Die gute Nachricht: Es gibt ein Verfahren, mit dem der Gehalt an Alpha-Glucanen oder Stärke sowie Beta-Glucanen im Produkt zuverlässig bestimmt werden kann. Das irische Unternehmen *Megazyme* (www.megazyme.de) hat Testsysteme für Nahrungsmittelkomponenten wie Stärke, Glucane, Glucose, andere Zucker und Polymere entwickelt, die weltweit in Forschungslaboren eingesetzt werden. Eine Studie untersuchte dieses Verfahren nach harten Kriterien. Die Forscher bestimmten immunologisch aktive Pilz-Beta-Glucane und den Stärkegehalt (Alpha-Glucane) in getrockneten Fruchtkörpern und Produkten aus Naturkostläden.[9]

Um den derzeitigen Mangel an Standardisierung zu beheben, wären mehr unabhängige Labortests und Kontrollen nötig. Dann könnten präzise Angaben zum Beta-Glucan-Gehalt von Pilzmedizin gemacht werden. Bis dahin empfehle ich, bei den Herstellern nachzufragen, wie ihre Produkte getestet werden. Sie können solche Produkte auch do-it-yourself auf Beta-Glucane/Stärke testen.

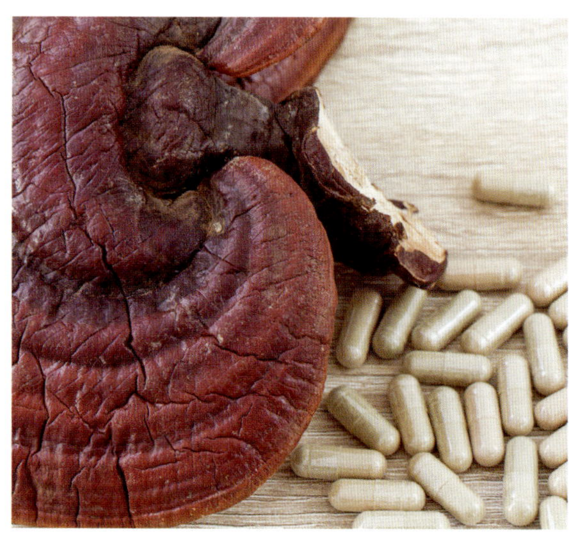

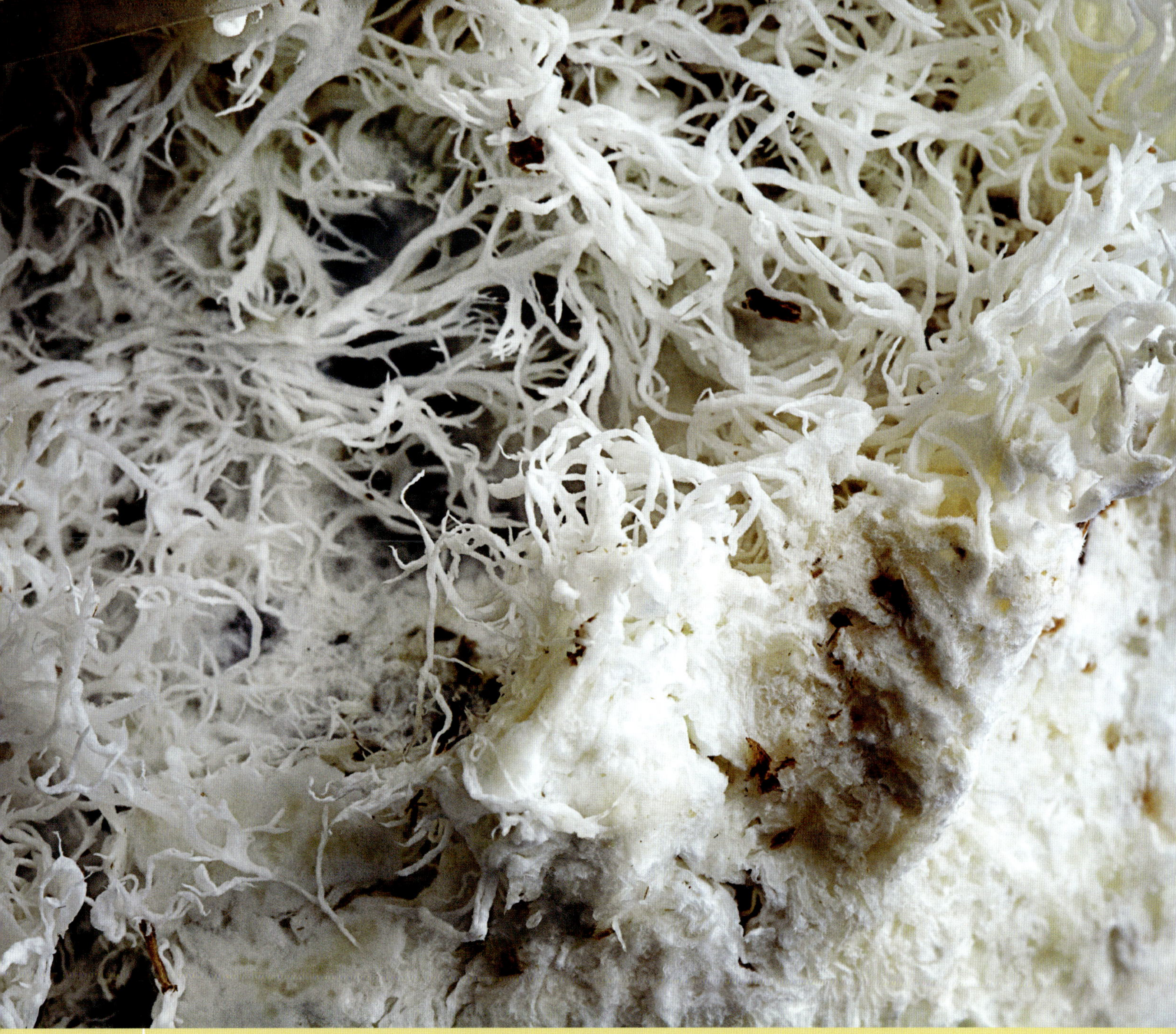

MYZEL IN KLINISCHEN STUDIEN

Blickt man auf die Forschung, erscheint die Debatte Myzel vs. Fruchtkörper durchaus fragwürdig. Mehr als 37 kontrollierte klinische Studien belegen den Nutzen von Schmetterlingstramete als wirksame Nahrungsergänzung bei Krebspatienten, die mit Chemotherapie und Bestrahlung behandelt werden. In allen Studien wurden PSK- und PSP-Produkte verwendet = 100 Prozent Myzel. Für die Anwendung in klinischen Studien wird das Myzel in einer Nährbrühe statt auf Reis- oder Getreidesubstrat kultiviert. Man bekommt Myzel pur, wenn die Nährflüssigkeit entfernt wird. Ein überzeugender Hinweis darauf, dass weder das Myzel noch der Fruchtkörper von Natur aus überlegen sind. In Pilzprodukten machen die Mengenanteile an Pilzbiomasse und Beta-Glucanen, Di-, Triterpenen, Phenolen und anderen bioaktiven Komponenten den Unterschied aus.

STEP BY STEP
BETA-GLUCANE | DIY-TEST

Sie können den Stärkegehalt von Pilzprodukten selbst testen: mit einer Jodlösung (Kaliumiodid). Jodlösungen, z. B. Lugolsche Lösung 5%ig oder Betaisodona aus der Apotheke oder via Internet.

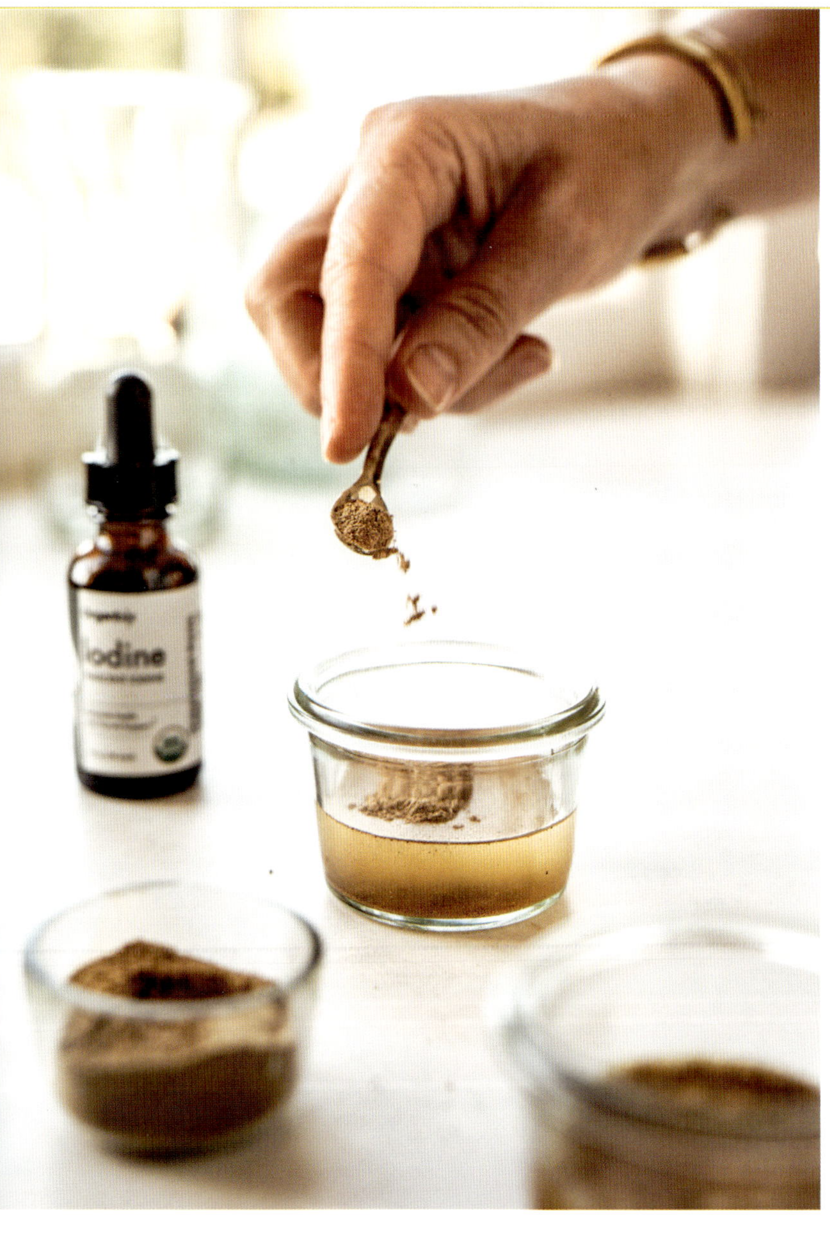

1. Schütten Sie das Pulver einiger Kapseln (oder einen Tropfer) des Produkts in ein ¼ volles Glas Wasser. Gut durchmischen. Die Mixtur sollte gelblich bis hellbraun gefärbt sein.

2. Geben Sie einen Tropfer Jodlösung zu. Umrühren und die Färbung begutachten.

3A. Bei Produkten hoher Qualität bleibt die Flüssigkeit braun, höchstens mit leichtem Blaustich. Das bedeutet, dass sehr wenig (wenn überhaupt) Stärke in der Probe ist. Färbt sich die Flüssigkeit blau und rasch wieder braun, ist nur ein wenig Stärke vorhanden.

3B. Färbt sich die Flüssigkeit blau, hell- oder dunkelblau (und bleibt blau), enthält die Probe reichlich Stärke – das heißt, unverbrauchtes Substrat (z. B. Reis), da Pilze kaum Stärke produzieren. Purpurfärbung weist auf reichlich Glycogen hin.* Wechselt die Farbe von Purpur zu Blaupurpur, ist der Glycogenanteil geringer.

* Glycogen ist ein Glucose-Speichermolekül, das Pilze aus allgegenwärtigen Nährstoffquellen wie Stärke für den schnellen Energiebedarf herstellen. Pilze speichern diese energiereichen Moleküle, die später für die Bildung des Fruchtkörpers verbraucht werden. Obwohl man beobachtet hat, dass auch Glycogen immunaktiv ist, hat der wirksame Beta-Glucan-Gehalt von Nahrungsergänzungsmitteln Priorität.

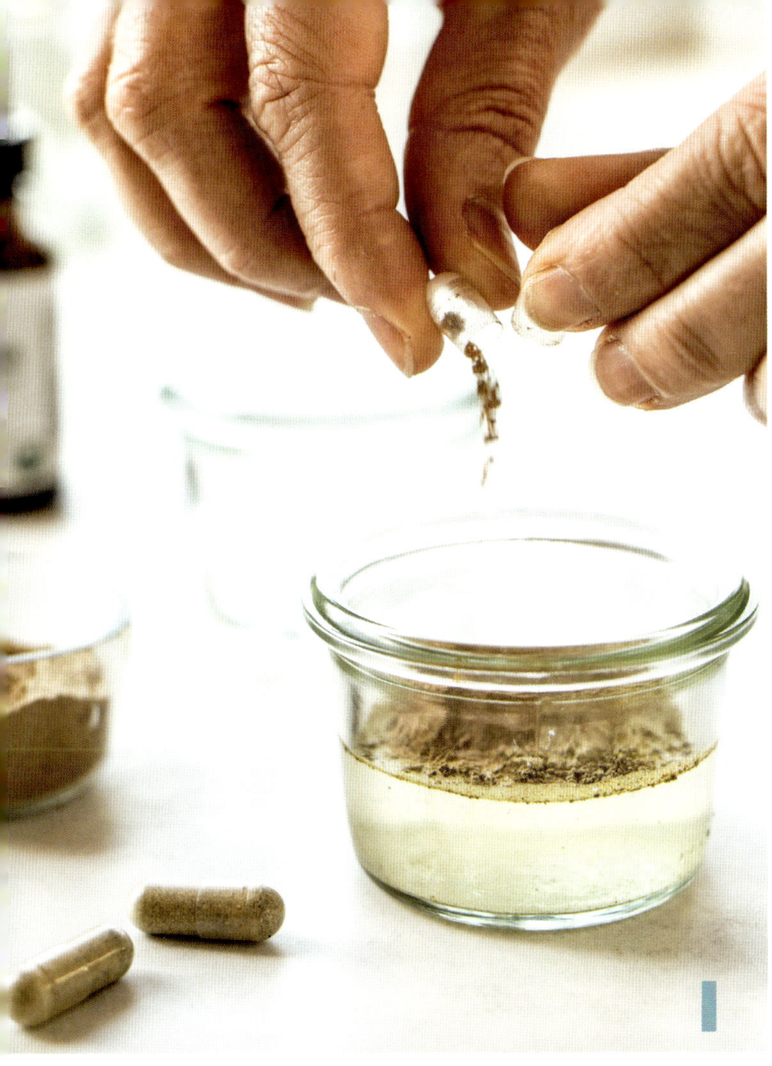
1

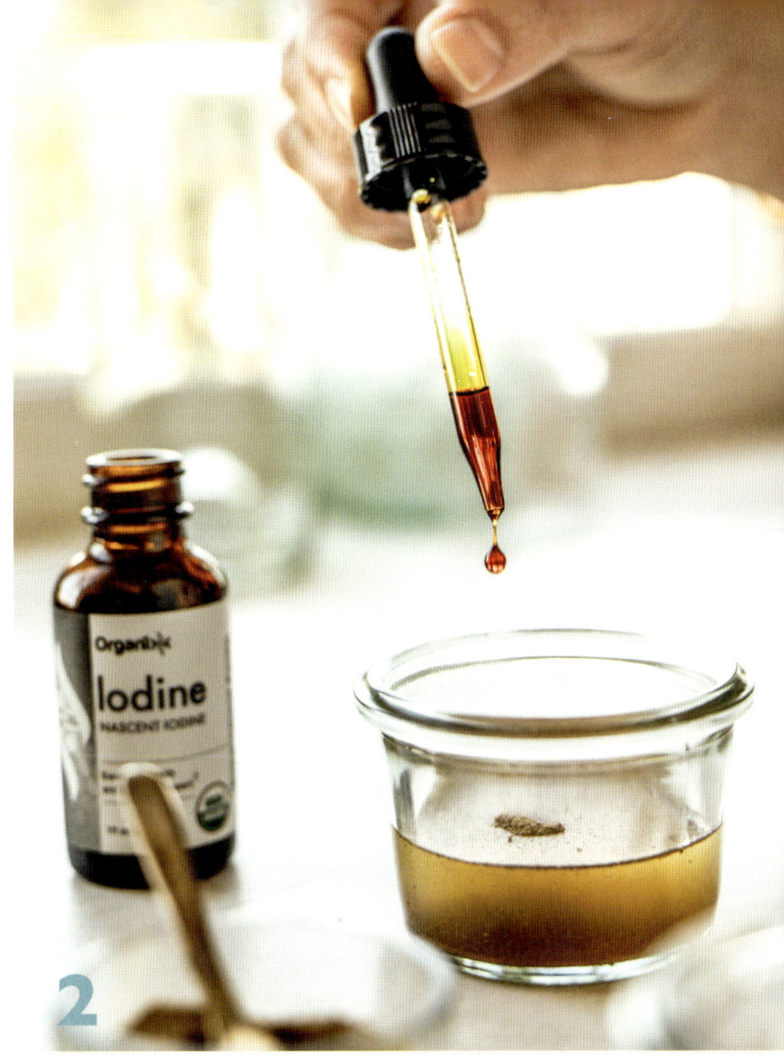
2
Iodine
NASCENT IODINE

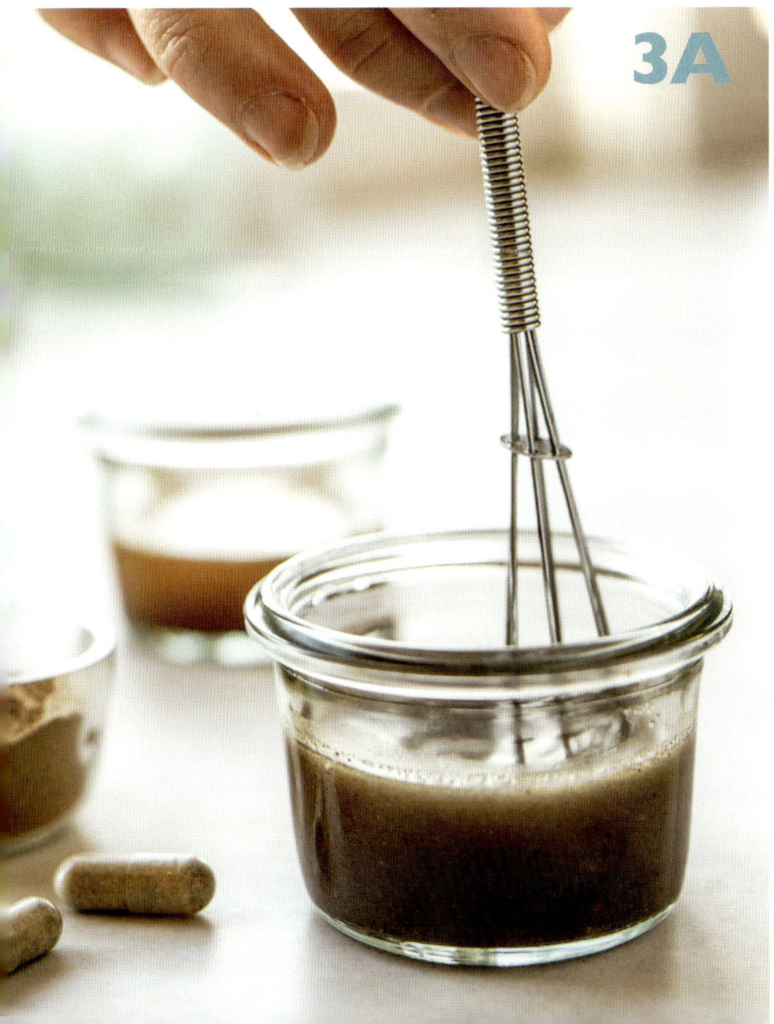
3A

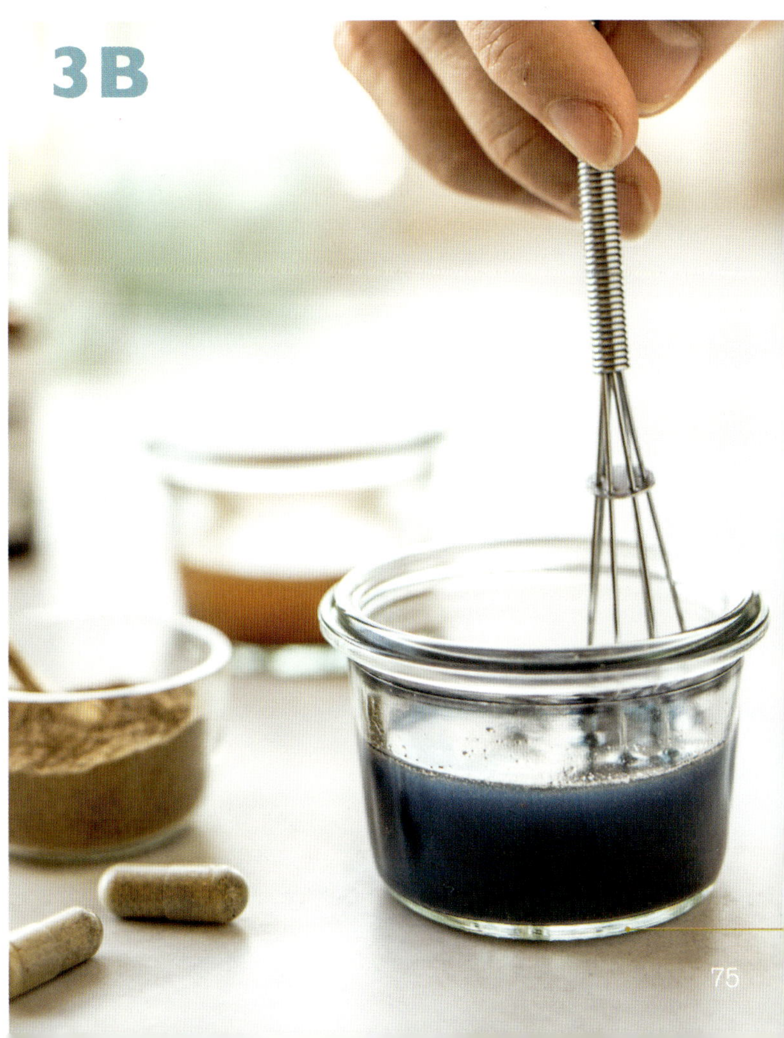
3B

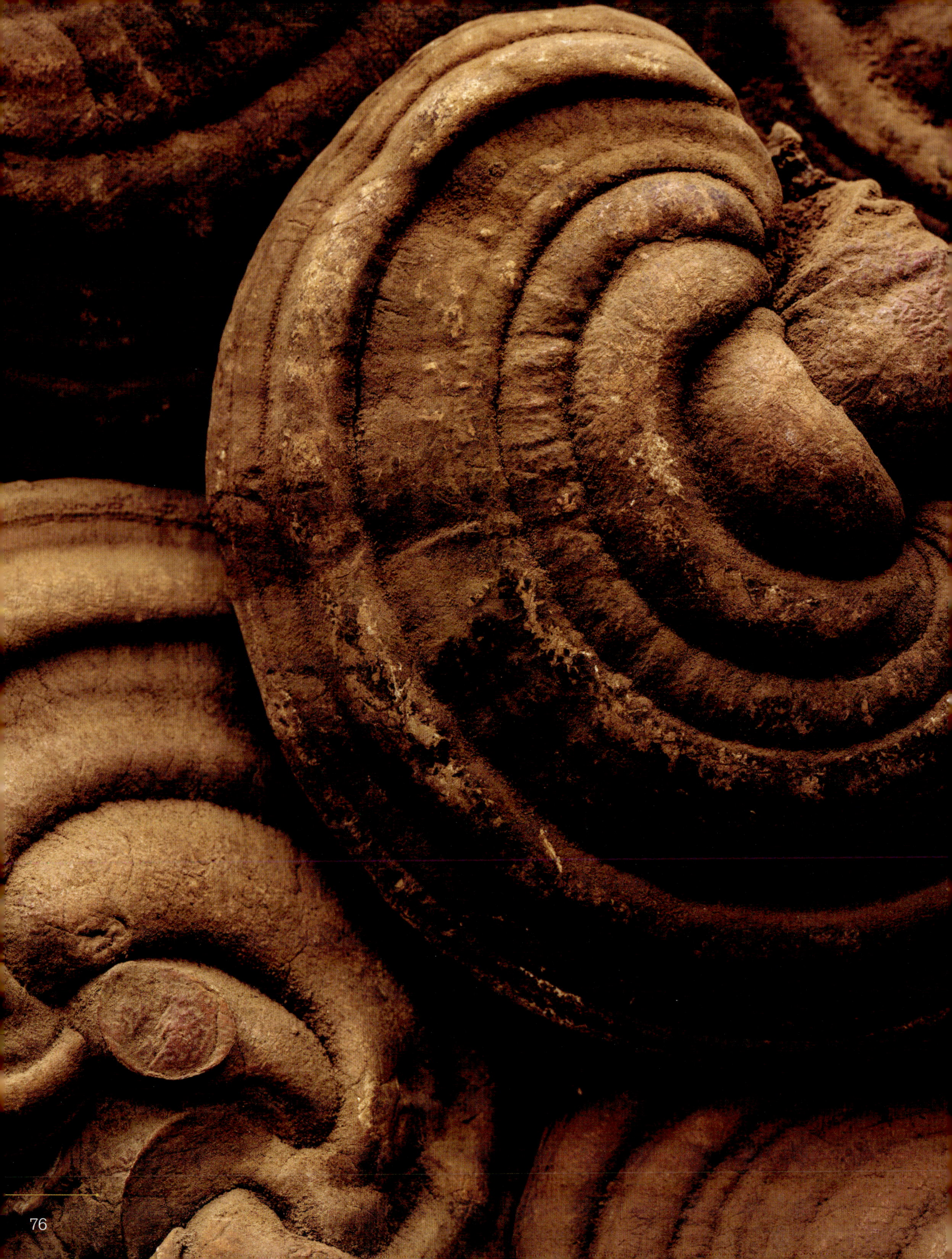

3 DIE TOP HEILPILZE

IN DIESEM KAPITEL finden Sie bislang bekanntes und unbekanntes Wissen über die besten medizinisch wirksamen Heilpilze. Die Begriffe „Heilpilze" und „Vitalpilze" werden oft synonym verwendet. Sie bekommen eine gute Vorstellung davon welche Heilkräfte bestimmte Spezies haben können. In vielen Fällen hat die Wissenschaft die guten Erfahrungen mit Pilzmedizin in der traditionellen Heilkunde und der Mykotherapie bestätigt. Wenn Sie Pilzpulver kaufen, sollte es sehr fein gemahlen sein, biologisch und auf Schadstoffe geprüft.

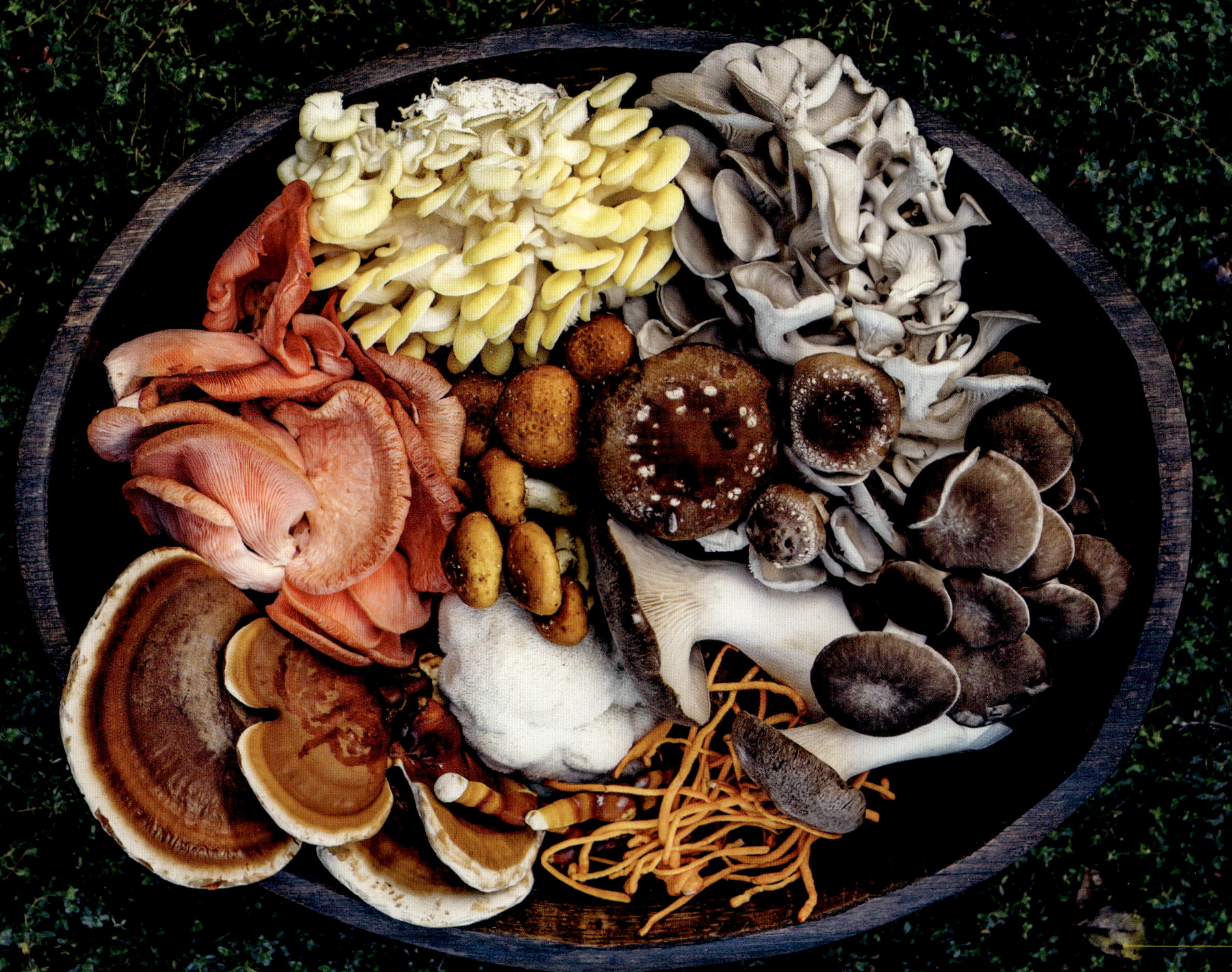

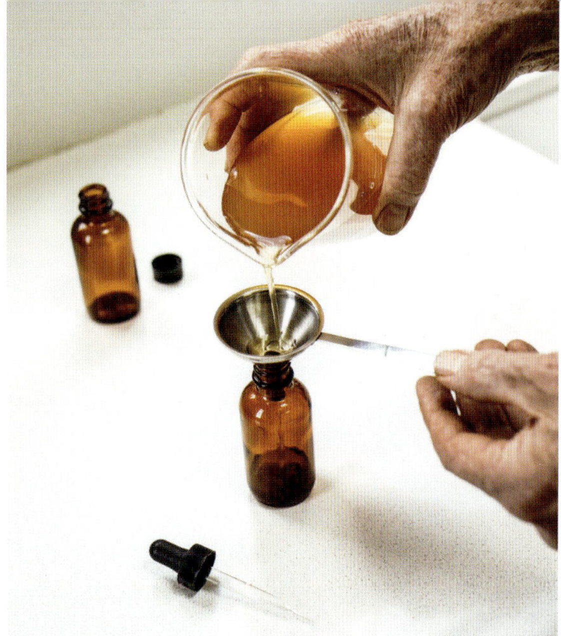

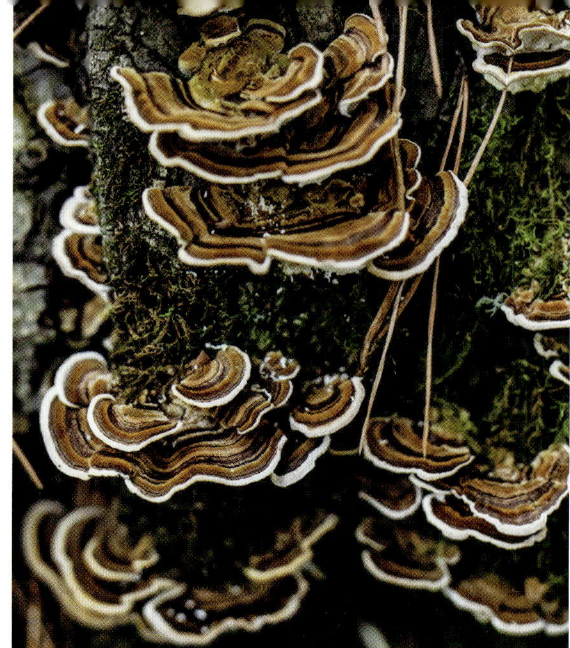

VORTEILE DER PILZMEDIZIN

Als Herbalist mit genügend klinischer Erfahrung, auch als Feldforscher bin ich davon überzeugt, dass Pilze als Nahrungsmittel und Medizin zum gesunden Lebensstil dazugehören. Als Wissenschaftler prüfe ich mit kritischem Blick die wichtigste Forschung, fasse die Ergebnisse zusammen, zeige die Vorteile von Pilzmedizin auf und bestätige oder widerlege Vorstellungen, wie man am besten davon profitiert.

Wenn es um die Bewertung möglicher Vorteile einer bestimmten Pilzspezies und um Empfehlungen für meine Patienten, Freunde und Angehörigen geht, berücksichtige ich sowohl die wissenschaftliche Evidenz als auch die traditionellen Erfahrungen bei der Behandlung von Krankheiten sowie zur Vorbeugung und Erhaltung der Gesundheit allgemein. Von überliefertem Heilwissen können wir viel über die sichere Anwendung bestimmter Pilzarten lernen. Beispielsweise ist Reishi seit über 2000 Jahren als heilkräftiger Pilz hochgeschätzt. Beeindruckend!

Viele Fragen, was den Nutzen von Pilzmedizin angeht, betreffen weniger die Sicherheit – Pilze sind in der Regel sehr gut verträglich – als vielmehr ihre Wirksamkeit bei bestimmten Indikationen. Wiederum Reishi kann eine lange naturheilkundliche Historie bei Atemwegs- und Herz-Kreislauf-Problemen sowie überzeugende wissenschaftliche Belege für immunaktivierende Wirkungen zur Bekämpfung von Krebs und Infektionen vorweisen. Ein starkes Argument für mehr und bessere Forschung auf diesem Gebiet. Tatsächlich gibt es Tausende Publikationen über Gesundheitswirkungen von Reishi. Darüber hinaus bestätigen klinische Studien den Nutzen von Reishi bei bestimmten Erkrankungen und Beschwerden.

BEVORZUGTE SPEZIES

Die in diesem Buch vorgestellten Pilzspezies sind am besten untersucht und werden als anerkannte Mittel der ganzheitlichen Medizin in Kliniken und von Ärzten seit Langem eingesetzt. In diesem Kapitel finden Sie Kurzporträts der jeweiligen Spezies, Geschichte und Hintergrund, sowie Kurzfassungen klinischer Studien die mit Extrakten der Spezies durchgeführt wurden. Zu allen Pilzen gibt es Tierstudien (*in vivo*) und Laborstudien (*in vitro*) mit

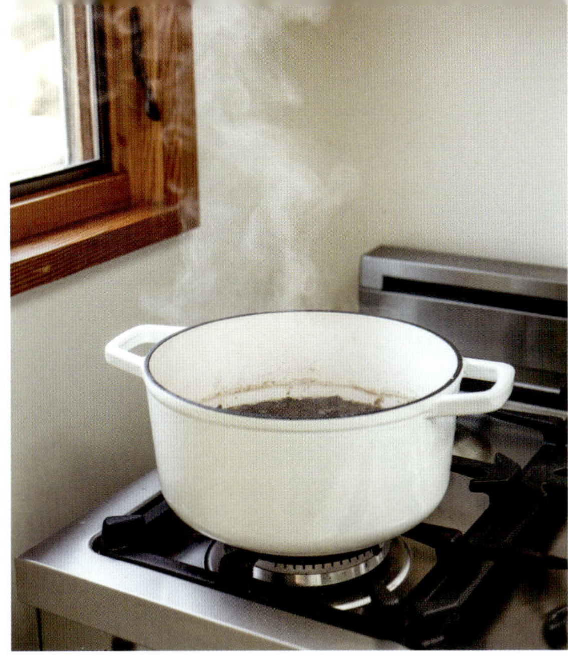

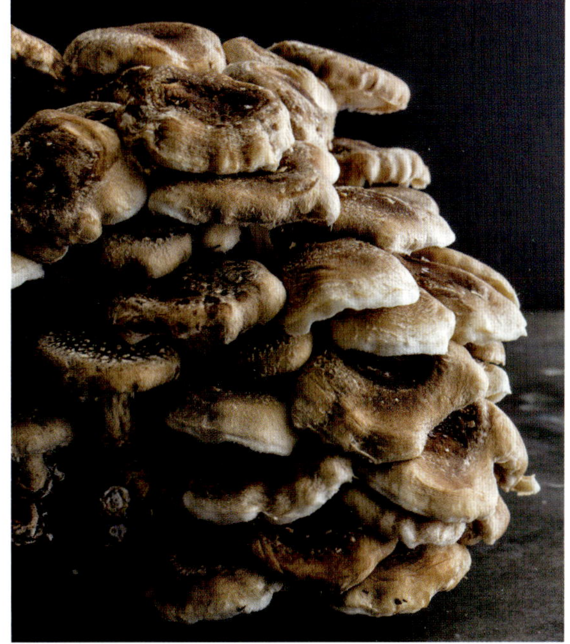

menschlichen oder tierischen Zellkulturen, die auf Vorteile von Pilzmedizin bei Erkrankungen und für die Gesundheit hinweisen.

Ergebnisse solcher Studien müssen als vorläufig verstanden werden, da die Befunde von Labor- und Tierstudien nicht 1:1 auf den Menschen übertragbar sind. Dies betrifft beispielsweise die Behandlung von Symptomen, die Stärkung des Immunsystems und die Bekämpfung von Infektionen und Krebs.

NUTZEN KLINISCHER STUDIEN

Im Vergleich zu Labor- und Tierstudien sind klinische Studien (mit Menschen) wesentlich aussagekräftiger, wenn man Aussagen über die Vorteile einer Pilzspezies machen möchte. Leider sind nur für wenige traditionell genutzte Pilzspezies solide klinische Studien vorhanden, die den anerkannten Standards der evidenzbasierten Medizin genügen.

Studien können dennoch wertvolle Hinweise liefern. Wenn Teilnehmer statistisch signifikant von Pilzmedizin profitieren, ist das ein gutes Argument für die Anwendung einer Spezies zur Behandlung bestimmter Symptome und verspricht langfristig Gesundheitsvorteile.

In klinischen Studien werden häufig Nebenwirkungen erfasst, die bei manchen Patienten auftreten, und mit Placebo-Gruppen (Scheinmedikament) verglichen. In den meisten, wenn nicht allen klinischen Studien mit Pilzextrakten sind nur selten unerwünschte Wirkungen beobachtet worden. Meistens leichte Beschwerden wie Magen-Darm-Verstimmungen, die vergleichbar häufig in den Kontrollgruppen (Placebo)vorkamen.

Klinische Studien stellen auch wertvolle Informationen zur Höhe der Dosis (mg oder ml) und der Dosierung (Anwendungsmodus) bereit, die zu den besten Ergebnissen, zum größtmöglichen Vorteil für die Gesundheit führen. Zudem kommt die Dauer der Anwendung ins Spiel. Die meisten Studien laufen 4–6 Wochen oder Monate. Dies hilft bei der Beantwortung von Fragen, die die Langzeitwirkung eines Extrakts betreffen: Kann sich eine günstige Wirkung (z. B. Immunaktivierung) über Wochen abschwächen oder verstärken? Kommt es bei längerer Anwendung zu Nebenwirkungen?

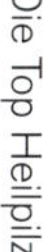

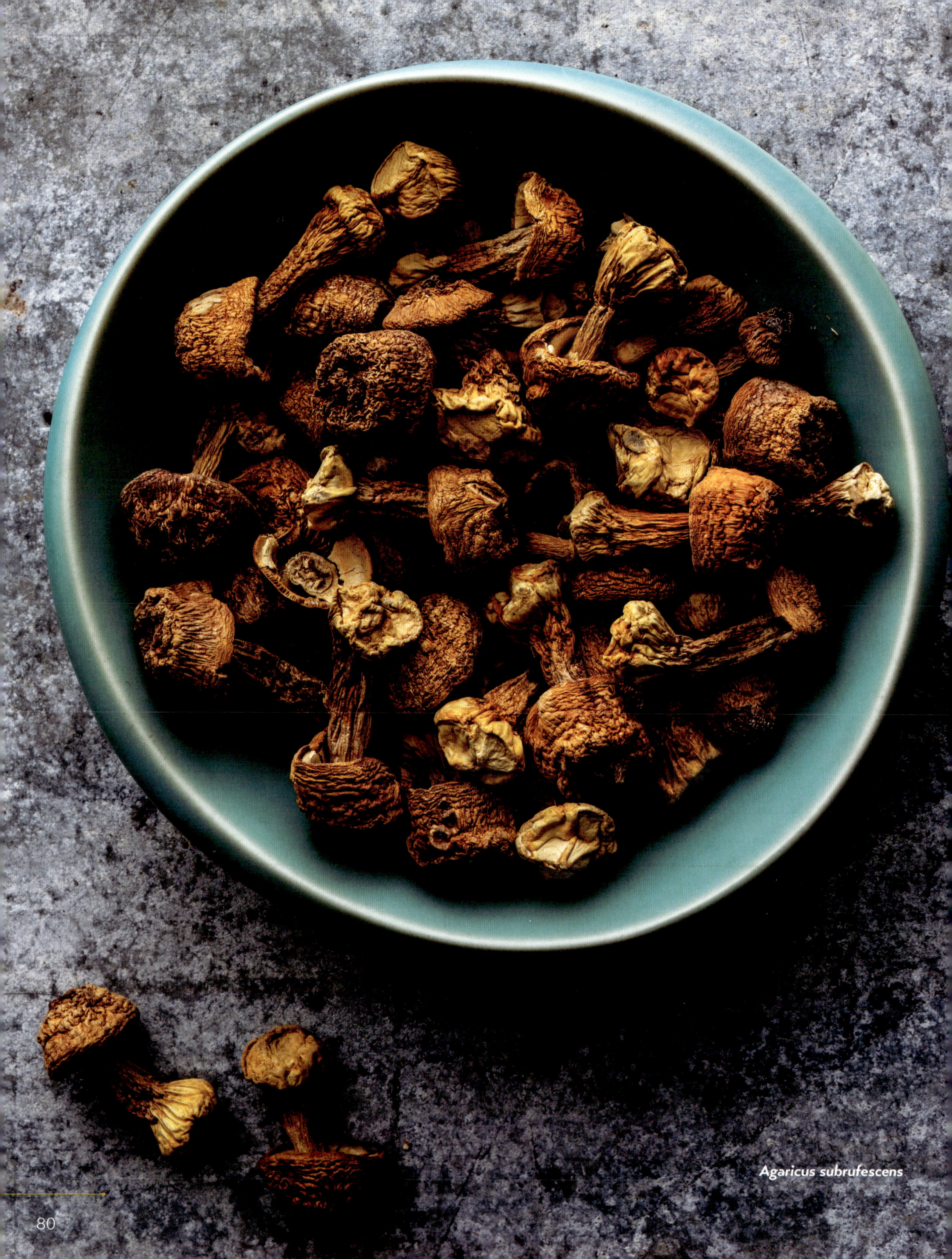

Agaricus subrufescens

AGARICUS

Agaricus subrufescens
und andere Spezies

Erstbeschreibung: Charles Horton Peck 1893

ANDERE NAMEN Mandel-Egerling, Sonnenpilz, Lebenspilz, Mandelpilz, *Sun agaric* (en), *Champignon du soleil* (fr), *himematsutake* (jp), *ji song rong* (cn)

Zur Gattung Agaricus gehören diverse Zuchtchampignons der Spezies *Agaricus bisporus* – der meistkultivierte Pilz der Welt. Champignons sind gesund und schmecken köstlich. Andere Spezies der Gattung bringen Heileigenschaften mit. Für Pilzmedizin zur Behandlung verschiedener Leiden wird am häufigsten *Agaricus subrufescens* verwendet.

POTENZIELLE GESUNDHEITSWIRKUNGEN

- Vorbeugung von Insulinresistenz bei Typ-2-Diabetikern, die Vorgaben des gesunden Lebensstils beachten
- Komplementäre Krebstherapie, Krebs
- Stärkung des Immunsystems, Tonikum
- Antientzündlicher Leberschutz
- Komplementäre Hepatitis-Therapie
- Chemotherapie, begleitend
- Nierenfunktion

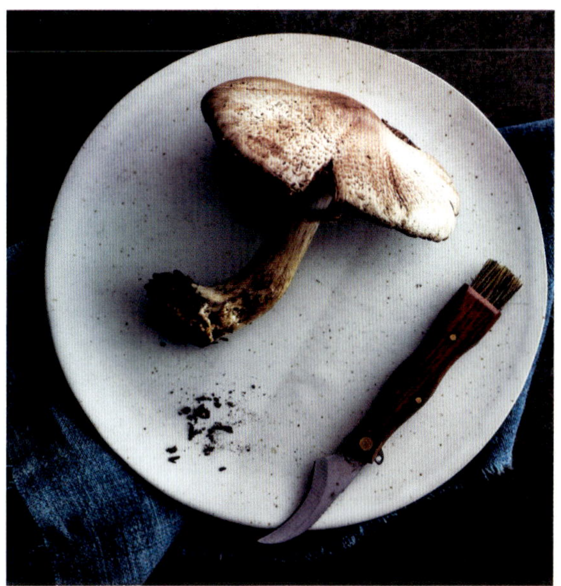

Forschung im Überblick

Agaricus subrufescens (vormals *A. blazei* oder *A. brasiliensis*) wurde in der traditionellen Heilkunde eingesetzt und ist in zahlreichen Nahrungsergänzungsmitteln verschiedener Hersteller enthalten.

Bislang sind 10 kleine klinische Studien in PubMed (weltgrößte Medizindatenbank) veröffentlicht, die mit Dekoktextrakten von *A. subrufescens* in Kapseln durchgeführt wurden. Pilzprodukte mit dieser Spezies können sowohl Fruchtkörper als auch Myzel enthalten. Die Qualität von Myzelprodukten variiert. *A. subrufescens* wird auch für Pilzmischprodukte verwendet. Am besten untersucht sind einige Agaricus-Beta-Glucane und andere Stoffe der Zellwand. Es gibt vielversprechende Ergebnisse in klinischen Studien:

- Von 100 Patientinnen (Eierstock-, Gebärmutterhals/schleimhautkrebs) wurden 39 zusätzlich mit Agaricus behandelt. Die Pilzmedizin linderte Nebenwirkungen der Chemotherapie (Schwindel, Haarausfall, Abgeschlagenheit) und verbesserte Immunfunktionen(erhöhte-NK-Zellenaktivität).[1]

- Signifikant verbesserte Insulinresistenz bei 29 von 72 Typ-2-Diabetikern, die 12 Wochen mit 1500 mg *A. subrufescens* behandelt wurden.[2]
- Verbesserte Immunfunktionen, reduzierte Blutzucker- und Cholesterinwerte und verbesserte Nierenfunktion bei 28 Darmkrebspatienten (Stadium I–III).[3]

Die vorläufigen Ergebnisse einiger kleiner Studien sprechen dafür, dass Patienten mit Hepatitis C und B von Pilzmedizin profitieren. Die komplementäre Anwendung von *A. subrufescens* über 12 Monate war mit reduzierten Leberenzymen assoziiert.[4]

Traditionelle Anwendung

Verschiedene Spezies von Agaricus werden in Brasilien und Japan als gesunde Zugabe zur Ernährung verwendet. Man sammelt dort die Pilze in freier Wildbahn und isst sie, um Krankheiten vorzubeugen, Symptome von Diabetes und Krebs zu lindern und als Gesundheitstonikum.

Dosierung

Studien zufolge beträgt die wirksame Einzeldosis 100 mg (1,5 g) Pilzextrakt, ½ TL oder 3–4 Kapseln.

Kommerzielle Pilzprodukte

Supplemente sollten so wenig Stärke wie möglich enthalten. Mit dem Jodtest können Sie Pilzprodukte selbst prüfen (siehe S. 74) – es sei denn, das Produkt wurde aus Fruchtkörpern (die keine Stärke produzieren) hergestellt.

Identifikation in freier Wildbahn

Manche Agaricus-Spezies sind essbar und schmecken köstlich – aber nicht alle. Es gibt durchaus Wildexemplare, die scheußlich schmecken. Sie sollten wild gesammelte Pilze eindeutig identifiziert haben, bevor Sie sie essen.

VORKOMMEN. Agaricus sind im Bodenlaub kultivierter Gärten zu finden. Der Riesenchampignon (*Agaricus augustus*) bevorzugt Straßengräben, Laub- und Nadelholzwälder. Ein edler Speisepilz der Agaricus-Familie.

SPEZIES. Für Pilzmedizin ist *Agaricus subrufescens* die wichtigste Spezies. Im Südosten der USA ist er sogar in freier Wildbahn anzutreffen. Auch der wilde Riesenchampignon (*A. augustus*) ist in Nordamerika heimisch. Beide Arten duften nach Mandeln und bekommen gelbe

Ein Agaricus, der „chemisch" riecht und am Stiel durch Druck gelbliche Flecken macht, ist ungenießbar.

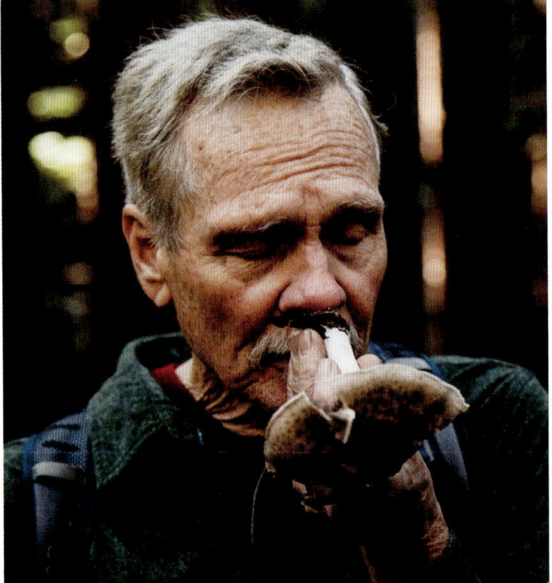

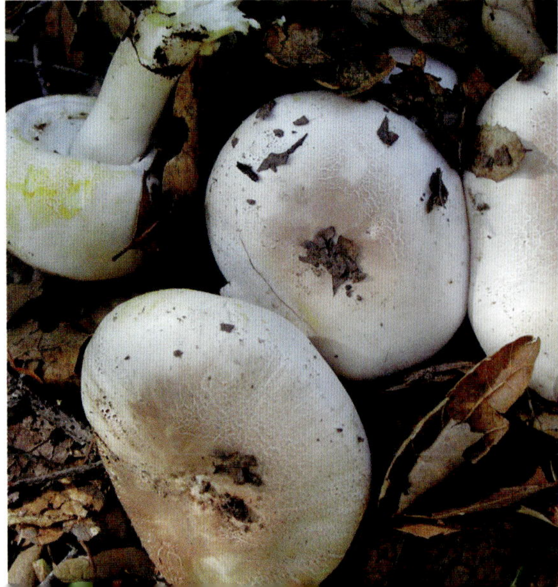

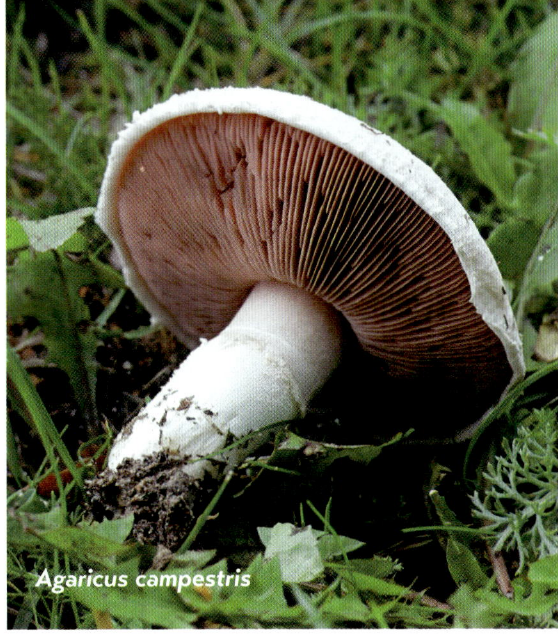
Agaricus campestris

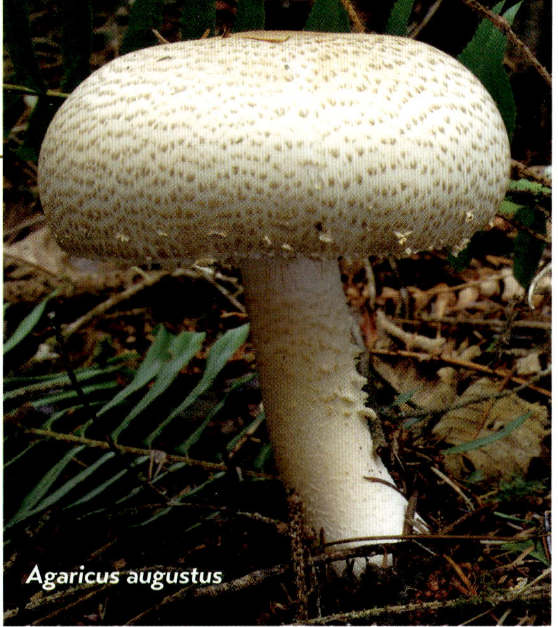
Agaricus augustus

Druckstellen. Ich würde den Champignon ohne Weiteres für dieselben Indikationen verordnen wie den medizinischen *A. subrufescens*.

ERKENNUNGSMERKMALE. Der Wiesenchampignon (*Agaricus campestris*) und verwandte Arten sehen ähnlich aus wie die Champignons aus der Gemüseabteilung und haben immer rosa-, oder dunkel- bis schwarzbraune Lamellen. Die Volva, eine „Außenhülle" an der Stielbasis, fehlt. Wenn Sie einen wilden Champignon aus der Erde ziehen, eine rasche Gelbfärbung an Stielbasis und komischen Geruch bemerken, ist es eine ungenießbare Spezies, z.B. Karbo-Champignon (*Agaricus xanthoderma*). Wenn keine Gelbfärbung auftritt und der Pilz ein angenehm süßes Mandel-Marzipan-Aroma hat, haben Sie wahrscheinlich einen guten Speisepilz entdeckt. Definitiv delikat.

DOPPELGÄNGER. Pilze der Gattung *Amanita* (Knollenblätterpilze) sind hoch giftig. Leider ähneln sie teilweise dem Agaricus. Ein besondere Gefahr besteht in der Verwechslung des wilden Champignons mit dem Weißen Knollenblätterpilz (*Amanita phalloides*), der tödlich giftig ist.

Der Stiel von Knollenblätterpilzen wächst aus einer Knolle, daher der Name, der Stiel von Champignons nicht. Knollenblätterpilze haben immer weiße Lamellen, dadurch unterscheiden sie sich eindeutig von den wilden Champignons. Sofort zu unterscheiden ist der rot-weiß getupfte Fliegenpilz (*Amanita muscaria*). Um sicher zu gehen, machen Sie einen Sporenabdruck vom Hut (siehe S. 213). *Agaricus*-Sporen sind dunkel- bis schwarzbraun. Ein weißer Sporenabdruck entlarvt immer *Amanita*-Doppelgänger. In diesem Fall ist die Farbe entscheidend: braun-schwarz oder weiß?

Sammeln, zubereiten, anwenden

Gewöhnlich finden Sie Agaricus-Spezies von Frühjahr bis Herbst auf Wiesen oder im Wald. Die Pilze lieben verrottende Blätter und organische Stoffe (Kuhdung) mit Nährwert. Drehen Sie den Pilz aus dem Boden und befreien Sie Hut und Stielbasis von Erde und Abfall. Noch mal genau checken und nur wenn Sie absolut sicher sind, dass es kein Knollenblätterpilz ist, mitnehmen. Zu Hause spülen Sie die Pilze ab. Anschließend gleich zubereiten oder bis zu 5 Tage im Kühlschrank haltbar, in Stoff gewickelt oder in einer kleinen Glasdose, die Sie mit etwas Küchenkrepp gegen Feuchtigkeit auslegen können. Keine Plastikverpackungen, darin verderben die Pilze.

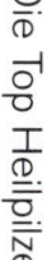

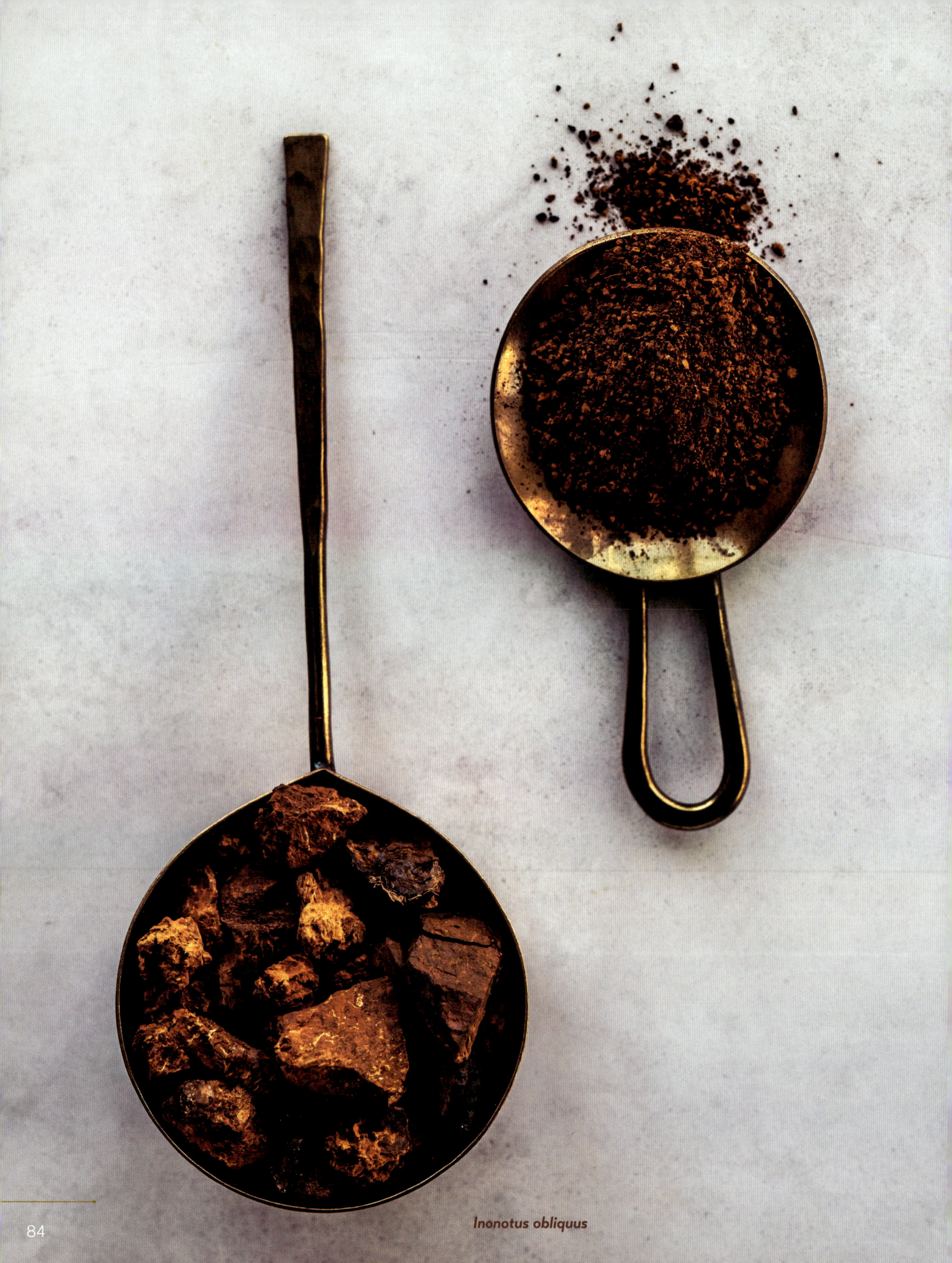

Inonotus obliquus

CHAGA

Inonotus obliquus

Namensgebung: Albert Pilát 1942

ANDERE NAMEN Schiefer Schillerporling, *Polyporus obliquus, clinker polypore* (en), *kabanoanatake* (jp), *bai hua rong* (cn)

Chaga ist ein faszinierender Pilz, in Wahrheit ein „Pilz-Sclerotium", eine sterile Masse von hochkonzentriertem Myzel. Er wird seit Jahrhunderten als traditionelle Volksmedizin verwendet, insbesondere von den *Chanten*, einer finno-ugrischen Ethnie im westsibirischen Tiefland. Chaga gilt als Mittel zur Vorbegung von Tuberkulose und Herzkrankheiten sowie als Krebsmedizin in Russland, Sibirien und Osteuropa. Der Name *Chaga* bedeutet *Pilz* in der Sprache der *Komi-Permjaken*, die im uralischen Kama-Becken leben. In jüngster Zeit ist diese bemerkenswerte Pilzkreation auch in anderen Weltregionen äußerst populär. Tipp: Wenn Chaga als Pulver sehr fein gemahlen ist und als Tee zubereitet wird, hinterlässt er keinen körnigen Satz in der Tasse.

POTENZIELLE GESUNDHEITSWIRKUNGEN

- Antitumoraktivität, Krebstherapie
- Antioxidans
- Immunmodulation, immunstimulierend
- Blutzuckerregulation
- Herzschutz, Herz-Kreislauf
- Antivirale und antibiotische Wirkungen
- Magen-Darm-Erkrankungen (Gastritis, Colitis)

Forschung im Überblick

In Chaga hat man mehr als 200 verschiedene bioaktive Stoffe entdeckt. Das ist eine Sensation. Betulinsäure verleiht dem inneren Sclerotium die gelb-orange Färbung, hat nachweislich krebshemmende, antivirale und antibakterielle Eigenschaften und ist auch bei Wurm- und Parasitenbefall wirksam. Birken sind die Hauptwirte von Chaga, und Birkenrinde enthält bis zu 25 Prozent Betulinsäure. Ihre enorm krebshemmende Wirkung beruht unter anderem darauf, dass bei Krebszellen via Mitochondrien der programmierte Zelltod (Apoptose) ausgelöst wird. Obwohl Betulinsäure bei manchen Krebsformen zytotoxisch (zellabtötend) wirkt, sind gesunde Zellen und Gewebe gegen Betulinsäure resistent, was den therapeutischen Stellenwert von Chaga bei Krebs unterstreicht.[5]

Studien zeigen, dass Sclerotiumextrakt das Wachstum von Krebszellen direkt hemmt. Myzelextrakt verstärkt hingegen Immunfunktionen zur Zerstörung von Krebszellen. Forschungsergebnisse weisen darauf hin, dass Myzelextrakt plus Sclerotium aus der freien Wildbahn ein hochwirksames Mittel zur Vorbeugung und Bekämpfung von Krebs ist.[6] Die schwach immunmodulierende Eigenschaft überrascht nicht, da ein Chaga-Sclerotium-Dekokt nur einen Anteil von 1,2 Prozent Beta-Glucanen aufweist.[7]

Die Schwarzfärbung des Sclerotiums bewirkt Melanin, das gleichfalls immunmodulierend wirkt. Antioxidative Phenole wie Kaffeesäurederivate, Di- und Triterpene sind reichlich vorhanden. Das Myzel bringt Zellwandpolymere wie Beta-Glucane und Chitin mit. Alles in allem wird das Immunsystem von den

Zellwandbestandteilen Chitin und Beta-Glucan sowie Terpenen stimuliert und moduliert.

- Tierstudien und Laborstudien mit Zellkulturen ergaben, dass Chagaextrakte antioxidativ, blutzucker- und insulinregulierend, krebshemmend, antimutagen, immunstimulierend, direkt antiviral und antibakteriell wirksam sind.[8]
- Es gibt klinische Chaga-Studien in englischer und russischer Sprache. Zwei Studien aus Russland (1973, 1981) konnten zeigen, dass Patienten mit Schuppenflechte (Psoriasis) und schmerzhaftem Magengeschwür (Ulcus ventriculus) von der Behandlung mit Pilzmedizin profitierten. Die Dosierung betrug 1 TL bis 1 EL Chaga-Tinktur, dreimal täglich.

Traditionelle Anwendung

In Russland, in der Ukraine und anderen Ländern Osteuropas ist Chaga ein anerkanntes Naturheilmittel: zur Vorbeugung und Behandlung von Krebs, als hochwirksames Antioxidans, zur Behandlung von Diabetes und Insulinintoleranz, Herz-Kreislauf-Erkrankungen, wegen seiner direkt antiviralen und antibakteriellen, antientzündlichen und immunmodulierenden Eigenschaften.[9]

Die traditionelle Heilkunde empfiehlt den Chaga-Pilz bei Tuberkulose, Magen-

ANMERKUNG | OXALATE

Wilder Chaga enthält lösliche Oxalate. Ein Naturstoff, der in Pflanzen vorkommt und – reichlich genossen – Nierensteine verursachen kann. In wildem Chaga kann vergleichbar viel Oxalat vorhanden sein wie in Mandeln, Getreide und Erdnüssen, aber auch wie in (oxalatreichem) Spinat, Rhabarber und Roter Bete. Andere geläufige Pilze bringen deutlich weniger lösliche Oxalate mit.[18]

Der Gesamtanteil löslicher Oxalate in kultiviertem Myzel ist offenbar noch nicht analysiert worden. Da Pilze Unmengen lösliche und unlösliche Oxalate produzieren, wenn sie Holz verstoffwechseln, liegt es auf der Hand, dass wilder Chaga mehr Oxalate enthält als kultivierter Myzel-Chaga.[19]

Eine einzige Studie berichtet über einen Fall von Nierenschäden in Verbindung mit Chaga-Langzeittherapie, bei einer 72-jährigen Japanerin, die an Leberkrebs erkrankt war.[20] Sie hatte täglich 4–5 TL Chaga-Pulver mit heißem Wasser eingenommen, 6 Monate nach der Diagnose Leberkrebs. Monate später entdeckte man Nierenschäden, verursacht durch Oxalatkristalle. Es ist nicht gesichert, dass das Nierenversagen durch Chaga-Einnahme in Verbindung mit nierentoxischen Medikamenten inklusive Chemotherapie ausgelöst wurde.[21]

Das Oxalatproblem lässt sich leicht vermeiden, wenn man lösliches Calcium konsumiert, das in allen Milchprodukten enthalten ist. Dann entstehen im Darm harmlose Calciumoxalate, die mit dem Stuhl ausgeschieden werden. Dennoch sollten Sie sich vom Hausarzt beraten lassen, bevor Sie Chaga anwenden. Gegenanzeigen: oxalatreduzierte Ernährung, Vorerkrankung an Nierensteinen, Schwangerschaft, Stillzeit und immunsuppressive Therapie.

beschwerden, Leber- und Herzkrankheiten und bei Magen-Darm-Krebs.[10] In Russland setzt man Chaga häufig gegen Infektionen, zur Tuberkulosetherapie und als Heilmittel bei Herz-, Leber- und Magenproblemen ein. In traditionsbewussten sibirischen Dörfern zerstoßen die Bewohner noch heute Pilz-Sclerotien, um heilkräftigen Chaga-Tee herzustellen.[11]

Die beste Geschichte über Chaga stammt von einer Patientin aus der Ukraine. Sie erzählte mir von ihren Brüdern, die innerhalb kurzer Zeit die Diagnose Nierenkrebs bekamen. Ein Bruder entschied sich für Naturheilmittel, stellte seine Ernährung um und nahm täglich Chaga-Tee/-Tinktur ein. Der andere ließ sich schulmedizinisch behandeln, inklusive Chemotherapie – ohne Pilzmedizin. Der Bruder, der Chaga benutzt hatte, überlebte sechs Jahre, der andere Bruder nur zwei. Beide Brüder starben an ihrer Krebserkrankung.

Die Frau erzählte mir zudem, dass die Chaga-Pilze in der Ukraine und Russland äußerst populär sind. Sie werden insbesondere häufig bei Krebspatienten und als Gesundheitstonikum eingesetzt. Meistens stellt man eine Tinktur aus zerstoßenem Sclerotium und Wodka her. Ein kräftig aufgebrühter, würziger frischer Chaga-Tee wird aber auch gerne getrunken.

Dosierung

Ich empfehle ein Dekokt. 3–5 Gramm (bis zu 24 Gramm bei aktiver Krebserkrankung): zerstoßenes oder gepulvertes Sclerotium mit der zehnfachen Menge Wasser 30–60 Minuten köcheln. Die Dekoktstärke sollte auf Körpergröße, Gewicht und die aktuelle Befindlichkeit des Patienten abgestimmt sein, um möglichen Nebenwirkungen vorzubeugen (z. B. Verdauungsstörungen).

Anschließend können Sie eine Doppelextrakt-Tinktur zubereiten (siehe S. 66). Die Dosis beträgt dann 1 TL zwei- bis dreimal pro Tag zur Stärkung der Gesundheit, bei schwerer Erkrankung bis zu fünfmal täglich.

Traditionell wird Chaga-Tee so zubereitet: 500 ml kochendes Wasser auf 10 Gramm Chaga, eine Stunde ziehen lassen. Abseihen und die Flüssigkeitmenge wieder auf 500 ml auffüllen. Dreimal täglich 200 ml einnehmen.

Kommerzielle Pilzprodukte

Klären Sie zunächst, ob es sich um wilden Chaga oder kultiviertes Myzel handelt (Produktinfo). Wilder Chaga ist die traditionelle Option und in mancher Beziehung stärker wirksam. Myzel ist das nachhaltigere Mittel. Insbesondere dann, wenn standardisierte Mengen von Beta-Glucanen und Triterpenen garantiert sind. Mit dem Jodtest können Sie das Produkt selbst prüfen (siehe S. 74). Wilder Chaga enthält niemals Stärke.

Via Internet werden diverse russische Pulver mit wildem Chaga angeboten. Ein nationales Kulturprodukt. Beworbene Indikationen sind chronische Gastritis und Magenentzündung. Als Kontraindikationen werden Schwangerschaft und Stillzeit sowie Dysenterie und Darmentzündung (Colitis) genannt.

Identifikation in freier Wildbahn

VORKOMMEN. Chaga ist in Wäldern nördlicher Regionen wie Sibirien, Kanada, Finnland und im Nordosten der USA

Chaga auf Birkenrinde

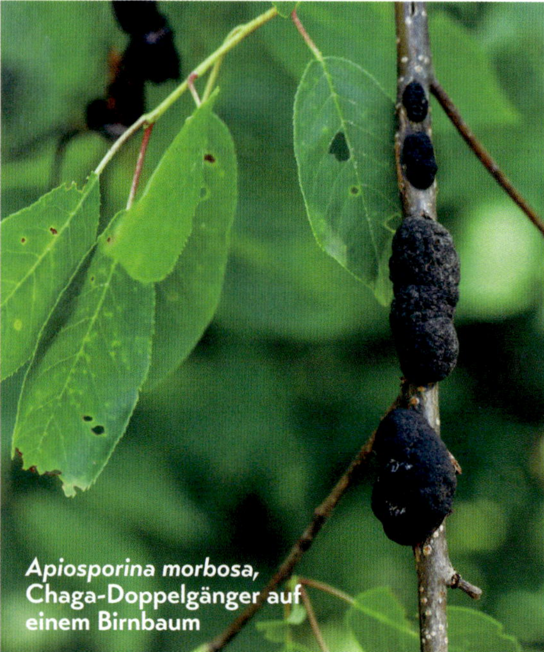
Apiosporina morbosa, Chaga-Doppelgänger auf einem Birnbaum

heimisch. Über die ökobiologischen Interaktionen von Baum und Pilz ist wenig bekannt. Die schwarzen amorphen Sclerotia wachsen auf Birken, wenn sie vom Pilz infiziert wurden. Manchmal sind auch Harthölzer wie Buchen und Eichen befallen.

Obwohl das Chaga-Sclerotium als dichtgepackte, sterile Myzelmasse definiert ist, enthält es Schätzungen zufolge nur 10 Prozent Pilzgewebe. Der Rest ist abgebautes Baumholz.[12] Kaum bekannt ist, ob aktive Pilzkomponenten in dieses Gewebe einwandern. Der sporenbildende Fruchtkörper ist relativ klein und gedeiht meist unter der Baumrinde, an verletzten oder abgestorbenen Stellen.

Chaga wächst auf lebenden Bäumen. Man sieht häufig Sclerotia, die aus Baumwunden herauswachsen. Nach jahrelanger Beobachtung glaube ich, dass das Sclerotium eine Art Wundschorf ist, der den Baum schützt – dort, wo das Myzel mit dem lebenden Wirtsbaum koexistierte.[13] Es gibt Forscher, die Chaga als parasitische Spezies oder echtes Pathogen für den Baum einstufen, da er in der Regel innerhalb von 20 Jahren abgetötet wird. Man hat aber auch infizierte Bäume gefunden, die 80 Jahre alt wurden.[14]

ERKENNUNGSMERKMALE. Chaga sieht aus wie ein großes Stück Holzkohle. Vom Baum gebrochen oder abgeschlagen offenbart sich die gold-orangefarbene innere Sclerotium-Masse. Die schwarzen Sclerotia können klein sein oder aber bis Fußlängengröße aus der Baumrinde herausragen. Der eigentliche Fruchtkörper ist unscheinbar und selten zu sehen. Er reift nur kurzzeitig aus, in der Regel unter der Rinde verborgen. In jedem Fall ist der „holzkohlenartige“ Pilz leicht zu erkennen.

DOPPELGÄNGER. Es gibt nur einen Verwechslungs-Kandidaten: *Apiosporina morbosa* bevorzugt Kirschbäume und andere *Prunus*-Spezies. Knollige, harte Fruchtkörper von Pilzen kommen auf verschiedenen Baumarten vor. Sie haben aber keine schwarze, amorph zerklüftete Oberfläche und kein goldgelbes Innenleben. Knollen an Nadelholz können Sie ausschließen. Manchmal findet man dunkle knollige Auswüchse an Bäumen, die durch Virusinfektionen verursacht wurden. Sie weisen aber keine Erkennungsmerkmale von Chaga auf.

Am besten beschränken Sie sich auf Birken, wenn Sie nach Chaga suchen.

Sammeln, zubereiten, anwenden

Chaga wird mit Hammer und Meißel geerntet und für Tees, Tinkturen und andere Pilzprodukte zermahlen. Fein gemahlener Chaga schmeckt fast wie Vanille. Genießer verwenden für den Chaga Chai (Tee) Gewürze wie Ingwer, Gewürznelken, Pfeffer oder Kardamom.

Es gibt Diskussionen über die Nachhaltigkeit der Gewinnung von wildem Chaga. Sammler berichten, dass im hohen Norden Kanadas Tausende Kilometer mit Birken inklusive Chaga bewachsen sind. Andere weisen darauf hin, dass der Pilz sehr langsam wächst und Ernten im großen Maßstab möglicherweise nicht nachhaltig sind. Vor allem dann, wenn die Nachfrage steigt.

Aus der Forschung wissen wir, dass Chaga-Sclerotia innerhalb von 4–7 Jahren nach der Ernte nachwachsen können, je nach Größe. Eine Studie befasste sich mit der Nachhaltigkeit kommerzieller Chaga-Ernten auf der Basis von Schätzungen für russische Regionen im fernen Südosten des Landes. Ergebnis: Es gibt noch riesige Vorkommen. Chaga-Ernten sind derzeit als nachhaltig zu bewerten.[15]

Trotzdem gut: Viele Hersteller kultivieren Myzel auf gekochtem Reis oder anderen Substraten. Da das Myzel in den schwarzen Sclerotia am Baum von Natur aus vorkommt und Fruchtkörper so gut wie nie verwendet werden, erscheint dies als angemessene Lösung. Einziger Nachteil ist, dass das Produkt Stärke enthalten kann. Testung auf Beta-Glucane, Triterpene und Phenole wird empfohlen. Darüber hinaus findet man in kultivertem Myzel kaum oder kein immunmodulierendes Melanin und keine Betulinsäure mit Antitumorwirkung.

Das muss kein Nachteil sein, da immunmodulierende und krebshemmende Wirkungen auch von reichlich Triterpenen, von Beta-Glucanen und antioxidativen Phenolen (Benzoesäurederivate wie Kaffeesäure) vermittelt werden, die in kultivierten Pilzprodukten vorhanden sind.

Eine Studie wies nach, dass ein Chaga-Heißwasser-Extrakt im Vergleich zu allen anderen untersuchten Pilzextrakten (Reishi, Phellinus, Agaricus u. a.) überlegen antioxidativ wirksam ist.[16] Diese Wirksamkeit beruht vor allem auf Polyphenolen, die meist wasserlöslich sind. Triterpene in Chaga sind andererseits besser alkohollöslich.[17]

Die Bioverfügbarkeit von Polyphenolen nimmt zu, wenn Chaga mit Dampfdruck zubereitet wird, z. B. im Schnellkochtopf. Triterpene wirken leberschützend und krebshemmend. Außer Dekokten sind diesbezüglich auch Doppelextrakt-Zubereitungen empfehlenswert.

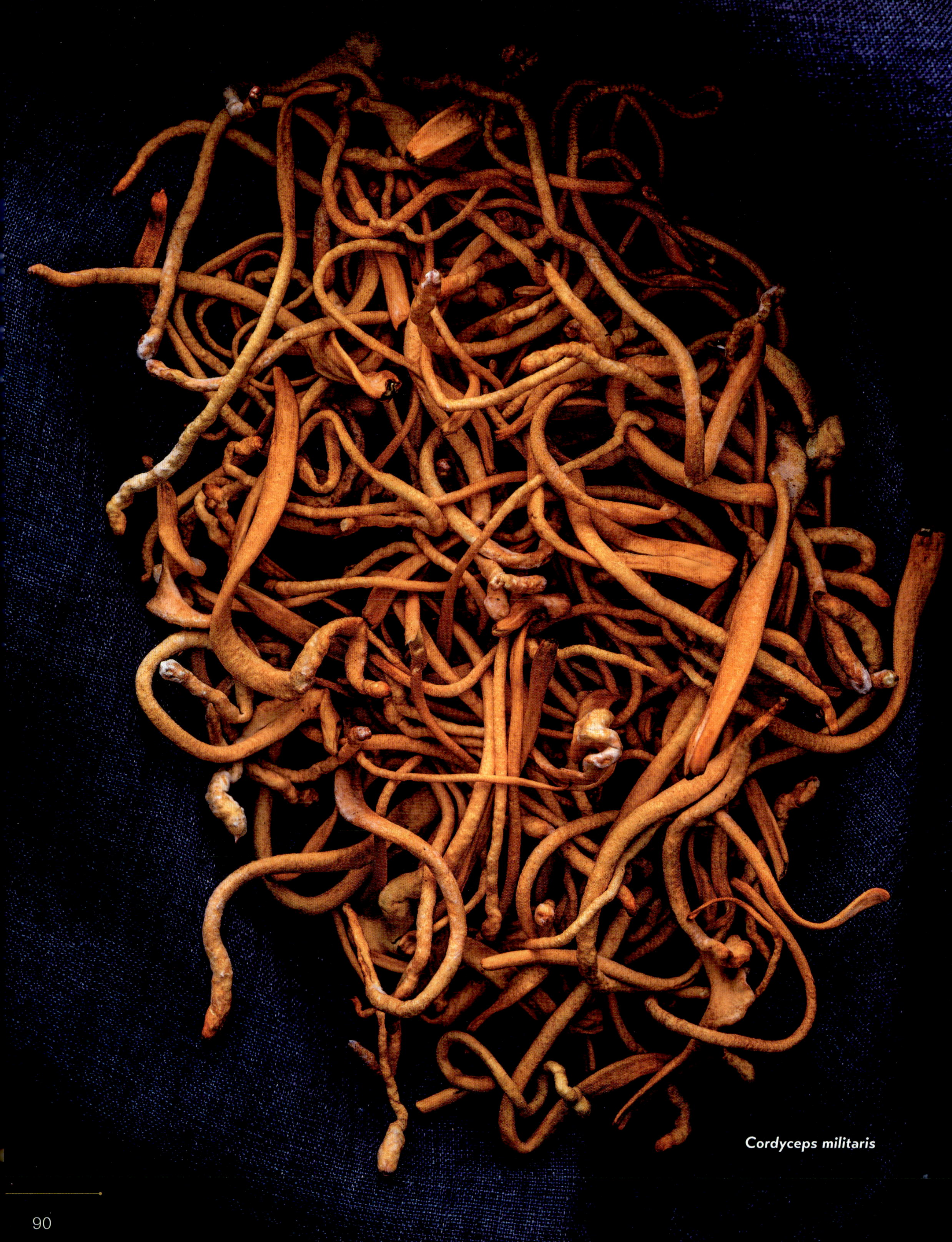

Cordyceps militaris

CORDYCEPS

Ophiocordyceps sinensis, Cordyceps militaris

Erstbeschreibung: Gi-Ho Sung et al., 2007 (*O. sinensis*); Elias Magnus Fries, 1818 (*C. militaris*)

ANDERE NAMEN Raupenpilz, Puppen-Kernkeule, *caterpillar fungus* (en), *tohchukaso* (jp), *yartsa gunbu* (tibetisch), *dong chong xia cao/Gongcao* (cn „Winterwurm, Sommergras")

Wilder Cordyceps ist eigentlich eine Geistermottenraupe, die vom Myzel des Pilzes *Ophiocordyceps sinensis* (vormals *Cordyceps sinensis*) komplett aufgezehrt wird. Ausgehend vom Raupenkopf entwickelt sich ein keulenförmiger Fruchtkörper. Traditionelle Heilsysteme schätzen den Pilz seit mehr als tausend Jahren. Da wilder Cordyceps selten vorkommt und mit Gold aufgewogen wird, nutzt man *Cordyceps militaris* als nachhaltige und wirksame Alternative.

POTENZIELLE GESUNDHEITSWIRKUNGEN

- Nierenschutz, chronische Nierenerkrankung
- Mehr Leistung und Ausdauer
- Potenzfördernd
- Lindert Lungenbeschwerden (Bronchien, Asthma, Luftnot/Keuchen und Husten)
- Adaptogen und Stärkungsmittel im höheren Lebensalter, Vitaltonikum
- Krebshemmend (Mundkrebs, Magenkrebs, Gebärmutterhalskrebs)
- Erschöpfung, Müdigkeit

Forschung im Überblick

Cordyceps gehört in den USA und vielen anderen Ländern zu den populärsten Vitalpilzen. Er soll Vitalität und Potenz fördern, die Ausdauer verbessern, Altersabbau verzögern und Stress mindern. Es gibt aber noch nicht viele klinische Studien für *Ophiocordyceps sinensis* und *Cordyceps militaris* die diese Darstellungen umfangreich stützen.

Viele Gesundheitsvorteile, die mit dem Raupenpilz verbunden sind, sind durch die mehr als tausendjährige traditionelle Anwendungserfahrung und der kulturelle Wertschätzung belegt. Ob die viel gerühmten Heileigenschaften von Cordyceps durchaus auch anderen Spezies als *O. sinensis* zuzuschreiben sind, wird lebhaft diskutiert.[22] Es besteht Forschungsbedarf.

- In einer Studie wurde die Fitness bei älteren Teilnehmern untersucht. Sieben Teilnehmer bekamen Placebo und acht 333 mg Cs-4 über 12 Wochen dreimal täglich, anschließend 12 Wochen Placebo.[23] Unter Cs-4 erhöhten sich die Belastungsgrenzwerte des Stoffwechels um 10,5 % und der Lungenbelüftung um 8,5 %, verglichen mit Placebo. Beide Grenzwerte sind Marker des aeroben Energiestoffwechsels. Höhere Messwerte weisen auf eine Lactatanhäufung hin, die Muskelschmerz und Leistungseinbußen verursacht. Wegen der geringen Teilnehmerzahl und Leistungssteigerung (+8,5 %) sind die Studienergebnisse mit Vorbehalt zu betrachten.
- Eine ähnliche Studie mit 22 Radfahrern, die täglich 3 Gramm Cs-4 eingenommen hatten, konnte leider keine signifikante Verbesserung der Ausdauerleistung feststellen.[24]

• Eine neuere kontrollierte klinische Studie mit 98 Nierenpatienten ergab, dass *C. militaris* (100 mg täglich, 3 Monate) zum Nierenschutz beiträgt, die Nierenfunktion verbessert und die fortschreitende Erkrankung verzögert.[25]

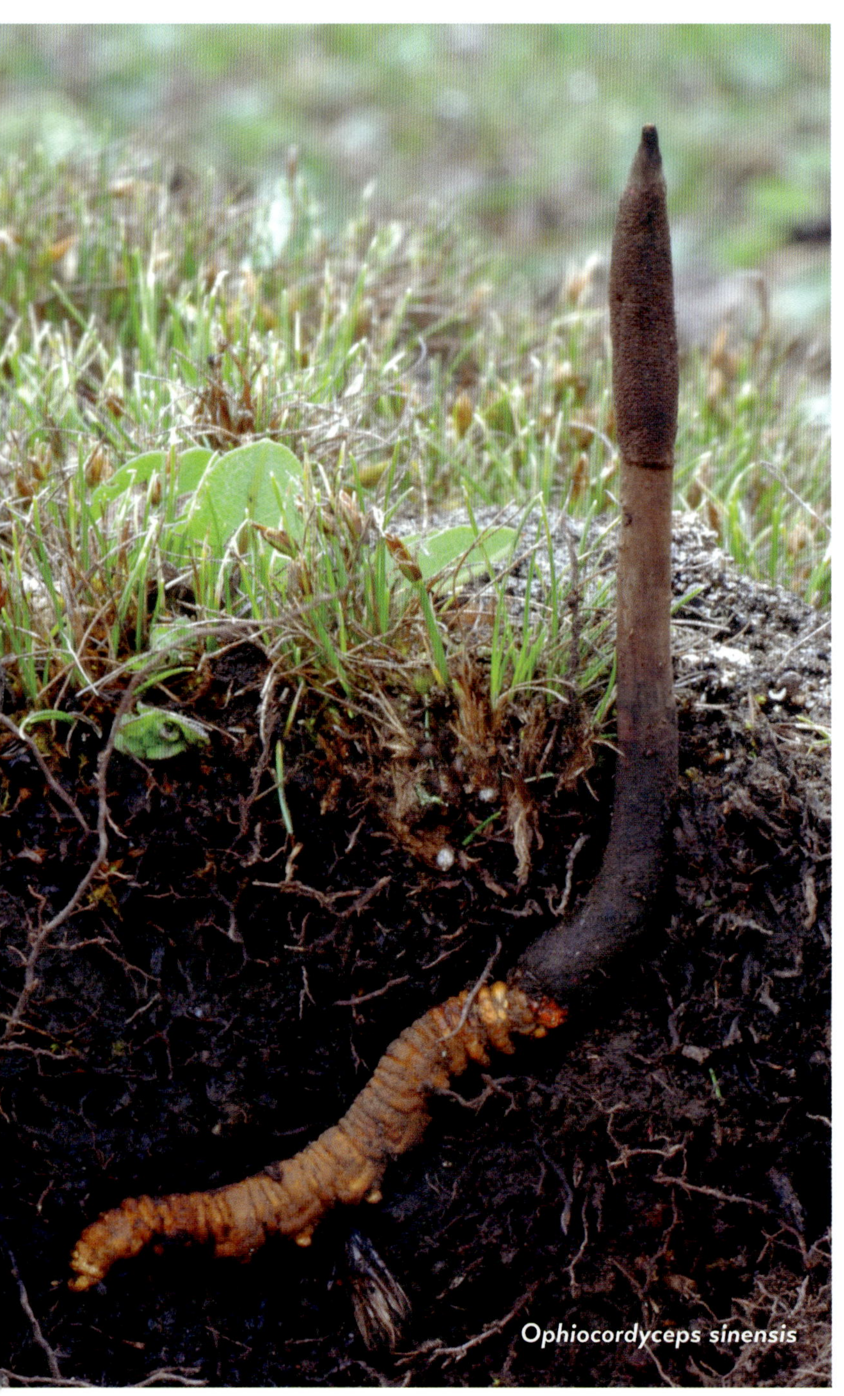

Ophiocordyceps sinensis

• Klinische Studien belegen auch, dass Cordyceps die Nieren vor toxischen Medikamenten wie Ciclosporin (Immunsuppressivum) schützt. Eine Metaanalyse von 9 klinischen Studien zeigte, dass Nierentransplantatpatienten vom chinesischen Cs-4-Extrakt profitieren. Bei Patienten, die mit Ciclosporin behandelt wurden, um Organabstoßung vorzubeugen, beobachtete man eine verbesserte Nierenfunktion und weniger Komplikationen. Die Autoren erklären, dass Cs-4 komplementär mit Immunsuppressiva verabreicht „für Transplantatpatienten vorteilhaft sein kann". Mehr Studien zur Klärung der potenziellen Heilwirkungen von Cordyceps wären nötig.[26]

Kann man aufgrund solcher Befunde Cs-4 zum Schutz der Nieren vor Medikamenten empfehlen? Medikamente belasten grundsätzlich die Nieren, die toxische Nebenprodukte ausscheiden müssen. Ich glaube, dass es kaum ein anderes Naturheilmittel gibt, das die Nieren besser schützt als Cordyceps. Cs-4 ist gut verträglich und ungiftig. Ein Therapieversuch über 6–8 Wochen lohnt sich in jedem Fall.

Cordyceps enthält pilztypische Beta-Glucane und bioaktive Stoffe wie Nucleoside (Cordycepin, Adenosin u. a.) sowie kleinere Mengen von Sterolen, Aminosäuren und Polypeptiden. Viele Cordyceps-Komponenten kommen aber auch in anderen Pilzen vor.

Traditionelle Anwendung

Cordyceps ist vor allem in Asien seit Jahrhunderten bekannt und in Gebrauch. Es gab Zeiten, da konnten sich nur Könige den seltenen, kostbaren Pilz leisten.

Anwendungserfahrungen zufolge ist Cordyceps *Functional Food* und verbessert die sexuelle Potenz, Vitalität und Ausdauer. Athleten schätzen das Supplement als Energie- und Leistungsbooster bei Wettbewerben.

Einer der Gründe, warum Cordyceps mit sexueller Potenz assoziiert wird, ist seine Erscheinungsform. Die klassische europäische Signaturenlehre geht davon aus, dass Organerkrankungen des Menschen mit pflanzlichen Naturheilmitteln behandelt werden können, deren Form den betroffenen Organen ähnelt. Im Fall von Cordyceps sind die Raupe und der aus deren Kopf wachsende Pilz explizit phallisch geformt. Ob das wirklich hilft, darf jeder für sich selbst entscheiden.

Wilder Cordyceps wächst endemisch im tibetischen Hochland, das heute chinesisches Kulturgut ist. Traditionell genoss man ihn nur zu besonderen Anlässen, weil er so teuer war. Heuzutage wird sein Wert buchstäblich mit Gold aufgewogen. Er kostet Tausende Dollar pro Unze. Mitunter verschenkt man Cordyceps an Geschäftskollegen, Freunde oder Verwandte. Die Packung mit wildem Cordyceps ist hübsch aufgemacht mit Banderole und Bändern. Wer sie öffnet, erblickt die Fruchtkörper mitsamt den Raupenköpfen – zur großen Freude der Beschenkten.

Die traditionelle chinesische Medizin empfiehlt Cordyceps bei Magen-, Gebärmutterhals- und Mundkrebs, zur Behandlung von Infektionen, Asthma, Bronchial- und Lungenentzündung und zum Nierenschutz bei Medikamentengaben. Darüber hinaus wird der Pilz als Lungentonikum eingesetzt, vor allem bei generell schwacher Lungenfunktion, gegen Luftnot und Husten, als Vitaltonikum bei älteren Menschen, um das „Yang", die „Hitze" und „aktive Energie" im Körper anzufachen.

Cordyceps hat antientzündliche, antioxidative, blutzuckerregulierende, nierenschützende, krebshemmende und immunmodulierende Eigenschaften. Viele Wirkungen von *O. sinensis* und *C. militaris*, die sich auf die traditionelle Anwendung beziehen, wurden in Tierstudien bestätigt, inklusive testosteronstimulierende Effekte.[27]

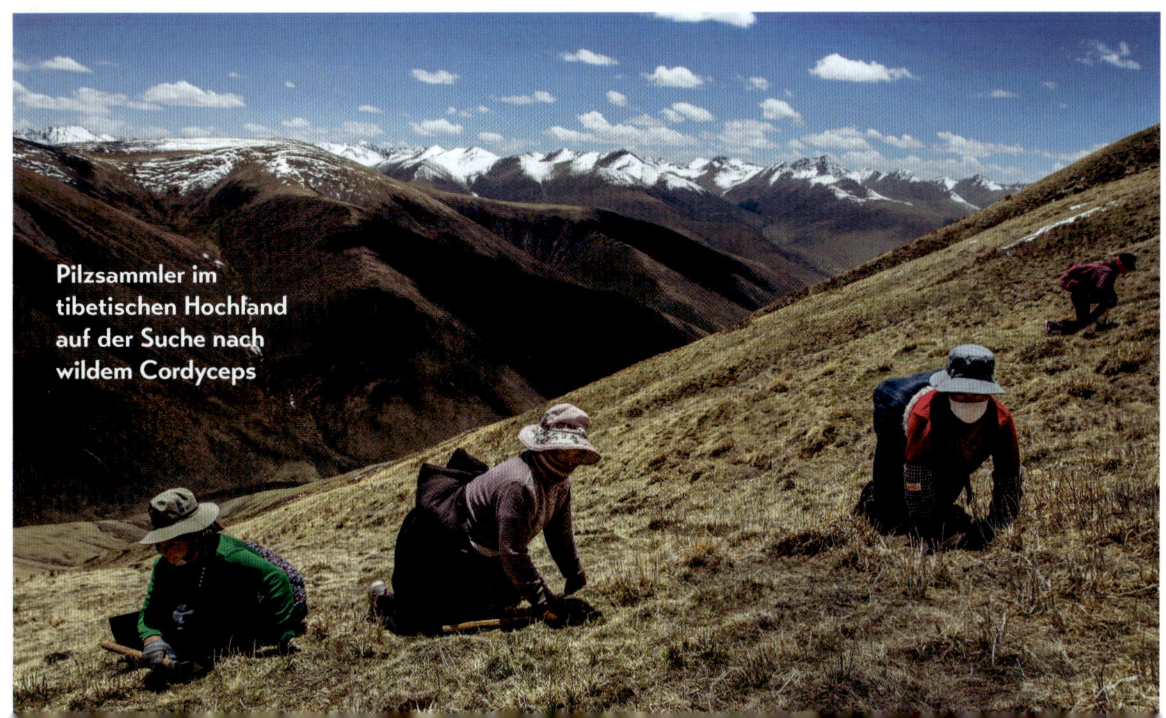

Pilzsammler im tibetischen Hochland auf der Suche nach wildem Cordyceps

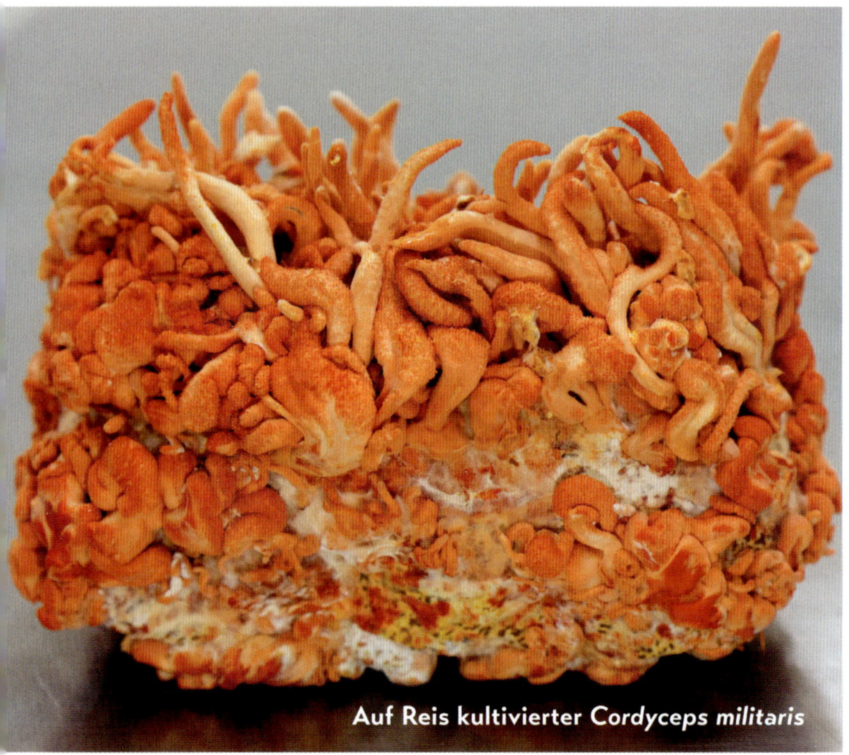

Auf Reis kultivierter *Cordyceps militaris*

CORDYCEPS IM LEISTUNGSSPORT

Anlässlich der Olympischen Spiele in Peking 1993 geriet Cordyceps in die Schlagzeilen. Chinesische Läuferinnen stellten mehrere Weltrekorde auf. Man fragte den Trainer, ob Dopingmittel benutzt worden seien. Er versicherte, dass allein Cordyceps der entscheidende Faktor gewesen sei. Spätere Nachforschungen ergaben, dass die chinesischen Läuferinnen sehr wohl verbotene Substanzen eingenommen hatten – und Cordyceps. Es gab aber auch Sportler, die mit Cordyceps allein sehr erfolgreich waren.

Dosierung

Die Dosierung von Myzel (auf Reis oder Getreide kultiviert) und orangefarbenen Fruchtkörpern beträgt 2–5 Gramm (oder 1–2 Gramm Extrakt) zweimal täglich. Nahrungsergänzungsmittel enthalten meist 300–400 Milligramm Extraktpulver pro Kapsel.

Was wir von kommerziellen Pilzprodukten erwarten

Da wilder Cordyceps außergewöhnlich teuer ist, werden in den USA und anderswo Produkte angeboten, die aus kultiviertem Myzel von *Cordyceps militaris* hergestellt sind. Chemische und pharmakologische Analysen zeigen auf, dass *C. militaris* ähnliche Heileigenschaft hat und vergleichbare Gesundheitsvorteile vermittelt wie *O. sinensis*. Nach intensiver Durchsicht der Fachliteratur bin ich davon überzeugt, dass *C. militaris* eine sehr gute Alternative für wilden Cordyceps ist, da diese Spezies dieselben Wirkstoffe enthält und vergleichbar bioaktiv ist. Machen Sie in jedem Fall den Stärketest, bevor Sie das Pilzprodukt anwenden (siehe S. 74).

SPEZIES-ANALYSEN

In China werden zahlreiche Pilzspezies kultiviert und vermarktet, die im Erdboden entweder der Raupe oder dem sporenbildenden Fruchtkörper (Sporocarp) von *O. sinensis* anhaften, sowie viele lokale Arten, die wie wilder Cordyceps aussehen. Auf chinesischen Märkten sind dies beispielsweise die Spezies *C. gunnii* und *C. cicadae.*[28]

Ich kenne sechs derartige Spezies, die in den USA verkauft werden. Einige Arten erzielten in Tier- und Laborstudien wenig ermutigende Ergebnisse, andere (wie Cs-4) schnitten besser ab. Leider sind solche Produkte häufig unzutreffend als *Cordyceps* gekennzeichnet – sogar dann, wenn die Spezies nicht eng verwandt sind. Verbindliche Kennzeichnungsregeln gibt es nicht. Hersteller könnten problemlos die enthaltene Spezies auf dem Produktlabel und der Inhaltsangabe deklarieren – die wenigsten machen das. Besser, Sie wissen, mit welchen Spezies Sie es zu tun haben.

Cordyceps Cs-4. Der zutreffende Name ist *Paecilomyces hepiali*. Die in den USA und anderen Ländern flächendeckend vermarktete Spezies ist in zwei oder drei in China äußerst populären Cordyceps-Produkten enthalten. DNA-Analysen ergaben, dass *P. hepiali* wahrscheinlich nur entfernt mit wildem Cordyceps verwandt ist. Eine von vielen Pilzarten, die im Erdreich in der Umgebung und auf der Hülle der Raupe, im Sporocarp und Sclerotium vorkommen.[29]

Erstaunlich, dass die meisten klinischen Studien Cs-4 benutzten, um die Vorteile von Cordyceps bei Nierenerkrankungen und immunstimulierende Wirkungen beim Menschen zu untersuchen. Laborstudien bestätigten diese Wirkeigenschaften. Cs-4 ist in China sehr beliebt, preiswert und bringt pro Jahr viele Millionen Dollar ein.

Was Sie bei diesem Produkt aber beachten sollten: Es wird häufig als Cordyceps deklariert, was es nicht ist. Das heißt, das Produkt versucht, vom guten Ruf und der kulturellen Wertschätzung von wildem Cordyceps zu profitieren.

Cs-4 ist das populärste und meistverkaufte nicht wilde Cordyceps-Produkt mindestens seit Mitte der 1980er-Jahre. Damals wurden klinische Studien über die Wirksamkeit von Cs-4 in China veröffentlicht, die den Westen auf Cordyceps aufmerksam machten.[30] Der Beweis für die Popularität der Pilzmedizin ist der Eintrag von Cs-4 im chinesischen Arzneibuch (Pharmakopöe).

Bionectria ochroleuca. Eine weitere kultivierte Spezies, die in den USA vermarktet wird. Ich habe auf Etiketten von Pilzprodukten irreführende Angaben entdeckt: „*Bionectria ochroleuca* (*Cordyceps sinensis Pilz*)“ – obwohl der Pilz nicht mit Cordyceps verwandt ist! Glaubt man den Herstellern, ist *B. ochroleuca* gut für die Gesundheit. Verlässliche Studien, die diese Behauptung stützen, sind Mangelware.

Tolypocladium inflatum. Bei meinen DNA-Recherchen bin ich auch auf Produkte gestoßen, die mit *Cordyceps* oder *C. sinensis* etikettiert waren, aber in Wahrheit das kultivierte Myzel eines Pilzes namens *Tolypocladium inflatum* (*Cordyceps subsessilis*) enthielten. Der Pilz könnte als Immunmodulator hilfreich sein, da er sowohl immunsupprimierend als auch aktivierend wirkt. Die Spezies bringt winzige Mengen von Ciclosporin mit, das ein altbekanntes Immunsuppressivum ist, beispielsweise zur Vorbeugung von Transplantatabstoßung oder zur Behandlung von Autoimmunhepatitis oder Psoriasis eingesetzt wird.[31]

Wer ein solches Cordyceps-Produkt (das tatsächlich *T. inflatum* enthält) benutzt, betreibt im Grunde immunsupprimierendes „Microdosing“ mit Ciclosporin. Das Mittel sollte verträglich sein. Ob es aber bei Morbus Crohn (entzündliche Darmerkrankung), Arthritis, Autoimmunhepatitis und anderen Erkrankungen hilft, ist derzeit unklar. Aus meiner Sicht spricht aber nichts gegen einen sechswöchigen Anwendungsversuch.

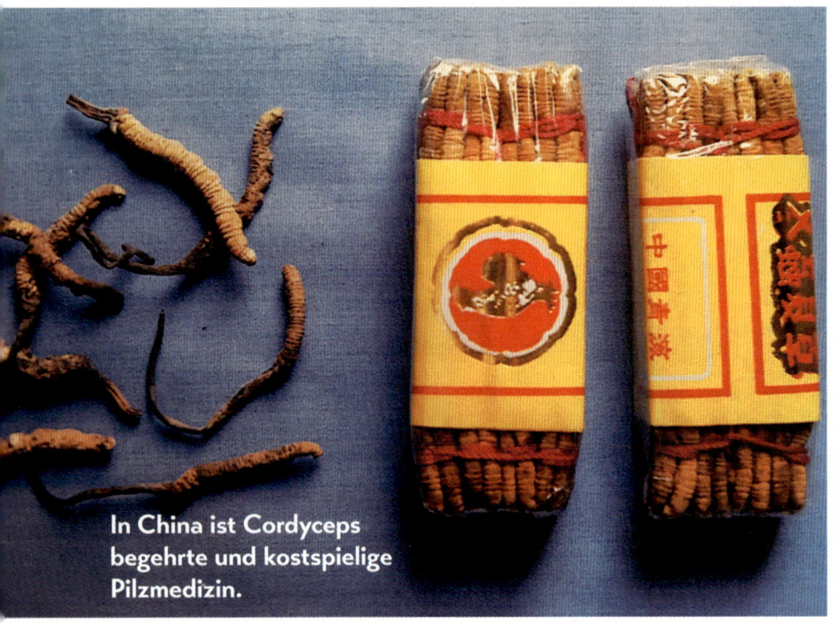

In China ist Cordyceps begehrte und kostspielige Pilzmedizin.

Identifikation in freier Wildbahn

Cordyceps ist ein Pilz, der verschiedene Arten von Insekten befällt und aufzehrt. Die Raupe wird vertikal bis unter die Oberfläche des Erdbodens „geschoben", damit der Pilz den unter freiem Himmel aufragenden Fruchtkörper bilden und Sporen freisetzen kann. Für alle, die es ganz genau wissen wollen, empfehle ich den Kurzfilm *Cordyceps: Attack of the Killer Fungi* von David Attenborough. Gruselig und faszinierend!

VORKOMMEN. *Ophiocordyceps sinensis* (*Cordyceps sinensis*) ist nicht in den USA heimisch. Stattdessen gedeiht wilder *Cordyceps militaris* bevorzugt östlich der Rocky Mountains. *C. militaris* befällt in der Regel Motten- oder Schmetterlingslarven in lockerer, nährstoffreicher Erde, auf verfaultem Holz oder Moosen. Wenn Sie ihn ernten, graben Sie den orangefarbenen spindelförmigen Fruchtkörper mitsamt dem zugehörigen Insekt aus.

ERKENNUNGSMERKMALE. *C. militaris* infiziert Raupen und Puppen verschiedener Motten- und Schmetterlingsarten und produziert einen keulenförmigen, orangefarbenen Fruchtkörper, 2–8 cm hoch, oft mit Längsfurchung.

DOPPELGÄNGER. Die Verwandtschaft der Cordyceps-Gattung ist über die Welt verteilt und gedeiht auf unterschiedlichen Insekten inklusive Ameisen, Zikaden, Motten- und Schmetterlingslarven. Schon möglich, dass Sie Cordyceps-Fruchtkörper auf Zikaden, Heuschrecken, Spinnen oder gar Ameisen finden. Aber die Ausbeute lohnt nicht.

Sammeln, zubereiten, anwenden

Mit viel Glück finden Sie genügend Fruchtkörper in der freien Wildbahn, befreien die Larve von Erde und Schmutz, lassen sie im direkten Sonnenlicht austrocknen und verstauen sie im luftdichten Glasgefäß. Sie können eine Tinktur mit 70 % Alkohol oder eine Doppelxtraktion zubereiten oder einen Tee aufbrühen: 30 Minuten köcheln, abseihen und täglich eine Tasse trinken. Der restliche Tee hält sich eine Woche im Kühlschrank.

Fast 95 Prozent der weltweit geernteten *Cordyceps sinensis*-Fruchtkörper stammen aus Tibet. Da Cordyceps hoch gehandelt wird, durchkämmen tibetische Familien jeden Zentimeter Hochland auf der Suche nach Fruchtkörpern von *O. sinensis*. Der Verkauf von wenigen Pilzen kann ganze Familien längere Zeit ernähren und ermöglicht die Anschaffung von Werkzeug, Kleidung und anderen nützlichen Dingen. Diese Art intensiver Nutzung ist auf lange Sicht definitiv nicht nachhaltig.[32]

An Orten, wo Cordyceps wild geerntet werden kann, hat sich oftmals die regionale Ökonomie radikal verändert, was das

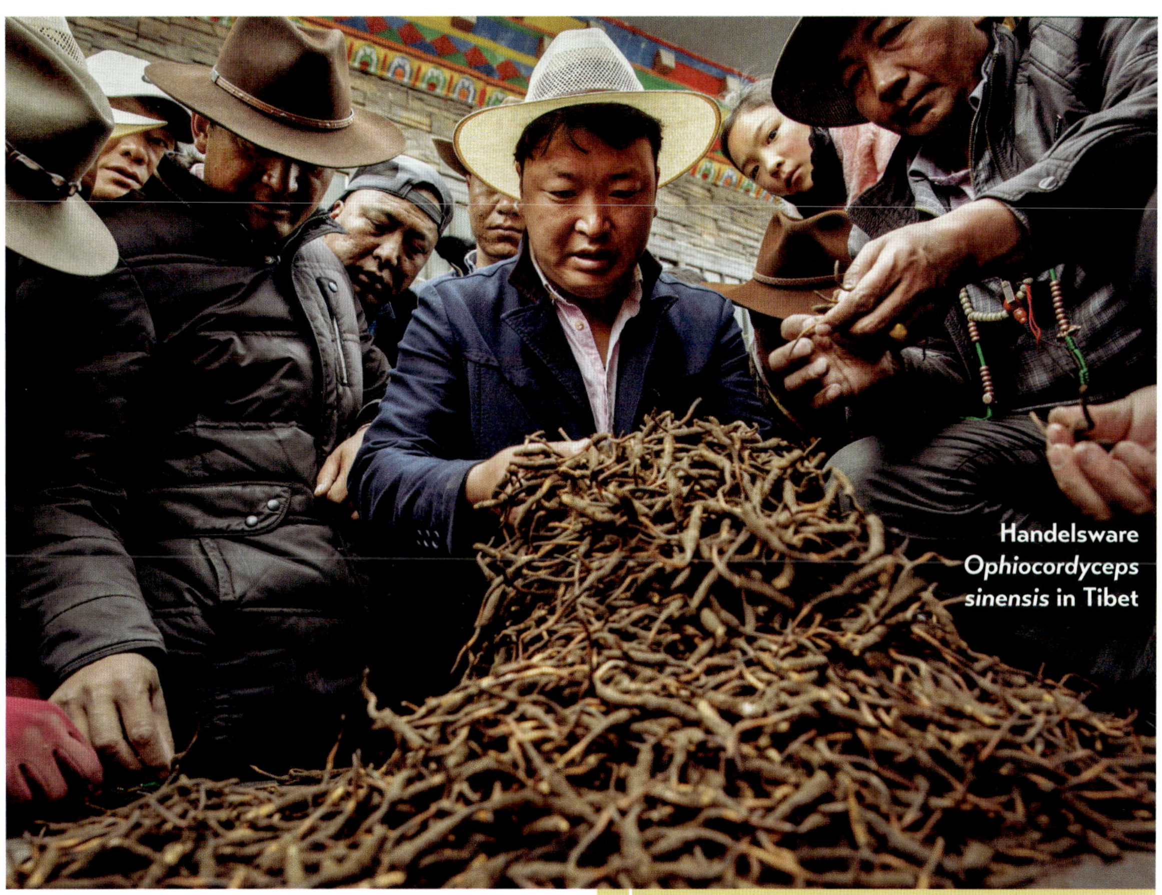

Handelsware *Ophiocordyceps sinensis* in Tibet

gesamte Ökosystem stark beeinflusst: das Biosystem von Motten und Sträuchern (Nahrungsquelle) und Tieren, die Motten fressen.

Da solche Ernten nicht ökologisch und nicht nachhaltig sind, versuchte man lange herauszufinden, ob Fruchtkörper und wilder Cordyceps kultiviert werden können. Die natürlichen Wachstumsbedingungen zu simulieren, erwies sich als schwieriges Unterfangen. China berichtete kürzlich über Fortschritte: Einigen Firmen war es gelungen, Fruchtkörper von *O. sinensis* in Raupenfarmen zu kultivieren. Bislang ein zeitintensives Verlustgeschäft. Vielleicht kann die Produktion irgendwann den Bedarf decken. Ein tragfähiges, nachhaltiges Geschäftsmodell ist derzeit aber noch Zukunftsmusik.[33]

CORDYCEPS SINENSIS AUF DEM LABEL – ABER NICHT IM PRODUKT!

Egal welches Produkt Sie kaufen, begegnen Sie jeder Behauptung, dass echter wilder *Ophiocordyceps sinensis* (*Cordyceps sinensis*) enthalten sei, mit Misstrauen. Ich habe mich intensiv mit Produktinformationen bezüglich Cordyceps befasst und die DNA von Pilzprodukten analysiert. Es war kein einziges Mittel auf dem amerikanischen Markt zu finden, das tatsächlich *Ophiocordyceps sinensis* zu bieten hatte. Allerdings enthalten Produkte, die *C. militaris* deklarieren, tatsächlich *C. militaris*. Die beste Wahl heutzutage.

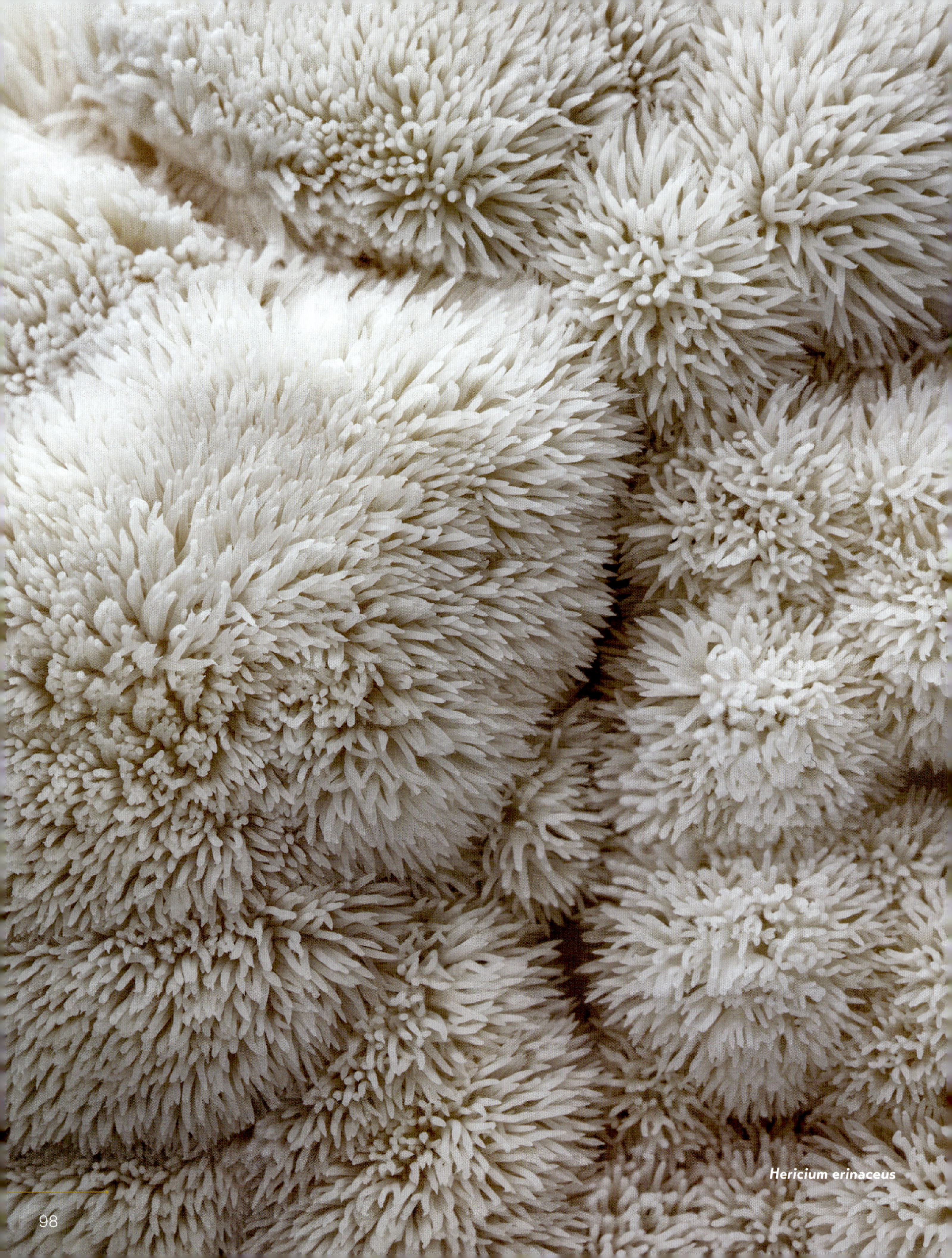

Hericium erinaceus

IGEL-STACHELBART

Hericium erinaceus

Erstbeschreibung: Christiaan Hendrik Persoon, 1797

ANDERE NAMEN Affenkopfpilz, *lion's mane* (en), *yamabushiitake* (jp), *hou tou gu* (cn)

Igelstachelbart ist ein wunderschöner, korallenartiger oder struppiger Pilz. Eine bemerkenswerte medizinische Spezies und ein köstlicher Gaumenschmaus. Man freut sich, ihn in freier Wildbahn anzutreffen. Er ist auch via Internet, im Pilzfachhandel und sogar auf Bauernmärkten aus lokaler Produktion zu haben. Beta-Glucane und andere Zellwandpolymere vermitteln schmerzlindernde und wohltuende Wirkungen bei Gastritis und Magengeschwür sowie Leberschutz. Diterpene (wie Erinacin A) in Myzelkultur sind ein heißes Forschungsthema, was die Regeneration von Nerven und die Unterstützung von Denkvermögen und Gedächtnis betrifft.

POTENZIELLE GESUNDHEITSWIRKUNGEN

- Nervenschutz und Nervenregeneration (Neuropathie, Nervenverletzung)
- Stimmungsstabilisierung, Depression
- Gedächtnis und Denkvermögen
- Gastritis, Magengeschwür
- Antibiotisch
- Krebshemmend
- Antientzündlich
- Blutzuckerregulation
- Blutdrucksenkung
- Leberschutz
- Alzheimer-Demenz

Forschung im Überblick

Die Hauptwirkungen und gesundheitsfördernden Eigenschaften von Fruchtkörpern und Myzel sind antibiotisch, krebshemmend, antidiabetisch, vitalisierend, blutdrucksenkend, cholesterinregulierend sowie entzündungshemmend im Magen (Gastritis). Die Einnahme von Igelstachelbart wirkt insgesamt antientzündlich, antioxidativ und immunstimulierend.[34] Am besten untersucht sind Di- und Triterpene, Beta-Glucane, Fettsäuren, GABA und weitere hilfreiche bioaktive Komponenten.[35]

Darüber hinaus ergaben ältere Studien, dass Igelstachelbart offenbar neuroprotektiv wirksam ist. In kleinen klinischen Studien und Tierstudien wurden Verbesserungen von Angststörungen, der Kognition und von Depression beobachtet. Neuroregenerative Wirkungen waren in Tierstudien und Laborstudien mit menschlichen Zelllinien nachweisbar.

Wirkstoffe

Zahlreiche Studien haben sich mit Beta-Glucanen und Diterpenen in Igelstachelbart befasst.

BETA-GLUCANE. Bislang sind erstaunliche 35 bioaktive Polysaccharide in Igelstachelbart identifiziert worden, darunter ganz besondere Beta-Glucane. Laborstudien zeigten, dass diese Zellwandkomponenten im Pilz hochkonzentriert vorliegen und krebshemmende, immunmodulierende, magenschützende, neuroprotektive/ -regenerative, antioxidative, leberschützende, cholesterinregulierende und vitalisierende Eigenschaften haben.[36]

DITERPENE. Zahlreiche Laborstudien belegen ein breites Spektrum an Terpenwirkungen, die zur Vorbeugung und Linderung zahlreicher Erkrankungen beitragen: verschiedene Krebsformen, Magengeschwür, Diabetes, Fettstoffwechselstörungen sowie Vitalisierung und Anti-Aging-Effekte.

Laboranalysen und klinische Studien

Die Forschung hat sich hauptsächlich mit vorbeugenden Wirkungen von Igelstachelbart befasst (Labor-, klinische Studien): Schlaganfall, Parkinson-Krankheit, Alzheimer-Demenz, Depression, neuropathischer Schmerz (bei Diabetikern), Demenz-Frühformen, Nervenschädigung, Gastritis und Magengeschwür (Ulkus).[38] Derzeit sind vier klinische Studien mit Igelstachelbart in den zwei medizinischen Datenbanken PubMed und CNKI gelistet.

- An einer Placebo-kontrollierten Doppelblindstudie nahmen 30 Männer teil (50–80 Jahre), die an leichten kognitiven Störungen litten. Die Probanden konsumierten täglich 1 Gramm Igelstachelbart-Pulver (Fruchtkörper) 16 Wochen, was etwa 3–4 Kapseln zweimal täglich entspricht. Im Vergleich zu Placebo verbesserte sich die Kognition (Merkfähigkeitstest) mit Pilz-Supplement signifikant.[39]
- 31 Probanden waren an einer kontrollierten Studie beteiligt. 1,6 Gramm Igelstachelbart-Pulver zweimal täglich wurden über 12 Wochen verabreicht. Die Kognition wurde mit drei Standardtests kontrolliert. Im Vergleich zu Placebo schnitten Teilnehmer mit Pilzmedizin im gesamten Studienzeitraum konstant besser ab, was Gedächtnisfunktionen betraf.[40]
- Eine andere randomisierte placebokontrollierte Doppelblindstudie mit 30 Frauen zeigte, dass Angst und Depression durch Igelstachelbart signifikant günstig beeinflusst werden.[41]
- Auch bei chronisch atrophischer Gastritis (Entzündung der Magenschleimhaut) profitierten die Patienten von

DITERPENE FÖRDERN NERVENWACHSTUM

Die Forschung hat sich bevorzugt mit bestimmten Diterpenen beschäftigt: Hericenone und Erinacine. Hericenone kommen ausschließlich im Fruchtkörper vor, können das Nervenwachstum stimulieren und Symptome von Stimmungsstörungen lindern. Erinacine (Cyathane) sind nur im Myzel enthalten und beeinflussen die Gesundheit von Nerven und Gehirn günstig. Erinacine sind offenbar wirksamer als Hericenone, was degenerative Hirnerkrankungen betrifft. Sie schützen das Gedächtnis und stimulieren Nervenwachstumsfaktoren, unterstützen möglicherweise auch die Regeneration von Nervengewebe. Aus Myzel gewonnene Erinacine sind 3–6fach wirksamer als Hericenone. Wer beides nutzt (Fruchtkörper und Myzel von Igelstachelbart), unterstützt das Nervensystem bestmöglich.[37]

Igelstachelbart-Myzel. Beschwerden verbesserten sich signifikant.[42]

• 165 Patienten mit chronischem Magengeschwür nahmen an einer kontrollierten chinesischen Studie teil. Sie wurden entweder mit Magensäurehemmer (Rabeprazol) und Antibiotika (Amoxicillin) oder mit Igelstachelbart-Extrakt (Granulat) behandelt. Im Vergleich zur Standardtherapie profitierten die Patienten mit Pilzmedizin von guter oder besserer Abheilung der Magenschleimhaut, reduzierter Entzündung und einer besseren Lebensqualität.[43]

Traditionelle Anwendung

In China sind medizinische Nahrungsmittel, die Igelstachelbart enthalten, sehr beliebt. Es gibt Pulverextrakt in Gläsern, Getränkemischungen und Snacks (Riegel). Das Pulver verwendet man in der Küche, nimmt es mit warmem Wasser und als Tee ein, gibt es Smoothies zu oder nutzt Kapseln zur Nahrungsergänzung. In der traditionellen chinesischen Medizin heißt Igelstachelbart *hou tou gu* und wird zur Stärkung der fünf inneren Organe, für eine gute Verdauung, für Vitalität und zur Genesung empfohlen, insbesondere bei Magen-Darm-Geschwüren und chronischer Gastritis. Igelstachelbart-Produkte sind vom chinesischen Staat als medizinische Nahrungsergänzung zugelassen und dürfen auch beworben werden.

Dosierung

2 Kapseln (500–600 mg oder 1 TL) getrocknetes Teepulver oder Pulverextrakt dreimal täglich als Tonikum oder zur Behandlung leichter Symptome. Alternativ

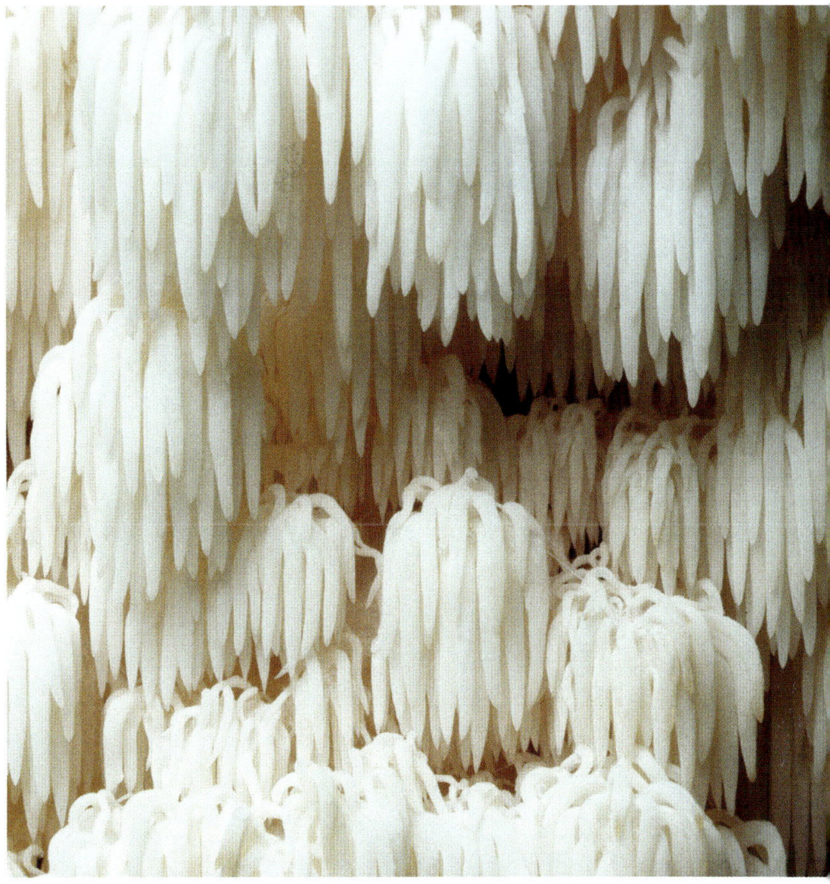

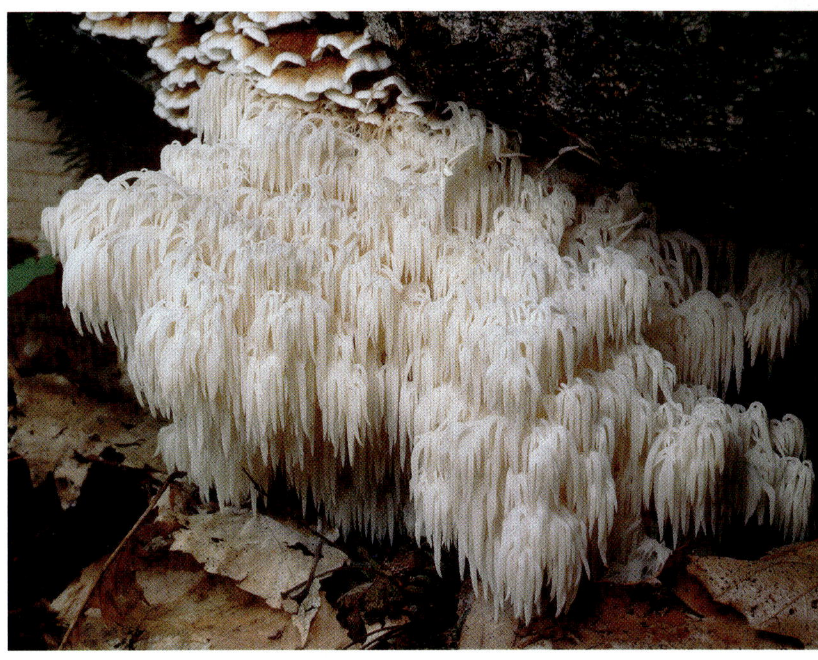

Wilder Igelstachelbart (*Hericium coralloides*) ist eine Delikatesse – gekocht vergleichbar mit Krabbenfleisch.

3–15 Gramm getrockneter Fruchtkörper pro Tag als heilkräftige Mahlzeit (mittelgroßer frischer Fruchtkörper).

Kommerzielle Pilzprodukte

In traditionellen chinesischen Gemüse- und Kräuterläden werden getrocknete Fruchtkörper von Igelstachelbart in Plastiksäckchen verpackt angeboten. Sie stammen meist nicht aus Biokulturen. Kultivierte, auch biologisch produzierte Fruchtkörper werden in den USA und anderswo angeboten (siehe S. 303). Kapseln sind fast überall erhältlich. Ein Stärketest ist empfehlenswert (siehe S. 74).

Wird das Myzel auf Getreide kultiviert, könnte das Produkt viel Stärke und wenig aktive Komponenten enthalten. Das war bei einigen von mir getesteten Produkten der Fall. Bei Kapselprodukten sollte der Anteil an Diterpenen (oder Erinacin A) angegeben sein. Wie gesagt, der Polysaccharidanteil ist nicht aussagekräftig, da Stärke aus Polysacchariden besteht.

Identifikation in freier Wildbahn

VORKOMMEN. In meiner Gegend (Zentralkalifornien) sind Fruchtkörper im Herbst und Winter auf gefällten Eichen häufig zu finden, meist zu Thanksgiving. In Regionen mit strengen Frostwintern, wie in Teilen Europas, gedeiht Igelstachelbart bevorzugt von August bis Anfang November auf Harthölzern.

ERKENNUNGSMERKMALE. Igelstachelbart ist fast unverwechselbar. Weiße „Korallen“ oder dicht gepackte „Stalaktiten“, die massenhaft vom „Affenkopf“ herabhängen, der innen Kanäle und kleine Taschen hat.

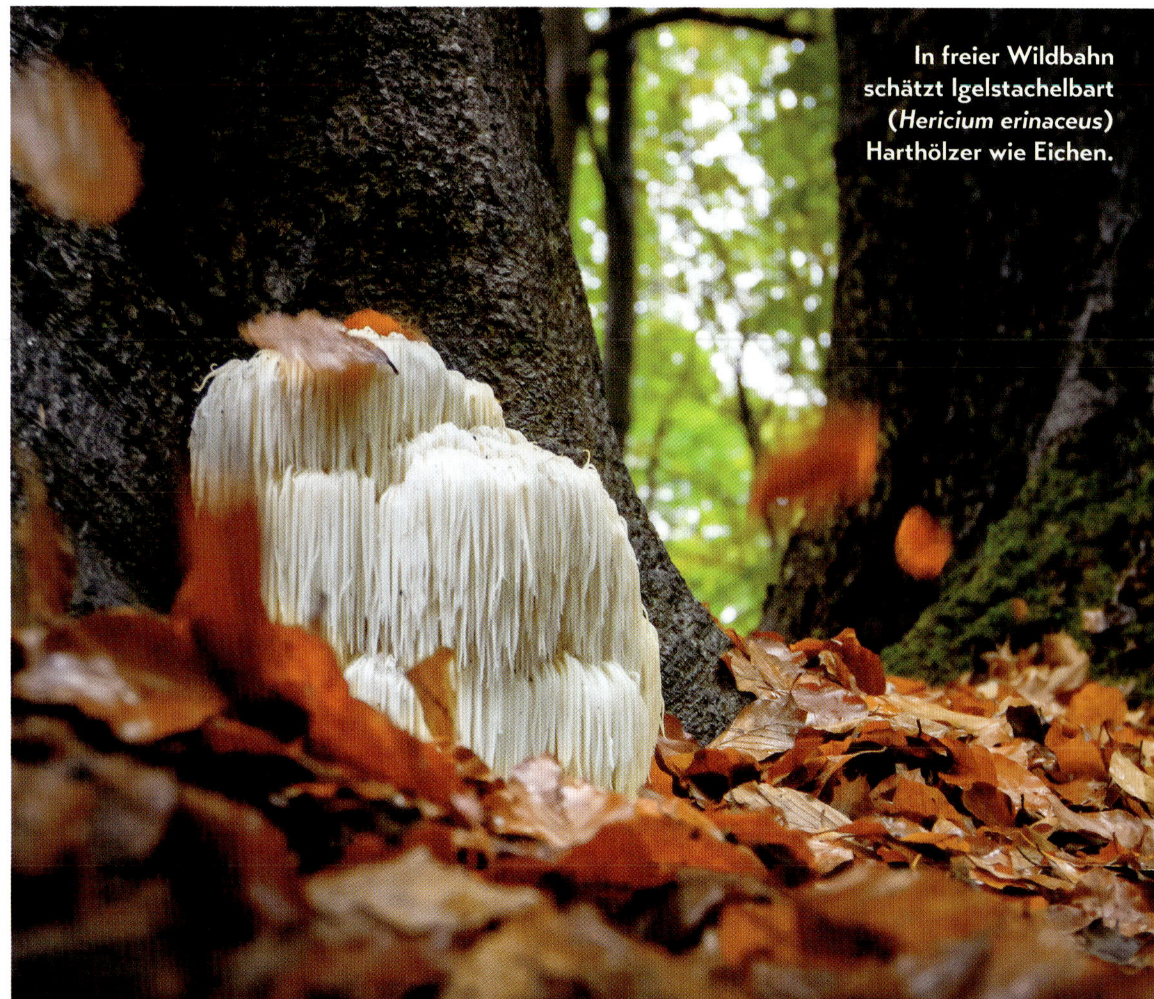

In freier Wildbahn schätzt Igelstachelbart (*Hericium erinaceus*) Harthölzer wie Eichen.

DOPPELGÄNGER. Das Erscheinungsbild von Igelstachelbart ist einzigartig. Die größte Ähnlichkeit haben verwandte Arten wie *Hericium coralloides*. Pilze aus der Gattung der Glucken (*Sparassis*) können ähnlich gefärbt sein, sehen aber völlig anders aus. Die Krause Glucke (*Sparassis crispa*) wächst meist nur an Kiefern, die Breitblättrige Glucke (*Sparassis breipes)* an der Basis von Laubbäumen. Sie wachsen bei viel Feuchtigkeit von August bis Dezember. Diese beiden Spezies sind essbare Delikatessen inklusive Heilwirkung (Wundheilung, Krebshemmung).[44]

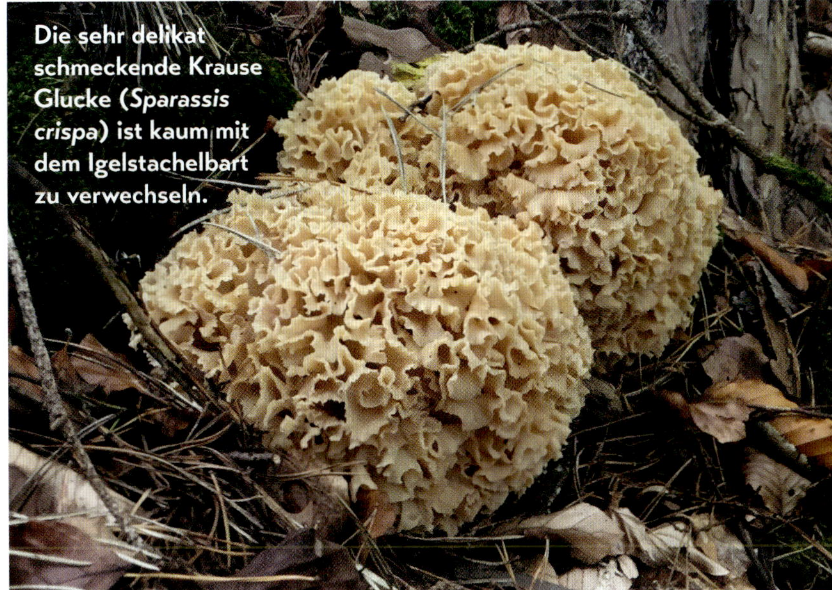

Die sehr delikat schmeckende Krause Glucke (*Sparassis crispa*) ist kaum mit dem Igelstachelbart zu verwechseln.

Sammeln, zubereiten, anwenden

Fruchtkörper von Igelstachelbart können auf verschiedene Weise zubereitet werden. Größere Exemplare schneidet man in Scheiben, brät sie durch (mit oder ohne Marinade) oder gibt sie Suppen zu. Gesunde Köstlichkeiten!

Da die nervenschützenden Diterpene alkohollöslich sind, empfiehlt sich eine Tinktur aus getrockneten Fruchtkörpern, die dann reichlich heilkräftige Aktivkomponenten enthält: mit 80 % Alkohol und 20 % Wasser. Dosierung: ½ bis 1 TL Tinktur zweimal täglich. Die Spezies eignet sich gut für eine Doppelextraktion, die dann Beta-Glucane, Diterpene und weitere Biokomponenten im ausgewogenen Verhältnis enthält.

Ich empfehle die Herstellung von Extraktpulver, um Diterpene zu konzentrieren, die etwa ein halbes Prozent des Trockengewichts ausmachen. Auf Seite 60 ist die Zubereitung beschrieben. Den Pilz so lange kochen, bis die Flüssigkeit im Verhältnis 10:1 reduziert ist, anschließend im Dörrautomaten trocknen. Ergebnis: ein Extrakt mit zehnfach höherem Diterpengehalt.

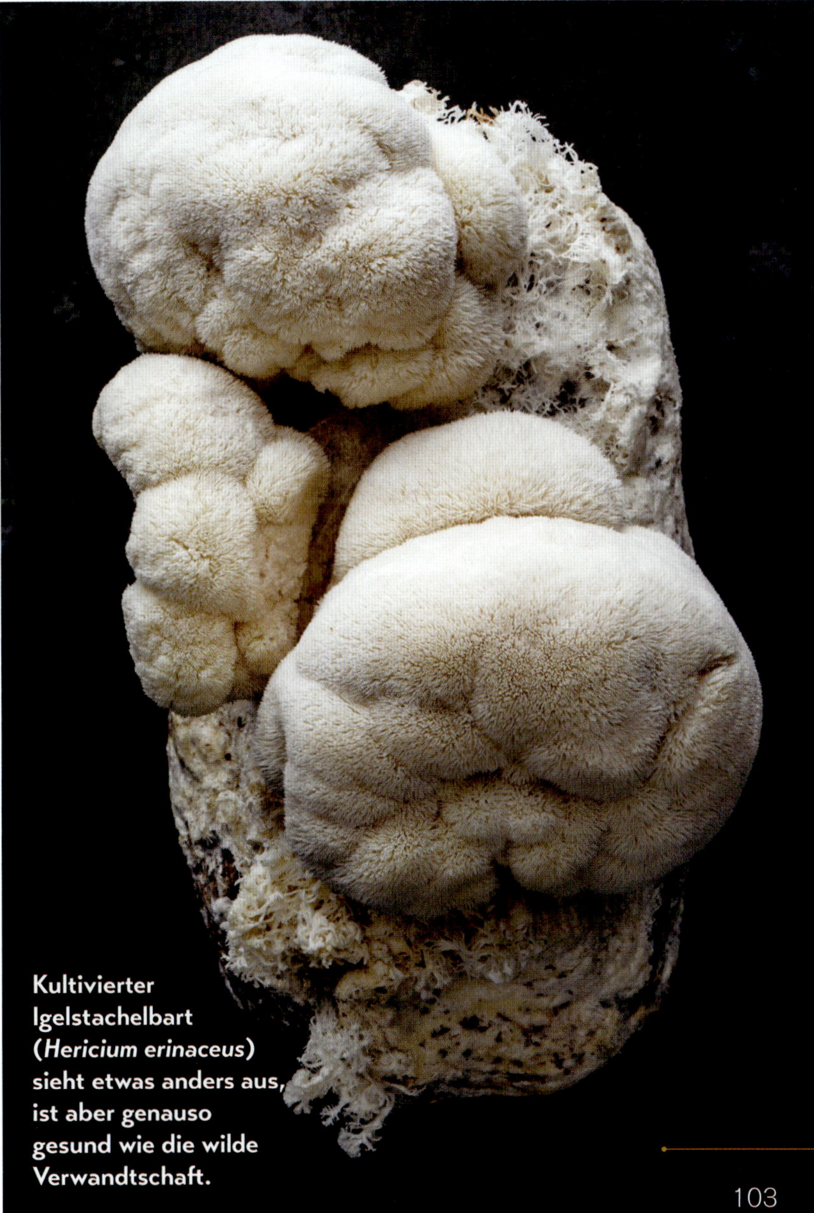

Kultivierter Igelstachelbart (*Hericium erinaceus*) sieht etwas anders aus, ist aber genauso gesund wie die wilde Verwandtschaft.

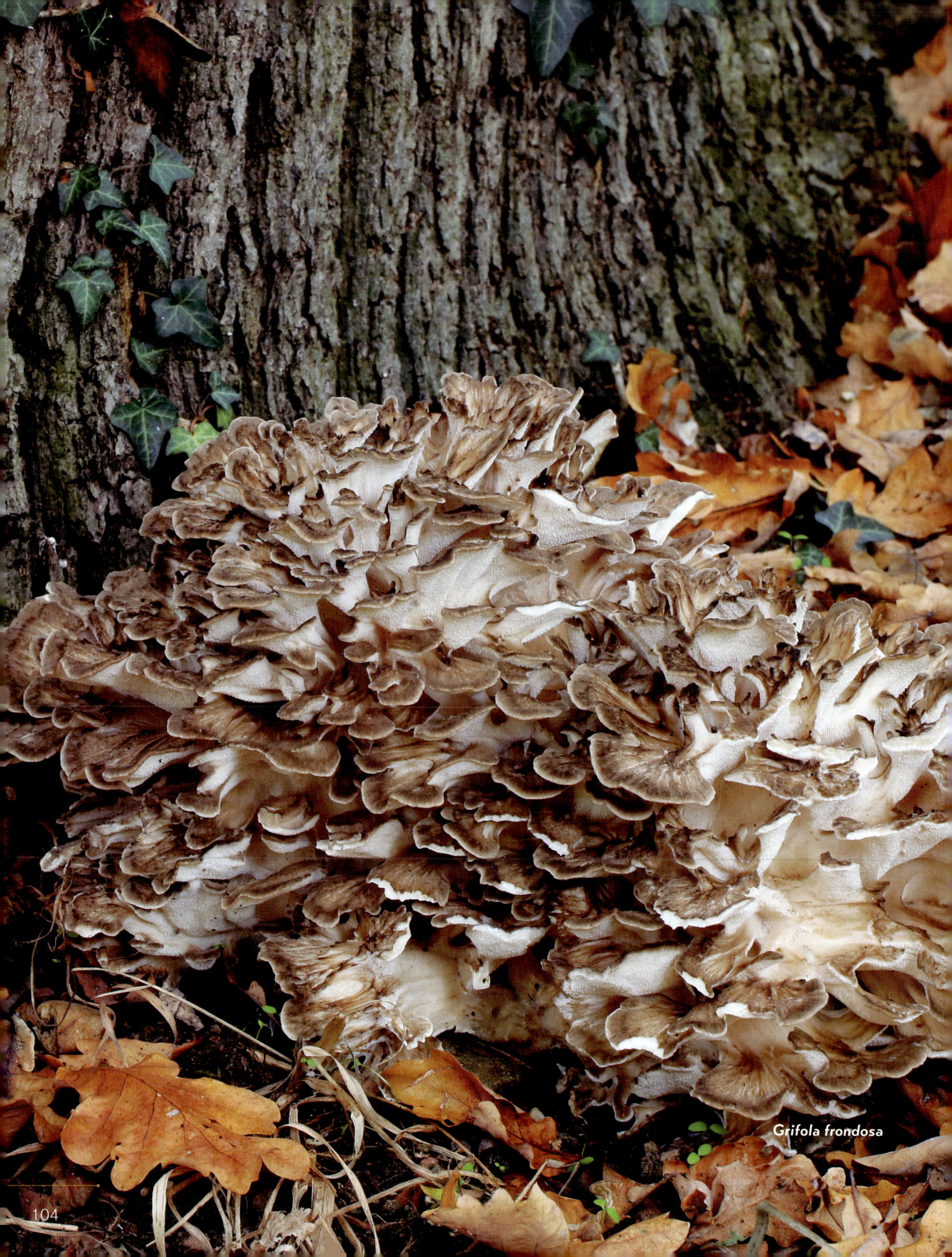

Grifola frondosa

MAITAKE

Grifola frondosa

Erstbeschreibung: Samuel Frederick Gray, 1821

ANDERE NAMEN Klapperschwamm, Laubporling, *hen-of-the-woods* (en), *maitake* (jp), *hui shu hua* (cn)

Maitake – in Japan „tanzender Pilz" genannt – gehört zu den Porlingen. Er gilt wegen seines Geschmacks und der Konsistenz als Delikatesse. In Asien, besonders in Japan, ist Maitake als heilender Pilz äußerst populär. Sein Nährstoffreichtum, die immunaktivierenden, blutzuckerregulierenden und krebshemmenden Eigenschaften stehen hoch im Kurs. Maitake kommt in freier Wildbahn vor, gehört aber wie Champignons, Shiitake und Austernpilze zu den meist kultivierten Pilzen. Er schmeckt fantastisch und ist gut für die Gesundheit. Das belegen wissenschaftliche Studien.

POTENZIELLE GESUNDHEITSWIRKUNGEN

- Komplementäre Krebstherapie, Krebs
- Antioxidans
- Leberschutz
- Cholesterinstoffwechsel regulierend
- Immunstärkung
- Blutzuckersenkung

Forschung im Überblick

Maitake enthält Vitamin D2 und reichlich B-Vitamine. Hinzu kommen etwa 40 Prozent nahrhaftes Protein, mindestens 15 Prozent Ballaststoffe, 8 Prozent Fett und 9 Prozent Mineralstoffe (insbesondere Kalium).[45] Beta-Glucane sind mit 26 Prozent vertreten. Man hat verschiedene Beta-Glucane isoliert und untersucht, eines davon heißt Grifolan. 13 Tierstudien zeigten, dass Grifolan die Antikörper- und Zytokinproduktion immunmodulierend beeinflusst und krebshemmend wirkt.[46] Ein gut untersuchtes Maitake-Extraktprodukt ist *D-Fraction*, das ein bestimmtes Beta-Glucan konzentriert enthält (immunstärkend und krebshemmend wirksam). *D-Fraction*-Produkte gibt es auch in den USA.[47]

Maitake enthält auch größere Mengen bioaktiver Komponenten wie antioxidative Phenole, Nucleotide und Lectine.[48]

Bislang gibt es 5 klinische Studien (davon 3 randomisiert) sowie mehr als 130 Labor- und Tierstudien, die Maitake untersucht haben. Vor allem letztere bestätigten viele Gesundheitswirkungen der Pilzmedizin: Blutzucker- und Cholesterinsenkung, verbessertes Gedächtnis, antidepressive, krebshemmende, antivirale und immunmodulierende Eigenschaften. Bei Menschen aktiviert Maitake Neutrophile und Monozyten, die die Immunabwehr unterstützen. Das sind Immunzellen, die Pathogene bekämpfen und durch Immunsuppressiva, Chemotherapie und Strahlung (auch bei aktiver Krebserkrankung) blockiert werden. Das Fazit der wissenschaftlichen Forschung zur klinischen Wirksamkeit: Maitake ist bei Krebs, Diabetes (Blutzuckerkontrolle) und zur Immunstimulation empfehlenswert.[49]

Ergebnisse von Tierstudien (z. B. mit *D-Fraction*) sind nicht ohne Weiteres auf den Menschen übertragbar, können aber Ausgangspunkt für klinische Studien sein. Sie erklären mitunter auch, wie manche traditionellen Anwendungen von Maitake funktionieren.[50]

Traditionelle Anwendung

In Japan ist Maitake ein gewohntes Heilmittel bei Arthritis, Hepatitis und Krankheitsanfälligeit, zur Vorbeugung und komplementär bei Krebserkrankungen. Auch Diabetiker schätzen Pilzmedizin wegen der Insulin-Blutzucker regulierenden Wirkung.

Eine Übersichtsarbeit erwähnt, dass Maitake in der traditionellen chinesischen Medizin zur Stärkung der Verdauung und des Immunsystems eingesetzt wird: um die Lungen zu „befeuchten" und die Leber zu schützen.[51] Anderen Quellen zufolge nutzte die traditionelle japanische Kampo-Medizin den Pilz zur Behandlung von Magen-, Herz-, Hämorrhoidal- und Nervenleiden.

Dosierung

Traditionell verwendet man normalerweise pro Tag 1–6 Gramm Pilzpulver (kommerzielle Produkte) oder selbst gemachtes Teepulver. Aus 6–20 Gramm getrockneten Fruchtkörpern kann ein Tee aufgebrüht und getrunken werden. 2–3 Tropfer (2–3 ml) Tinktur zweimal täglich werden empfohlen. Klein geschnittene frische Pilze eignen sich für Mahlzeiten, gebraten oder als Suppenzutat.

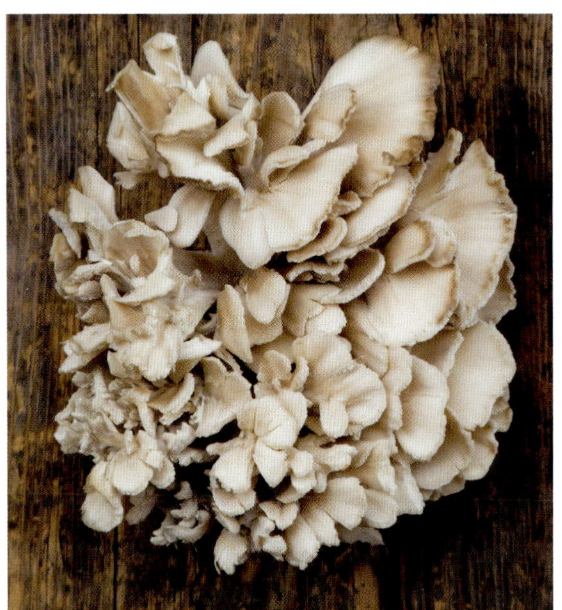

Kommerzielle Pilzprodukte

Ein japanischer Hersteller bewirbt als Besonderheit gegenüber Mitbewerbern die Beta-Glucan-Fraktion (*D-Fraction*) in seinem Maitake-Produkt. *D-Fraction* bezeichnet eine Gruppe isolierter chemischer Stoffe ähnlicher Molekularstruktur und Löslichkeit. Das Mittel ist als Lösung und in Kapselform im Angebot. Der Hersteller hat auch einige Laborstudien finanziert, die die Wirksamkeit des *D-Fraction*-Produkts belegen: Entzündungshemmung bei Hepatitis B und Immunstärkung (z. B. durch Aktivierung von natürlichen Killerzellen) in Bezug auf die Abtötung von Krebszellen bei Mensch und Tier. Mit unabhängigen Studien könnten solche Ergebnisse verifiziert werden.

Identifikation in freier Wildbahn

VORKOMMEN. Maitake kann im Spätsommer/Herbst in östlichen US-Staaten und vielen europäischen und asiatischen Ländern gesammelt werden. Fruchtkörper wachsen am unteren Stamm und Bodenwurzeln von alten Eichen und anderen Harthölzern.

ERKENNUNGSMERKMALE. Fruchtkörper sind meist in Bodennähe zu finden, auf Totholz oder absterbenden Hartholzbäumen/-wurzeln. Der Pilz bildet kleine, löffelförmig überlappende Hüte, die rosettenförmig angeordnet auf einer festen Basis sitzen. Größere Exemplare bringen bis zu 15 Kilogramm auf die Waage.

Maitake sind weiß bis bräunlich gefärbt, manchmal mit hell oder dunkel gestreiften Zonen auf den Hüten. Ich bin sogar Maitake mit Lavendeltönung begegnet. Die Unterseite der Hüte ist weiß texturiert und zeigt winzige Poren. Es fühlt sich rau an, wenn man mit der Fingerkuppe darüberstreicht. Der Pilz verströmt einen leichten und angenehmen Duft, schmeckt mild und süßlich, selten bitter. Junger Maitake sollte sich weich und zart anfühlen.

DOPPELGÄNGER. Der Maitake ist kaum zu verwechseln. Dennoch inspizieren Sie Ihre Pilze sorgfältig und prüfen Sie Erkennungsmerkmale, bevor Sie sie essen.

Sammeln, zubereiten, anwenden

Wenn Sie einen mittelgroßen oder massiven Fruchtkörper finden, empfehle ich, nur eine Hälfte für den Hausgebrauch abzuernten und die andere Hälfte mitsamt der Pilzbasis vor Ort zu belassen. Der Restpilz kann dann weiterhin Sporen verbreiten. Sind mehrere Exemplare vor Ort vorhanden, wählen Sie nur einen aus. Widerstehen Sie der Versuchung, zu alle mitzunehmen. Es ist eine Haltung von Respekt und Dankbarkeit gegenüber dem Ökosystem Wald. Zügeln Sie Ihre Sammelleidenschaft, wenn Sie Jagd auf Pilze machen. Wenn Sie manche Maitake-Fruchtkörper unberührt lassen, steigt die Wahrscheinlichkeit, dass Sie im nächsten Jahr wieder welche vorfinden.

Seit den 1980er-Jahren wird Maitake in Japan massenhaft kultiviert und mittlerweise in den USA und anderswo vermarktet. Gelegentlich wurde über Darmbeschwerden nach dem Genuss von Maitake berichtet. Sorgen Sie dafür, dass der Pilz gut durchgekocht ist. Kosten Sie ein wenig davon, bevor Sie Maitake essen.

TANZENDE PILZE

Maitake ist von den japanischen Wörtern *mai* (= Tanz) und *take* (= Pilz) abgeleitet. Man sagt, manch einer hätte angesichts der Pilze vor Freude getanzt. Vielleicht wird die alternierend überlappende Anordnung der Pilzhütchen mit „Ringelreihen" assoziiert.

Vor nicht allzu langer Zeit nahm ich an einem Kongress im Nordosten der USA teil, wo Maitake im Herbst häufig auf Eichen, Ahorn und anderen Harthölzern anzutreffen ist. Ich spazierte auf einem wunderschönen Waldpfad, nach Pilzen Ausschau haltend. Instinktiv wechselte ich die Richtung und steuerte abseits des Weges zur Rechten auf eine Anhöhe zu. Oben angekommen, erblickte ich einen riesigen, tadellos ausgewachsenen Maitake, der sich auf einem Baumstumpf niedergelassen hatte.

Ich führte einen wahren Freudentanz auf und war so begeistert, dass ich anderen Konferenzteilnehmern von meinem Fund erzählte. Ein kleinerer Pilz wuchs auf einem benachbarten Baumstumpf. Also pflückte ich den großen Maitake ab – eine überreichliche Ausbeute. In der Küche unserer Unterkunft schnitt ich den Pilz in Stücke, wusch die Erde ab, entfernte Blätter, zerkleinerte ihn und bereitete ihn mit etwas Olivenöl und Salz auf dem Grill zu. Er duftete fantastisch. Dann servierte ich allen 50 Teilnehmern Maitake-Kostproben – der kulinarische Höhepunkt unseres Meetings.

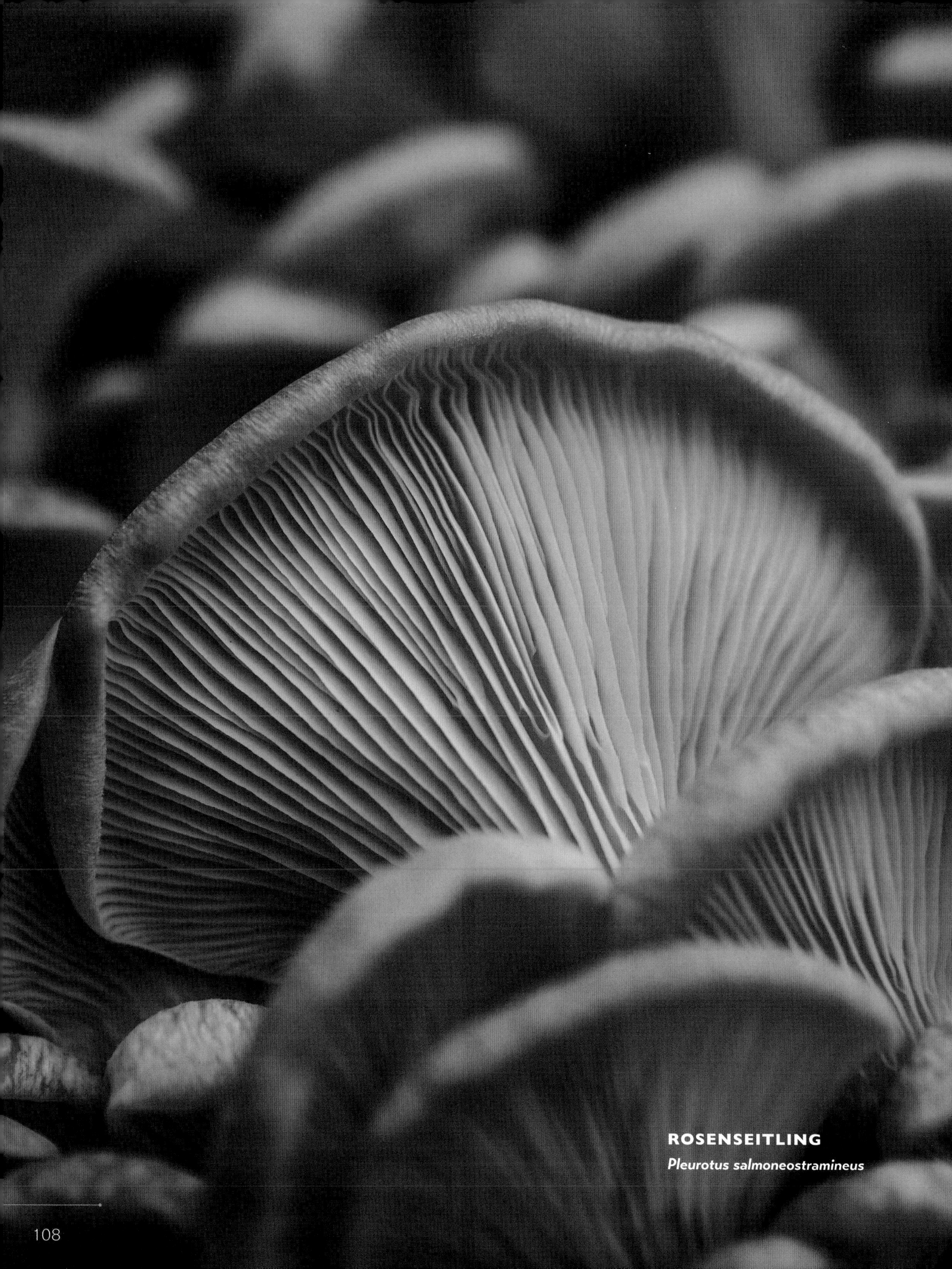

ROSENSEITLING

Pleurotus salmoneostramineus

AUSTERN-SEITLINGE

Pleurotus ostreatus
und andere Spezies wie
P. citrinopileatus,
P. salmoneostramineus,
P. eryngii

Erstbeschreibung:
Paul Kummer, 1871

ANDERE NAMEN Austernpilz, *oyster mushroom* (en), *hiratake (jp), ping gu* (cn)

Pilze dieser Gattung werden weltweit am dritthäufigsten kultiviert, nach Champignons und Shiitake. Es sind ausgezeichnete Speisepilze mit hohem Proteinanteil (bis zu 35 Prozent), reichlich Ballaststoffen (gut verdaulich) und Mineralstoffen sowie 15 bis 20 Prozent Beta-Glucanen. Austernpilze wirken leicht immunmodulierend. Ihre blutzucker- und cholesterinsenkenden Eigenschaften wurden am Menschen und in Tierstudien untersucht.

POTENZIELLE GESUNDHEITSWIRKUNGEN

- Immunmodulation
- Cholesterinsenkung
- Gefäßschutz
- Antiallergisch
- Dermatitis
- Neurodermitis, Juckreiz
- Antientzündlich
- Blutzuckersenkung

Forschung im Überblick

Die klinische Forschung über *Pleurotus*-Arten ist überschaubar. Einige wenige Studien sind erwähnenswert. Wegen geringer Teilnehmerzahlen sind die Ergebnisse als vorläufig einzustufen. Sie könnten aber Ausgangspunkt größerer, besserer Studien sein, auch eine Motivation für Anwendungsversuche mit Austernpilzen – z. B. getrocknetes Teepulver zur Normalisierung der Blutzucker- und Insulinwerte sowie zur Behandlung von Neurodermitis.

Klinische Studien

Insbesondere für Patienten mit Diabetes oder atopischer Dermatitis (Neurodermitis) ist Pilzmedizin zu empfehlen.

• 80 Patienten mit Neurodermitis profitierten subjektiv und objektiv von einer Besserung der Symptome (Juckreiz, Entzündung) mit einer Creme, die Beta-Glucane von Austernseitlingen enthielt. Die Dauer akuter Beschwerden verkürzte sich.[52]

• 44 Typ-2-Diabetiker nahmen 2 Wochen 3–4 Gramm gefriergetrocknete, gepulverte Austernpilze ein, anschließend 75 Gramm Glucose in einer 300-ml-Lösung. Die Blutzuckerspiegel sanken vergleichsweise um 15–16,5 % und die Insulinspiegel stiegen um 21–22 % an.[53]

• Zwei Studien zeigten, dass eine Beta-Glucan-Fraktion von Austernpilzen (Pleuran-Beta-Glucane) bei Kindern mit rezidivierenden Atemwegsinfektionen zu immunmodulierenden, antiallergischen und antientzündlichen Wirkungen führte.[54]

- Zwei andere Studien fanden heraus, dass Nahrungsergänzung mit einem Pleuran-Beta-Glucan-Extrakt von Austernseitlingen die zelluläre Immunität von Spitzensportlern günstig beeinflusst.[55]

Natürliche Statine

Austernseitlinge enthalten einen Stoff, der eng mit Lovastatin verwandt ist. Statine kommen in medikamentösen Cholesterinsenkern vor. Die Pilzvariante ist allerdings schwächer wirksam als Medikamente. Studien zeigten, dass man täglich etwa 100 Gramm Pilzpulver einnehmen müsste, um den Cholesterinspiegel um 10 Prozent zu senken. Dennoch tragen der Verzehr frischer Pilze oder Extraktpulver auf lange Sicht zur Cholesterinsenkung und zum Gefäßschutz bei – wegen des hohen Gehalts an Ballaststoffen und der antientzündlichen Eigenschaften. Solche Wirkungen wurden bislang aber nur in Tierstudien beobachtet.[56]

Traditionelle Anwendungen

Es gibt kaum Belege über die Anwendung von Pleurotus-Spezies in der traditionellen Medizin. Im 4. Jahrhundert waren diese wunderschönen Pilze in China als „himmlische Pilzblüte“ bekannt.[57] Der Anblick wilder Austernseitlinge, die aus einem Buchenstamm sprießen, ist hinreißend.

Dosierung

Ein oder zwei gekochte Fruchtkörper ein- bis zweimal pro Woche sind gut für die Gesundheit. 3–4 Gramm getrocknetes Pulver von Fruchtkörpern oder etwa 800 mg getrockneter Teeextrakt werden zur Senkung der Blutucker- und Cholesterinwerte empfohlen, ½ bis 1 TL pro Tag.

Kommerzielle Pilzprodukte

Im Gemüsehandel und Pilzfachhandel sind verschiedene Seitlinge im Angebot: grau, weiß, gelb oder rosa. Der feste Braune Kräuterseitling mit langem dicken Stiel ist

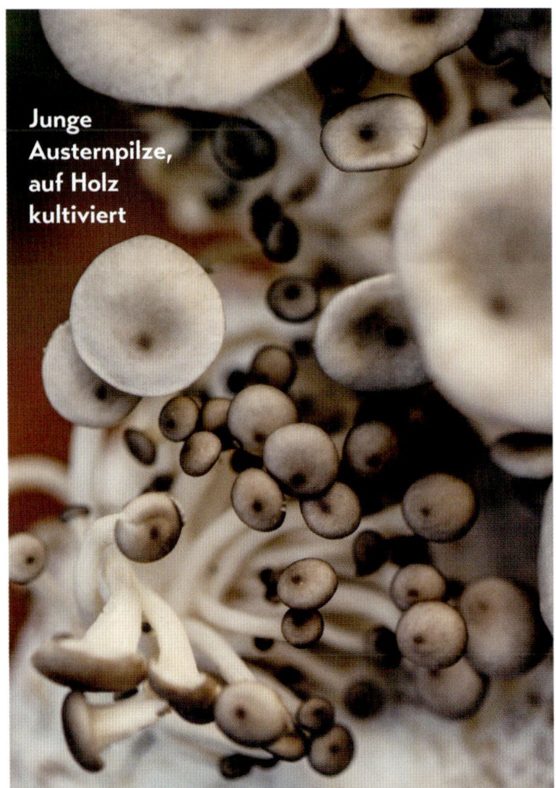

Junge Austernpilze, auf Holz kultiviert

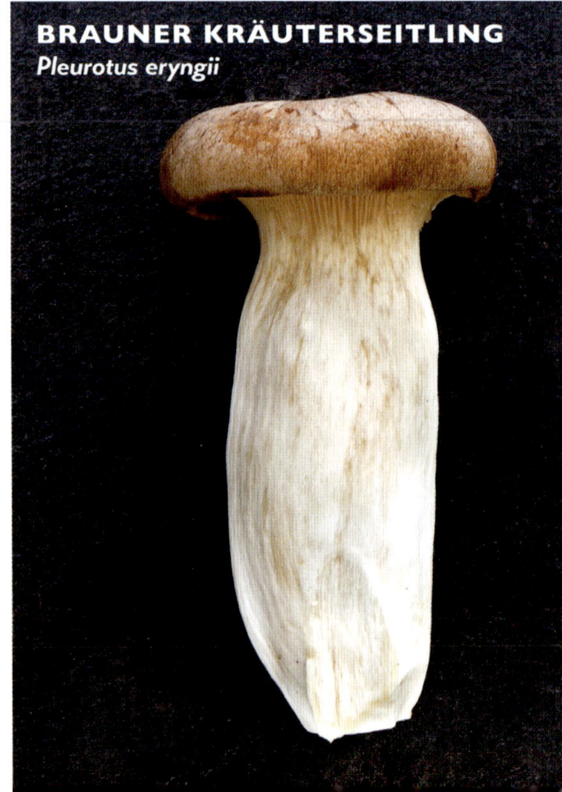

BRAUNER KRÄUTERSEITLING
Pleurotus eryngii

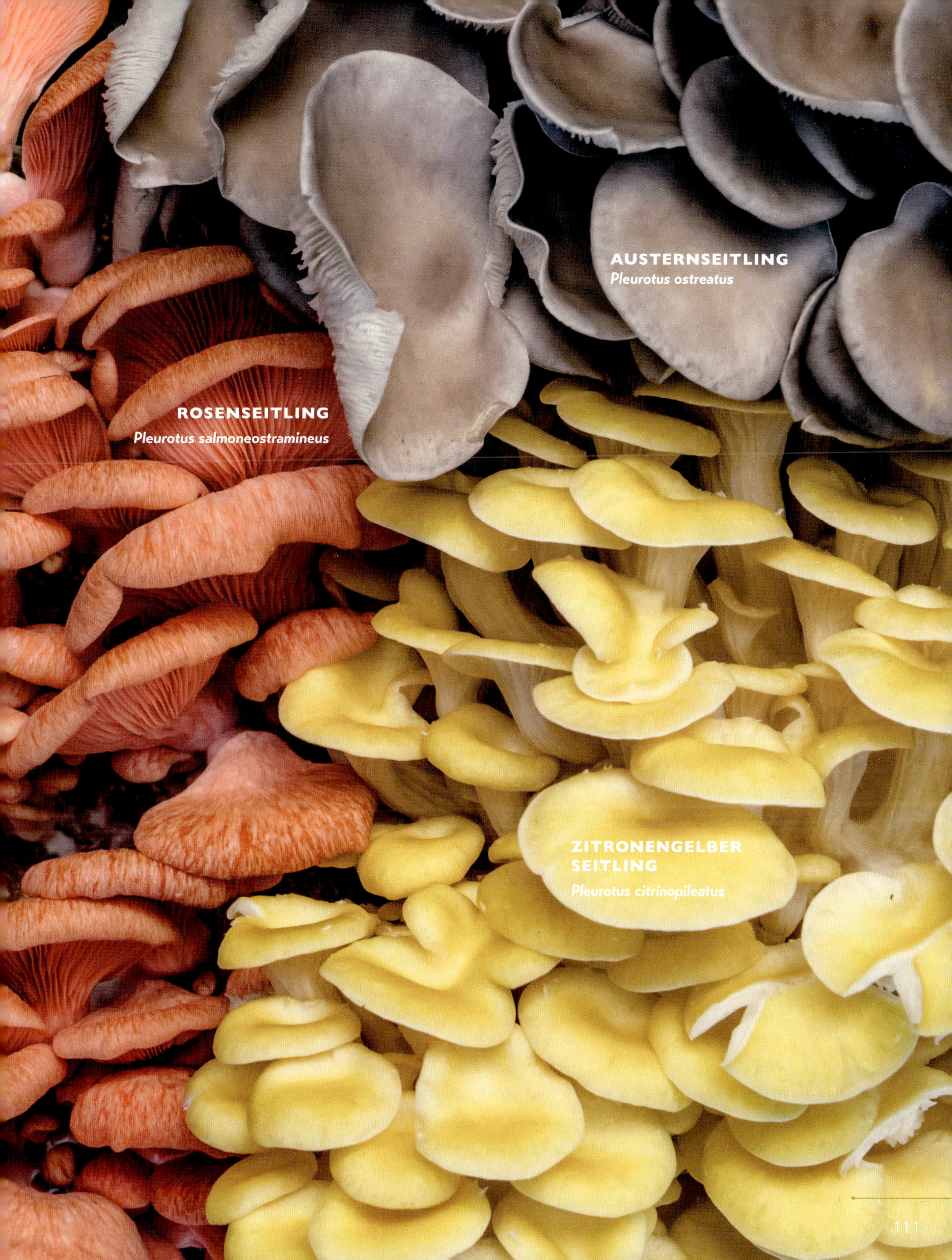
AUSTERNSEITLING
Pleurotus ostreatus
ROSENSEITLING
Pleurotus salmoneostramineus
ZITRONENGELBER SEITLING
Pleurotus citrinopileatus

auch lecker und oft als ergiebiger Zuchtpilz im Gemüseregal zu finden. Gekochte Seitlinge schmecken hervorragend und sind bissfest. Sie können auch zu Hause problemlos kultiviert werden, auf Holzscheiten oder in Sägemehl. Pilzbrut aller kultivierten Spezies für den Hausgebrauch sind via Internet verfügbar. Schöne Pilze in allen Farben in Ihrer Küche! Produkte in Kapselform enthalten auf verschiedenen Getreidesubstraten kultiviertes Pilzmyzel. Die Produktqualität und der Beta-Glucan-Gehalt variieren.

Identifikation in freier Wildbahn

VORKOMMEN. Der Austernseitling wächst von Oktober bis Mai. Er ist einer der wenigen Winterpilze, man kann sie auch bei Eis und Schnee ernten. Er wächst meist aus absterbenden, rissigen Buchenstämmen heraus oder auf Totholz, aber nur solange noch Rinde vorhanden ist. Er kommt in der gesamten nördlichen Hemisphäre vor, auch in Deutschland. In der kalifornischen Bay Area kommt er auch auf Erlenstämmen in Flussnähe, auf Eichen und Pappeln, in Nordkalifornien auch auf Lupinensträuchern vor.

ERKENNUNGSMERKMALE. Die Hüte der Pilze stehen oft wie bei Austernbänken übereinander. Die Farbe des Huts variiert von weiß, schiefergrau, violett bis bräunlich. Die Färbung kann intensiver, auch bläulich sein, wenn die Pilze viel Sonnenlicht abbekommen. Die Pilzhüte sind relativ fest, aber zerbrechlich. Die Stiele sind weißlich, oft sehr kurz und seitlich sitzend (selten mittig). Austernpilze sind am leicht fruchtigen Aroma zu erkennen, man nennt sie auch „Kalbfleischpilz“ wegen des einmalig guten Geschmacks. Die weißlichen Lamellen laufen am Stiel herab. Der Sporenabdruck ist lilafarben.

DOPPELGÄNGER. Da Austernseitlinge immer auf Holz wachsen, kommen andere nur am Boden wachsende Pilze nicht infrage, z. B. toxische *Tricholoma-*, *Amanita-* und *Agaricus*-Spezies. *Clitocybe* ist eine Trichterling-Gattung von Pilzen mit weißen Hüten. Allerdings mit kleinen, runden Hüten und langen, zentral entspringenden Stielen. Der Ohrförmige Weißseitling (*Pleurocybella porrigens*) ist ein weiterer, giftiger Doppelgänger, aber selten. Sehr ähnlich geformt ist der Gelbstielige Muschelseitling (*Sarcomyxa serotina*), aber er unterscheidet sich durch gelbe Lamellen.

Sammeln, zubereiten, anwenden

Wildexemplare sollten relativ fest und nicht wurmstichig sein. Schlaff am Stamm hängende Austernpilze sind schon alt. Gelbliche Pilze sind meist ein wenig überreif. Die Pilzhüte sollten nicht modrig oder anders unagenehm riechen. Wenn Sie ein Stückchen Pilzhut kosten, sollte er geschmacklos sein, höchstens einen Hauch bitter. Keinesfalls auffällig bitter oder sauer! Allergische Reaktionen nach dem Genuss von Austernseitlingen kommen vor. Sicherheitshalber testen Sie den Geschmack der gekochten Pilze, bevor sie auf den Tisch kommen.

Der Ohrförmige Weißseitling (*Pleurocybella porrigens*) wächst gerne auf Nadelhölzern und kann dem Rillenstieligen Seitling (*Pleurotus cornucopiae*) ähneln. Er hat charakterisch eingerollte Hutkrempen, ist nicht so fleischig und riecht nicht fruchtig wie echte Austernseitlinge – er sollte nicht gegessen werden!

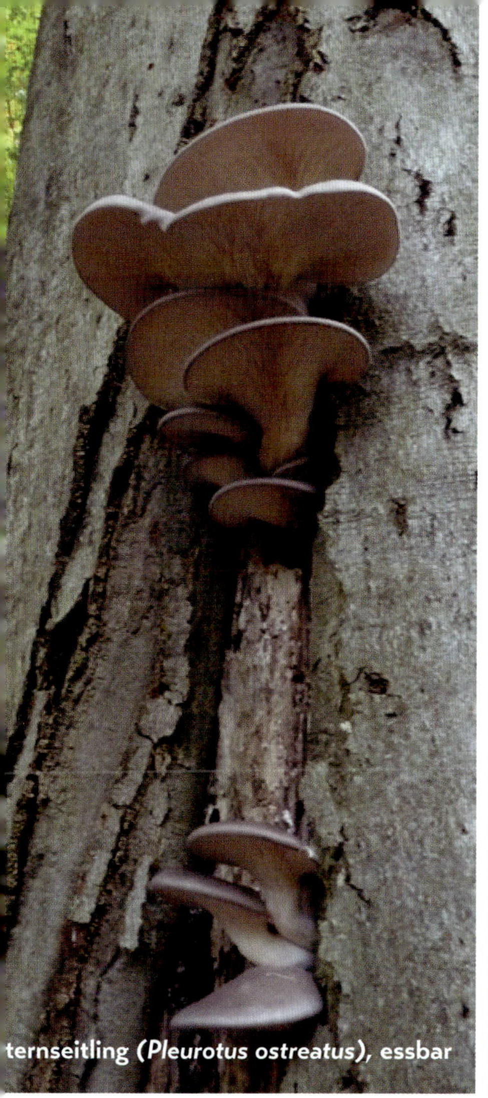

ternseitling (*Pleurotus ostreatus*), essbar

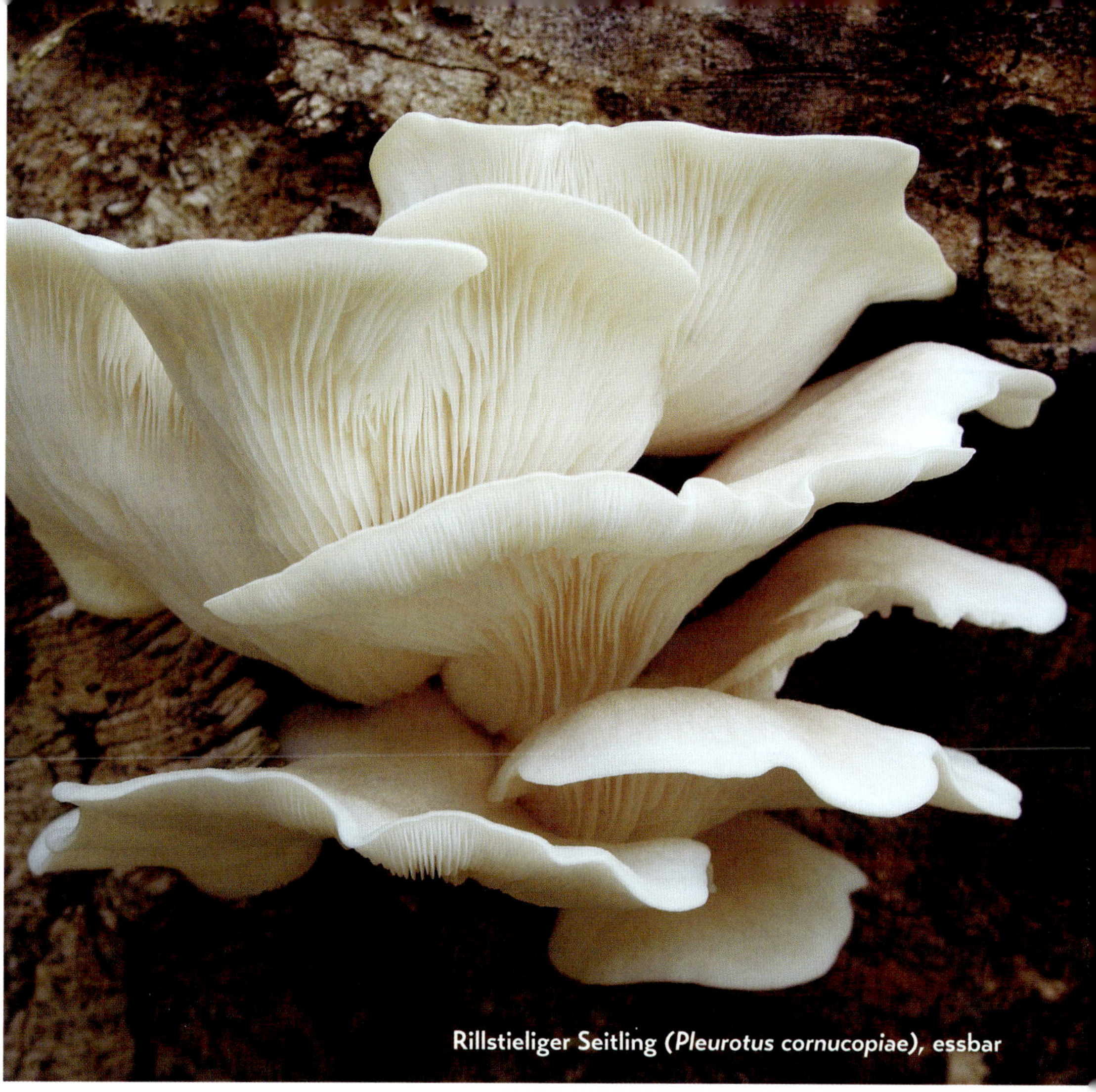

Rillstieliger Seitling (*Pleurotus cornucopiae*), essbar

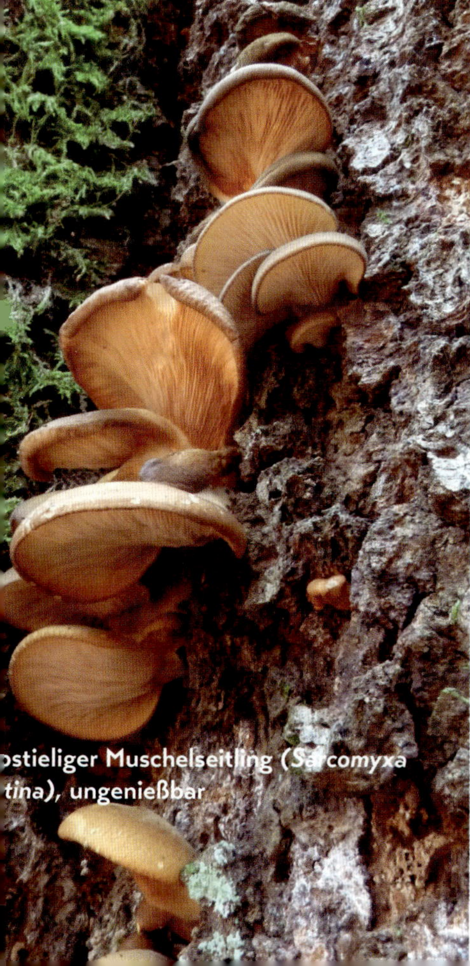

ostieliger Muschelseitling (*Sarcomyxa* *tina*), ungenießbar

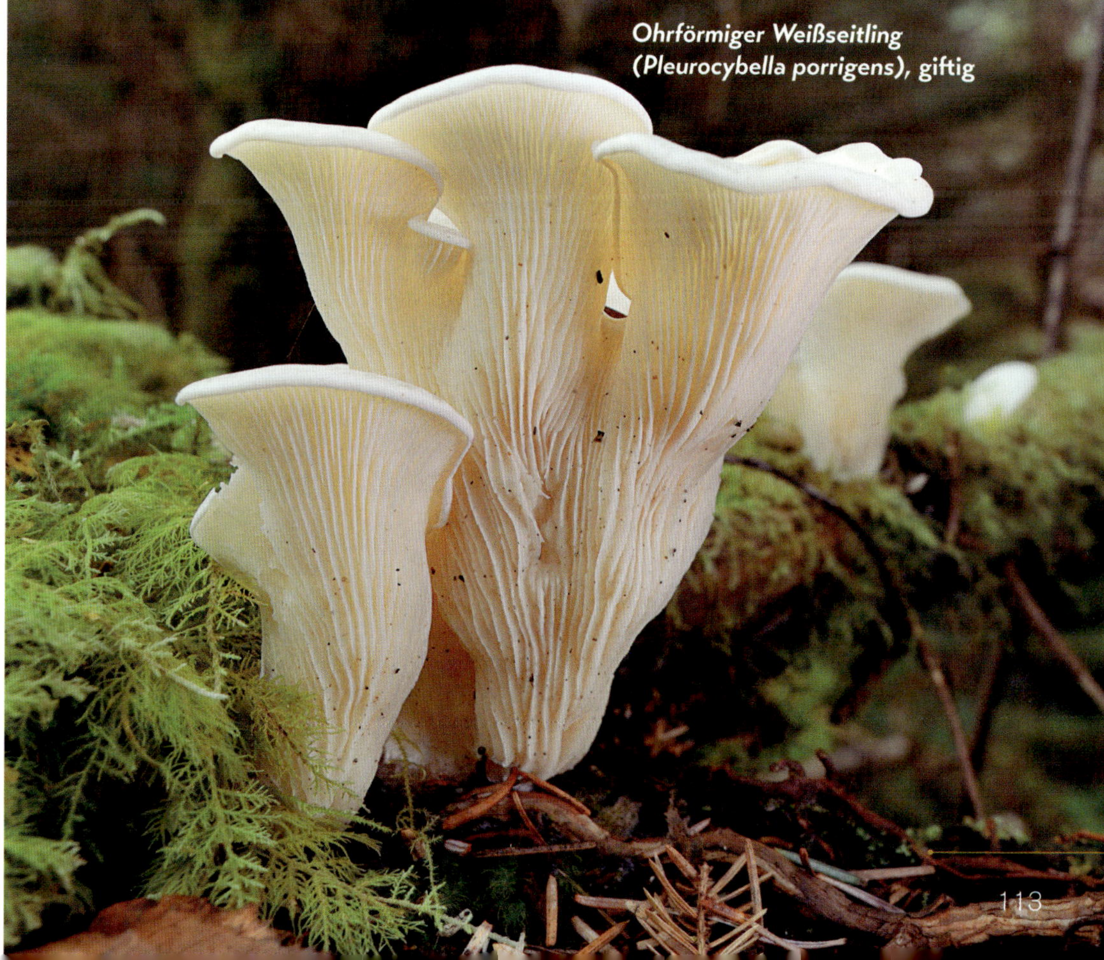

Ohrförmiger Weißseitling (*Pleurocybella porrigens*), giftig

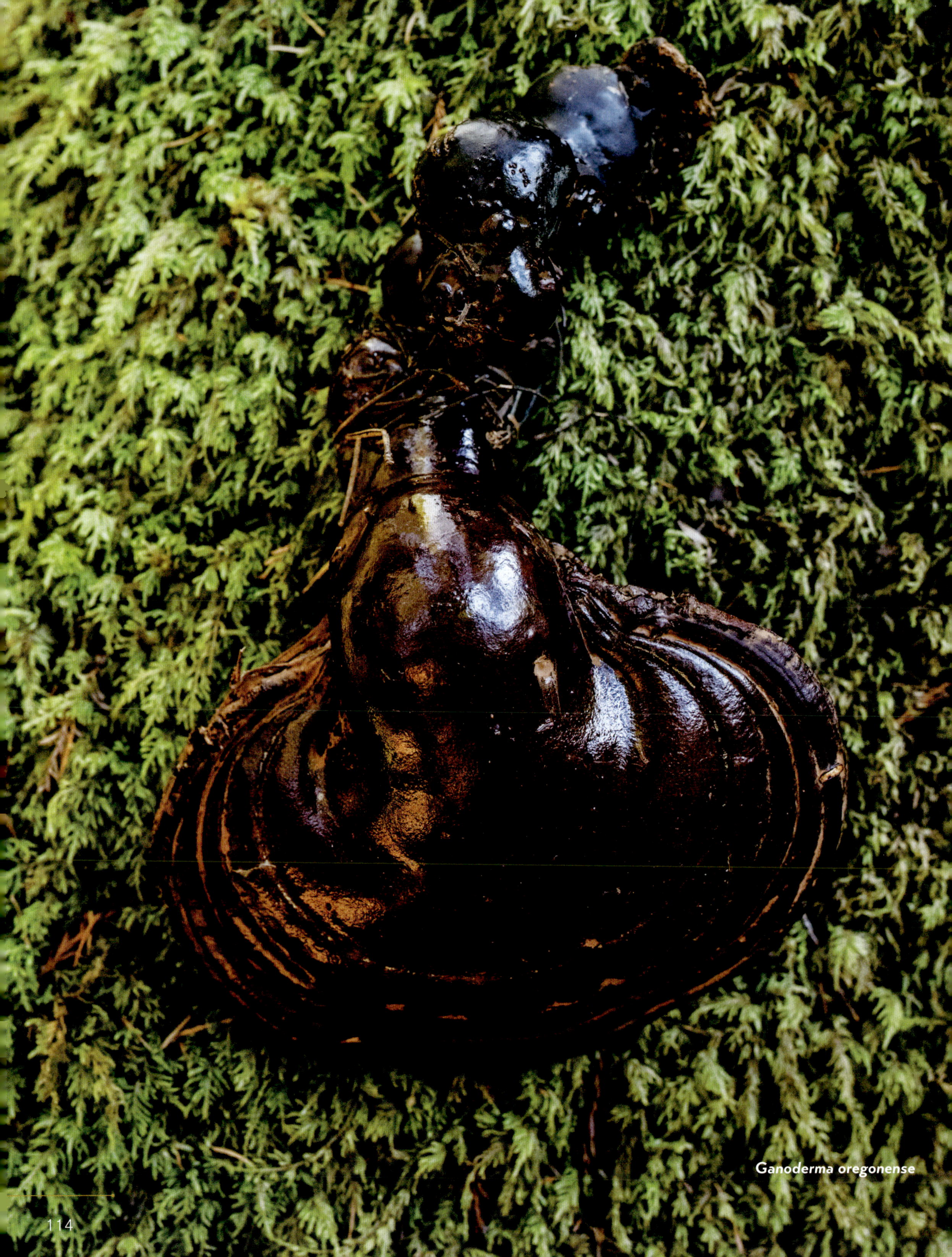

Ganoderma oregonense

REISHI

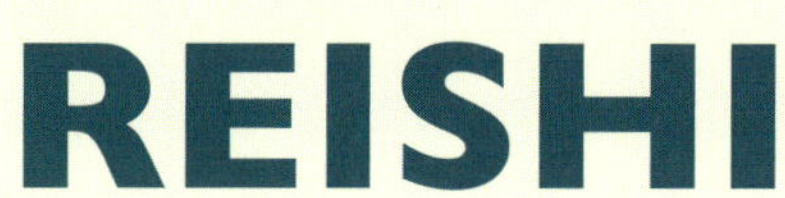

Ganoderma lingzhi, G. sichuanense, G. oregonense, G. tsugae, G. lucidum
und andere Ganoderma-Spezies

Erstbeschreibung (G. linghzi): Sheng H. Wu, 2012, bestätigt durch weitere Forschung

ANDERE NAMEN Glänzender Lackporling, *lingzhi* (en), *reishi, mannentake* (jp), *ling zhi* (cn)

In Japan wird der Pilz wegen seines glänzenden Huts *Reishi* genannt. Der gestielte Porling beflügelt seit mindestens 2000 Jahren die Vorstellungskraft des Menschen. Die Gattung der Reishi-artigen Pilze heißt *Ganoderma* („glänzende Haut"), wegen der orange, gelb, rot oder schwarz schimmernden Hüte. Reishi ist die Nummer eins der Pilzmedizin in der Kategorie Nahrungsergänzungsmittel. Das hat gute Gründe: Er hat sehr viel zu bieten. In Asien wird er in großem Maßstab kultiviert und ist weltweit ein äußerst beliebtes Pilzprodukt.

POTENZIELLE GESUNDHEITSWIRKUNGEN

Ein Blick auf die lange Liste der biologischen Wirkungen von Reishi, die in Labor- und Tierstudien nachgewiesen wurden, verleiht dem Pilz fast die Aura des Wundermittels.

- Gut fürs Herz, Herzkraft
- Regulierung von Blutdruck, Cholesterin- und Zuckerstoffwechsel
- Antiviral
- Entzündungshemmung, antioxidativ wirksam, Gewebeschutz
- Immunaktivierung
- Tumorhemmung, Krebs
- Schmerzlinderung, Fibromyalgie
- Leberschutz
- Lindert Angst, Depression und Schlafstörungen
- Verbessert kognitive Funktionen
- Vitalität
- Lungen- und Atemwegsschutz

Forschung im Überblick

In den letzten Jahrzehnten hat das Interesse der Forschung an Reishi enorm zugenommen. 2002 wurden 185 wissenschaftliche Arbeiten mit Schwerpunkt Reishi-artige Pilze veröffentlicht. 2021 sind in der PubMed-Datenbank unter dem Stichwort *Reishi* fast 1200 Fachartikel gelistet. Auch die Zahl qualitativ hochwertiger klinischer Studien steigt stetig. Dennoch wäre mehr Forschung nötig, um mehr Gewissheit über wirksame Dosierungen, Spezies, Extraktzubereitungen, Reishi-Pulver und die Anwendungsdauer von Pilzmedizin zu bekommen. Sowohl wässrige Auszüge (Tee, Teepulver) als auch alkoholische Extrakte (Tinkturen) gehören zu den wirksamsten Zubereitungen der Pilzmedizin.[58]

Die Reishi-Forschung konzentriert sich vor allem auf die Aktivierung des Immunsystems zur Bekämpfung von Krebszellen,[59] gefolgt von Diabetes, Leberschutz, Neuropharmakologie und Psychotherapie, Vorbeugung und Behandlung von Herz-Kreislauf-Krankheiten sowie die Therapie chronischer Atemwegsinfektionen/-krankheiten (z. B. chronisch-obstruktive Lungenerkrankung/COPD).[60] Studien, die den

Einfluss von Reishi auf das Immunsystem im Blick haben, untersuchen bestimmte Beta-Glucane, immunmodulatorische Proteine und Triterpene der Spezies *Ganoderma lingzhi* und *G. tsugae*.

Krebstherapie

Eine Hauptanwendung von Reishi und seiner Zubereitungen ist die Immuntherapie von Krebs. Außerhalb von China gibt es aber relativ wenige klinische Studien. Reishi wird dennoch vielfach zur komplementären Krebstherapie eingesetzt. Zahlreiche Tierstudien haben tumorhemmende und immunologische Wirkungen klar aufgezeigt.

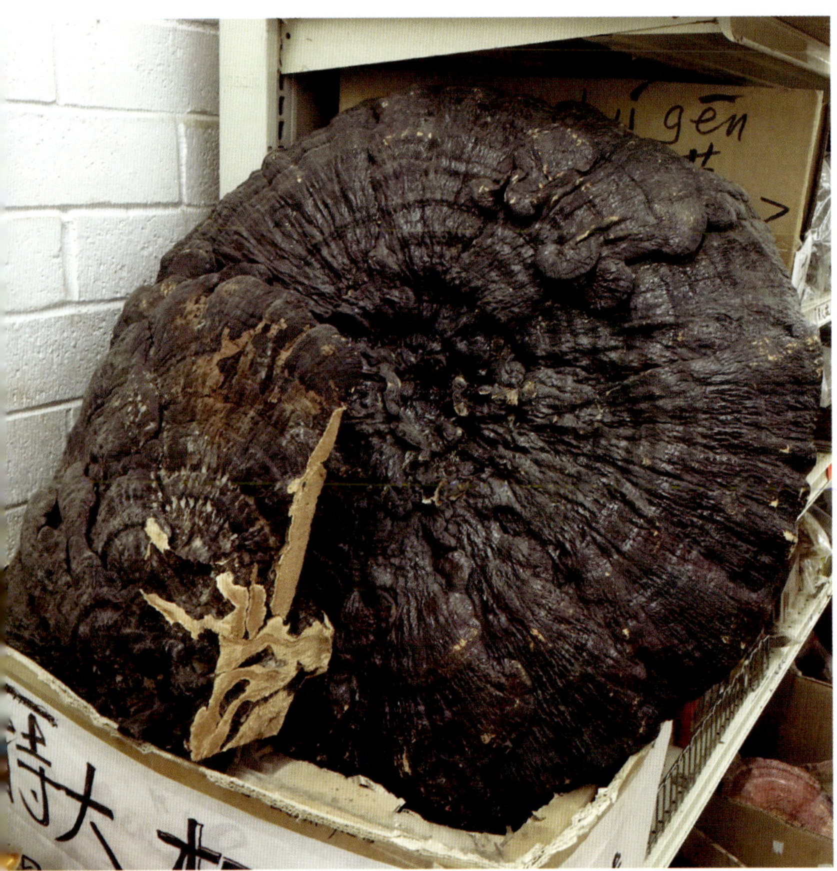

In China steht *Ganoderma sichuanense* besonders hoch im Kurs. Er soll wegen seiner schieren Größe wirksamer sein als andere Spezies.

- 96 Patienten nahmen 12 Monate täglich 1,5 Gramm Reishi-artigen Extrakt ein. Die Größe von Krebsvorstufen (präkanzeröse Adenome im Colon), basierend auf Darmspiegelungen, verringerte sich um 40 Prozent. In der Placebogruppe nahm sie um 73 % zu.[61]
- 30 von 34 Patienten mit fortgeschrittenem Lungenkrebs nahmen 3 Monate dreimal täglich 1800 mg wässrigen Extrakt gereinigter Beta-Glucane ein, vergleichbar mit einem Heißwasserextrakt von 81 Gramm Fruchtkörper. Die Pilzmedizin löste signifikante Immunreaktionen aus, insbesondere bei natürlichen Killerzellen.[62]
- Eine Metaanalyse (*Cochrane Systematic Review*) prüfte alle verfügbaren klinischen Studien, die die Krebstherapie mit Reishi untersucht hatten. Vier chinesische Studien und eine Studie in englischer Sprache qualifizierten sich für eine Analyse nach strengen Kriterien. Insgesamt hatten 85 Patienten mit Lungenkrebs von Pilzmedizin profitiert. Kombiniert mit Chemotherapie war Reishi sehr hilfreich (+25 %). In vier von fünf Studien beobachtete man zudem bessere Immunfunktionen und mehr Lebensqualität für Krebspatienten.[63]

Herz, Kreislauf, Diabetes

Die Forschung über Reishi zur Vorbeugung und Behandlung von Herz-Kreislauf-Erkrankungen und Diabetes steht noch am Anfang. Qualitativ hochwertige Studien fehlen. Dennoch ist Nahrungsergänzung mit Reishi zur Verbesserung der Herz-Kreislauf-Fitness in Asien weit verbreitet. Es gibt klinische Studienergebnisse, die vielversprechend sind. Neben Weißdorn (Blüten-/Blätter-Extrakte) gehört Reishi zu den bevorzugten Supplementen, die für

Patienten mit Risikofaktoren (z. B. familiäre Vorbelastung) empfohlen werden.
- Laborstudien (menschliche Zelllinien), Tier- und klinische Studien (überwiegend aus China) zeigen, dass Zellwandkomponenten von Reishi (Polysaccharidkomplex, andere Extrakte) Herz und Gefäße schützen können.[64]
- In einer Vergleichsstudie nahmen 37 Hochrisikopatienten und 34 Patienten mit stabiler Angina pectoris täglich 750 mg Polysaccharid-Polypeptid-Komplex (180 mg Beta-D-Glucane) von *Ganoderma lucidum* ein. Im Blut aller Patienten waren erhöhte Antioxidativaspiegel nachweisbar. Auch Risikofaktoren in Bezug auf endotheliale Gefäßschädigung (z. B. bei Arteriosklerose und Herzkrankheiten) verbesserten sich.[65]

Manche Studien, die den Herz-Kreislauf-Nutzen von Reishi untersucht hatten, weisen allerdings Mängel auf. Oft wurden die benutzten Pilzspezies nicht genannt. Angaben zu den Produkten fehlten: beispielsweise Myzel oder Fruchtkörper, Gehalt an Ballaststoffen oder anderen Bestandteilen (Maltodextrin, Stärke, Füll-, Binde- und Trägerstoffe).
- Eine systematische Übersichtsarbeit (5 klinische Studien, 398 Teilnehmer) untersuchte den Einfluss von Reishi auf Herz-Kreislauf-Risikofaktoren: Gesamt-, LDL-Cholesterin und HbA1c (Zuckerstoffwechsel).

Die Reishi-Dosierungen betrugen 1,4–3 Gramm Extrakt pro Tag über 12–16 Wochen. Beispielsweise 2,24 g eines 10:1-Extrakts plus 750 mg Sporen plus 700 mg Trägerstoff. Signifikant günstige Wirkungen blieben aus. Reishi war allgemein genauso gut verträglich wie Placebo.[66]

Reishi enthält reichlich Beta-Glucane, die am besten untersuchten Komponenten von Pilzmedizin für die immunologische Krebstherapie.

Das Manko der Studien waren fehlende Angaben zum Gehalt an Pilz-Ballaststoffen und fehlende Beta-Glucan-Tests. Außerdem kann ein 10:1-Extrakt von Reishi reichlich Stärke oder Maltodextrin enthalten.

Leberentzündung

In einer Studie waren jeweils 21 Patienten mit einem Extrakt von *Ganoderma lucidum* (225 mg pro Tag) oder Placebo behandelt worden. Man beobachtete verbesserte Werte von antioxidativen Enzymen sowie signifikant reduzierte Labormarker für Leberentzündung (GOT, GPT).[67] Leberenzyme sind bei toxischer Belastung (z. B. Paracetamol) oder Infektionen (Hepatitis) häufig erhöht. Untersuchungen mit Ultraschall zeigten eine verringerte Lebergröße und günstige Wirkungen bei Patienten mit Fettleber. Noch bessere Ergebnisse wären wahrscheinlich mit der traditionellen Dosierung von 1 g Reishi (statt 225 mg) zweimal täglich zu erzielen.

Burn-out-Syndrom

Eine randomisierte placebokontrollierte Doppelblindstudie befasste sich mit der Wirkung von Reishi bei 123 Patienten mit Burnout-Syndrom (Neurasthenie, „Nervenschwäche“). Häufige Beschwerden sind starke Stressbelastung, Ermüdung, Erschöpfung, Reizbarkeit, starke Kopfschmerzen und Stimmungsstörungen (z. B. Depression). Jeweils die Hälfte der

Patienten wurde mit 1800 mg Reishi oder Placebo dreimal täglich 8 Wochen behandelt. Man prüfte die Beschwerden allgemein (Clinical Global Impression/CGI) und von Ermüdung (visuelle Analogskala/VAS). Bei 51,6 % der Teilnehmer der Reishi-Gruppe und nur 24,6 % der Placebo-Gruppe hatten sich die Beschwerden signifikant verbessert.[68]

Fibromyalgie bei Frauen

Nahrungsergänzung mit Reishi-artigen Pilzen: 3 Gramm bitterer Bio-Reishi eines europäischen Herstellers, Myzel-Mikropulver zweimal täglich mit Wasser eingenommen. Die aerobe Fitness und die Beweglichkeit der unteren Körperhälfte bei Frauen mit Fibromyalgie, die Pilzmedizin verwendet hatten, verbesserten sich signifikant im Vergleich zur Placebo-Gruppe.[70]

Blutgerinnung

Dass Reishi vor und nach operativen Eingriffen oder bei einer Behandlung mit Blutverdünnern vermieden werden sollte, trifft nicht zu. An einer Studie nahmen 40 gesunde Freiwillige teil, die entweder täglich 1,5 Gramm Reishi-Pulver oder Placebo über 8 Wochen einnahmen. Nach 4 und 8 Wochen wurden Blutgerinnungstests durchgeführt. Signifikante Unterschiede der Gruppen in Bezug auf die Blutgerinnung gab es nicht.[71]

Traditionelle Anwendung

Der japanische Begriff *Reishi* kennzeichnet nützliche Spezies von *Ganoderma*. Traditionell hängt man einen Lackporling über den Hauseingang, um böse Geister abzuwehren. Er gilt auch als Glücksbringer für frisch verheiratete Paare und wird zu Hause aufbewahrt. Man sagt, dass der beste Reishi auf Pflaumenbäumen wächst.[72]

In der chinesischen Medizin gilt Reishi (*lingzhi* genannt) als Pilz der Götter. Ein mächtiger Beschützer und Heiler für Körper und Geist. Man empfiehlt ihn, um den Geist zu beruhigen und das Herz-*Qi* zustärken. Dem *Bencao Gangmu* zufolge (siehe S. 120) erlangten die Vorfahren Unsterblichkeit, wenn sie Reishi aßen. Wenn sie einen solchen Pilz fanden, verzehrten sie ihn frisch. An Ort und Stelle. *Zhi* („bogenförmig") bezog sich zunächst auf den Baum, auf dem Reishi-Fruchtkörper wachsen.

KOMBINIERTE PILZMEDIZIN BEI HPV-INFEKTION

Eine Studie weist auf das Heilpotenzial der kombinierten Anwendung von Reishi und Schmetterlingstramete bei Infektionen mit humanen Papillomaviren (HPV) hin. Bei 472 Patienten wurden routinemäßig im Rahmen zahnärztlicher Untersuchungen Abstriche der Mundschleimhaut durchgeführt (Gingivitis-Diagnostik). 61 wurden positiv auf auf HPV 16/18 getestet, die gefährlichsten Virusvarianten. Eine Gruppe von 41 Patienten wurde mit einem Extrakt des Schwefelporlings (*Laetiporus sulphureus*) behandelt, die andere Gruppe (20 Patienten) mit einer Kombination von Reishi und Schmetterlingstramete, jeweils über 2 Monate. In Gruppe 1 betrug die Virus-Clearance 5 %, in Gruppe 2 88 % (kombinierte Pilzmedizin).[69]

Ob die erfreuliche antivirale Wirksamkeit auf Reishi oder Schmetterlingstramete zurückzuführen ist, lässt sich nicht genau sagen. Am besten, man setzt beide Pilze bei HPV-Infektion ein.

Später entdeckte *Ganoderma*-Spezies waren anders gefärbt und gleichfalls als *zhi* bekannt. *Ling* könnte sich auf „die Berge" beziehen, wo *lingzhi* zu finden waren.

Erstmals wird *lingzhi* im *Shennong Bencaojing* (Heilkräuterklassiker nach Shennong) erwähnt. Die klassische *Materia Medica* der chinesischen Medizin (3. Jh.) ist eine Sammlung mündlicher Überlieferungen in Wort und Bild.

Organspezifische Spezies

Im *Bencao Gangmu* werden mindestens fünf verschiedene Typen von *lingzhi* beschrieben: gelb, weiß, schwarz, purpur und rot. Die Farben sind mit den fünf Elementen (Holz, Feuer, Erde, Metall und Wasser) und fünf inneren Organen (Nieren, Lungen, Leber, Milz und Herz) assoziiert. Die Farben kennzeichnen auch verschiedene *Ganoderma*-Spezies, die häufig in den Bergen und Wäldern des alten China zu finden waren.[73]

Man glaubte beispielsweise, dass schwarzer Reishi (*G. sinense*) bei „Nierenproblemen" wirksamer ist als bei Taubheit, wegen der Schwarzfärbung. Roter Reishi soll bei Immunschwäche, gegen Krebs, bei schmerzhaften Entzündungen und Arthritis helfen. Meine langjährigen persönlichen und klinischen Erfahrungen mit Reishi bestätigen das. Manche historischen Organ-Zuordnungen sind durchaus plausibel: rot = Herz, schwarz = Nieren, gelb = Leber/Gallenblase.

Je nach Wetter und Jahreszeit wechselt die Farbe bei jeder Reishi-Spezies. Rot kann sich in Gelb oder Orange verwandeln. Somit ist die Pilzfarbe kein wirklich taugliches Kriterium, um die Spezies genau zu bestimmen.

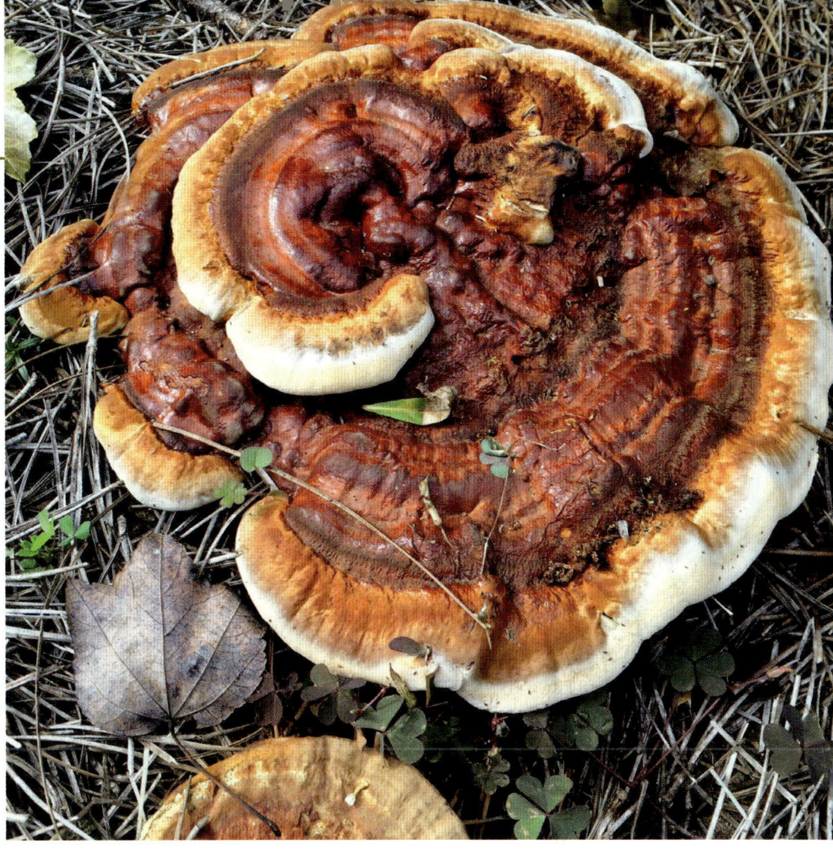

Dieses Prachtexemplar von *Ganoderma sessile* wuchs auf einem Ahornbaum in Georgia.

Aus diesem Grund verwendet die Taxonomie lateinische Namen und arbeitet seit den späten 1980er-Jahren zusätzlich mit DNA-Analysen.

Wer heutige *Ganoderma*-Spezies mit den Spezies der historischen chinesischen Medizin abgleichen möchte, muss sich intensiver mit dem Thema befassen. Höchstwahrscheinlich haben unterschiedliche Spezies unterschiedliche Profile, was die Inhaltsstoffe betrifft: Triterpene, Beta-Glucane, Phenole und niedermolekulare Komponenten. Demnach können auch die Bioaktivität und die Wirksamkeit unterschiedlich ausfallen.

Bemerkenswert ist, dass die im *Bencao Gangmu* beschriebenen Farben auch heutzutage bei einigen Reishi-artigen Pilzen anzutreffen sind. Auf meinen Reisen bin ich auf rein gelbe und rote, schwarze, weiße, purpurne und braun schattierte Pilzvarietäten gestoßen. Der Hemlocktannenpilz (*G. tsugae*) ist in China als *song shan ling zhi*

(Nadelholzpilz) bekannt. Er wird traditionell zum Schutz der Leber verordnet. Bei Stimmungs- und Schlafstörungen soll er schwächer wirksam sein. Diese Spezies ist in den USA weit verbreitet und kommt in verschiedenen Farben vor (rot, orange, gelb).

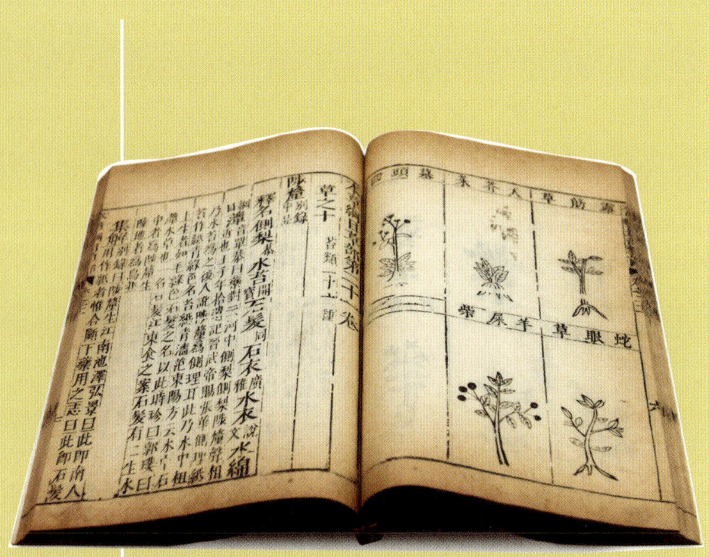

BENCAO GANGMU SCHATZTRUHE DER KRÄUTERMEDIZIN

Der Heilkräuterklassiker nach *Shennong* besteht aus fünf Bänden. Eine Sammlung und Zusammenfassung umfangreicher historischer Aufzeichnungen der chinesischen Kräutermedizin und einer Fülle von Anwendungen. Als Verfasser gilt *Li Shizhen.*

Das Werk wurde 1578 vervollständigt, ist chinesisches Kulturgut und die umfangreichste *Materia Medica* (Arzneibuch) der traditionellen chinesischen Medizin. Seit 2004 gibt es auch eine englische Ausgabe.

Chinesische Kräutermedizin

Medizinstudenten von heute profitieren von der Expertise des Lehrbuchs *Chinese Herbal Medicine: Materia Medica* (Dan Bensky et al.), das die häufigsten Anwendungen von Reishi in der traditionellen chinesischen Medizin enthält.

Hauptwirkungen:

- Beruhigung des Geistes: Angst, Nervosität, Alpträume, Schlafstörungen.
- Stärkung von Herz und Blutgefäßen: Normalisierung der Blutfette, Stärkung der Herzkraft, Linderung von Herzrhythmusstörungen, Schutz des gesamten Herz-Kreislauf-Systems, antioxidative Wirkungen.
- Stärkung der Lungenfunktion: Schleimlösung, Husten und Keuchen (vor allem bei Anhäufung von weißem zähen Schleim, nicht bei akuter Infektion, regelmäßige Anwendung zur Vorbeugung und Behandlung der allergischen Rhinitis und anderen chronischen Atemwegserkrankungen (z. B. Asthma und COPD), kombiniert mit einem gesunden Lebensstil und anderen Therapien (Akupunktur, Ernährung, Stressabbau, Achtsamkeit).
- Vitaltonikum: Atemwege und Herz-Kreislauf-System, bei Kurzatmigkeit und Appetitmangel. Bitterer Reishi hilft der Verdauung und verbessert die Aufnahme von Nährstoffen.

Das *Heilkräuterkompendium nach Shennong* (200–250 v. Chr.) lobpreist Reishi und verkündet: „Wer Reishi regelmäßig zu sich nimmt, profitiert von Glück und Stärke und genießt ein langes Leben wie die Unsterblichen." Das starke Immunsystem ist der wesentliche Faktor für nachhaltige Fitness, Vitalität und Gelassenheit.

Dosierung

Bei Gesundheitsproblemen (z. B. Erkältung, Ermüdung, Schlafstörungen Angst, Stimmungsstörungen) beträgt die Anfangsdosierung 2–3 g gekochter, getrockneter und fein gepulverter Extrakt von Fruchtkörpern Reishi-artiger Pilze, als Tee oder 1–2 g Teekonzentrat. Als Nahrungsergänzung werden täglich 1 Gramm Teekonzentrat oder 1–2 g gekochte Myzel- oder Fruchtkörperprodukte empfohlen – je nachdem, wie viel Beta-Glucane und Triterpene im Supplement enthalten sind. Der Beta-Glucan-Anteil sollte bei 15–35 % liegen.

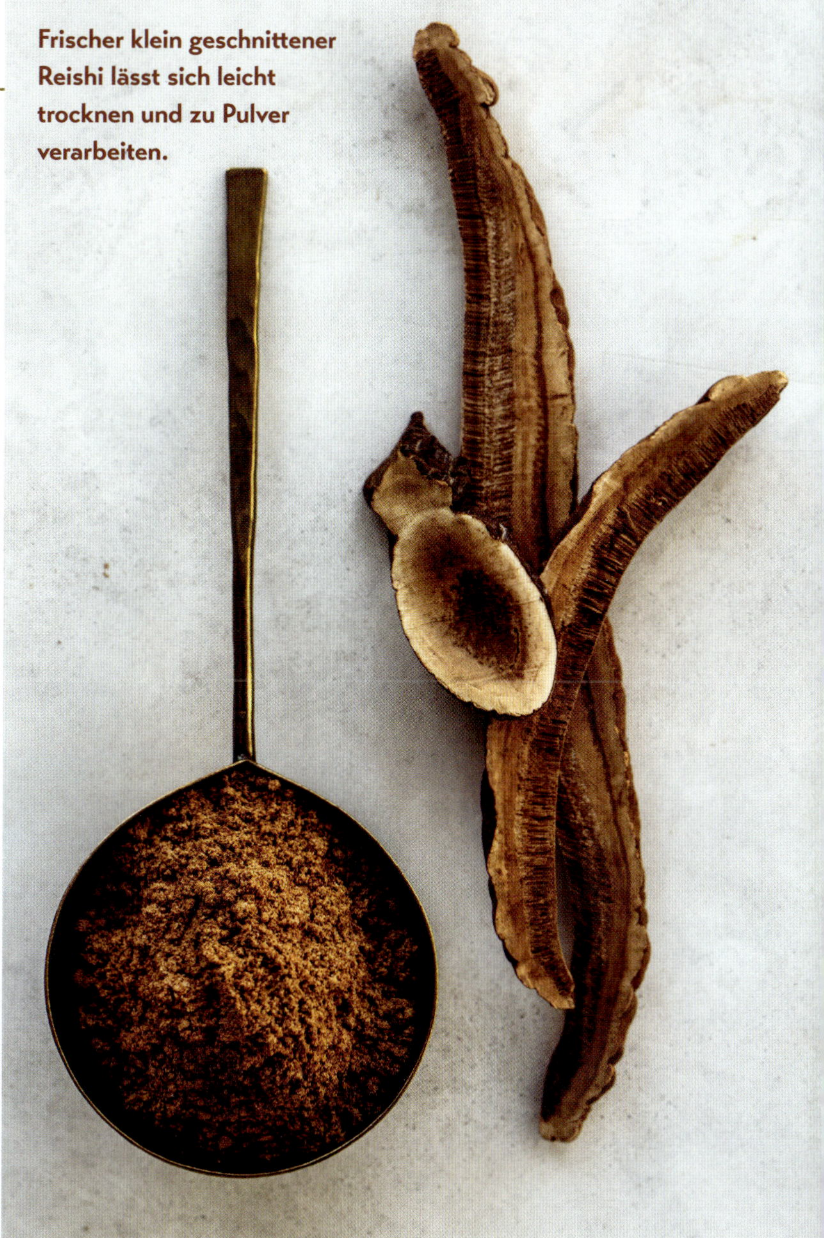

Frischer klein geschnittener Reishi lässt sich leicht trocknen und zu Pulver verarbeiten.

Kommerzielle Pilzprodukte

Ganoderma lingzhi. Wilde Spezies können grundsätzlich für Pilzmedizin verwendet werden. Da aber die chemische Komposition verschiedener Stämme derselben Spezies variiert, sind Anwendungsempfehlungen unsicher – wie bei unterschiedlichen Pilzarten, die auf bestimmten Bäumen in variablem Habitat gedeihen.

Ein Pilz kann bei Atemwegsproblemen hilfreich sein. Ein anderer kuriert Herz-Kreislauf- oder psychische Beschwerden. Ohne klinische Tests bei Menschen sind keine Empfehlungen möglich.

Aus Erfahrung weiß ich, dass jede Reishi-Spezies die aus der traditionellen Anwendung seit Jahrhunderten bekannten Wirkungen vermitteln kann. Dennoch empfehle ich anfangs roten Reishi (*Ganoderma lingzhi*), der am häufigsten im Handel und in chinesischen Kräuterläden erhältlich ist. Es sei denn, Sie haben vor Ort Zugang zu wilden Spezies. Ich empfehle Pilze aus dem spezialisierten Handel, die nicht mit Desinfektionsmitteln und Pestiziden belastet sind.

Wie bei anderen Pilzprodukten werden die Fruchtkörper meist in China kultiviert und Myzelprodukte anderswo hergestellt (z. B. in den USA). Fruchtkörper benötigen mehr Zeit und sind arbeitsintensiv. In China sind die Kosten für den Arbeitsaufwand deutlich geringer als in den USA oder Europa.

Werden andere Spezies als *G. lingzhi* verwendet, sollte die enthaltene Reishi-Art auf der Packung korrekt vermerkt sein. Möglichst mit Angabe von DNA- und chemischen Analysen. Bei vielen Reishi-Produkten und -Fruchtkörpern wird die Identität einer Spezies häufig nicht mit modernen Analysemethoden bestätigt.

Das ist das Hauptproblem. Oftmals wird schlicht *Ganoderma lucidum* angegeben, obwohl das Produkt wahrscheinlich *G. lingzhi, G. sichuanense* oder eine andere Spezies enthält, die in Asien gehandelt wird. Wenn Sie es ganz genau wissen wollen, fragen Sie den Hersteller, ob DNA-Analysen und Chromatografie durchgeführt wurden.

GLUCAN-GEHALT UND REINHEIT. Reishi wird häufig auf gekochtem Reis, Sägemehl oder anderen Nährmedien kultiviert. Reishi-Pilzmedizin sollte mindestens 10–20 % Beta-Glucane enthalten. Wenn das zutrifft, sind höchstwahrscheinlich auch heilkräftige Triterpene enthalten.

Das Produkt sollte in Bezug auf die vorliegende Spezies getestet sein und einen hohen Reinheitsgrad aufweisen (z. B. keinen Schimmelbefall). Angaben zum garantierten Gehalt an einzelnen Triterpenen (mit der besten Bioaktivität) oder der immunologischen, antioxidativen und antientzündlichen Wirksamkeit eines Produkts sind noch Zukunftsmusik.

Was den Reinheitsgrad und die Herstellung betrifft, ist die Reishi-Produktion außerhalb Chinas (z. B. in den USA oder Europa) meiner Einschätzung nach klarer geregelt. Häufig ist die Qualität eines Produkts leichter nachvollziehbar, wenn der Hersteller der Pilzmedizin nicht tausende Kilometer entfernt ist.

FRUCHTKÖRPER UND MYZEL. Studien zufolge sind Myzel und Fruchtkörper vergleichbar bioaktiv wirksam. Fruchtkörper enthalten in der Regel (deutlich) mehr Beta-Glucane. Andererseits kann Myzel, das auf Getreide kultiviert wird, größere Mengen an Triterpenen und Beta-Glucanen mitbringen, wenn ein starker Stamm benutzt wurde. Und wenn man darauf achtet, dass der Pilz das gesamte Getreidesubstrat aufzehrt. Ein Grund mehr, darauf zu bestehen, dass verlässliche Angaben zum Beta-Glucan-Gehalt von Pilzen gemacht werden.

Pilzprodukte, die Fruchtkörper enthalten, stammen aus Kostengründen so gut wie immer aus China. Um wettbewerbsfähig zu bleiben, werden fast alle Reishi-Produkte in den USA und anderswo auf Getreide kultiviert.

BITTERKEIT UND WIRKSAMKEIT. Der Geschmack ist kein verlässliches Kriterium für die Wirksamkeit von Reishi-Produkten. Studien haben gezeigt, dass manche Triterpene bitter schmecken und andere nicht. Produkte aus Fruchtkörpern oder Myzel können demnach bitter sein oder auch nicht. Trotzdem bewerben spanische Hersteller den Bittergeschmack ihrer Reishi-Produkte als Qualitäts- und Herkunftsmerkmal. Aus meiner Sicht ist ein wenig Bittergeschmack gut. Ein Hinweis auf die Präsenz von Triterpenen. Ist das Produkt DNA-getestet und in Bezug auf den Beta-Glucan- und Triterpengehalt standardisiert, ist der Bittergeschmack irrelevant.

Identifikation in freier Wildbahn

Wenn Sie nach Reishi-artigen Pilzen in der freien Wildbahn suchen, könnten Sie auf unterschiedliche Spezies stoßen, je nach Region. Solche Pilze sollten reichlich Beta-Glucane und Triterpene enthalten. Es gibt aber speziesbedingte Unterschiede. Der Pilz enthält unzählige chemische Komponenten. Ich würde nicht behaupten, dass diese Stoffe alle vergleichbar sind. Ich würde aber auch nicht zögern, wilde Reishi-Arten zu trocknen und Tee damit zuzubereiten. Ich würde solche Spezies genauso medizinisch nutzen wie *G. lingzhi*. Ich würde aber nicht exakt dieselben Wirkungen erwarten wie bei *G. lingzhi*.

Vorkommen. Die Gattung *Ganoderma* ist weit verbreitet und umfasst weltweit schätzungsweise 80 Spezies. *Ganoderma oregonense*, *G. tsugae*, *G. curtisii* und *G. sessile* gedeihen in Nordamerika und können

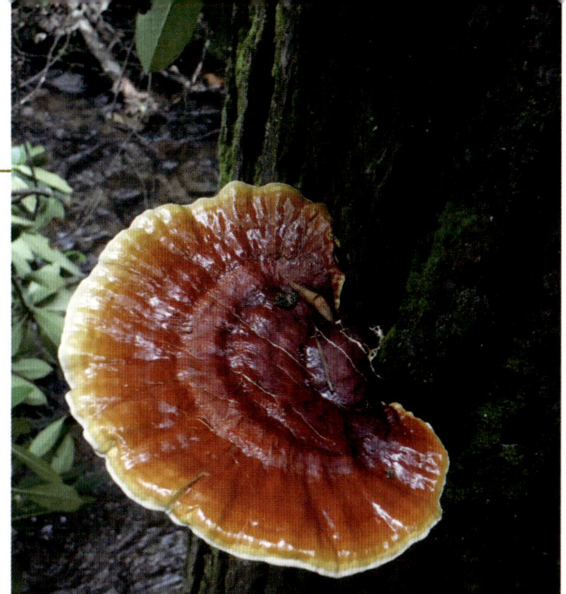

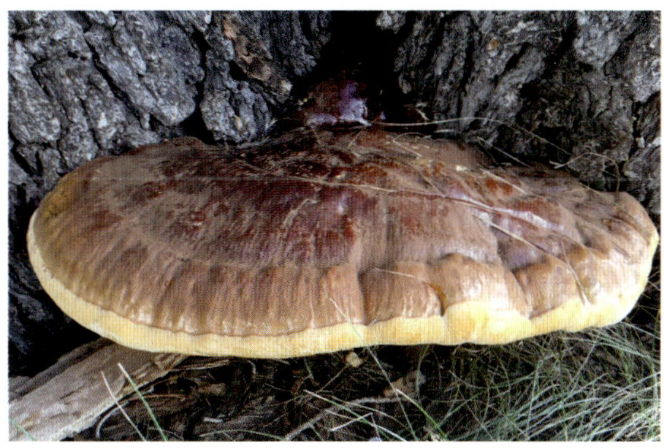

Die beiden Fruchtkörper von *Ganoderma tsugae*, von der Ostküste (oben) und der Westküste (unten) der USA, verweisen auf die Formenvielfalt der Spezies.

GANODERMA | SPEZIES IM HANDEL

SPEZIES	ERSCHEINUNGSBILD	ANMERKUNGEN
G. lingzhi	kleine bis mittelgroße rote Pilzhüte, mit bräunlichem Staub bedeckt, nicht gestielt	Rote Reishi-Fruchtkörper werden meist in China kultiviert, einige wenige Bioproduzenten in den USA.
G. sichuanense	sehr variabel (kugelförmig, übergroß), Herkunft Asien (chinesischer Kräuterhandel)	Manchmal statt *G. lingzhi* in chinesischen Produkten enthalten, die mit *reishi* oder *ling zhi* gekennzeichnet sind.
G. lucidum	sehr variabel: rot, gelb, purpurn, gestielt	Alle Reishi-artigen *Lingzhi*-Pilze wurden *Ganoderma lucidum* genannt, bevor es DNA-Analysen gab, um die exakte Spezies zu bestimmen. Reishi-artige Pilze kommen in Europa und Asien vor, in den USA selten oder falsch bestimmt. DNA-Analyse empfohlen.
G. sinense	tiefschwarz, gestielt	In der Regel in Asien kultiviert, in amerikanischen Chinashops als „schwarzer Reishi" im Angebot.

Quelle: Liao et al., 2015; Loyd AL, Richter BS, Jusino MA, et al., 2018.

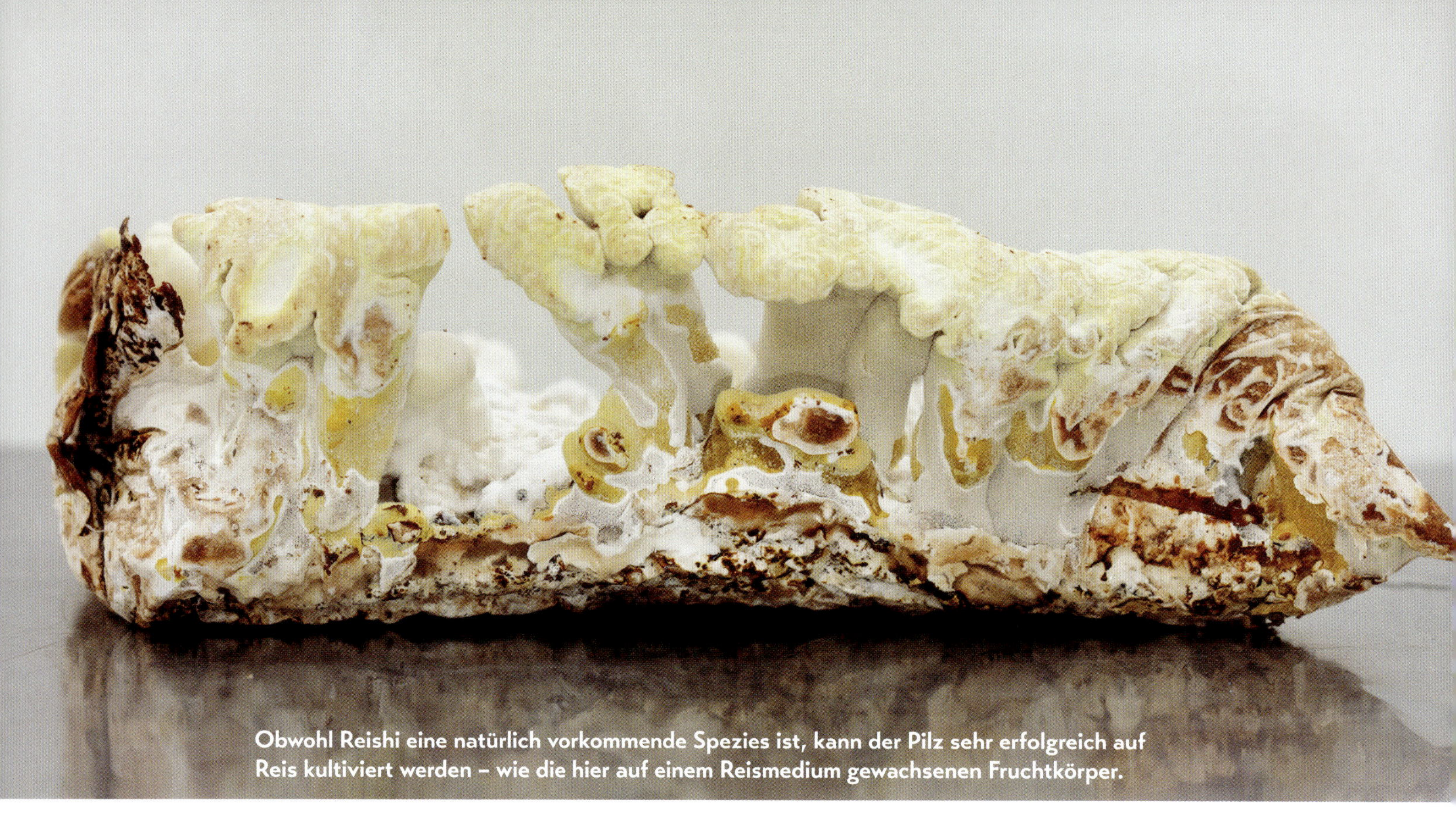
Obwohl Reishi eine natürlich vorkommende Spezies ist, kann der Pilz sehr erfolgreich auf Reis kultiviert werden – wie die hier auf einem Reismedium gewachsenen Fruchtkörper.

ähnlich eingesetzt werden wie *G. lingzhi*. Ich habe an zahlreichen Orten Reishi-artige Pilze gefunden und eingesammelt: auf einem Kaktus in Mexiko oder auf dicken Baumscheiben, die den Belag eines Dschungelpfads in Amazonien bildeten, an der kalifornischen Küste, am Fuß der Sierra Nevada und in den Wäldern im Osten der USA.

Die Fruchtkörper sind sehr auffällig, wenn man sie auf Ahorn oder anderen Harthölzern entdeckt. In Pennsylvania bin ich auf eine Gruppe von sieben Fruchtkörpern gestoßen, die sich auf einem toten Ahornbaum ausgebreitet hatten. Abseits des Wegs war ich intuitiv einige hundert Meter an einem Bachufer entlangspaziert, um eine Felsformation herum. Einen Pilz nahm ich mit. Ich habe ihn heute noch. Vielleicht habe ich ein Gefühl dafür entwickelt, welches Habitat Reishi bevorzugt. Vielleicht ist es eine Art innere Verbundenheit und nicht der wissenschaftliche Blick.

DOPPELGÄNGER. Wer den Pilz einmal gesehen hat, weiß: *Ganoderma* ist unverwechselbar. Es gibt keine Doppelgänger. Reishi-artige Pilze sind einjährig. Junger, sogar gereifter Reishi fühlt sich weicher und schwammiger an als mehrjährige, dicke holzige Porlinge, die jedes Jahr eine weitere Sporokarpschicht bilden.

Sammeln, zubereiten, anwenden

Reishi-Ernte mit Respekt! Ich stelle mir vor, wie meine Vorfahren durch wunderschöne Wälder wanderten, auf Sinnsuche oder spirituellen Reisen. Voller Freude und Dankbarkeit, wenn sie Reishi begegneten. Ist Dankbarkeit nicht auch ein Aspekt der Heilung? Belassen Sie mindestens eine Hälfte des Fruchtkörpers vor Ort, damit der Pilz weiterhin seine Sporen verbreiten kann. Das Zeichen Ihrer Dankbarkeit.

Einfrieren

Wenn Sie Reishi-artige Pilze gefunden haben: mit nach Hause nehmen, Schmutz und Staub entfernen, warm und gut belüftet trocknen lassen, eine Woche. Dann 3 Tage einfrieren, um Fliegenlarven abzutöten. Ansonsten wird der Pilz von den Insekten von innen nach außen pulverisiert. Gilt auch für Pilze aus dem Asia-Shop.

Pilzmedizin zubereiten

Neben meinem Bett und im Arbeitszimmer stehen ein oder zwei Reishi-Fruchtkörper. Sie verkörpern den wilden *Lingzhi*-Spirit. Reishi verarbeite ich zu getrocknetem Teepulver. Mein Supplement reicht dann ein Jahr. Im Winter nehme ich höhere Dosierungen ein, um Infektionen vorzubeugen.

Ich empfehle gepulverten Teeextrakt, selbst gemacht oder aus verlässlichen Quellen bezogen (siehe S. 303). Für maximale Entzündungshemmung ist der Alkoholextrakt (hoher Triterpengehalt) oder Teeextrakt wahrscheinlich am besten geeignet. Stressbelastung, Schlaf- und Stimmungsstörungen können adaptogen mit einem Doppelextrakt behandelt werden, Atemwegsprobleme mit Teepulver oder Doppelextrakt. Der Teeextrakt ist auch zur komplementären Krebstherapie empfehlenswert.

Chinesische Kräuterläden bieten manchmal Extrakt in Glasfläschchen an, mit Honig gesüßt, stabilisiert mit Vitamin C oder Alkohol (25 %).

Frisch genießen

Aus eigener Erfahrung weiß ich, dass man manche *Ganoderma*-Spezies frisch essen kann. Vor allem die zarten Hutränder schmecken süß und leicht bitter, wie frischer Ginseng. Gestielte und stiellose Fruchtkörper von *G. tsugae*, die auf Hemlocktannen in den USA (auch anderswo) wachsen, sind jung und frisch genießbar. Das *Bencao Gangmu* bemerkt, dass zarter Reishi sofort gegessen werden kann. In der Küche nehme ich dünn geschnittenen Reishi für Suppen und Pfannengerichte.

Sie sollten nicht mehr als 1 EL frischen Reishi auf einmal essen, um Problemen vorzubeugen. Eine halbe Tasse frischer Reishi kann Darmturbulenzen auslösen. Da machen sich die Geister der Berge und des wilden Reishi bemerkbar!

Man kann frischen Reishi auch ca. 30 Minuten mit ein wenig Wasser köcheln (mit Ingwer- oder Süßholztee). Im Einmachglas einfrieren und bei Bedarf täglich einen Löffel davon einnehmen.

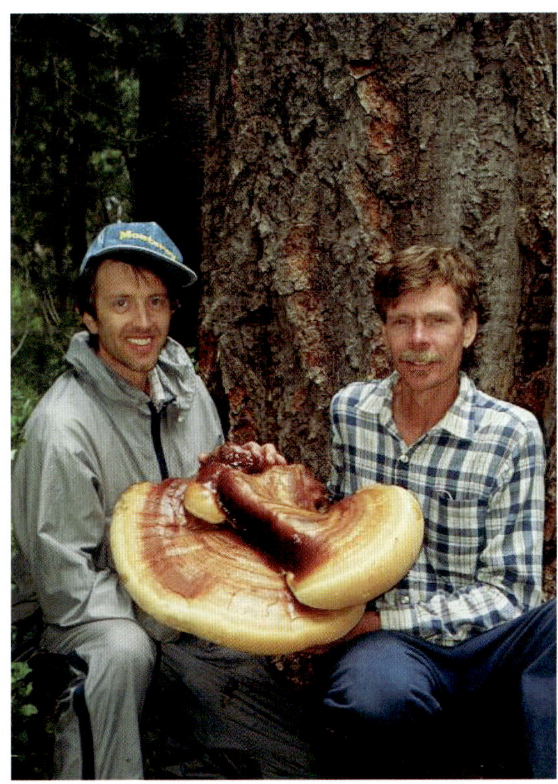

Diesen fast 8 kg schweren *Ganoderma tsugae* fanden wir auf einer Hemlocktanne in der Sierra Nevada. Der schönste Pilz, den ich je gesehen habe!

Wie man echten Reishi erkennt

Bei meinen Streifzügen durch chinesische Kräutershops bin ich auf mindestens 10 verschiedene Spezies gestoßen, die sich deutlich unterscheiden. Wegen solcher Artvarianten im Handel und vieler Unklarheiten, die die Identität von Reishi-Spezies in wissenschaftlichen Studien betrifft, verwende ich den Begriff „Reishi-artige Pilze". Mittlerweile hat sich offenbar der Terminus *Ganoderma lucidum* als Überbegriff für alle asiatischen Spezies etabliert, die im Handel angeboten werden. Das gilt auch für Spezies, die seit der Namensgebung durch Petter Karsten 1872 medizinisch eingesetzt wurden – bevor es moderne DNA-Tests gab.

Ohne weitere Forschung können wir nicht mit Sicherheit sagen, dass eine bestimmte Spezies zur Behandlung bestimmter Krankheiten oder Symptome wirksamer ist als eine andere. Welche Art ist generell empfehlenswert? Und wie erkennt man sie?

Ich bevorzuge *Ganoderma lingzhi*, unverwechselbar. Roten Reishi bereite ich als Teekonzentrat zu und verordne es meinen Patienten (und mir selbst) seit fast 20 Jahren.

G. lingzhi ist klein bis mittelgroß und nierenförmig, mit einem staubigen, ziegelfarbenen Hut, hell und dunkel alternierend gestreift. Der kurze Stiel (falls vorhanden) weist darauf hin, dass der Pilz wahrscheinlich in Plastiksäckchen kultiviert wurde. Auf Holzspänen oder anderen Medien. Der Pilzhut ist meist mit hellem Pulver oder Sporen bedeckt, was ihn eher staubig als glänzend erscheinen lässt. Meine DNA-Analysen bestätigten die Identität von *G. lingzhi*.

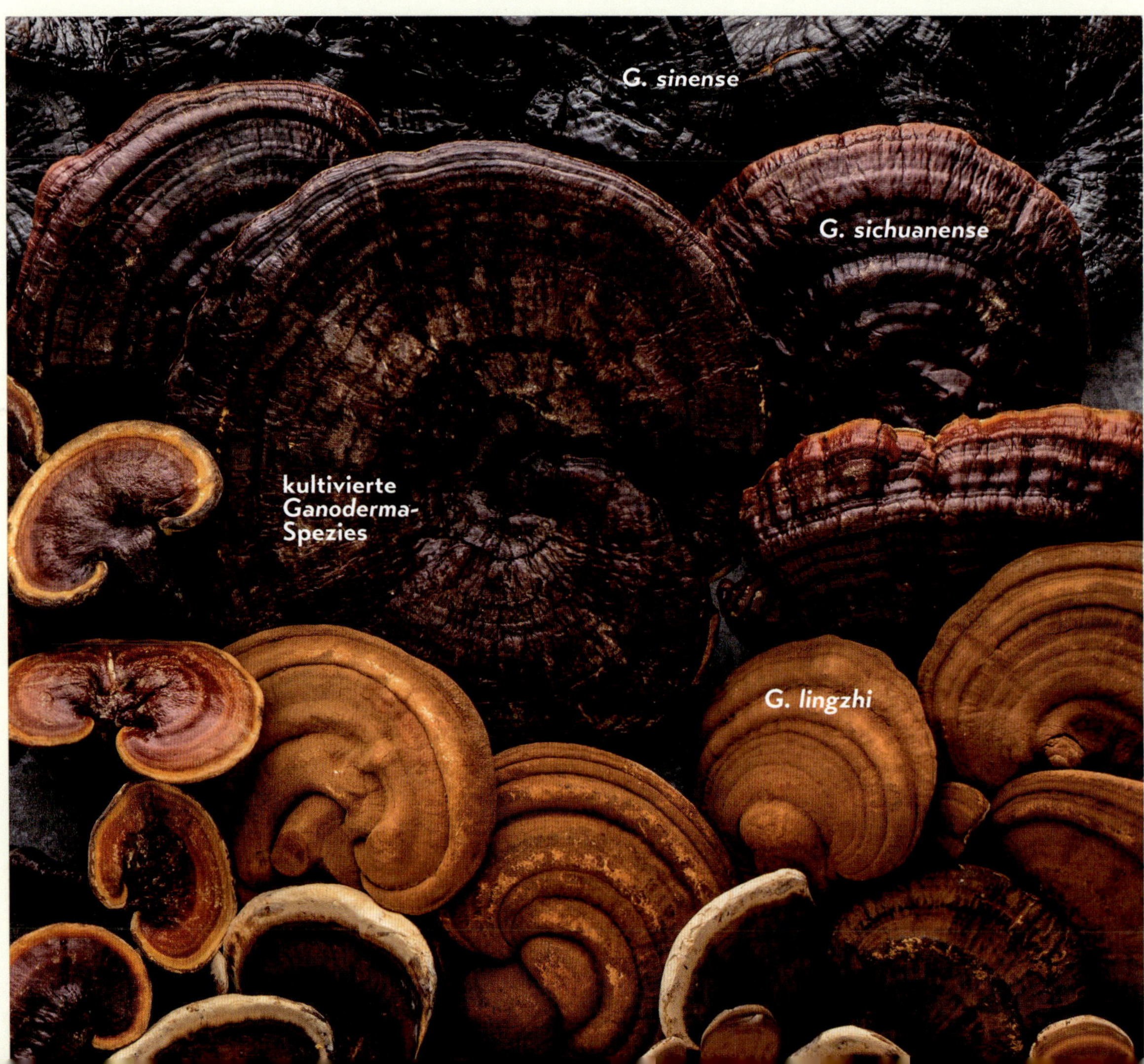

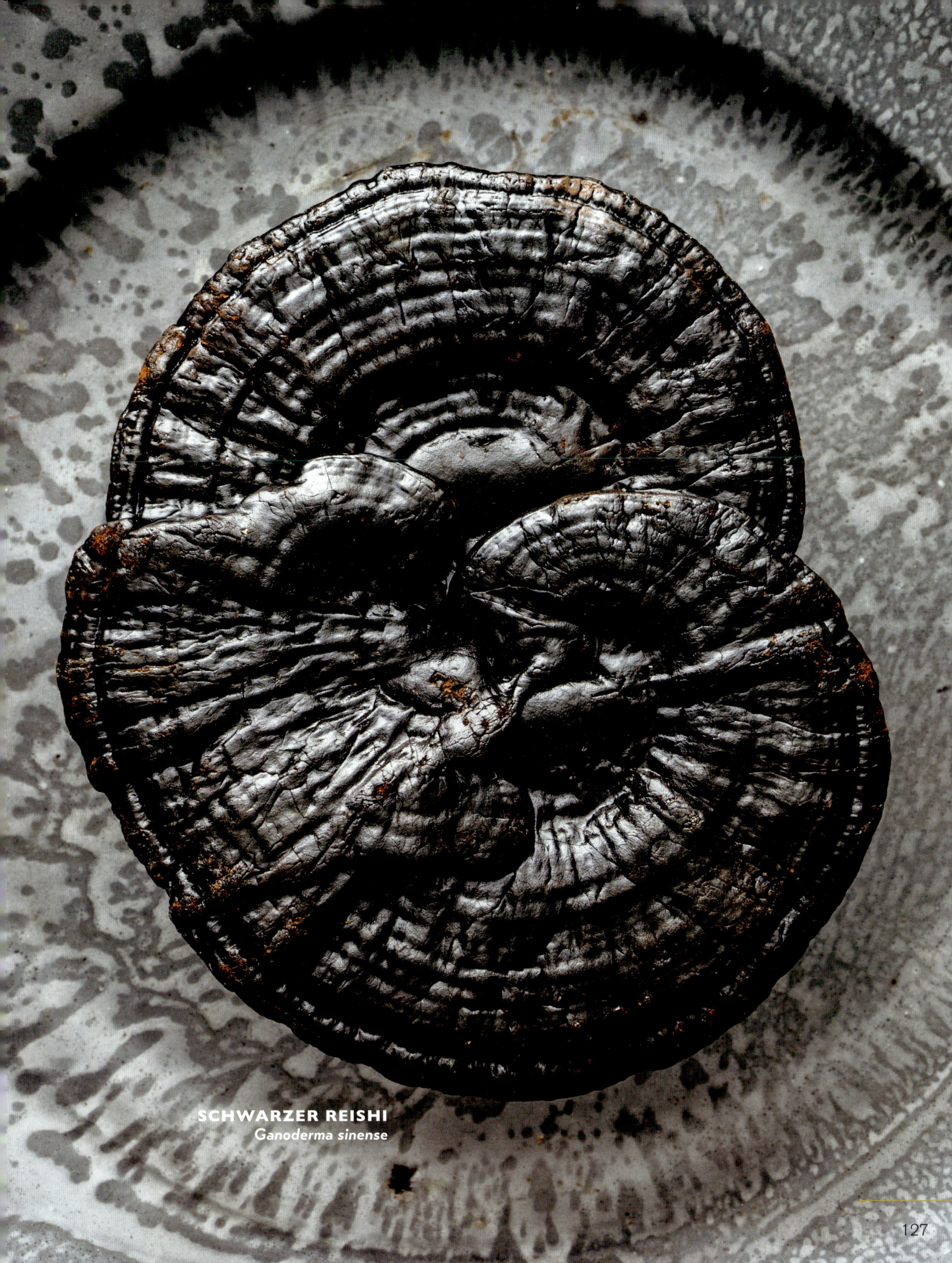

SCHWARZER REISHI
Ganoderma sinense

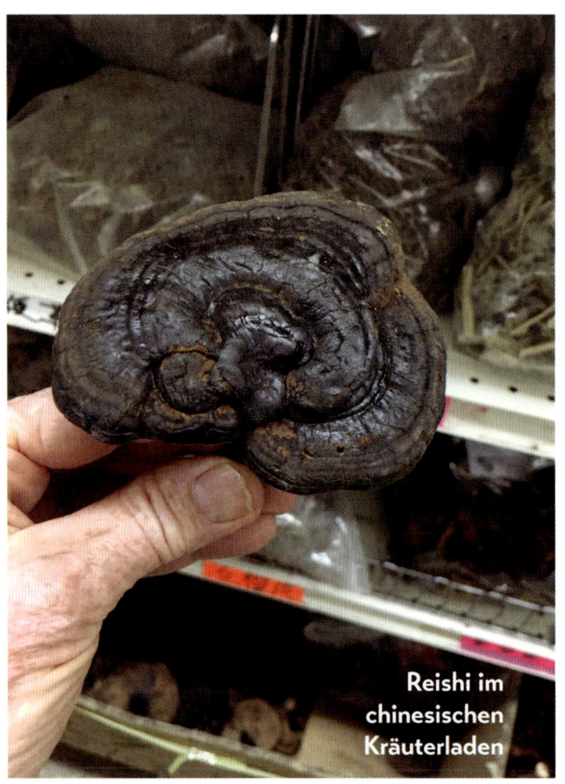
Reishi im chinesischen Kräuterladen

Reishi kultivieren

Fruchtkörper können aus Reishi-Myzel auf Sägemehl, Reis oder einer Mischung derselben kultiviert werden. Auf Hartholzschnipseln oder Sägemehl gezogener Reishi weist in der Regel mehr Beta-Glucane im Fruchtkörper auf. Im Handel werden auch bereits ausgewachsene Myzelblöcke angeboten (siehe S. 303).

Gibt man dem Myzel genügend Zeit, um so viel Substrat wie möglich zu konsumieren, wachsen Fruchtkörper mit hohem Beta-Glucan-Gehalt. Im eigenen Labor (*Megazyme*) habe ich Anteile von 25–50 % Beta-Glucanen gemessen. Niedrige Werte bei kultiviertem Reishi werden auf gekochtem braunen Reis und hohe Werte auf Holz erzielt.

US-AMERIKANISCHE *GANODERMA*-SPEZIES

SPEZIES	ERSCHEINUNGSBILD	ANMERKUNGEN
G. curtisii	gestielt mit gerundeter/gerollter Basis, häufig mit gelben Glanzpunkten und rotem Stiel	Kommt im Südosten der USA auf Harthölzern wie Ahorn vor.
G. oregonense	kompakte, rötlich braune bis rotpurpurne Fruchtkörper, kleine oder kurze bis mittellange Stiele, wächst auf Hartholz	Kommt von British Columbia bis Nordkalifornien vor, wächst auf Eichen oder anderen Harthölzern.
G. tsugae	leuchtend rot, auch gelb gestreifter Hutrand, an der Westküste häufig groß, fleischig, ohne Stiel, in Höhenlagen wachsend (> 1900 m), an der Ostküste zarter und gestielt mit gelben Glanzpunkten	Wächst in der Regel auf Hemlocktannen, von der US-West- bis zur Ostküste weit verbreitet. In Küstennähe kommen auch andere Spezies vor. Die Hutränder sind zart und gekocht genießbar.
G. sessile	flach und rund, rosa- bis purpurrot, manchmal glanzlos	Wächst auf Bodenwurzeln von Bäumen (z. B. auf Wurzeln eines toten Ahornbaums, siehe S. 117), sogar auf Rasen, vor allem im Südosten der USA.

Anmerkung: 10 Reishi-artige Pilzspezies kommen im Südosten der USA vor, am häufigsten *G. curtisii*, *G. sessile* Und *G. zonatum* (Loyd et al., 2018).

Verwandte Spezies: Flacher Lackporling

Der Flache Lackporling (*Ganoderma applanatum* oder *G. lipsiense*) ist ein verwandter Pilz, der nicht Reishi-artig aussieht, aber auch medizinisch genutzt werden kann. Er wächst auch in Europa und Deutschland. Die chinesische Medizin empfiehlt ihn zur Behandlung von Tuberkulose, Krebs, Zirrhose und chronischer Hepatitis.

Anders als Reishi, dessen Fruchtkörper innerhalb eines Jahres abgebaut wird, hat der Flache Lackporling eine sehr harte Konsistenz und bildet jedes Jahr eine neue Röhrenschicht, die Sporen produziert. Wer die Schichten abzählt, kennt das Alter des Fruchtkörpers. Obwohl der Pilz sehr hart ist, kann man ihn ernten, mit der Gartenschere oder Säge zerkleinern, kochen und als immunaktivierenden Tee anwenden. Als ich in Santa Cruz lebte, habe ich einen solchen Tee zur Vorbeugung von Erkältung und Grippe benutzt. Ich habe diesen Pilz auf Lorbeerbäumen und Eichen gefunden und einen starken, bitteren Tee zubereitet, auf dem Stövchen warm gehalten, mehmals täglich getrunken.

G. applanatum gedeiht weltweit, kommt aber in unterschiedlichen Formen vor. Manche sind relativ klein, mit weißem bis leicht gebräuntem Hut. Andere sind groß, schwer, kompakt, haben tiefbraune Hüte mit schneeweißer Porenfläche darunter. Man kann sie mit einem Stift bemalen.

Sammeln Sie Fruchtkörper, die nicht von Insekten oder Schimmel befallen, nicht verfärbt und von fester Konsistenz sind. Bei sehr feuchtem Wetter verderben sie leicht. Die Porenoberfläche sollte schneeweiß sein und grafisch markiert werden können. Pilze mit dunkler Porenoberfläche verwerfen Sie, da sie gealtert und wahrscheinlich von schlechter Qualität sind. Schneiden Sie die Pilze klein, wenn sie frisch sind. Getrocknet sind sie hart wie Holz.

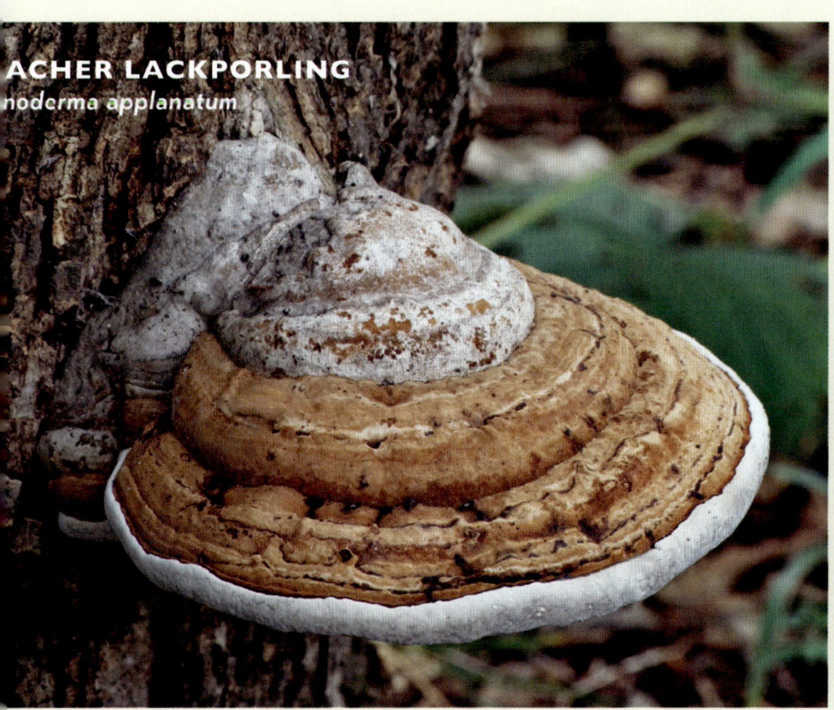
ACHER LACKPORLING
noderma applanatum

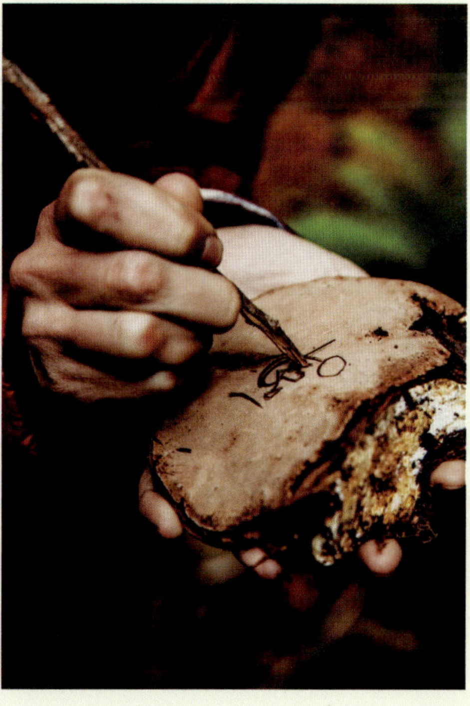

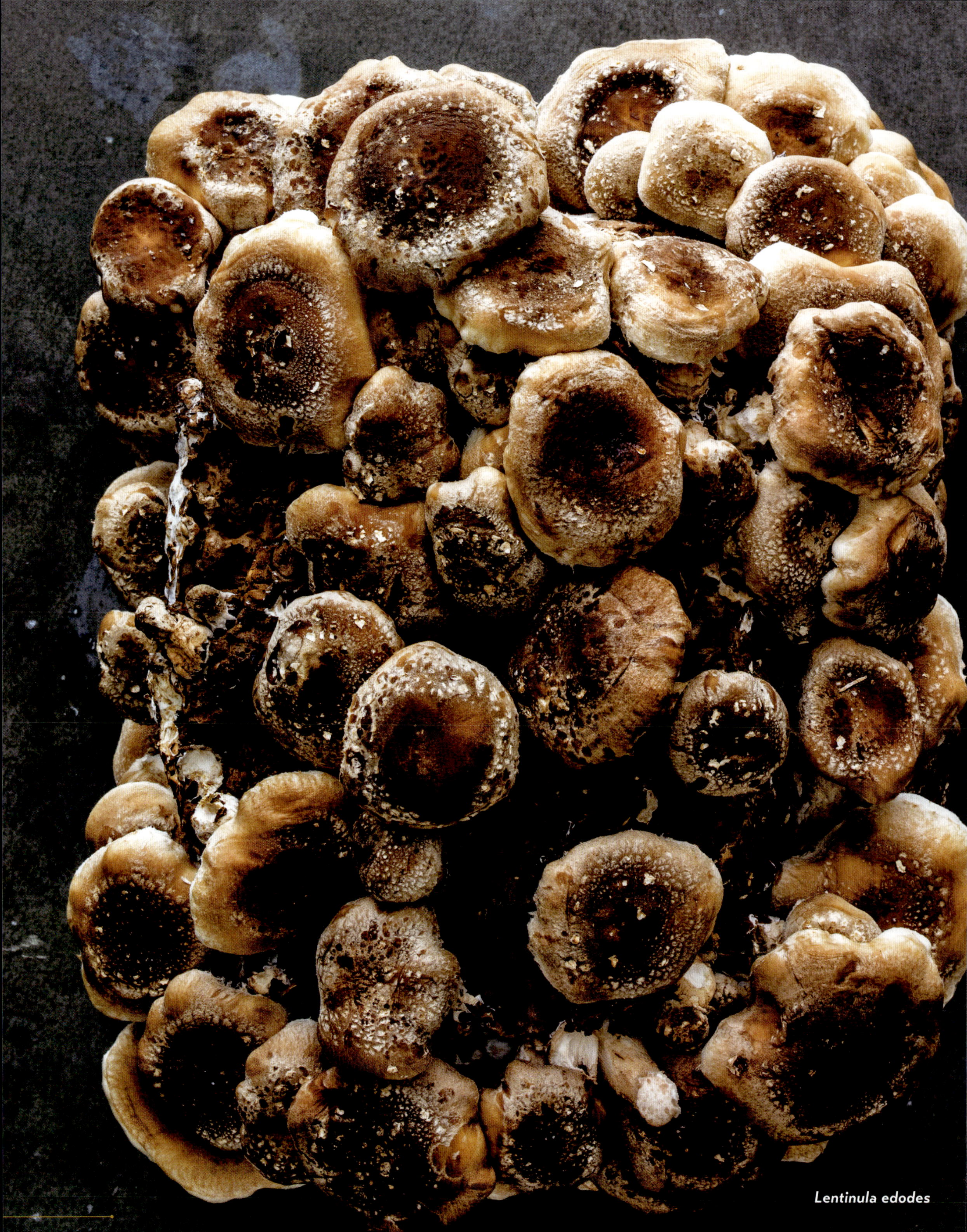

Lentinula edodes

SHIITAKE

Lentinula edodes

Erstbeschreibung: David Pegler, 1976

ANDERE NAMEN *Lentinus edodes*, Pasaniapilz, *shiitake* (en), *shii-take* (jp), *xiang gu* (cn)

Shiitake ist nach Champignons der weltweit zweithäufigste Kulturpilz. Die Nummer eins in der Küche. Aber auch seine Heileigenschaften wurden umfassend untersucht: Immunmodulation/ -aktivierung, Vorbeugung und Behandlung von Krebs, Leberschutz, Schutz vor HIV, Erkältungs-, Grippe-, Hepatitisviren und Cholesterinsenkung.[74] Wer ein- bis zweimal pro Woche Shiitakepilze isst, stärkt das Immunsystem. Der Pilz schmeckt in jedem Fall vorzüglich, egal wie Sie ihn zubereiten.

POTENZIELLE GESUNDHEITSWIRKUNGEN

- Komplementäre Krebstherapie: Linderung von Nebenwirkungen der Chemotherapie
- Vorbeugung: virale und bakterielle Infektionen, komplementäre Infektionstherapie
- Herz-Kreislauf-Schutz, Cholesterinsenkung
- Diabetesprävention, Blutzuckersenkung
- Leberschutz
- Vitalisierung
- Hepatitis
- Magen-Darm-Erkrankungen

Forschung im Überblick

Chemiker und Pharmakologen haben Extrakte von Shiitake-Myzel und Fruchtkörpern eingehend untersucht, um die wirksamsten immunmodulierenden Komponenten zu bestimmen. Zahlreiche Studien belegen, dass unterschiedliche Extrakte und Fraktionen der Zellwand immunologisch aktiv sind. Shiitake ist in jedem Fall gute Medizin.

Pilzmedizin

LENTINAN. Diese hochgereinigte Beta-Glucan-Fraktion wurde erstmals 1969 isoliert und in zahlreichen klinischen Studien bei Patienten mit Magen-Darm-Krebs und anderen Tumorerkrankungen eingesetzt. Es ist eine mit Reishi, Schmetterlingstramete und anderen Pilzen vergleichbar strukturierte Beta-Glucan-Fraktion. Lentinan und Beta-Glucane gehören zu den am besten untersuchten immunaktiven Komponenten von medizinischen Pilzen.[75] In den meisten Studien wurde Lentinan als Injektion statt oral verabreicht.

LEM. *Lentinus edodes Myzel* (LEM) ist eine Shiitake-Zubereitung, die in Japan als gesundheitsförderndes Nahrungsergänzungsmittel verkauft wird. Es handelt sich im Prinzip um verschiedene naturbelassene Extrakte von kultiviertem Myzel, das Zellwandkomponenten wie Beta-Glucane, aber auch B-Vitamine, Glycoproteine, Zuckerverbindungen und Ergosterol (Vitamin-D-Vorstufe) enthält. In Tierstudien und klinischen Studien waren ähnliche Wirkungen wie bei Lentinan zu beobachten. In LEM-Studien wurden aber häufiger oral dosierte Beta-Glucane von Shiitake untersucht.

FASERSTOFFE. Shiitake enthält 25–35 % lösliche und unlösliche Faserstoffe, 20–25 % Beta-Glucane inklusive.[76] Ballaststoffe tragen dazu bei, den Cholesterinspiegel zu normalisieren. Sie schützen Blutgefäße und können als Präbiotika fungieren. Eine Wohltat für die Darmflora.

ERITADENIN. Diese spezielle Purin-Komponente kommt exklusiv in Shiitake vor. Studien belegen cholesterinsenkende Effekte von Eritadenin.[77]

Komplementäre Krebstherapie

Myzelextrakt mit aufgereinigten Pilz-Beta-Glucanen (Lentinan) wurde in klinischen Studien bei Krebspatienten benutzt (Magenkrebs und andere Krebsformen). Der Extrakt wurde als Injektion begleitend zur Standard-Chemotherapie, oder Immuntherapie verabreicht.[78] Kombiniert mit Immun- und Chemotherapie vermittelte Lentinan Synergiewirkungen, die zu verbesserten Immunantworten führten.[79] Die besten Ergebnisse wurden bei 78 Patienten mit inoperablem oder rezidivierendem Magenkrebs erzielt. Die 1-, 2- und 5-Jahre-Überlebensraten der Patienten mit Shiitake-Medizin waren um 32, 13 und 10 % höher im Vergleich zu Chemotherapie allein.[80] Obwohl Lentinan häufig injiziert wird, stellte man eine 94%ige Tumorhemmung bei Tieren fest, die Lentinan im Futter bekamen.[81]

Leberschutz

Tierstudien belegen, dass LEM oral leberschützend wirkt. Bei manchen Patienten mit chronischer Hepatitis B beobachtete man, dass Pilzmedizin zur deutlichen Verbesserung der Leberentzündung beigetragen hatte: Die Werte der Leberenzyme (Entzündungsmarker) sanken und Viren waren im Blut nicht mehr nachweisbar (Serokonversion).[82]

Bakterielle Infektionen

Eine Fallstudie ergab, dass Lentinan Menschen vor Tuberkulose schützen kann. Bei drei Patienten war nach 10 Jahren kein Bakterienwachstum mehr nachweisbar.[83] Ähnliche antibakterielle Wirkungen wurden auch in Tierstudien beobachtet.

Antivirale Wirkung

Lentinan erwies sich *in vivo* als hochgradig antiviral wirksam.[84] Die Shiitake-Fraktion JLS-18 (Lignin, Beta-Glucane, Proteine) blockierte bei Tieren die Freisetzung infektiöser Herpesviren.[85] Klinische Studien fehlen noch.

Cholesterinsenkung

Mehrere Studien untersuchten die Wirkung von Shiitake auf den Cholesterinstoffwechsel. 30 gesunde junge Frauen nahmen eine Woche täglich 9 g getrocknete oder 90 g frische Shiitake-Pilze ein. Der Gesamtcholesterinwert sank um 7–12 %, der Triglyceridwert um 6–7 %. Bei getrockneten Pilzen war der cholesterinsenkende Effekt ausgeprägter.[86]

Neben Ballaststoffen enthält Shiitake auch das Purinalkaloid Eritadenin. Ein potenter Cholesterinsenker mit anderen Wirkmechanismen als medikamentöse Statine. Eritadenin erhöht HDL- und senkt ungünstiges LDL-Cholesterin. Shiitake-Fruchtkörper enthalten bis zu 6,3 mg Eritadenin pro Gramm Trockengewicht. Da der Stoff alkohollöslich ist, erreicht man mit

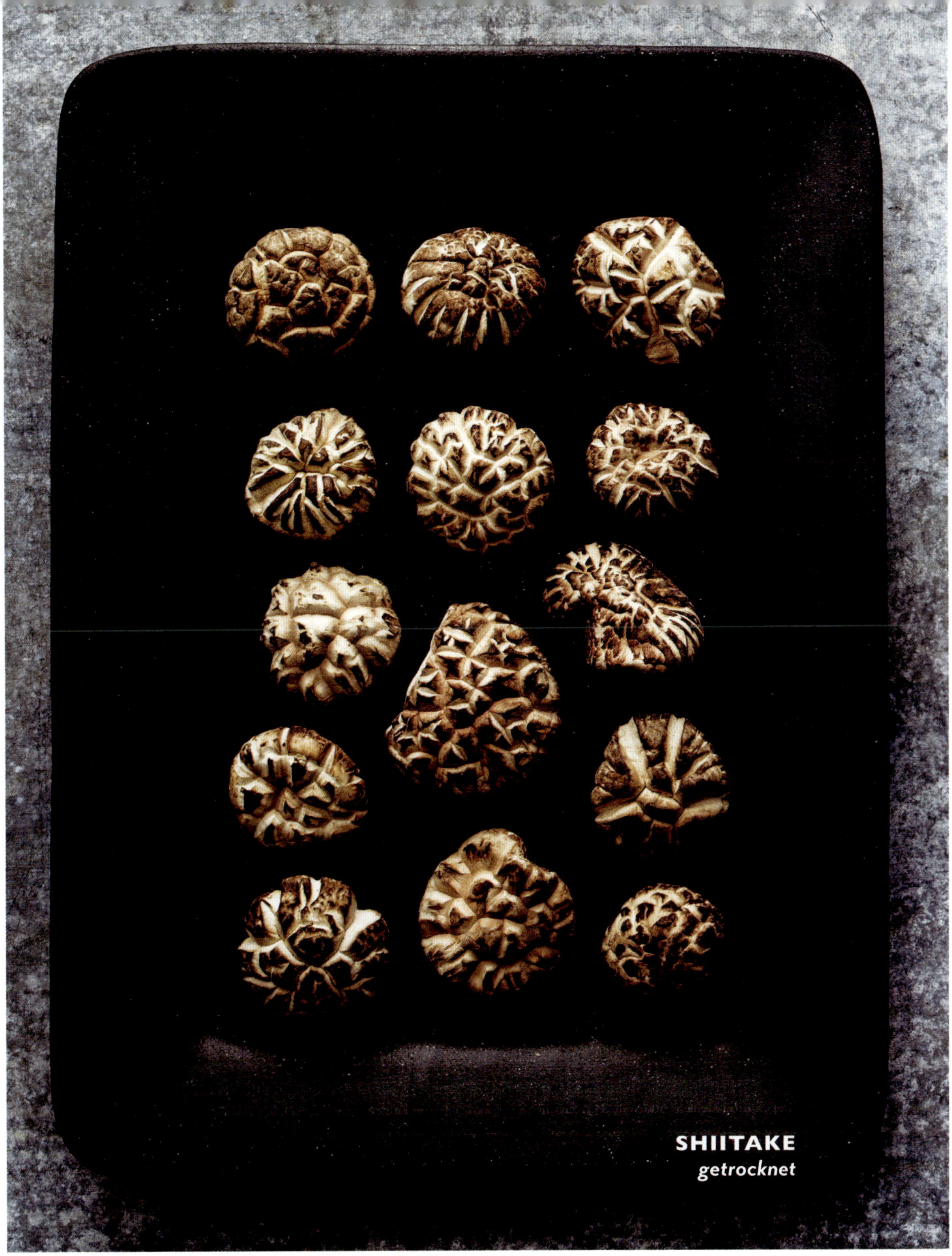

SHIITAKE
getrocknet

Doppelextraktion oder einer einfachen Tinktur (80 % Alkohol, 20 % Wasser) die größte Ausbeute.[87]

Blutzuckersenkung

In Tierstudien führt regelmäßig verfütterter Shiitake zu blutzuckersenkenden Wirkungen, da reichlich Ballaststoffe und Zellwand-Glycoproteine enthalten sind. Nahrungsergänzung mit Shiitake senkte den Blutzuckerwert um bis zu 21 % und erhöhte den Insulinwert im Plasma um bis zu 22 % – verglichen mit Tieren, die keine Pilzmedizin bekommen hatten.[88] Von fünf getesteten Pilzen hatte auf Nährmedium kultivierter Shiitake den größten blutzuckersenkenden Effekt – vor Judasohr, Cordyceps und *Phellinus*.[89]

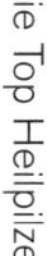

Traditionelle Anwendung

Auf Japanisch bedeutet *shii* Kastanie und *take* Pilz. Shiitake ist seit Tausenden Jahren in Japan und China äußerst populär, als Nahrungsmittel und als Medizin. Historischen Quellen zufolge überbrachte das Volk der *Kyusuyu* dem japanischen Kaiser *Chūai* im 2. Jahrhundert Shiitake-Pilze als Geschenk. Ältere Aufzeichnungen vermerken die Anwendung von Shiitake im alten China mit den Begriffen *ko-ko* oder *hoang-mo*.

Dosierung

- 4–5 mittelgroße Shiitake-Pilze gekocht pro Mahlzeit.
- 6–15 g von gekochten, getrockneten oder gepulverten Fruchtkörpern für Tees oder als Zugabe zu Suppen.
- 2–6 g konzentriertes Shiitake-Pulver in Smoothies, Ingwer- oder Kräutertee. Sie können Teepulver auch in Kapseln abfüllen.

Kommerzielle Pilzprodukte

Teepulver oder einen Brei aus Shiitake-Fruchtkörpern selbst herzustellen, ist die preiswerte (zeitintensive) Lösung für wirksame Pilzmedizin. Verkapseltes Myzelpulver in Pilzprodukten könnte schwächer wirksam sein als zwei bis drei Mahlzeiten pro Woche mit Shiitake-Pilzen.

Wer Shiitake als Medizin nutzen möchte, sieht sich nach Produkten um, die dem Zustand, der behandelt werden soll, am besten gerecht werden. In den meisten klinischen Studien wurden halbgereinigte Rohextrakte wie LEM oder Isolatprodukte wie Lentinan verwendet. Solche Stoffe vermitteln eine starke Immunstimulation, die zur Bekämpfung von Tumorzellen oder Virusinfektionen gebraucht wird.

Zur Vitalisierung, Vorbeugung oder als Teil des gesunden Lebensstils empfehlen Naturheilkundler häufig Zubereitungen aus ganzen Fruchtkörpern oder Myzel. Gekocht sind Chitin und Beta-Glucane aus der Zellwand bioverfügbar. Das heißt, Pilzkomponenten können als Nährstoff oder heilkräftige Medizin aufgenommen und verwertet werden. Bleibt die Frage: welche Pilzmedizin zur Vorbeugung und Behandlung von Krebstherapie oder bei Diabetes, als Immunbooster oder bei Virusinfektion?

Als Herbalist bevorzuge ich Medizin vom ganzen Pilz. Es sei denn, klinische Studien belegen einen signifikant größeren Nutzen isolierter Pilzkomponenten.

Sammeln, zubereiten, anwenden

Die Geschichte der Shiitake-Kultivierung reicht mindestens 1000 Jahre zurück.[90] Tatsächlich wurde der Pilz so gezielt in Bezug auf Größe und Geschmack der Fruchtkörper gezüchtet, dass man lange glaubte, es gäbe gar keine Wildformen. Publikationen aus jüngster Zeit berichten über natürlich vorkommende Shiitake-Pilze im Südosten der USA.

Shiitake kann leicht auf Sägemehl oder Holzstämmen kultiviert werden (siehe S. 234). Am einfachsten gelingt die Pilzkultur mit Holzstämmen/-scheiten, die bereits mit Myzel bewachsen und im Kräuterhandel erhältlich sind. Bringen Sie den Holzscheit an einem schattigen Ort unter und halten Sie ihn feucht. Innerhalb von 10 bis 14 Tagen (manchmal länger) treiben Fruchtkörper aus. Ein beimpfter Stamm kann bis zu sieben Jahre „Früchte tragen" – wenn die Rahmenbedingungen stimmen und die Kultur regelmäßig befeuchtet wird.

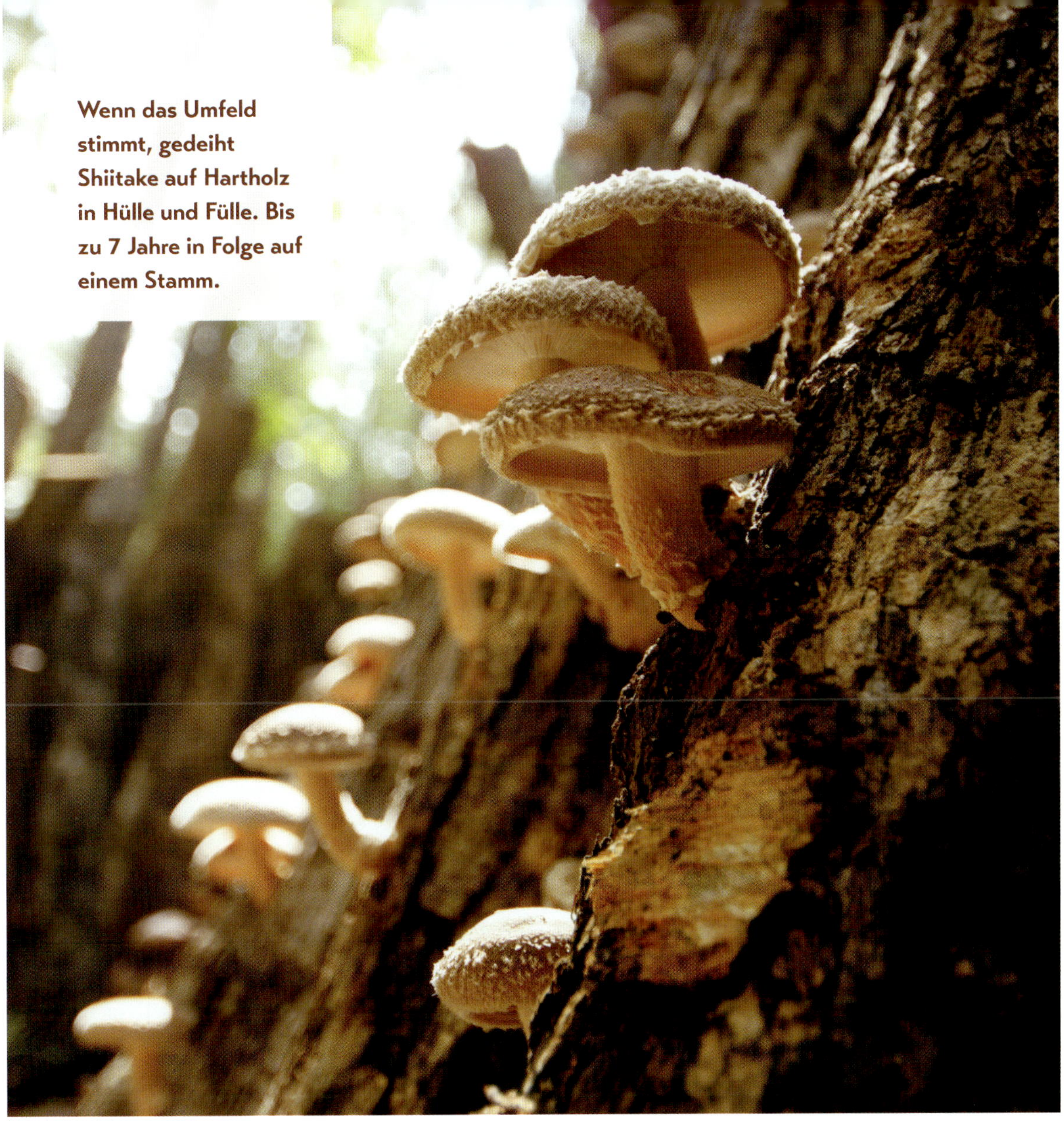

Wenn das Umfeld stimmt, gedeiht Shiitake auf Hartholz in Hülle und Fülle. Bis zu 7 Jahre in Folge auf einem Stamm.

Nach der Ernte koche ich Shiitake-Pilze gut durch (ca. 20 Minuten), mixe sie mit Kochwasser, gebe pro 30 g Flüssiggewicht 1 TL Vitamin-C-Pulver (Ascorbinsäure) zu und lasse die Mixtur einige Wochen im Kühlschrank stehen. Bei Geruchsentwicklung, die auf Fermentierung hinweist, verwerfe ich die Mixtur und mache einen neuen Ansatz. Ich empfehle 1–2 TL zwei- bis dreimal täglich als Gesundheitstonikum, bei besonderem Bedarf (z. B. komplementäre Krebstherapie) 2 TL zwei- oder dreimal täglich. Wie bei anderen Pilzspezies bereite ich auch konzentriertes Teepulver zu, das länger haltbar ist.

Anmerkung: Der Genuss roher oder unzureichend gekochter Shiitake-Pilze kann Hautentzündung verursachen.[91] Shiitake-Pilze immer gut erhitzen durch Kochen oder Braten.

In Japan und China ist Shiitake seit Tausenden Jahren als Nahrungsmittel und Medizin hochgeschätzt.

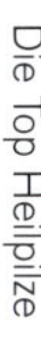

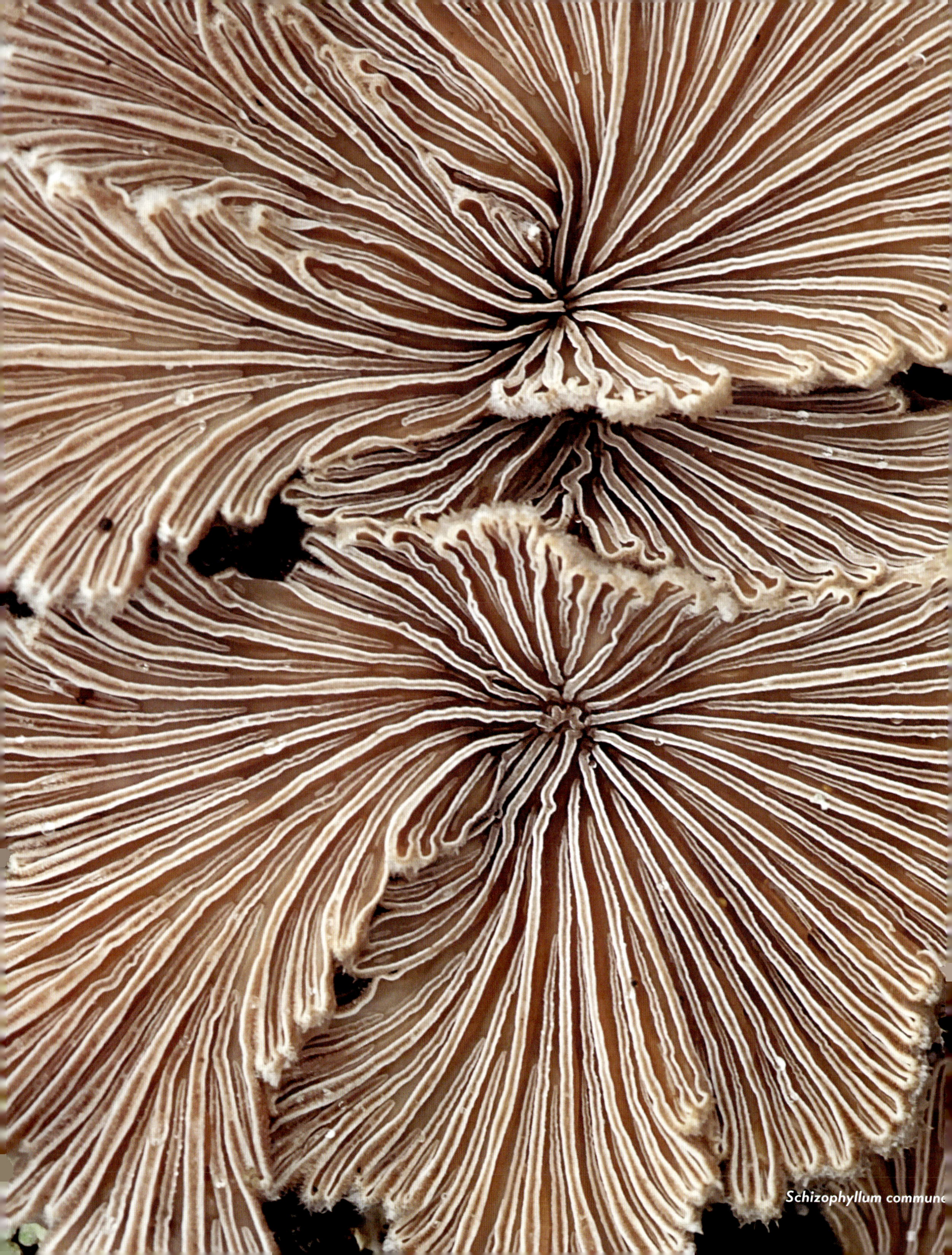

Schizophyllum commune

SPALT-BLÄTTLING

Schizophyllum commune

Erstbeschreibung:
Elias Magnus Fries, 1815

ANDERE NAMEN Gemeiner Spaltblättling, *split gill* (en), *sue-hiro-take* (jp), *bai shen jun* (cn)

In manchen Gegenden Asiens ist der Spaltblättling ein populärer Speisepilz. Er wird lokal kultiviert und gehandelt. Man schätzt den hohen Nährstoffgehalt (Eiweiß, Mineralstoffe), sein köstliches Aroma und die Konsistenz. Der Gattungsname *Schizophyllum* bedeutet „gespaltenes" (*schizo*) „Blatt" (*phyllum*), da die sporenbildenden Kämme unter dem Hut gespalten/geteilt sind, vor allem ausgereift. Der Speziesname *commune* verweist auf die Kolonienbildung kleiner überlappender, haariger Fruchtkörper mit kurzen Stielen. Studien zufolge wirkt der Pilz tumorhemmend und immunmodulierend.

POTENZIELLE GESUNDHEITSWIRKUNGEN

- Tumorhemmung, Krebstherapie
- Antibiotische Wirkung
- Antivirale Wirkung
- Immunmodulation
- Hautentzündungen, Dermatitis
- Krampfleiden

Forschung im Überblick

Klinische Studien haben klar gezeigt, dass Injektionen mit Spaltblättling-Extrakt die für Krebszellen tödlichen Wirkungen der Bestrahlung oder Chemotherapie signifikant verstärken, bei verschiedenen Krebsarten inklusive Gebärmutterhaslkrebs. Patienten profitieren dann häufiger von der kompletten Abheilung der Erkrankung. Ergebnisse von Tierstudien belegen, dass auch orale Dosierungen von Spaltblättling-Beta-Glucanen immunmodulatorisch und antiviral wirken.

Pilzmedizin

Das Beta-Glucan Schizophyllan (auch Sizofiran genannt) wurde 1970 isoliert.[92] Mehr als 150 wissenschaftliche Arbeiten haben tumor-, krebshemmende und antimikrobielle Wirkungen der Pilzkomponente nachgewiesen. In klinischen Studien beobachtete man deutlich verlängertes Überleben bei Krebspatienten, die mit Schizophyllan behandelt wurden. Wie Lentinan (eine Beta-Glucan-Fraktion von Shiitake, siehe S. 131) wird auch Schizophyllan beim Menschen so gut wie immer als Injektion verabreicht. Klinische Studien mit oraler Dosierung fehlen. Allerdings zeigen Tierstudien, dass die Einnahme von Schizophyllan gegen Krebs und Virusinfektionen gleichfalls immunologisch wirksam ist.[93]

Komplementäre Krebstherapie

Zahllose Laborstudien belegen, dass das isolierte Pilz-Beta-Glucan Schizophyllan die Aktivität natürlicher Killerzellen stimuliert. Das intensiviert nicht nur die Abwehr infektiöser Bakterien, sondern auch die Abtötung von Tumorzellen. Klinischen Studien zufolge kann Schizophyllum-Extrakt/-Pulver Neutropenie (Mangel an weißen Blutkörperchen) und Immunsuppression bekämpfen. Eine häufige Folge der Chemotherapie. Mehr als 367.000 Magenkrebs-Patienten waren an solchen Studien beteiligt. Mit Pilzmedizin plus Chemotherapie profiierten sie von verbesserten 5-Jahre-Überlebensraten und weniger Nebenwirkungen verglichen mit Chemotherapie allein.[94]

Eine klinische Studie in 52 japanischen Zentren verlief vielversprechend. 292 Frauen mit Gebärmutterhalskrebs Stadium II/III hatten eine Bestrahlungstherapie bekommen. Anfangs wurden 40 mg (Einzeldosis) und später zweimal 20 mg Schizophyllan (SPG) pro Woche verabreicht, anschließend bestrahlt. Komplettremission (CR: kein Krebs mehr nachweisbar) nur bei Bestrahlung (im Stadium II) erreichten 79,1 %. In der Gruppe mit SPG waren es 91 %. Bei Stadium-III-Patienten betrugen die CR-Raten 61,2 % und 77,9 % (mit SPG).[95] SPG wurde als Injektion (i.m.) verabreicht. Empfehlenswerte orale Dosierungen liegen bei 6 g Tee-Extraktpulver pro Tag.

Traditionelle Anwendung

Der Spaltblättling gilt in Indonesien, in Teilen Asiens und Mexiko als nahrhafter Speisepilz und beliebte Zutat von Mahlzeiten. In der traditionellen chinesischen Medizin wird der Pilz bei Schwächezuständen und Erschöpfung, auch bei gynäkologischen Problemen verordnet und bei Krampfleiden empfohlen.

Dosierung

- 6–9 g getrocknete Fruchtkörper als Teezubereitung, zweimal täglich.
- 1–3 g Teepulver, zweimal täglich.
- Als Zutat zu Speisen können leichte Immunwirkungen erzielt werden.

Kommerzielle Pilzprodukte

Spaltblättlingprodukte in Kapselform, als Tabletten oder Tinkturen werden selten angeboten. Manche Mischprodukte verschiedener Pilzspezies, die als Immuntonikum verkauft werden, können Spaltblättling enthalten. Wilder Spaltblättling ist im Kräuterhandel oder via Internet erhältlich, in der Regel in Asia-Läden und bevorzugt auf indonesischen Märkten. Wenn Sie Spaltblättling als komplementäre Krebstherapie einsetzen möchten, stellen Sie Ihre Pilzmedizin am besten selbst her (siehe S. 51).

Identifikation in freier Wildbahn

Der Spaltblättling wird in Pilzbestimmungsbüchern häufig unter den Porlingen gelistet, zu Unrecht. Es gibt zwar verwandtschaftliche Beziehungen, aber keine Zugehörigkeit zu dieser Gruppe. *Schizophyllum commune* ist die bislang einzige Spezies einer alten Nebenlinie, die zur Gruppe der Ständerpilze zählt. Pilze, die in keulenförmigen Organen Sporen produzieren und eng mit der Familie der Leberpilze (*Fistulina*-Spezies) verwandt sind. Zum Vergleich: Morcheln und Trüffel gehören zur Gruppe der Schlauchpilze und bilden Sporensäckchen aus.

Fruchtkörper des Spaltblättlings sind auf sterbenden und toten Bäumen, auf Totholz oder Komposthaufen aller fünf Kontinente zu finden (Ausnahme: Antarktis). Alternativ zur Wildsammlung können Sie Ableger kaufen und auf Stroh oder Holz kultivieren (siehe S. 234). Auf Kompost oder Stroh gezogener Spaltblättling wird vor allem in Indonesien, auch in Asien als Speisepilz genutzt.[96] Je mehr Sonnenlicht, desto mehr Wachstum.

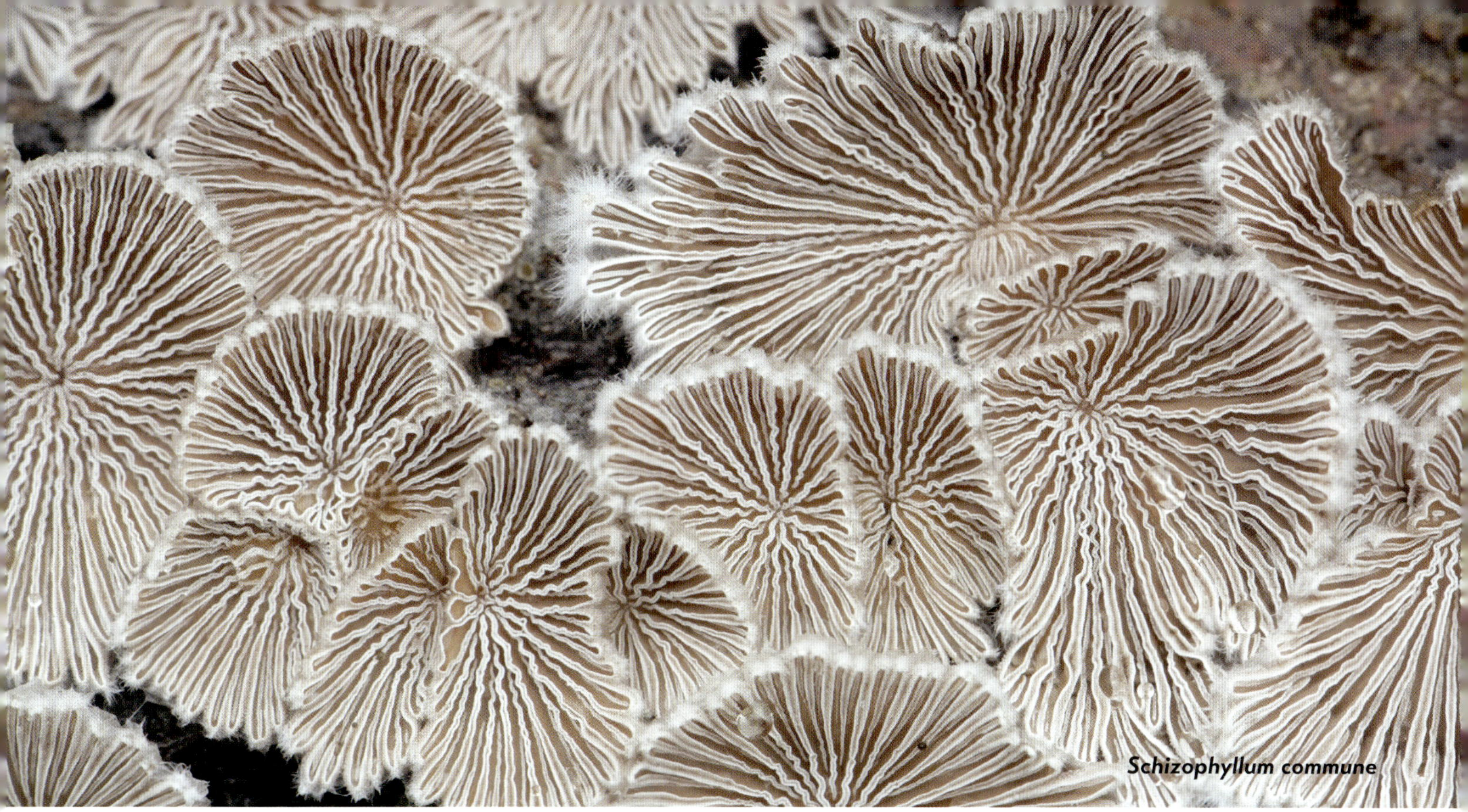

Schizophyllum commune

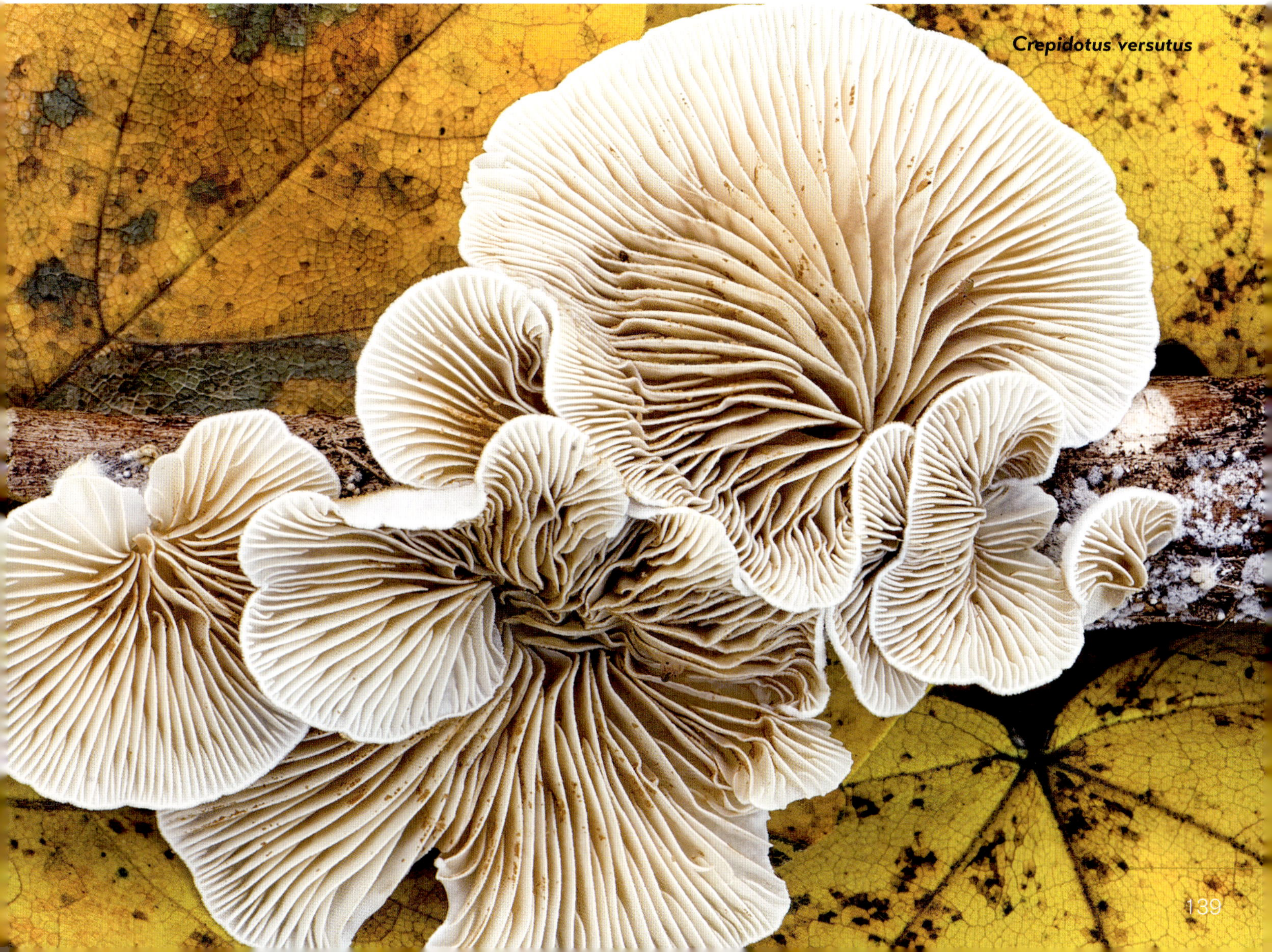

Crepidotus versutus

VORKOMMEN. Der Spaltblättling gedeiht auf toten oder sterbenden Harthölzern, selten auf Nadelhölzern. Ich bin ihm in den USA am häufigsten auf Eichen, Ahorn und Ulmen begegnet. In Kalifornien finde ich jedes Jahr im Winter große Fruchtkörper auf toten Eichen.

ERKENNUNGSMERKMALE. Spaltblättlinge sind sehr kleine Pilze, die sich mit ihren struppigen Hüten, die wie Lamellen aussehen, gerne überlappend gruppieren. Die Lamellen sind vielmehr „Pseudolamellen". Eine seltene Erscheinung im Reich der Makropilze. Obwohl sie weltweit in ganz verschiedenen Formen vorkommen, zählt man sie doch alle zu einer einzigen Spezies.[97] Sie können kleinen Austernseitlingen etwas ähnlich sehen.

Doppelgänger. Spaltblättlinge sind kaum zu verwechseln. Die weißen überlappenden Hüte von Stummelfüßchen (*Crepidotus*) können ähnlich aussehen. Sie haben aber bei genauerem Hinsehen Spalten am Hutgrund, die sich zweiteilen, wenn die Pilze trocknen. Hutlamellen von Spaltblättlingen sind zäh und können nicht wie bei Stummelfüßchen unter leichtem Druck mit den Fingern zerrieben werden.

Sammeln, zubereiten, anwenden

Spaltblättlinge werden frisch oder getrocknet zubereitet. Getrocknete Pilze weicht man in Wasser ein, über Nacht im Kühlschrank aufbewahrt und vor weiterer Verwendung gut abgespült. Das Einweichwasser enthält Nähr- und Aromastoffe. Sie können auch einen Teeextrakt herstellen (siehe S. 58).

Fleischersatz

Im Westen hält man den Spaltblättling für ungenießbar – wegen des Geschmacks, nicht wegen Toxizität. De facto ist der Pilz eine nahrhafte traditionelle Speisezutat, die das Immunsystem stärkt. Die indonesische, indische und südostasiatische Küche nutzen

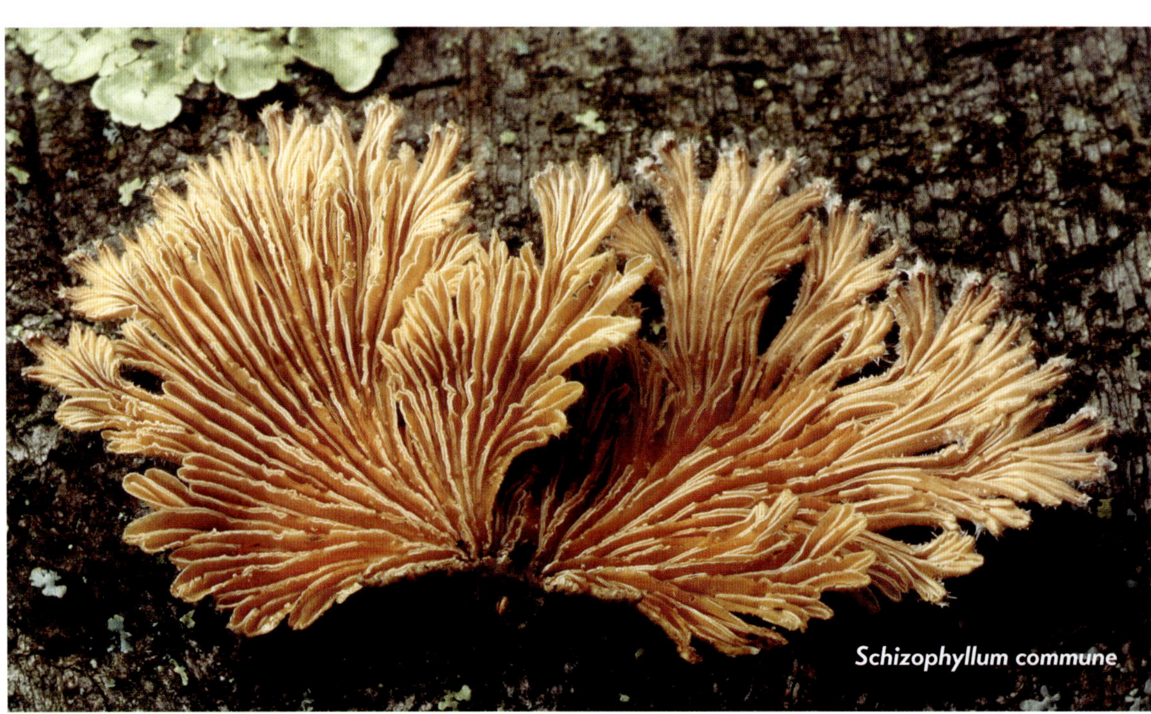

Schizophyllum commune

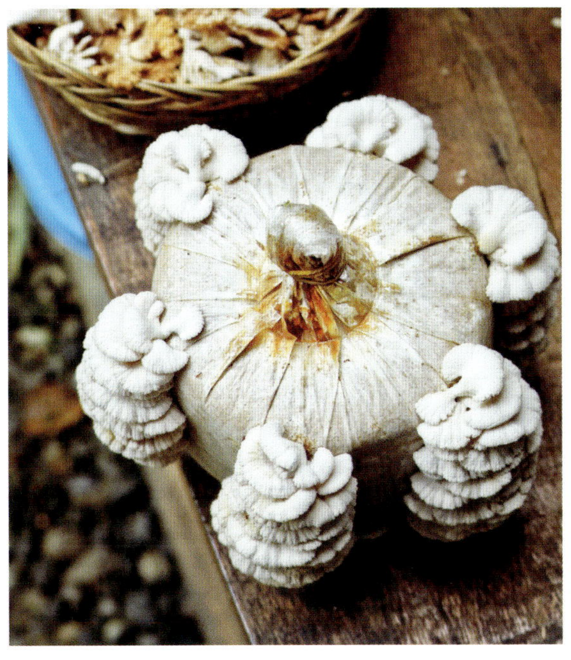
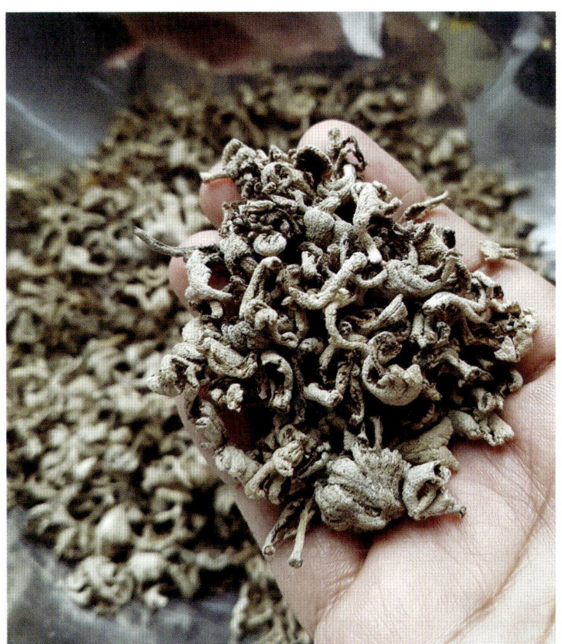

In der indonesischen Küche wird der Spaltblättling häufig als Fleischersatz verwendet.

den Pilz ausgiebig. Er wird meist weich geklopft und zu Paste verarbeitet, mit Fischsauce, Knoblauch und anderen Gewürzen gemischt, mit Gemüse oder Fisch gekocht. Er hat eine leicht zähe, fleischartige Konsistenz. Fruchtkörper enthalten etwa 23 % Eiweiß.[98]

Salbe selbst gemacht

Spaltblättling kann zu einer Salbe zur Behandlung von Infektionen verarbeitet werden. Die Pilze mixen und Myzelpulver oder Fruchtkörper in starkem Alkohol einweichen. Die Tinktur im Verhältnis 50:50 mit Oliven- oder Mandelöl mischen (pro 100 ml Tinktur 100 ml Öl). Den Alkohol auf einer elektrischen Kochplatte herausköcheln. Vorsicht: Explosiongefahr! Pro Tasse Öl 30 g Bienenwachs zugeben plus Kokosbutter (optional, 1 EL pro Tasse Öl) und zur Salbe abkühlen lassen. Die Salbe hilft bei Hautentzündung (Dermatitis) und verbessert die Wundheilung.

Andere Pilzspezies, die sich zur Herstellung von Salbe eignen: Igelstachelbart (*Hericium erinaceus*), Täublinge, Pfifferlinge, Chaga und Hüte von champignonartigen Pilzen (*Leucopaxillus amarus* oder *L. albissimus*).

SICHERHEITSHINWEIS

Die Fruchtkörper von Spaltblättlingen sind nicht toxisch. Kontakt mit den Sporen kann aber in seltenen Fällen dazu führen, dass sich der Pilz im Körper ausbreitet, vor allem bei Immunsuppression. Zur Behandlung werden Antimykotika wie Amphotericin B innerlich und äußerlich eingesetzt.[99] Über derartige Infektionen der Atemwege/Nebenhöhlen ist in der Fachliteratur extrem selten berichtet worden. Kein Wunder, wenn man die weit verbreitete Nutzung der Pilze als Nahrungsmittel berücksichtigt.

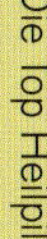

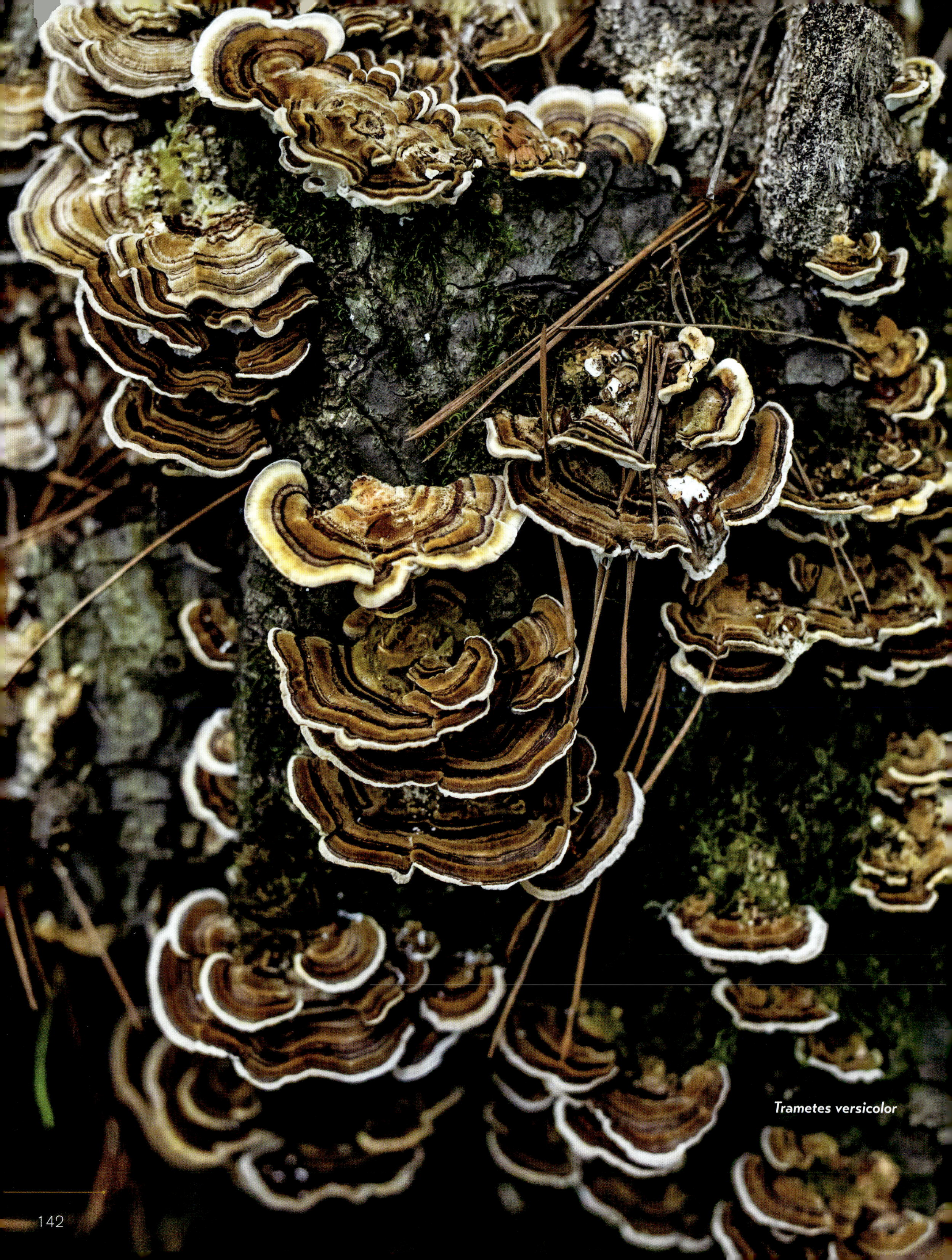

Trametes versicolor

SCHMETTERLINGS-TRAMETE

Trametes versicolor

Erstbeschreibung:
Curtis Gates Lloyd, 1921

ANDERE NAMEN Schmetterlingsporling, *Coriolus versicolor, turkey tail* (en), *kawaratake* („Pilz am Flussufer") (jp), *yun zhi* („Wolkenpilz") (cn)

Diese entzückenden Waldbewohner bringen viele Besonderheiten mit. Sie sind die wichtigsten und am besten untersuchten Pilze, wenn es um Immunaktivierung und komplementäre Krebstherapie geht. Forschung belegt, dass die Schmetterlingstramete Krebs vorbeugen kann, die Genesung von Krebspatienten unterstützt, Virusinfektionen bekämpft und bei zahlreichen anderen Leiden verordnet werden kann. Der Pilz ist Beta-Glucan-Spitzenreiter: mehr als 50 %!

POTENZIELLE GESUNDHEITSWIRKUNGEN

- Vorbeugung und Behandlung von Infektionen und Entzündungen der oberen Atemwege, der Harnwege und im Darm
- Immunmodulation, Vitalisierung
- Antiviral
- Komplementäre Krebstherapie, Linderung von Nebenwirkungen (Chemotherapie, Bestrahlung)
- Krebs, krebshemmend, krebsvorbeugend
- Cholesterinstoffwechsel
- Haut, Pustelflechte, Ringelflechte

Forschung im Überblick

Die Schmetterlingstramete ist der am besten erforschte Pilz, was die medizinischen Eigenschaften betrifft. Beta-Glucane, PSK (Polysaccharid *Kureha*) und PSP (Polysaccharid-Peptid) im Rohextrakt des Pilzes haben größte Bedeutung.

Pilzmedizin

BETA-GLUCANE. Die für den Pilz spezifischen Beta-Glucane wurden in klinischen Studien untersucht. Es zeigte sich, dass sie das Immunsystem zur Bekämpfung von Krebs, Viren und anderen Pathogenen aktivieren können. Es gibt reichlich Forschung über die Schmetterlingstramete und ihre bioaktiven Beta-Glucane. Dennoch sind viele Fragen offen: Kultivierung von Myzel und Fruchtkörpern, bestmögliche Nutzung hochpotenter Beta-Glucane, Terpene und anderer Komponenten (z. B. für Extrakte und Supplemente).

PSK-EXTRAKT. Polysaccharid *Kureha* (PSK, Krestin) ist das am intensivsten erforschte Konzentrat von Schmetterlingstrameten. Zahllose Labor- und Tierstudien belegen, dass PSK Immunfunktionen tiefgreifend beeinflusst. Antivirale und cholesterinregulierende Wirkungen sind weitere vorteilhafte PSK-Eigenschaften. PSK enthält 62 % Polysaccharide (Alpha-/Beta-Glucane) und 38 % Protein.[100]

In allen klinischen Studien benutzte man PSK und PSP (Polysaccharid-Peptid). PSK ist eine japanische Entwicklung. PSP wird in China gerne aus diversen Stämmen von *T. versicolor* gewonnen. In den USA sind diese teuren Pilzprodukte erst seit Kurzem im Angebot. Unklar ist, ob es sich um Originalprodukte handelt, die in klinischen Studien verwendet werden – wahrscheinlich nicht. Firmen, die Schmetterlingstrameten-Produkte verkaufen, müssen nachweisen, dass Myzel der Stämme Cov-1 oder PSK in Flüssigmedien kultiviert wurde (nicht in stärkehaltigem Festsubstrat).

In Japan wurde PSK erstmals 1977 zur Krebsbehandlung zugelassen. 1987 entfielen 25,2 % der landesweiten Aufwendungen für Krebsmittel auf PSK. Der Extrakt wird oral verabreicht (6 g pro Tag), komplementär in Chemotherapie-Protokollen.

In klinischen PSK-Studien war eine verbesserte Lebensqualität bei chirurgischen Patienten zu beobachten, die mit Chemotherapie plus Pilzmedizin behandelt wurden. Studien zeigten auch, dass sich die 5- und 10-Jahre-Überlebensraten verbessern, vor allem bei Magen- und Darmkrebs. Der Pilzextrakt trug auch zur Linderung von Schwindel sowie zur Aktivierung von Immunfunktionen und mehr Vitalität bei. Das heißt, Nebenwirkungen der Chemotherapie werden wirksam bekämpft.[101]

Krebstherapie/-vorbeugung

Schmetterlingstramete ist die am intensivsten untersuchte medizinische Pilzspezies, was immunstimulierende und krebshemmende Effekte betrifft. An mindestens 40 klinischen Studien waren mehr als 18.000 Patienten mit Magen-, Darm-, Speiseröhren- und Brustkrebs beteiligt. Patienten, die zusätzlich zur Chemotherapie Pilzrohextrakt bekommen hatten, profitierten am häufigsten von der verbesserten 5-Jahre-Überlebenszeit.[103] Zudem waren auch der Immunstatus und die Lebensqualität von Patienten mit komplementärer Pilzmedizin deutlich gebessert, sogar bei fortgeschrittener Erkrankung. Symptome wie Müdigkeit, Schwindel und Appetitverlust fielen schwächer aus.[104]

Die klinische Forschung zeigte zudem, dass Pilzmedizin kombiniert mit üblichen Krebstherapien davor schützt, dass durch Chemo- oder Strahlentherapie geschädigte gesunde Zellen zu Krebszellen entarten. Der Pilzextrakt mildert vor allem solche Nebenwirkungen ab, die durch freie Radikale verursacht werden: hochreaktive Sauerstoffverbindungen, die DNA und Körperzellen schädigen und zerstören können.[105] Pilzextrakt wirkt bei immunschwachen Patienten mit HIV oder anderen Infektionen oder bei älteren Menschen besonders vorteilhaft. Bei Patienten mit Magen- und Darmkrebs, die 3 Gramm PSK pro Tag einnahmen, war kurzfristig eine erhöhte Schutzwirkung durch periphere Lymphozyten im Blut zu beobachten. Nach mehr als 14 Tagen PSK-Einnahme kamen noch weitere günstige Effekte hinzu. Auch mit der Anwendung von PSK jeden zweiten Tag kann man vergleichbar erfolgreich behandeln.[106]

Ein Pilzextrakt, der auf 10–20 % Beta-Glucane standardisiert ist, aktiviert das Immunsystem so, dass es zu krebsvorbeugenden Wirkungen kommt. Extrakt von Schmetterlingstramete als Bestandteil der gesunden Ernährung schützt vor Karzinogenen wie Tabakrauch oder Asbest.

Immunmodulation

Studien belegen das breite Wirkspektrum von PSP und PSK. Multifunktionale Wirkungen, die durch Kontakt mit Immungewebe im Darm ausgelöst werden.[107]

In Pilzprodukten sind Zellwandkomponenten wie Beta-Glucane und Chitin enthalten, die im Dünndarm komplexe Immunsignale auslösen (z. B. via Toll-like-Rezeptoren). Werden Pilz-Beta-Glucane im Körper erkannt, kommt es zu Immunreaktionen, die die Abwehr von Krebs- und Tumorzellen verbessern: erhöhte „Wachsamkeit" des Immunsystems plus Antikörperproduktion, um potenziell pathogene Viren und Bakterien zu identifizieren und abzuwehren.[108]

Cholesterinstoffwechsel

Die günstigen Wirkungen der Schmetterlingstramete in Bezug auf Herz und Blutgefäße sind auf den hohen Gehalt an Faser-/Ballaststoffen zurückzuführen. Die Zellmembranen der Pilze enthalten auch reichlich Sterole (z. B. Ergosterol). Sterole bestehen chemisch aus 30 Kohlenstoffatomen in Verbindung mit Sauerstoff und Wasserstoff. Sie kommen in tierischen Zellmembranen vor, machen Zellen geschmeidig und anpassungsfähig. Sterole sind ein wichtiger Bestandteil des Cholesterinstoffwechsels.

Laborstudien und eine klinische Studie belegen, dass Pulver oder Teeextrakt aus der ganzen Schmetterlingstramete den Cholesterinspiegel im Blut senken und den Cholesterinstoffwechsel (inklusive HDL

PSK ODER DO-IT-YOURSELF-EXTRAKT?

Der Hersteller von PSK arbeitet mit einer bestimmten Methode, um den Beta-Glucan-Gehalt des Produkts zu erhöhen. In großen Fermentern wird ausschließlich Myzel kultiviert, das in einer Nährstofflösung gedeiht und reichlich Beta-Glucane produziert. Ist das Myzel in der Nährstofflösung komplett ausgewachsen, wird die Flüssigkeit entfernt und reines Myzel bleibt zurück. Anschließend wird das Myzel vermahlen und mit einer Base (Natriumhydroxid) versetzt gekocht, um Beta-Glucane zu extrahieren. Diese Verarbeitungsschritte werden mehrmals wiederholt, bis sich reichlich Beta-Glucane und Proteine angesammelt haben. Das „verbrauchte" Myzel wird entsorgt. Verbliebene Biokomponenten wie Beta-Glucane, Chitin, Proteine, niedermolekulare Phenole und Triterpene gehen somit verloren. Gut zu wissen, wie PSK-Produkte hergestellt werden. Sind solche Prozesse zwingend nötig, um wirksame Pilzmedizin zu bekommen? Ich denke, nein.

Auch selbst gemachte Extrakte von Schmetterlingstramete können reichlich Beta-Glucane enthalten und sehr gut wirken. Im Schnellkochtopf oder durch langes Köcheln werden gleichfalls signifikante Mengen bioverfügbare Beta-Glucane extrahiert.

Wird der ganze Pilz mit Dampfdruck gekocht, gemixt und getrocknet, profitieren Sie von zusätzlichen gesunden Wirkstoffen in Ihrer Pilzmedizin: lösliche und unlösliche Fasern/Ballaststoffe (Herz-Kreislauf-Schutz), Vitamine, Mineralstoffe und antientzündliche Triterpene.[102]

und LDL) günstig beeinflussen kann.[109] Weitergehende Forschung (Laborstudien) zeigte, dass die Pilzmedizin auch blutzuckerregulierende Wirkungen vermittelt und Insulinresistenz reduziert.[110]

Traditionelle Anwendung

Die traditionelle chinesische Medizin verabreicht Schmetterlingstramete, um „Feuchte" und „Schleim/Trägheit" zu verringern, bei Lungenkrankheiten, zur Vitalisierung und Genesung bei chronischen Erkrankungen.[111] Die mexikanische Volksmedizin behandelt damit die Ringel- (Tinea) und Pustelflechte (Impetigo).

Dosierung

Anwendung und Dosierung sind individuell unterschiedlich.

- Anfangs- oder Erhaltungsdosis: 1–3 g Teeextraktpulver im Smoothie/Getränk oder 2 Kapseln zweimal täglich, je nachdem, wie viel Pilzmedizin in den Kapseln enthalten ist. Größere Kapseln („00") enthalten 400–500 mg, kleinere Kapseln („0") etwa 300 mg.
- Erhöhter Bedarf: bis zu doppelte Anfangsdosis, 4 Kapseln zweimal täglich.

Sie können etwa 27 g Pilzpulver (von Fruchtkörpern) pro Tag einnehmen. Lassen Sie das Pulver 20 Minuten in frisch aufgekochtem Wasser (oder heißem Ingwertee) ziehen. Bei Erkältung empfehlenswert. Zur Vorbeugung von Virusinfektionen im Winter: 10–15 g täglich.[112]

Fruchtkörper der Schmetterlingstramete sollten sehr gut durchgekocht sein: 1–2 Stunden oder 30 Minuten im Multikocher (maximale Kochstufe). Anschließend mit dem Kochwasser mixen und einen gepulverten Teeextrakt herstellen (siehe S. 58).

Identifikation in freier Wildbahn

Trametes versicolor kann problemlos in freier Wildbahn gesammelt werden. Der Pilz ist weit verbreitet, häufig anzutreffen und hat keine toxischen Doppelgänger (wenn man sich mit ihm vertraut gemacht hat).

VORKOMMEN. Die Porlingpilze sind fast allgegenwärtig, kommen in Wäldern auf allen fünf Kontinenten vor. Auch im Winter. Sie gedeihen auf toten Baumstämmen oder -stümpfen jeder Art, bevorzugen aber Harthölzer wie Eichen und Feuchtgebiete (z. B. Bachläufe). Der Pilz kann auch auf Stümpfen von Obstbäumen wachsen. Auf Nadelhölzern habe ich ihn selten gesehen.

ERKENNUNGSMERKMALE. Wer Schmetterlingstrameten im Wald begegnet, staunt über den spektakulären Auftritt der Spezies. Der Pilz macht seinem Namen alle Ehre: In den USA assoziiert man die

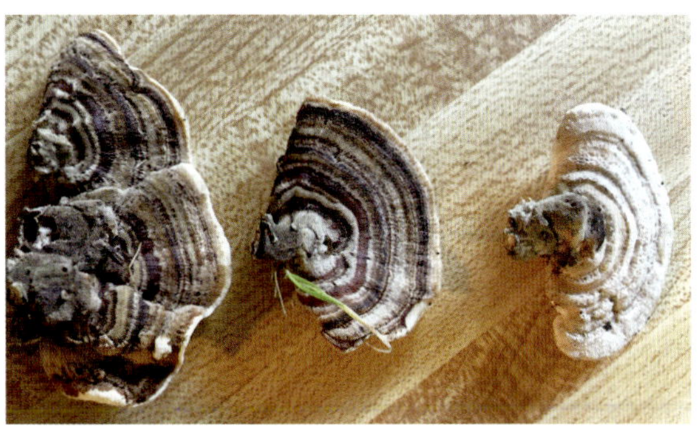

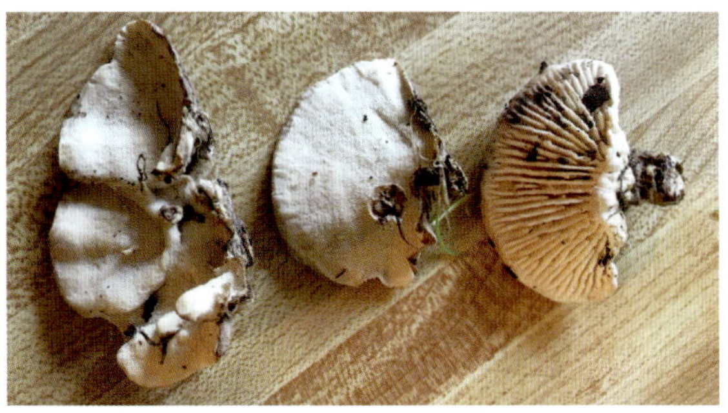

Oberseiten von zwei Schmetterlingstrameten (*Trametes versicolor*) und einem Birkenblättling (*Trametes betulina*, re.), die Unterseite des Birkenblättlings hat Lamellen (re.).

Vielfarbigkeit (*versicolor*) des Fruchtkörpers mit dem Schwanzgefieder des Truthahns (*turkey tail*). Der Pilz blüht häufig im Herbst und Winter auf.

Frische Fruchtkörper sind dünn und biegsam, daher der Gattungsname *Trametes* („einer, der dünn ist“). Getrocknet sind sie sehr fest. Sie wachsen schichtförmig überlappend. Auf der Oberseite erkennt man sehr variabel gefärbte Zonen (braun, weiß, grau oder blau), die mit haarigen Bändern abgesetzt sind. Die Hutunterseite ist schneeweiß – vor allem wenn der Pilz am Stamm frisch gesprießt ist und noch kein Abbau eingesetzt hat. Man erkennt winzige Röhren, die sich nicht verfärben, wenn man sie ankratzt. Die Fingerkuppen/-nägel fühlen die Röhrenstruktur auf der Pilzunterseite. Viele Pilze sind am Geruch erkennbar. Frische Schmetterlingstramete duftet nach leckerer Pilzcremesuppe.

DOPPELGÄNGER. Die Schmetterlingstramete hat keine giftigen Doppelgänger. Sie ähnelt höchstens dem Striegeligen Schichtpilz (*Stereum hirsutum*), der im selben Gelände, manchmal auf demselben Stamm wächst. Er ist einer der häufigsten Porlinge, die ich auf meinen Waldspaziergängen zu sehen bekomme. Seine Fruchtkörper gedeihen überall auf Totholz, auch massenhaft direkt neben Schmetterlingstrameten.

Die Unterseite des Fruchtkörpers, die gelblich-orangefarbene Tönung und die vollständig glatte Unterseite entlarven das Double (Schmetterlingstrameten: weiße, raue Unterseite, auffällige Poren). Den Schichtpilz kann man getrost kochen und ausprobieren. Er hat aber keine vergleichbare Forschungs- und Anwendungsgeschichte wie die Schmetterlingstramete.

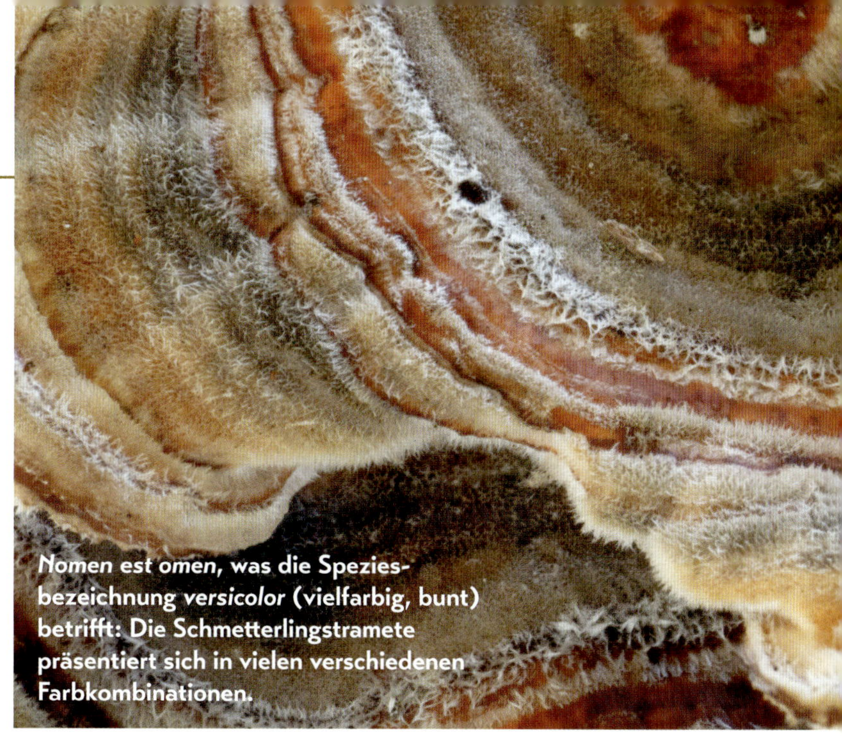

***Nomen est omen*, was die Speziesbezeichnung *versicolor* (vielfarbig, bunt) betrifft: Die Schmetterlingstramete präsentiert sich in vielen verschiedenen Farbkombinationen.**

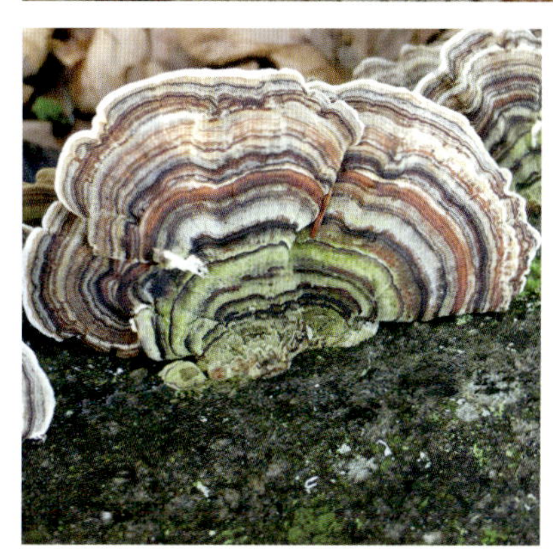

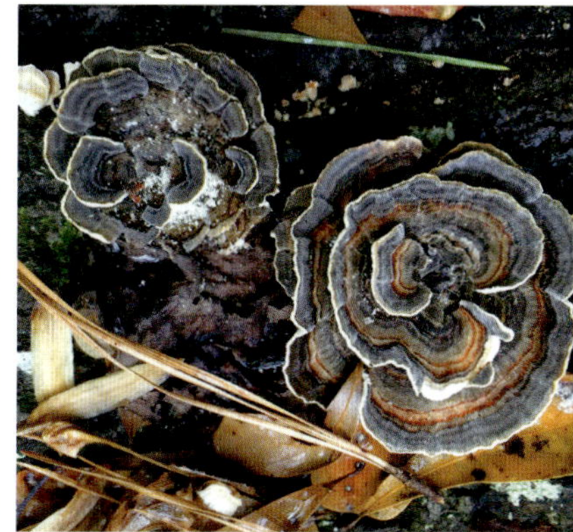

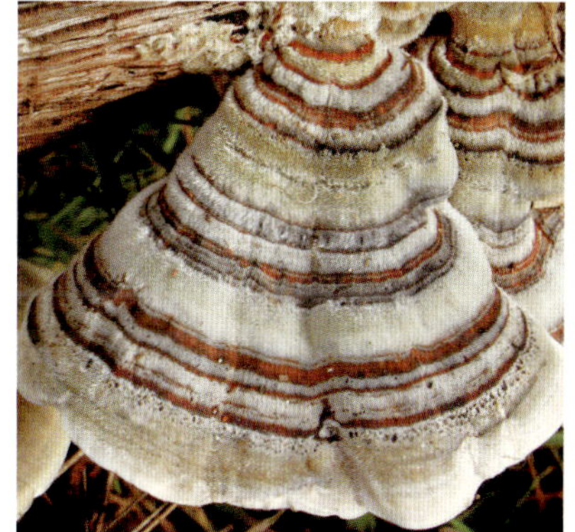

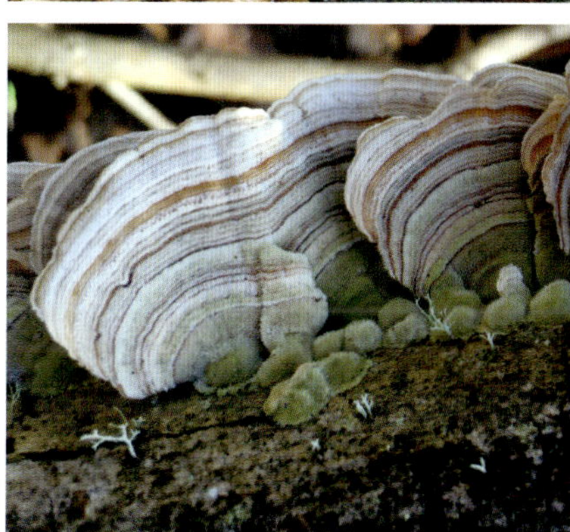

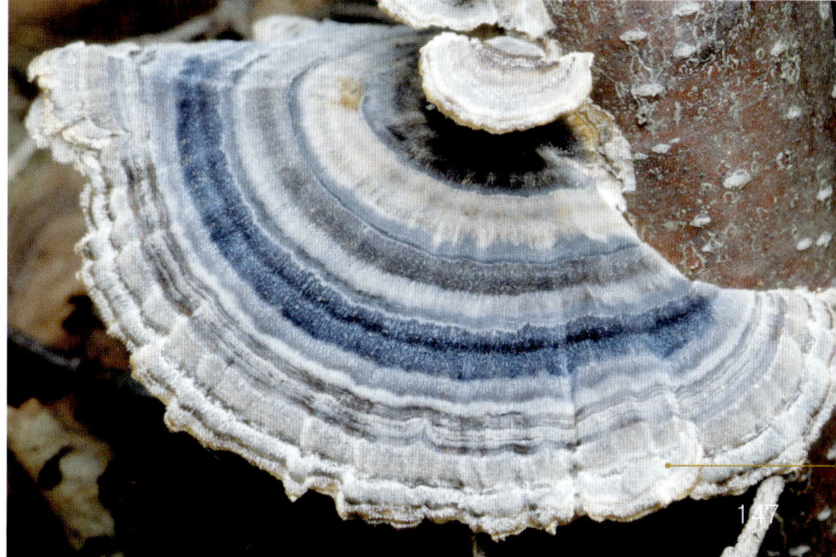

Der Birkenblättling (*Trametes betulina*) zeigt Lamellen auf der Unterseite und kann gleichfalls gesammelt werden.

Die Schmetterlingstramete spielt eine wichtige Rolle für die Waldökologie. Sie recycelt Totholz und ganze Bäume, erzeugt Energie aus Kohlenstoff und Strukturkomponenten, die andere Organismen des Waldes verwerten können. Sie verfügt über potente Enzyme, die Cellulose und Lignan in Strukturstoffe für das Wachstum von Pflanzen und Bäumen auflösen. Der ewige Kreislauf des Lebens.

Sammeln, zubereiten, anwenden

Manchmal begegnet man massenhaften Fruchtkörpern der Schmetterlingstramete. Jung und weich können die Hüte leicht nach unten vom Stamm abgezogen werden. Lassen Sie mindestens ein Drittel der Fruchtkörper stehen, damit sich weiterhin Sporen verbreiten.

Sie können den frischen Pilz auch kauen. Er schmeckt gut, ein wenig wie Kaugummi mit Pilzaroma. Auf jeden Fall besser als gedacht! Auf meinen Wanderungen durch die Wälder kaue ich häufig zwei oder drei frische Fruchtkörper. Von anderen Pilzsammlern habe ich gehört, dass sie rohe Pilze gekaut haben und den Geschmack schrecklich fanden. Über Geschmacksfragen lässt sich gerade bei Pilzen trefflich streiten.

Schmetterlingstramete eignet sich als Teezubereitung oder für Suppen. Der Tee ist schleimig. Das Aroma erinnert an Pilzcremesuppe. Fruchtkörper (gepulvert oder Heißwasserextrakt) ergeben eine hervorragende Suppengrundlage mit Immunboostereffekt. Wie Sie gepulverten Teeextrakt zubereiten können, siehe S. 58.

Zur längeren Aufbewahrung frieren Sie die Fruchtkörper gleich nach der Ernte 3 Tage ein (um Schäden durch Larven vorzubeugen). Dann trocknen Sie sie in einem Dörrautomaten bei 38 °C. Alternativ können die Pilze auch an der Luft getrocknet werden, auf einem Tuch ausgebreitet, an einem warmen Ort, mit einem Ventilator belüftet.

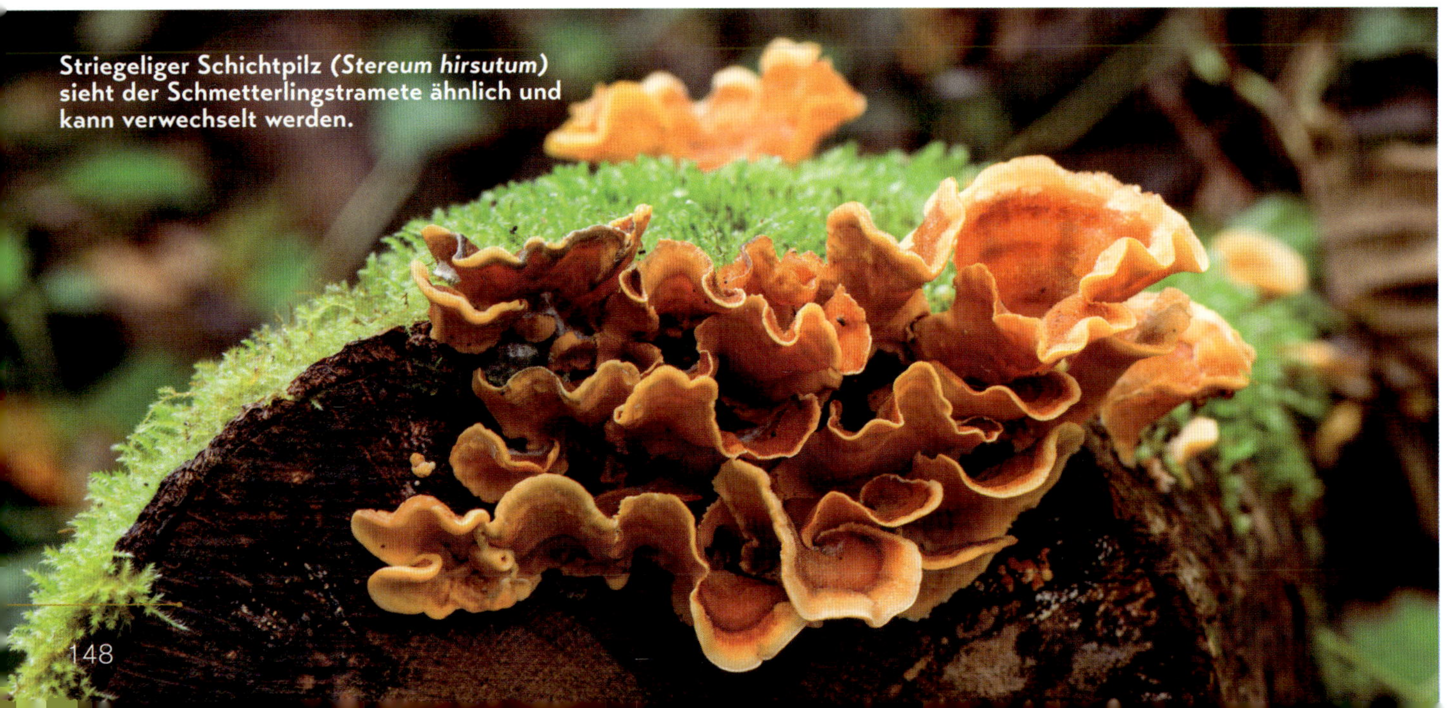

Striegeliger Schichtpilz (*Stereum hirsutum*) sieht der Schmetterlingstramete ähnlich und kann verwechselt werden.

Kommerzielle Pilzprodukte

Halten Sie nach Produkten Ausschau, die sowohl Fruchtkörper als auch Myzel enthalten, am besten aus Bioproduktion. Produkte, die auf Reis kultiviertes Myzel in Kapselform enthalten, bringen einen geringeren Anteil Beta-Glucane mit. Testen Sie das Pilzpulver mit Jodlösung auf mögliche Rückstände von Stärke (siehe S. 74).

Konzentriertes Teeextraktpulver gibt es in Kapseln oder als Tabletten. PSK- oder PSP-Extrakt sind als Kapseln oder Tabletten im Angebot, aber recht teuer – es sind patentierte japanische/chinesische Arzneimittel. Da die bioaktiven Beta-Glucane nicht alkohollöslich sind, werden Tinkturen in Bezug auf die immunologische, krebshemmende und antivirale Aktivität schwächer wirksam sein.

Getrocknete Fruchtkörper sind im Einzelhandel eher selten zu finden. In chinesischen Kräutershops sind sie aber öfter im Angebot. Aber Vorsicht! Die Qualität solcher Fruchtkörper ist zweifelhaft. Sie könnten mit Pestiziden belastet sein. Schwer zu sagen, wo sie gewachsen oder wie alt sie zum Verkaufszeitpunkt sind.

Es gibt Pilzbrut zu kaufen, die Sie zur Kultivierung von Myzel und Fruchtkörpern zu Hause verwenden können. Erste Wahl für Fruchtkörper bester Qualität bleibt dennoch die Ernte in freier Wildbahn: Fruchtkörper der Schmetterlingstramete, die in vielen Ökosystemen auf abgestorbenen Hartholzbäumen vorkommen.

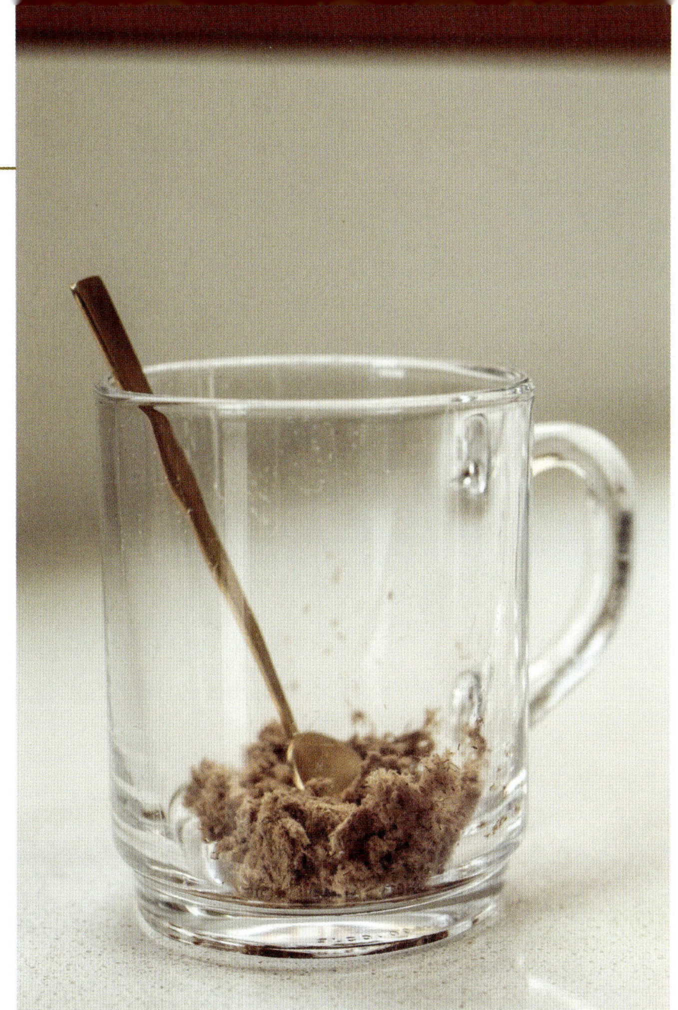

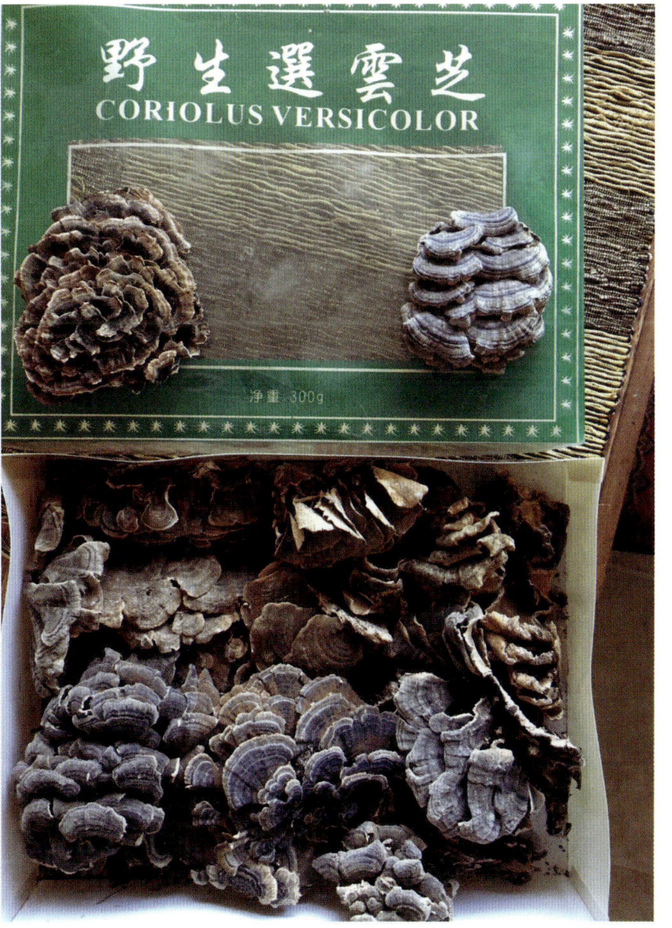

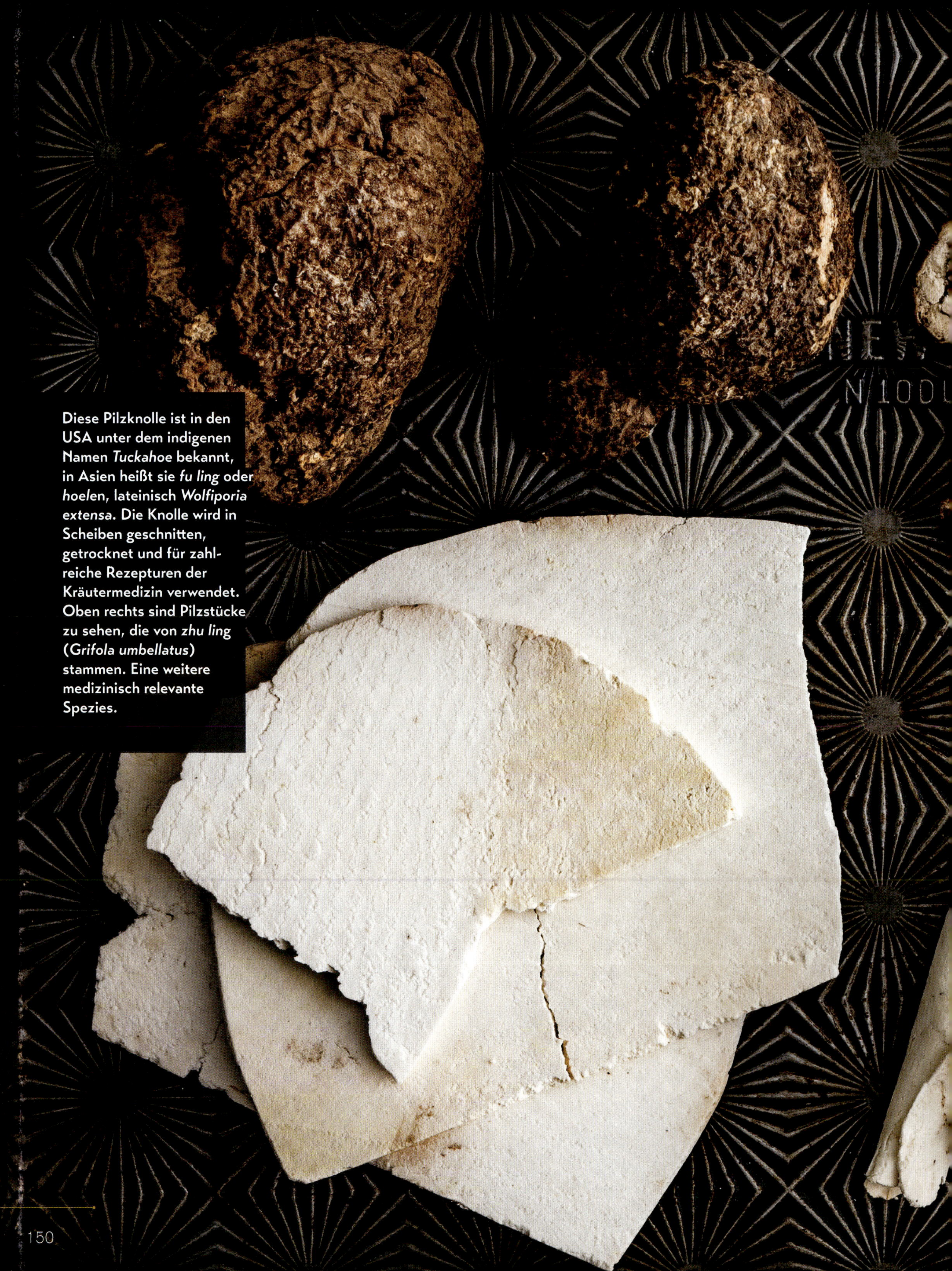

Diese Pilzknolle ist in den USA unter dem indigenen Namen *Tuckahoe* bekannt, in Asien heißt sie *fu ling* oder *hoelen*, lateinisch *Wolfiporia extensa*. Die Knolle wird in Scheiben geschnitten, getrocknet und für zahlreiche Rezepturen der Kräutermedizin verwendet. Oben rechts sind Pilzstücke zu sehen, die von *zhu ling* (*Grifola umbellatus*) stammen. Eine weitere medizinisch relevante Spezies.

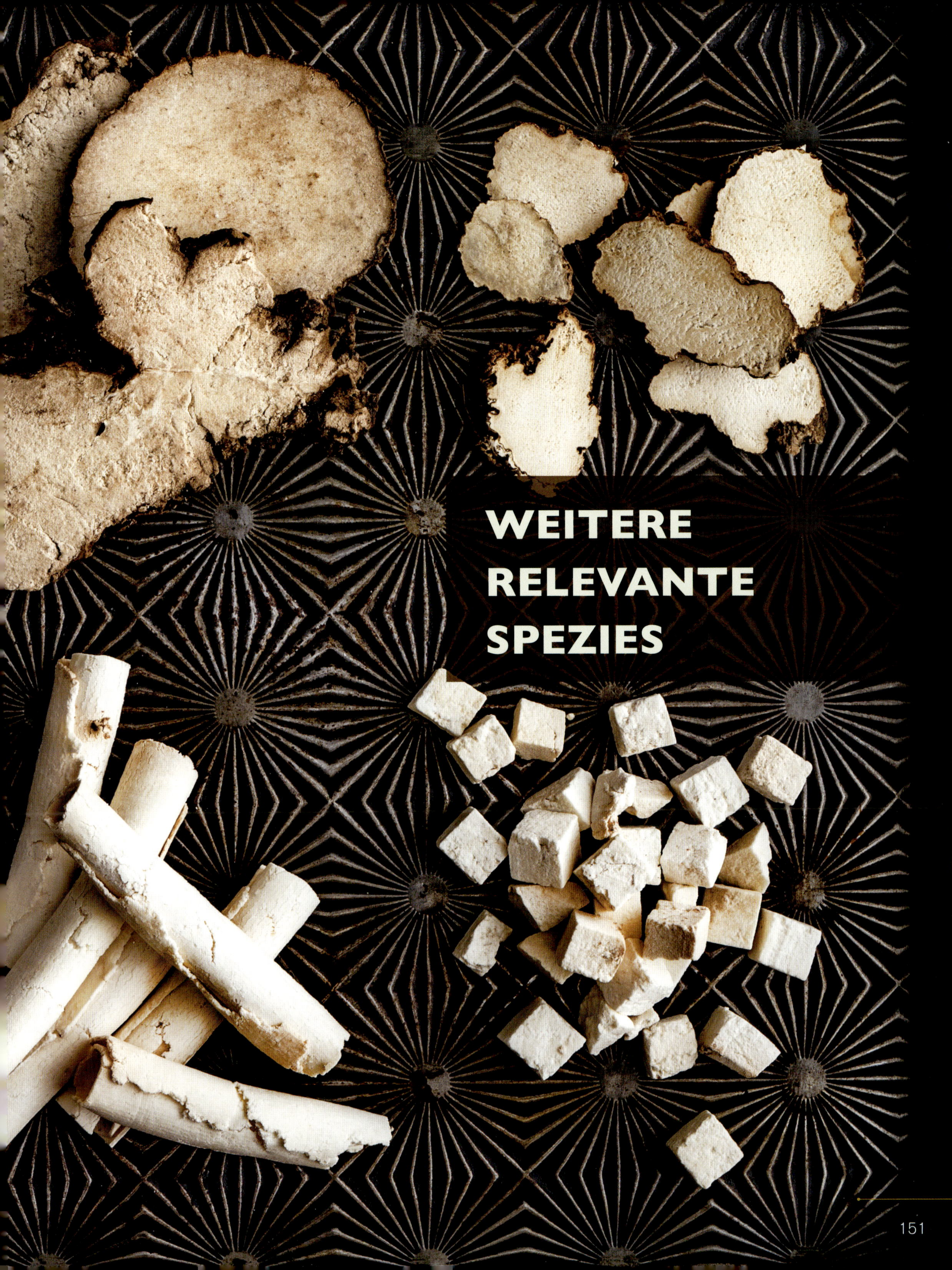

WEITERE RELEVANTE SPEZIES

FU LING

Wolfiporia extensa

ANDERE NAMEN Kokospilz, *Wolfiporia cocos, Tuckahoe* (en), *bukuryo, hoelen* (jp)

Fu ling (*Wolfiporia extensa*) gehört zu den am häufigsten verordneten Kräutermitteln der traditionellen chinesischen Medizin, seit mindestens 2000 Jahren. Noch heute ist der Pilz Zutat von etwa 300 naturheilkundlichen Rezepten. Pilzmedizin wird häufig zugesetzt, um die Verdauung anzuregen, überschüssiges Wasser oder zu viel Flüssigkeit auszuleiten und die Abwehr zu stärken. Indikationen sind unter anderem Herzrasen, Kopfschmerz, Schwindel und Schlafstörungen – je nach „Muster" und Zustand des Patienten.[113]

Medizinisch nutzt man nur die harte Myzelmasse (*Sclerotium*), die mit Nährstoffen angefüllt ist. Das kugelige Sclerotium (außen dunkelbraun, innen weiß) befindet sich im Erdreich und ähnelt einer Kokosnuss (lat. *Wolfiporia cocos*). Der Pilz gedeiht weltweit, in den USA, Kanada, Australien und Asien.

Traditionell wird das Sclerotium in dünne Scheiben geschnitten, die sich getrocknet aufrollen. Oder man würfelt den Fruchtkörper. Die Schnittmuster sind diversen Heilanwendungen zugeordnet. Röllchen werden beispielsweise zur „Beruhigung des Geistes" bei Nervosität verordnet. Die „Außenhaut" der Knolle ist ein spezifisches Mittel bei Hautentzündung (Dermatitis).

Die Beta-Glucane und Triterpene in *Fu ling* wurden in zahlreichen Studien untersucht. Bereits in den 1970er-Jahren entdeckte man solche Stoffe, z. B. Beta-Pachyman und Pachymaran. Der Pilz enthält reichlich Triterpene, die beruhigend, entwässernd und antientzündlich wirken und Signalwege beeinflussen, vor allem bei Arthritis und anderen chronischen Erkrankungen. Der Nutzen des Heißwasserextrakts bei solchen Leiden wurde in klinischen Studien untersucht. Summa summarum: Man entdeckte bioaktive Beta-Glucane und Triterpene , die immunmodulierend, antientzündlich, krebshemmend, entwässernd wirken und die Wundheilung verbessern. In China sind Hautcremes auf Pilzbasis (inklusive *Fu ling*) zu haben, zur Behandlung entzündeter Haut oder zur Aufhellung störender Dunkelfärbung wie bei Altersflecken. Die Creme beschleunigt auch die Abheilung infizierter Wunden.[114]

Um das Überleben der Spezies in freier Wildbahn zu sichern und genügend Rohstoff für moderne Nahrungs- und Supplementprodukte zu gewinnen, wird *Fu ling* auf gekochtem Reis kultiviert. Pilzprodukte sollten wie jede andere Pilzmedizin auf Rückstände von Stärke sowie den Beta-Glucan- und Triterpengehalt getestet werden.

Klinische Studien haben sich vor allem mit der äußerlichen Anwendung von *Fu ling* befasst.[115] Es gibt zudem viele Tierstudien. In Untersuchungen mit Patienten wurde die traditionelle Zubereitung *Guizhi Fuling* verwendet (Zimt, Kräuter plus Pilzmedizin). Die traditionelle Medizin ist in vielen Regionen Chinas noch heute sehr weit verbreitet, auch in Kliniken und bei Ärzten.[116] Um den Nutzen und die pharmakologischen Eigenschaften von *Fu ling* besser zu verstehen, wären mehr Studien hilfreich. Studien, die nach anerkannten Standards durchgeführt wurden.

GALLERTPILZE

Tremellomycetes

Pilze solcher Gattungen produzieren Fruchtkörper gallert- oder knorpelartiger Konsistenz. Manche Arten sind seit Urzeiten geschätzte Speisepilze und medizinische Nahrungsmittel.

Silberohr

Tremella fuciformis

ANDERE NAMEN *snow fungus* (en), *shiro kikurage* (jp), *bai mu er*, *yin er* (cn)

Dieser wunderschöne Pilz taucht in Nordamerika selten in freier Wildbahn auf. Er wird überwiegend kultiviert und ist in Asia-Shops oder im Kräuterhandel erhältlich. Das Silberohr zählt zu den populären Pilzen der chinesischen Küche. Die Regale sind mit Fruchtkörpern vollgestopft.

In Kultur ist *T. fuciformis* ein Hefeparasit. Ausgewachsen gleicht er einem Bouquet aus halbtransparentem, kunstvoll gekräuseltem Zelluloid. Das Silberohr befällt Pilze der Gattung *Annulohypoxylon*: schwarzbraune kugelförmige Gebilde, die auf Eichen und anderen Harthölzern zu finden sind. Kontakt mit dem Wirt löst heftiges Myzelwachstum aus und produziert weiße transluzente Fruchtkörper.[117]

Die getrockneten Fruchtkörper werden in Wasser eingeweicht und als Zutat für Suppen und Pfannengerichte verwendet. Der Pilz selbst ist geschmacklos, passt sich jedem Aroma an. Die Konsistenz ist angenehm bissfest und gibt jeder Suppe, jedem Gericht den gewissen Kick, gesunde Pilzmedizin inklusive.

Manche Spezies der Gattungen *Tremella* und *Auricularia* werden in der traditionellen chinesischen Medizin als *mu er* („Holzohr", „Baumohr") oder *bai mu er* („weißes Baumohr") bezeichnet. Die Gewächse sind chinesisches Kulturgut und im klassischen Kräuterbuch *Bencao Gangmu* als Medizin aufgeführt (siehe S. 120). Sie werden zur Behandlung von Yin-Mangel empfohlen,

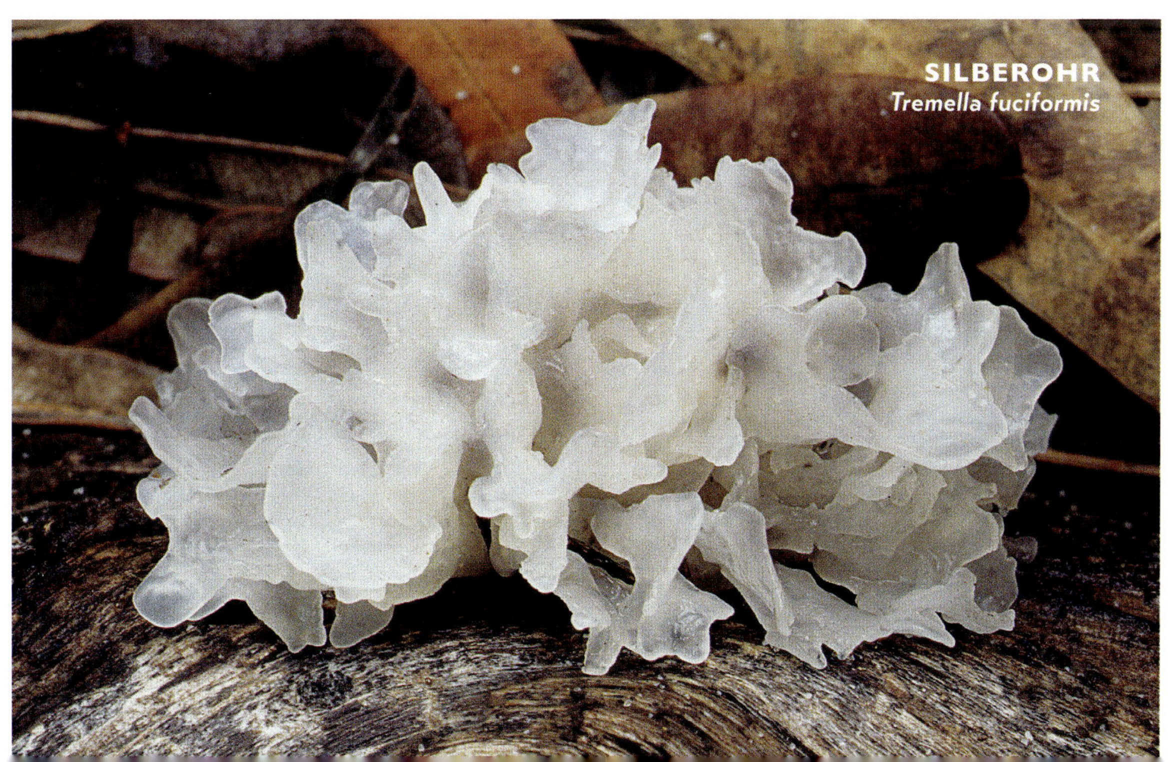

SILBEROHR
Tremella fuciformis

der als Ursache von Entzündungsneigung und chronischen Erkrankungen gilt. Als Tee oder medizinisches Nahrungsmittel verabreicht soll er Entzündung und Infektionen der Lungen vorbeugen und bekämpfen. Patienten mit chronischen Lungenkrankheiten wie COPD oder Asthma profitieren von antientzündlicher und immunmodulierender Pilzmedizin. Auch bei Entzündung, Infektion oder Schädigung der Leber (Alkohol, Drogen) soll der Pilz hilfreich sein. Neuerdings wird *bai mu er* in China als Anti-Aging-Mittel vermarktet – es gibt mehr als 40 Patentanmeldungen!

Laborstudien belegen das Wirkstoffprofil der Pilze mit Beta-Glucanen und anderen Komponenten, mit tumor-, entzündungshemmenden, antioxidativen, immunmodulatorischen blutzucker- und cholesterinsenkenden Eigenschaften, wenn sie als Nahrungsmittel oder Supplement konsumiert werden.[118] Neuere Labor- und Tierstudien beobachteten günstige neurologische Wirkungen: Stimulation des allgemeinen Wachstums von Nerven und Nervenzellen.[119] Eine randomisierte placebokontrollierte klinische Studie untersuchte den Einfluss einer *bai-mu-er*-Supplementierung auf die geistige Fitness. 75 Teilnehmer mit kognitiven Störungen nahmen täglich 600 mg oder 1200 mg Pilzmedizin (*T. fuciformis*) oder Placebo ein. In beiden Pilzmedizin-Gruppen wurden signifikant bessere Leistungen des Kurzzeitgedächtnisses und exekutiver Funktionen beobachtet, verglichen mit Placebo. Die niedrig dosierte Pilzmedizin war am verträglichsten.[120]

Goldohr

Tremella aurantia

ANDERE NAMEN Goldgelber Zitterling, *Tremella mesenterica, witch's butter, golden ear* (en), *kikurage* (jp), *mu err* (cn)

Ein verregneter Tag im Winter kann die leuchtend orangen Goldohren zur vollen „Blüte" bringen. Buchstäblich über Nacht sind dann ganze Stämme von Bäumen oder Sträuchern mit orangefarbener Gallerte bedeckt. Die Klümpchen fühlen sich schleimig wie Gelatine an. Die Pilze sind kaum zu verwechseln. Wer einmal eine

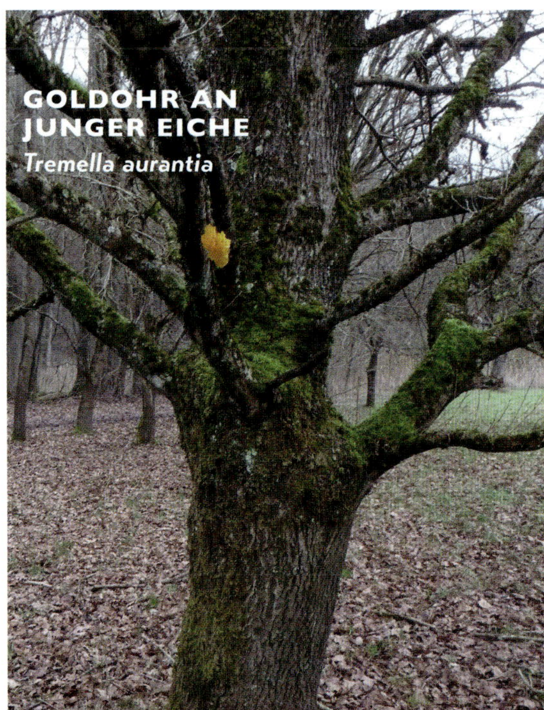
GOLDOHR AN JUNGER EICHE *Tremella aurantia*

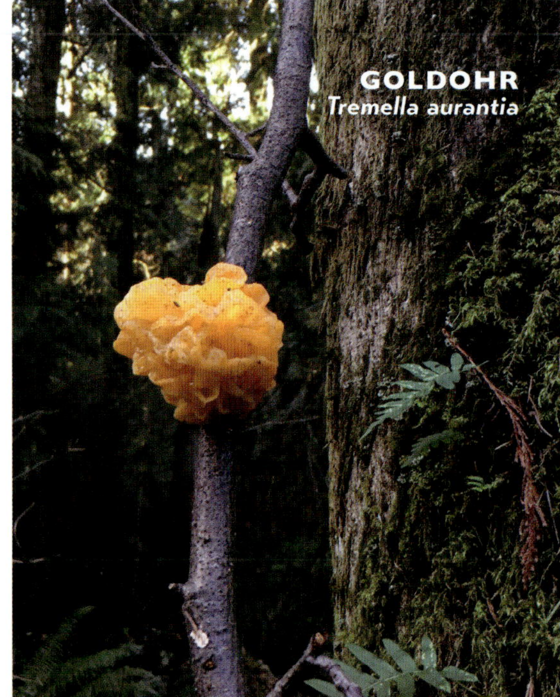
GOLDOHR *Tremella aurantia*

Abbildung gesehen hat, wird sie leicht identifizieren können, wenn sie in der Natur auftauchen. In den USA ist die braune *Tremella*-Varietät (*T. foliaceae*) relativ weit verbreitet und kann auch für medizinische Zwecke verwendet werden.

Die Naturheilkunde empfiehlt *Tremella* zur Linderung von Magenbeschwerden. Pilzmedizin hemmt den Magenkeim *Helicobacter pylori* (Gastritis, Magengeschwür), kann Beschwerden lindern und komplementär angewendet werden.[121] Studien belegen, dass *Tremella* beim Menschen blutzuckersenkend wirkt, wenn das Supplement länger als 15 Tage eingenommen wird.[122] Der Pilz enthält auch Beta-Glucane.

Wenn ich im Wald Goldohren finde, pflücke ich sie ab und lasse sie auf der Zunge zergehen. Der Geschmack ist unbestimmt (höchstens ein Hauch Aprikose). Sie fühlen sich an wie Gummibärchen. Mittlerweile bin ich Goldohren-Fan. Die Pilze qualifizieren sich getrocknet und rehydriert als leckere Suppenzutat – wie in der asiatischen Küche.

Judasohr (Mu-Err)

Auricularia auricula judaea

ANDERE NAMEN Holunderpilz, *wood ear* (en), *senji* (jp), *hei mu er* (cn)

Wolkenohr

Auricularia polytricha

ANDERE NAMEN *Auricularia nigricans, cloud ear* (en), *kikurake* (jp), *mu er* (cn)

In der Küche und medizinisch sind beide Pilze der Gattung *Auricularia* gleichermaßen beliebt. 17 Prozent der weltweiten Produktion von Speisepilzen (Eiweiß, Vitamine, Mineralstoffe, Heilmittel) entfallen auf Pilze dieser Gattung.[123]

Während meiner Zeit als Student der traditionellen Medizin in China war ich von den Gallertpilzen so begeistert, dass ich mir von meinem Lehrer einen Zettel schreiben ließ, auf dem in chinesischen Lettern stand: „Bitte mit mehr Mu-Err." Den zeigte ich dann dem Kellner.

Ich hatte einen Tutor, der mir einige chinesische Worte und Phrasen beibrachte. Je mehr ich dachte, ich hätte etwas dazugelernt, umso mehr erntete ich fragende Blicke, wenn ich versuchte, im Restaurant verschiedene Speisen zu bestellen. Ich bekam einfach die richtigen Betonungen nicht hin.

Die traditionelle chinesische Medizin nutzt beide Spezies schon lange als medizinische Nahrungsmittel. Sie sollen den Blutkreislauf und die „Blutbildung" verbessern. Ein Terminus, der sich auf die Blutgase (Sauerstoff, Kohlendioxid), Immunzellen, Energie und zirkulierende Hormone bezieht. Unter anderem glaubt man, dass Gallertpilze die Menstruation

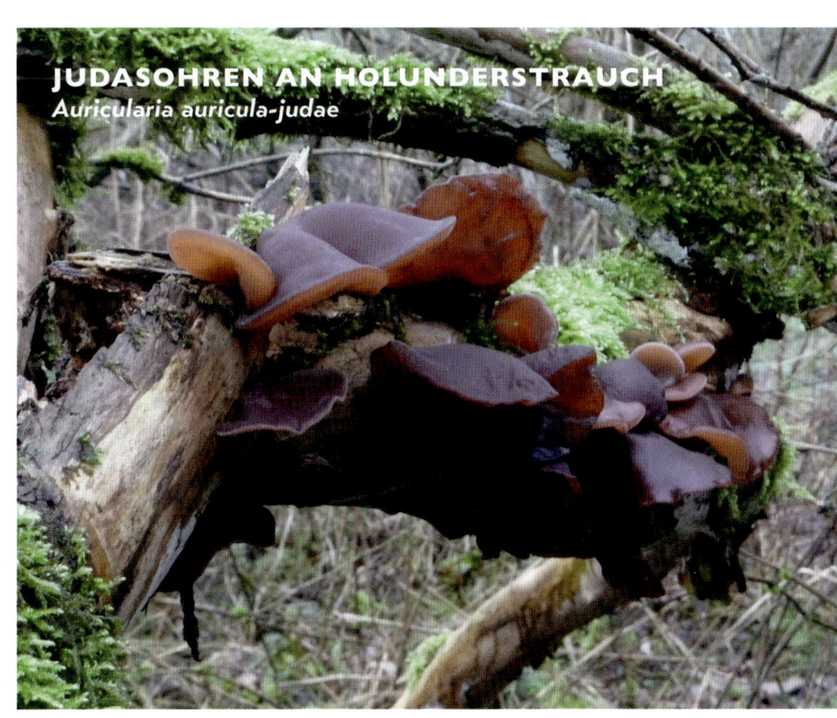
JUDASOHREN AN HOLUNDERSTRAUCH
Auricularia auricula-judae

regulieren, Hämorrhoiden schrumpfen lassen und Beschwerden lindern. Älteren Menschen wird die Pilzmedizin (im Essen oder äußerlich auf der Haut) empfohlen, um Altersflecken zu entfernen.[124] Studien zufolge profitieren Herz, Blutgefäße und der Cholesterinstoffwechsel von der Pilzmedizin.[125]

Die Forschung konnte auch starke gerinnungshemmende Wirkungen nachweisen. Pilzmedizin könnte (statt Aspirin) zur Vorbeugung von Durchblutungsstörungen bei Arteriosklerose beitragen. Wer mit blutverdünnenden Medikamenten behandelt wird, sollte sich ärztlich beraten lassen, ob *mu er* angemessen oder kontraindiziert ist.[126] Die traditionelle chinesische Medizin empfiehlt den Genuss oder Extrakte von Gallertpilzen manchmal bei ausbleibender Monatsblutung. Andererseits kann es bei Frauen im Einzelfall auch zur unerwünscht heftigen Menstruation kommen, sehr selten zu Blutergüssen.

In China und anderen Teilen Asiens sind medizinische Anwendungen von *Auricularia*-Spezies weit verbreitet.[127] Der hohe Faseranteil ist bei Gastritis und Magengeschwür hilfreich und lindert Verstopfungsbeschwerden.

Zubereitung: gekocht in diversen Speisen oder als Teepulver. Eine Fülle von Studien (überwiegend Laborstudien) hat die nützlichen Eigenschaften der Pilzmedizin genau untersucht: Vorbeugung und komplementäre Krebstherapie, Immunmodulation, antivirale und antibakterielle Wirkungen (Tinktur), Blutzucker- und Cholesterinsenkung, präbiotische Wirkungen im Darm, Anti-Aging- und antioxidative Nahrungsergänzung.[128]

Eine Übersichtsarbeit inklusive Metaanalyse befasste sich mit dem Judasohr (*A. auricula judae*): Ein komplementärer Beta-Glucan-Extrakt verbessert die 0,5-/ 1- und 2-Jahre-Überlebensraten einer sechsmonatigen Chemotherapie bei Magen-Darm-Krebspatienten signifikant. Die Metaanalyse betraf 33 klinische Studien (Leberkrebs: 22; Darmkrebs: 5; Magenkrebs: 2; Speiseröhrenkrebs und Mischformen: je 1) mit insgesamt 2884 Patienten. Das Interesse der Forschung an der Wirksamkeit von Pilzmedizin ist groß und die Perspektiven sind ermutigend, was Gallertpilze betrifft.[129]

Beide Spezies sind frisch oder getrocknet auf allen chinesischen Märkten, im Kräuterhandel und via Internet erhältlich,

GALLERTPILZE ZUBEREITEN

Traditionelle Rezepte verwenden getrocknete Gallertpilze, die meist über Nacht eingeweicht, anschließend klein geschnitten und in einer dicken Sauce aus Sojabohnenpaste/-sauce, Wasser und Maisstärke gekocht werden. Hinzu kommen Knoblauch und Ingwer. Falls gewünscht, auch Zucker. Dann werden Fleisch – traditionell Schweinefleisch, ich bevorzuge Tofu – und Gemüse (etwa Möhren) zugegeben. Ein solches Gericht wird als gutes *Yin*-Tonikum eingestuft, was unter anderem Entzündungen bekämpft, vitalisiert und die Hormone ausbalanciert. Häufig gibt man noch rote chinesische Datteln (*Zizyphus jujube*) zu, die der Speise Fülle und Süße verleihen und die Verdauung anregen.

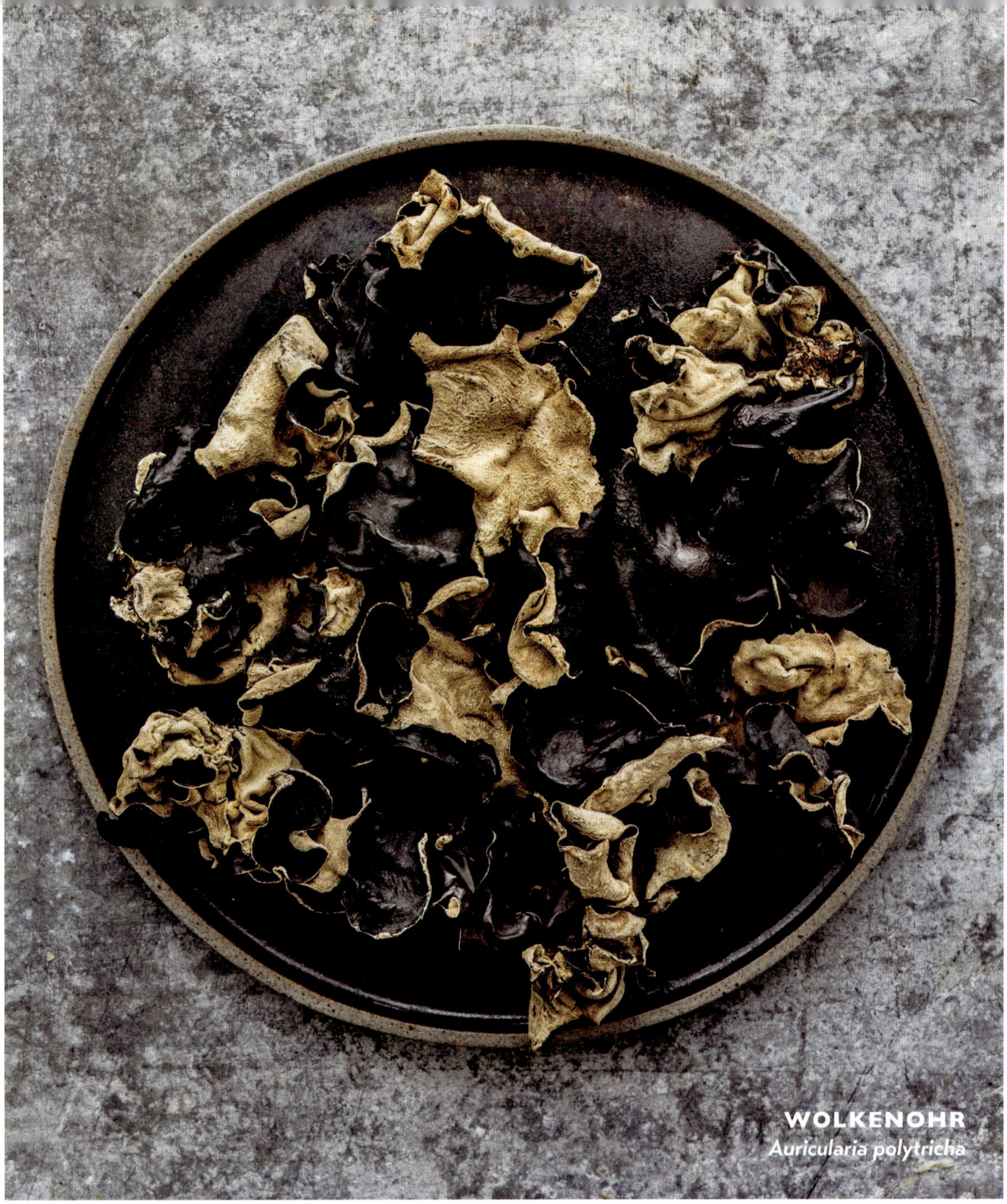

WOLKENOHR
Auricularia polytricha

auch als Ableger. In feuchten Gebieten können Gallertpilze im Überfluss gedeihen. Ich habe *Auricularia* in einem Londoner Park und massenhaft auf Totholz in Amazonien gefunden. Sie wachsen auch in Deutschland, vor allem in den Wintermonaten nach Regen oder Schnee meist auf alten Holundersträuchern. DNA-Analysen von Gallertpilzen zeigten, dass *A. auricula judae* ein Komplex von mindestens 7 Spezies ist, inklusive *hei mu-err*, der in Asien in großen Mengen kultiviert wird. Der ähnlich aussehende *A.-americana*-Pilz wird im Fernen Osten und in Nordamerika vermarktet.[130]

Einmal mehr gibt es reichlich Diskussionen zur Namensgebung der Pilze. Sicher ist nur, dass die nordamerikanische *Auricularia*-Spezies nicht *A. auricula judae* ist, sondern eine nah verwandte Spezies, die äquivalent verwendet werden kann.

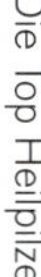

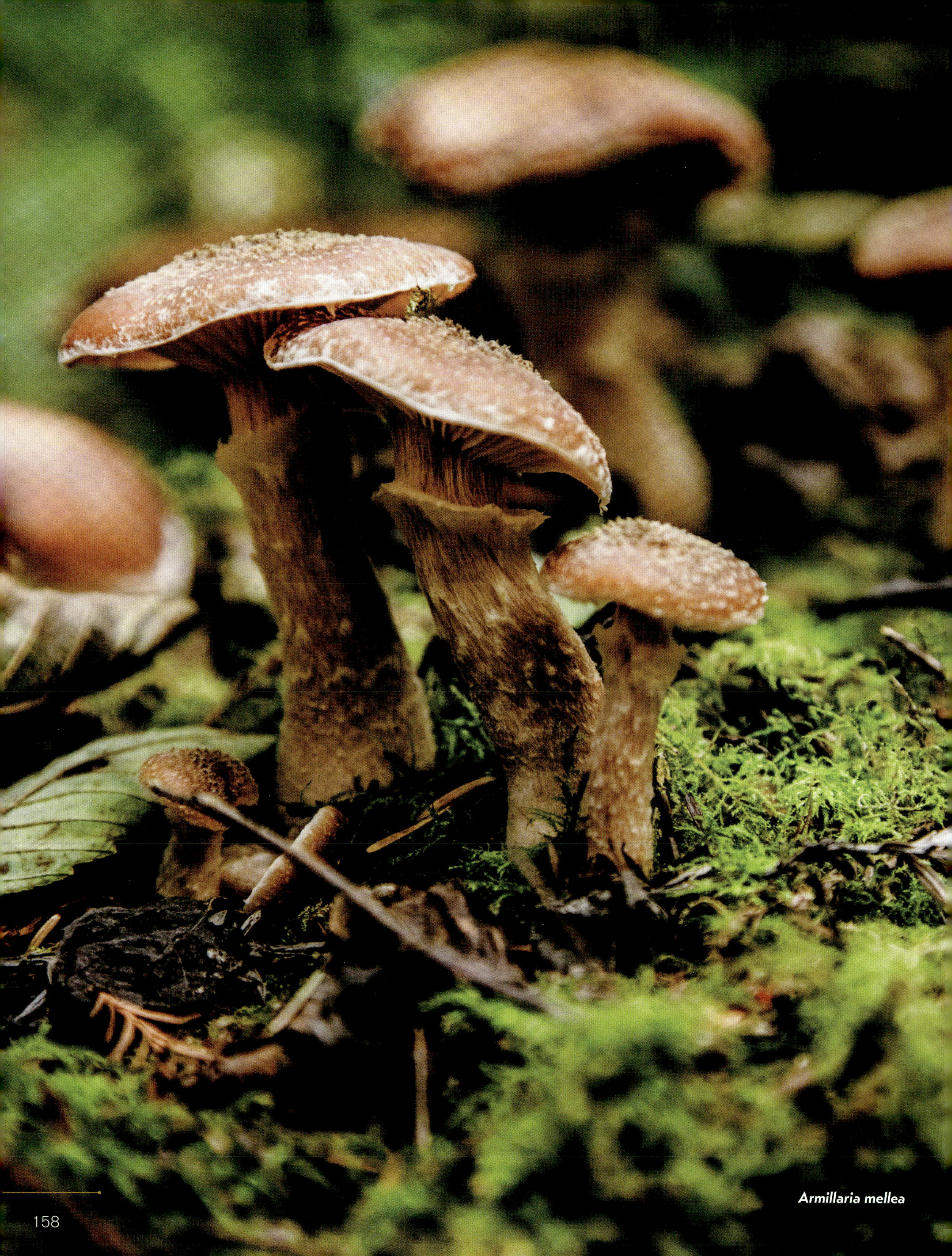

Armillaria mellea

HALLIMASCHE

Armillaria mellea

ANDERE NAMEN
Honiggelber Hallimasch, *honey fungus* (en), *mi huan ku* (cn)

Die traditionelle chinesische Medizin nutzt Hallimasch zur Behandlung von Epilepsie und nervösen Beschwerden, bei Schlafstörungen, zur Cholesterinsenkung, bei Beinschmerzen (vermutlich Ischiassyndrom) und zur Verbesserung des Nachtsehens (hoher Gehalt an Betacaroten). Der Pilzextrakt kann Studien zufolge die Hirndurchblutung verbessern und Symptome wie Schwindel, Schlafstörungen und Tinnitus lindern. Hallimasch enthält reichlich Ballaststoffe und immunstimulierende Beta-Glucane. Eine Studie wies 33–39 % Beta-Glucane im Hut und Stiel von Hallimaschpilzen nach.

Hallimasch gilt neuerdings auch als Alternative zu *Gastrodia* (*tian ma*), eine Orchidee (*Gastrodia elata*) und ein teures Chinaheilkraut, das wild geerntet wird. Man hatte lange geglaubt, dass die Orchidee schwer oder unmöglich zu kultivieren sei. Züchter entdeckten, dass das Gewächs auf Hallimasch als Ektomykorrhizapartner angewiesen ist, um gedeihen zu können. Man fand heraus, dass das Wachstum der Orchidee größtenteils auf Nährstoffen beruht, die der Hallimasch produziert. Forscher, die diese außergewöhnliche Pilz-Orchidee-Symbiose untersucht haben, bemerken: „*A. mellea* ist eine einzigartige Quelle neuer bioaktiver Naturstoffe … für die Behandlung der Epilepsie." Sie fanden heraus, dass die Aktivkomponenten nicht von der Orchidee stammen, sondern Stoffwechselprodukte des *Armillaria*-Pilzes sind.[131]

Chinesische Naturärzte verordnen *Tian ma* bei kindlicher Epilepsie, bei Muskelspasmen und -kontraktionen (Tetanie) und bei neurologischen Störungen durch Nervenschäden bei Schlaganfallpatienten. Das Kraut wird auch häufig bei Kopfschmerz, Schwindel, Migräne und Empfindungsstörungen (Kribbeln, Taubheit) eingesetzt.[132] *Tian ma* zählt zu den wichtigsten und unersetzlichen Mitteln der chinesischen Naturapotheke.

Es gibt mehr als 40 Laborstudien und einige klinischen Studien, die sich mit diversen biologischen Wirkungen von Hallimaschpilzen befasst haben. Neuere Studien zeigen, dass Insulinresistenz durch Hallimasch günstig beeinflusst wird. Andere Studien belegen antioxidative und antientzündliche Effekte. In zwei Studien profitierten Patienten mit Alzheimer-Demenz von der Pilzmedizin.[133]

Hallimasch wächst massenhaft im Herbst und Frühwinter. Sein Erscheinungsbild ist sehr variabel. Genetisch determinierte Gattungen kommen weltweit vor. In

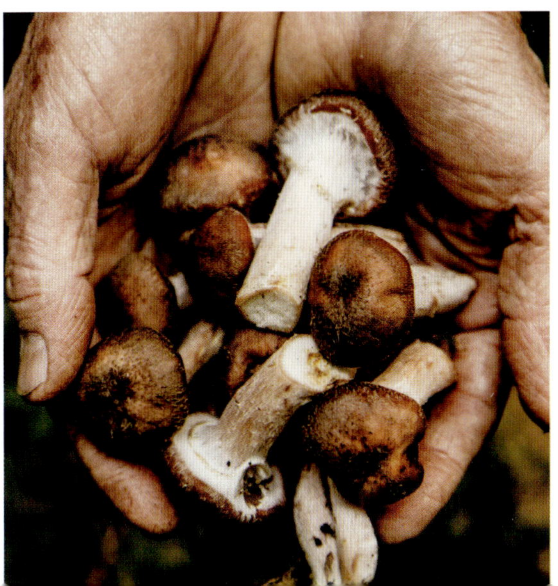

Der Hallimasch soll zu den ältesten und größten irdischen Organismen zählen. Das Myzel eines genetischen Klons kann kilometerweit im Erdreich stecken.

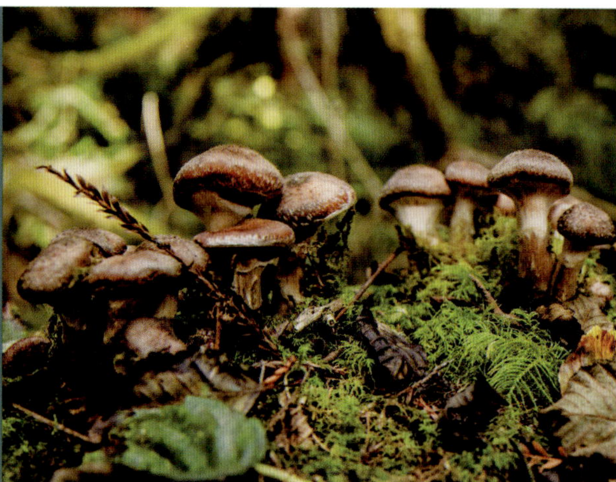

der Regel findet man sie in Büscheln variabler Größe mit reichlich Fruchtkörpern auf Totholz, Baumstümpfen, aber auch auf lebenden Bäumen. Die Pilze sind gefürchtete Parasiten, insbesondere auf Obstbäumen. Die Fruchtkörper tragen einen häutigen Ring am oberen Stielende, der sich mit zunehmendem Alter auflöst. Kennzeichen der Spezies: Die Hüte sind bräunlich, gelb bis bernsteinfarben, honiggelb bis braun, streifig und mit dunklen Härchen besetzt. Der Sporenabdruck ist weiß.

Hallimasch sammelt man am besten, wenn die Hutränder noch nach unten einwärts gerollt sind. Auch komplett entfaltet sind die Fruchtkörper brauchbar. Sie sollten fest (nicht hart), nicht verfärbt oder wurmstichig sein. Klein geschnitten und gekocht sind sie bissfest. Roh ist der Hallimasch adstringierend, bitter und leicht giftig. Für ein Pilzgericht sollten Sie nur die Hüte verwenden, gut abkochen, Wasser abschütten und dann braten. Als Tee: die ganzen Pilze mit Stiel putzen, gut durchkochen, trocknen und damit konzentriertes Teepulver herstellen. Anschließend trocken aufbewahren.

Dosierung getrocknete Fruchtkörper: bis zu 30 g (2 x 15 g) täglich. Dosierung Teeextrakt: 3 g 2 x täglich. Bei Bedarf kann auch höher dosiert werden. Am besten langsam über 7 Tage ansteigend anfangen, um die Verträglichkeit zu testen.

MAGENVERSTIMMUNG?

Bei manchen Menschen löst der Genuss von Hallimasch Magenverstimmung aus, vor allem wenn die Pilze nicht gut durchgekocht sind. Ich habe selten unerwünschte Reaktionen nach Pilzgenuss erlebt (bei mir selbst oder meinen Gästen). Vor Jahren habe ich für 20 Studenten Hallimasch zubereitet, mit ein wenig Salz und Knoblauch. Nur eine Person bemerkte eine leichte Magenverstimmung mit Übelkeit. Die Beschwerden waren nach einer Stunde verschwunden. Andere Pilzsammler berichteten, dass Magenverstimmung häufiger mit Spezies im Westen Nordamerikas assoziiert ist. Weltweit, auch in Deutschland, kommt Hallimasch in sehr variabler genetischer Prägung vor, sowie andere Spezies, die *Armillaria mellea* ähneln. Ungenießbare Doppelgänger sind z. B. der Sparrige Schüppling *(Pholiota squarrosa)*, der bitter schmeckt.

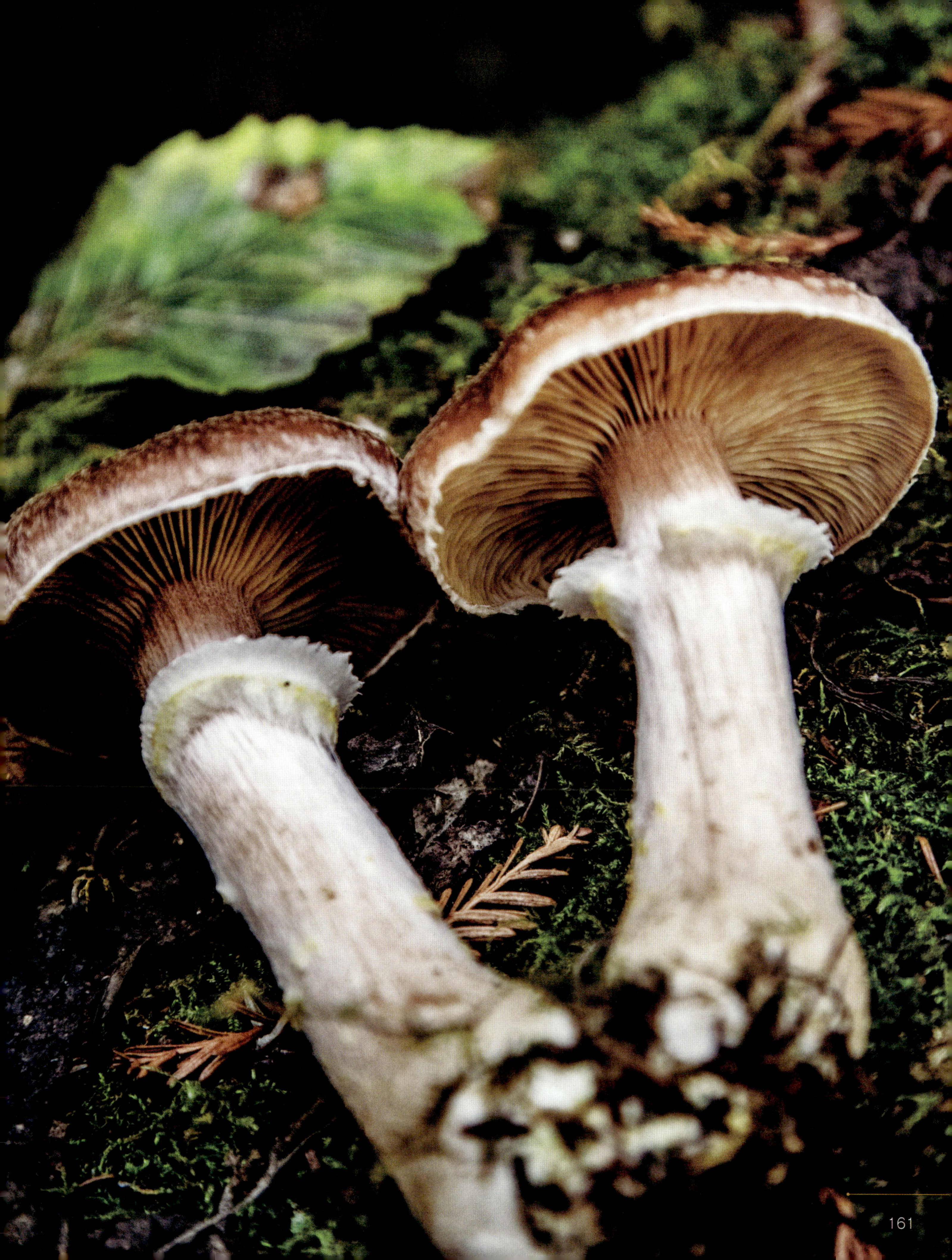

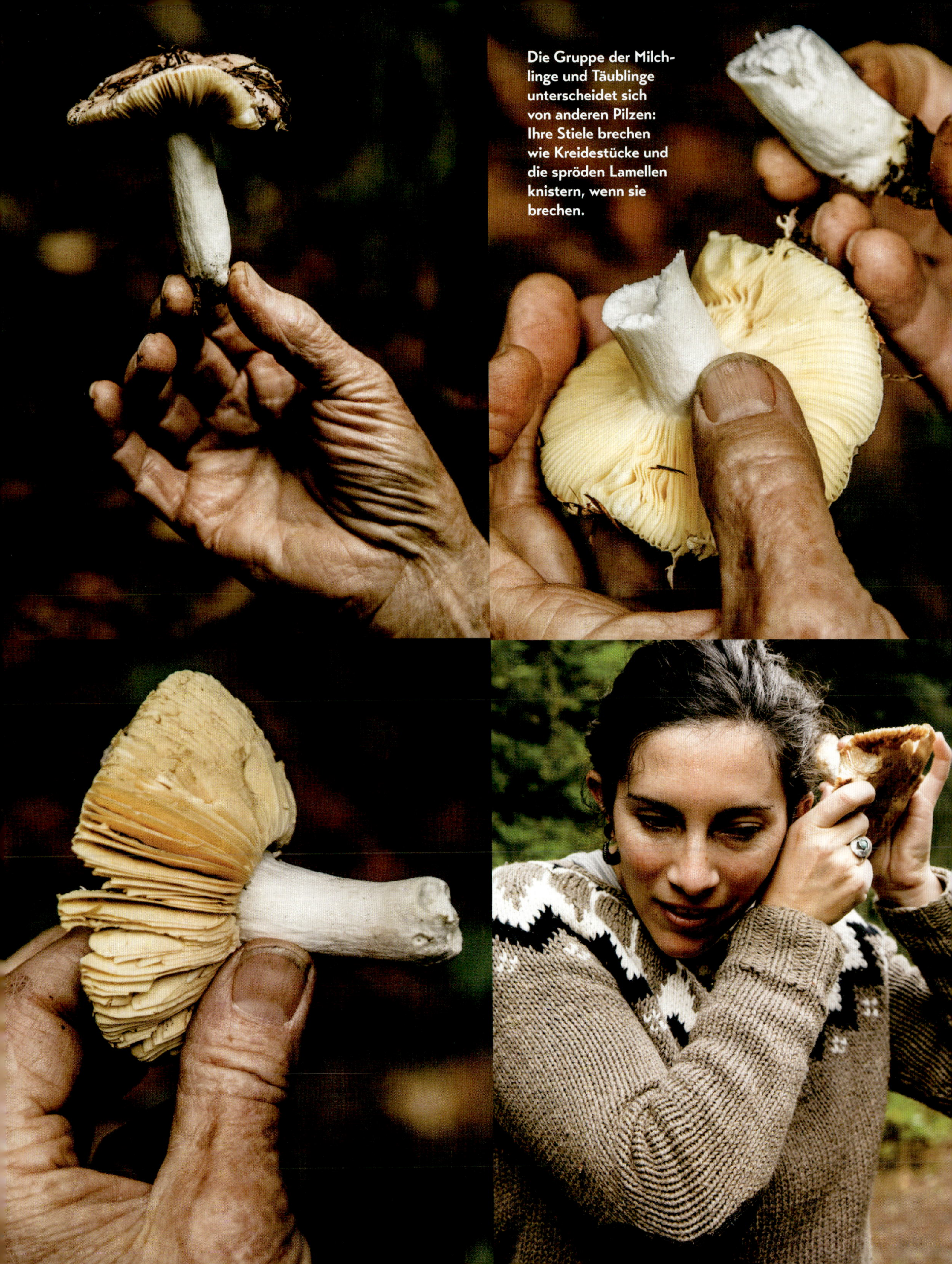

Die Gruppe der Milchlinge und Täublinge unterscheidet sich von anderen Pilzen: Ihre Stiele brechen wie Kreidestücke und die spröden Lamellen knistern, wenn sie brechen.

MILCHLINGE UND TÄUBLINGE

Russulaceae
Genera: *Lactarius* und *Russula*

Milchlinge und Täublinge bilden für Pilzprofis eine große Gruppe leicht identifizierbarer Pilze mit brüchigem Fleisch und Lamellen, die sich wächsern anfühlen. Wenn Sie einen Fruchtkörper ans Ohr halten und mit dem Daumennagel über die Lamellen streichen, hören Sie das Knistern der brechenden Lamellen – ein einzigartiges Merkmal. Ihr Stiel zerbricht wie ein Stück Kreide. Anders als bei den meisten Pilzen, die zerfasern oder sich nur verbiegen. Milchlinge und Täublinge gibt es in vielen Farben: weiß, gelb, grün, braun, purpurn und rot. Kaum überraschend: Die leuchtend roten Spezies sind in der Regel ungenießbar, vor allem *Russula silvicola* (Ausnahme, siehe S. 164). Sie können ätzend wirken, Übelkeit und Erbrechen auslösen, sogar gekocht.

Die Unterschiede der beiden Gattungen sind leicht erkennbar. Ritzen Sie die Lamellen mit dem Fingernagel oder einer Klinge ein. Quillt klare oder milchige Flüssigkeit heraus, haben Sie einen Milchling gefunden. Die Absonderung kann fehlen, stattdessen verfärbt sich die verletzte Stelle. Bei manchen Spezies kann die „Milch" gelb oder orange sein oder die Farbe wechseln (von weiß zu gelb oder anders). Ein Hinweis auf Ungenießbarkeit.

Speisepilze der Gruppe Edelreizker (*Lactarius deliciosus*) sondern eine rote oder orangene Milch ab, die sich nach 1–2 Stunden grün färbt. In manchen Regionen Europas, wie in Spanien, ist der Pilz eine absolute Delikatesse. Kosten Sie vorsichtig ein Stückchen der Lamellen oder vom Stiel. Schmecken Sie eine ätzende (bitterscharfe) Note, spucken Sie die Kostprobe aus. Kein Kandidat für die Küche! In Osteuropa und Russland sind Milchlinge und Täublinge populäre Speisepilze.
Beim alljährlichen Thanksgiving-Pilzcamp an der kalifornischen Nordküste lässt David

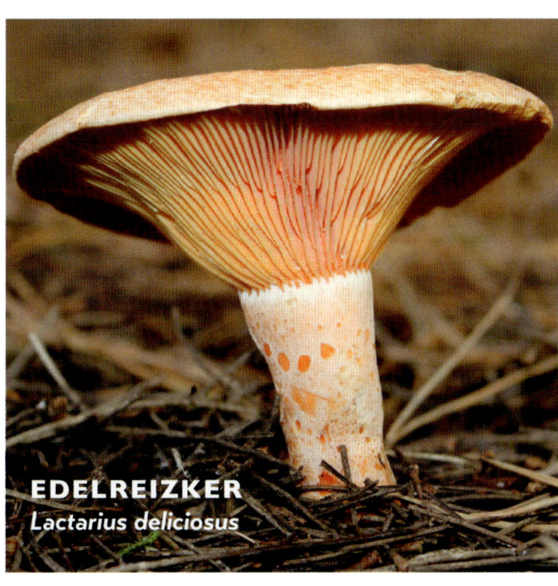
EDELREIZKER
Lactarius deliciosus

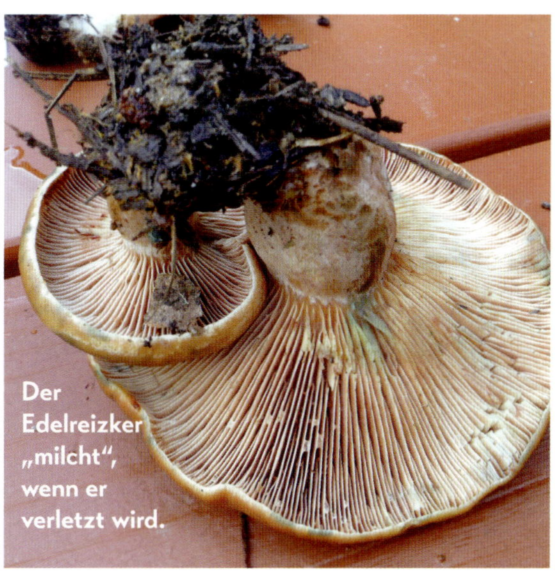
Der Edelreizker „milcht", wenn er verletzt wird.

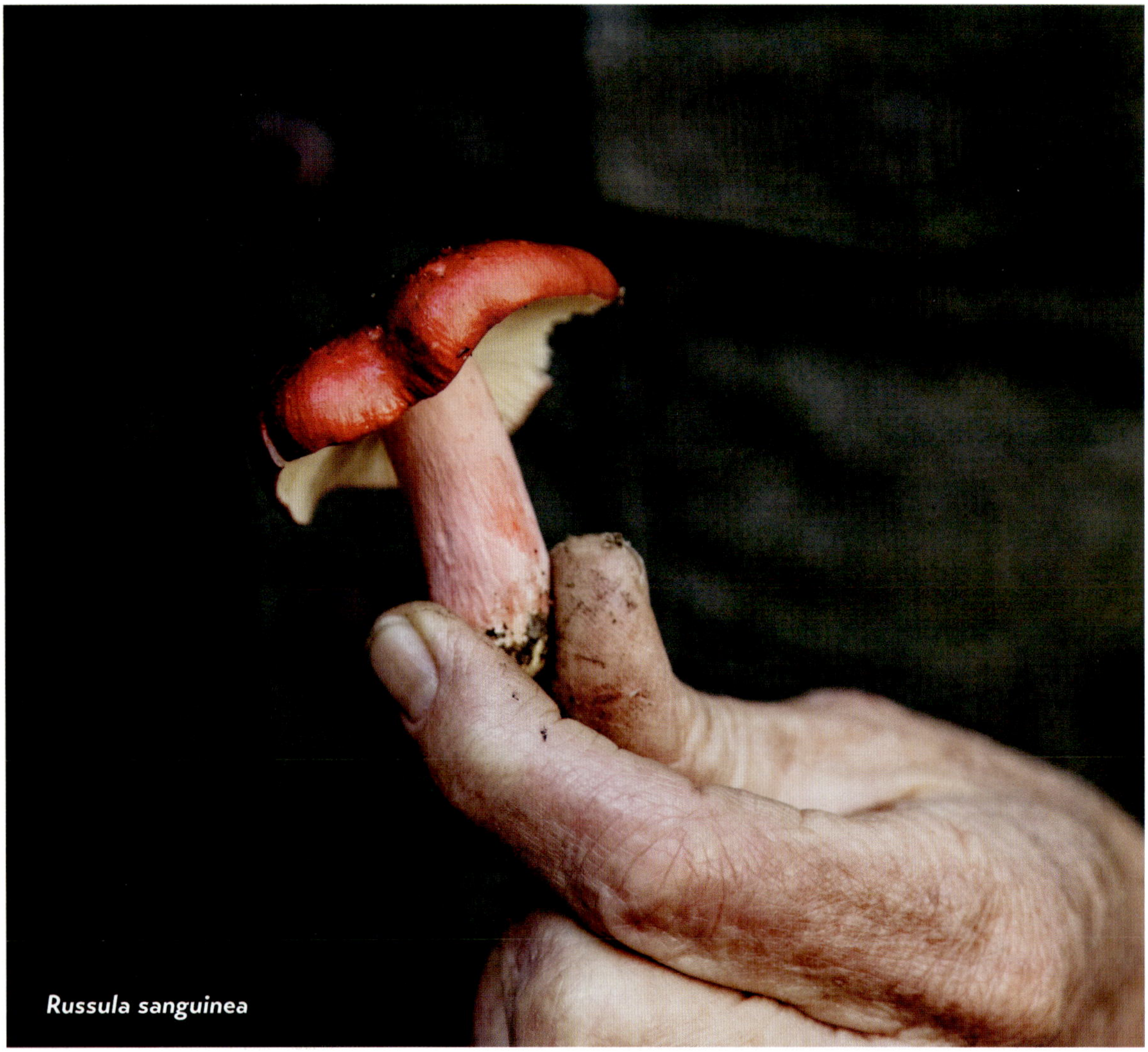

Russula sanguinea

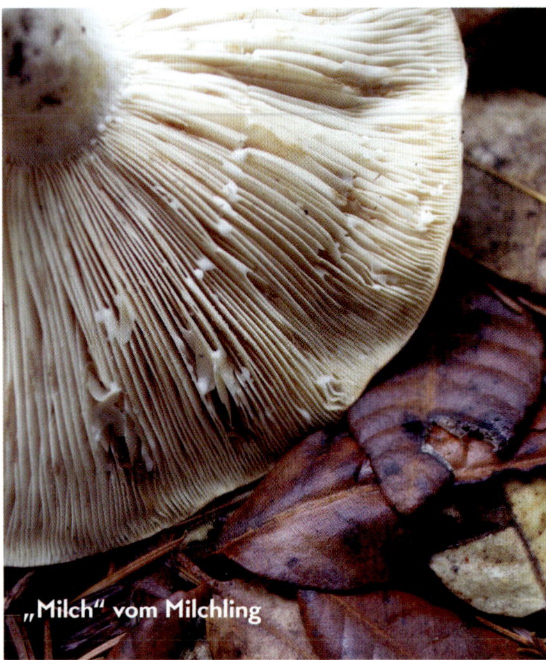

„Milch“ vom Milchling

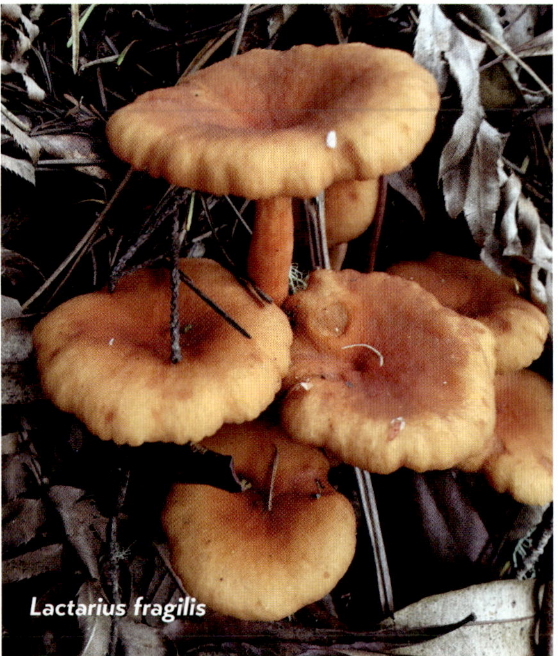

Lactarius fragilis

Arora verschiedene Spezies von den Teilnehmern kosten und kürt dann die Favoriten. Fast immer befinden sich Täublinge unter den Top Ten. Einige Täubling-Spezies wurden in Laborstudien in Bezug auf blutzucker- und cholesterinsenkende, antioxidative, antimikrobielle und antivirale Eigenschaften untersucht.[134]

Milchlinge wie der Edelreizker (*Lactarius deliciosus*) vermitteln immuntonisierende, antioxidative und antidiabetische Wirkungen.[135] *Lactarius*-Spezies enthalten auch antimikrobiell wirksame Sesquiterpene.[136] Das begründet die Anwendung dieser Pilze in Sibirien, etwa bei Infektionen. Klinische Studien zu anderen Indikationen stehen noch aus. In einigen Regionen Russlands und Osteuropas hat sich zu gewissen Zeiten der massenhafte Konsum von essbaren Milchlingen und Täublingen als Nahrung etabliert, vor allem auf dem Land. Milchlinge werden traditionell mit Salz in Flüssigkeit fermentiert, um „gesalzene Milchlinge" herzustellen. Die scharfe Geschmacksnote verschwindet und macht den Geschmack der Pilze angenehmer. Eine derartige Verarbeitung und Nutzung von Milchlingen und Täublingen ist in Kulturgemeinschaften traditioneller Prägung nicht ungewöhnlich.

Die scharfen Komponenten (hauptsächlich Sesquiterpene) sind stark antibakteriell und pilzhemmend wirksam. Beispielsweise gegen den berüchtigten Candidapilz. Früher benutzte man in der Volksmedizin auch Alkoholextrakte zur Wundbehandlung.

MILCHLINGE FÜR GENIESSER

Vor einigen Jahren traf ich zwei Pilzenthusiasten in unserem örtlichen Pilzclub. Wir waren auf Pilzsuche und ich bemerkte, dass sie den gelb getönten Goldmilchling (*Lactarius alnicola*) einsammelten. Ich prüfte den Geschmack und ließ den Pilz fallen, so ätzend war er. Schärfer als der schärfste Rettich. Aber sie füllten ihre Körbe damit. Eine Frau erklärte: „Wenn wir solche Milchlinge riechen, sind wir total aus dem Häuschen." Ich sagte nichts. Dann fragte ich, wie sie die Pilze essen könnten, ohne dass ihnen speiübel wird. Sie sagte, dass man die Pilze einsalzt und fermentiert und fügte hinzu, dass sie in vielen Teilen Russlands als Beilage und Relish serviert werden.

Als wir uns das nächste Mal trafen, zeigte sie mir, wie man es macht. Die Prozedur beginnt damit, dass man einen Glasbehälter oder Krug sterilisiert. Die Stiele werden entfernt, die Milchlingshüte nacheinander eingesalzen und auf den Gefäßboden gedrückt, bis Flüssigkeit austritt. Salzen, stapeln, anpressen, Schicht für Schicht, bis das Gefäß voll ist. Die Pilze sollten ca. 10 Tage fermentieren, bevor man sie probiert. Ich habe mehrere Chargen zubereitet und muss sagen: Sie schmecken interessant. Keinesfalls ätzend. Sie waren genießbar, ohne Nebenwirkungen, aber ziemlich salzig, definitiv gewöhnungsbedürftig. Ich bin sicher, dass sie auch medizinische Wirkungen haben, weil sie reichlich Beta-Glucane und Komponenten enthalten, die Bakterien und Viren bekämpfen.

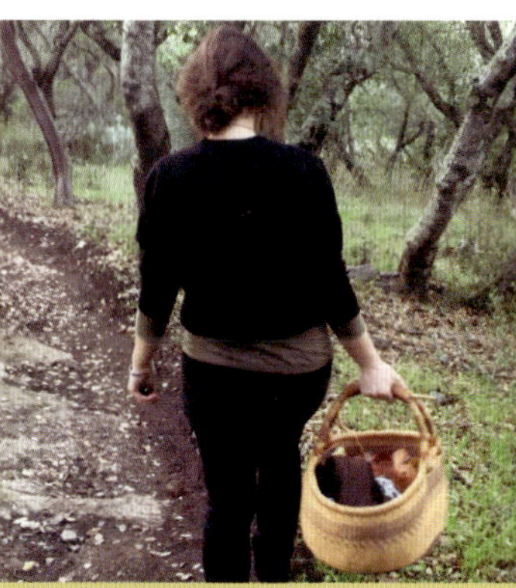

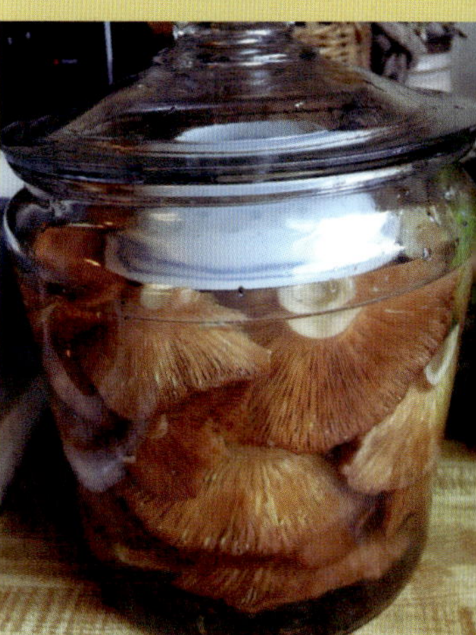

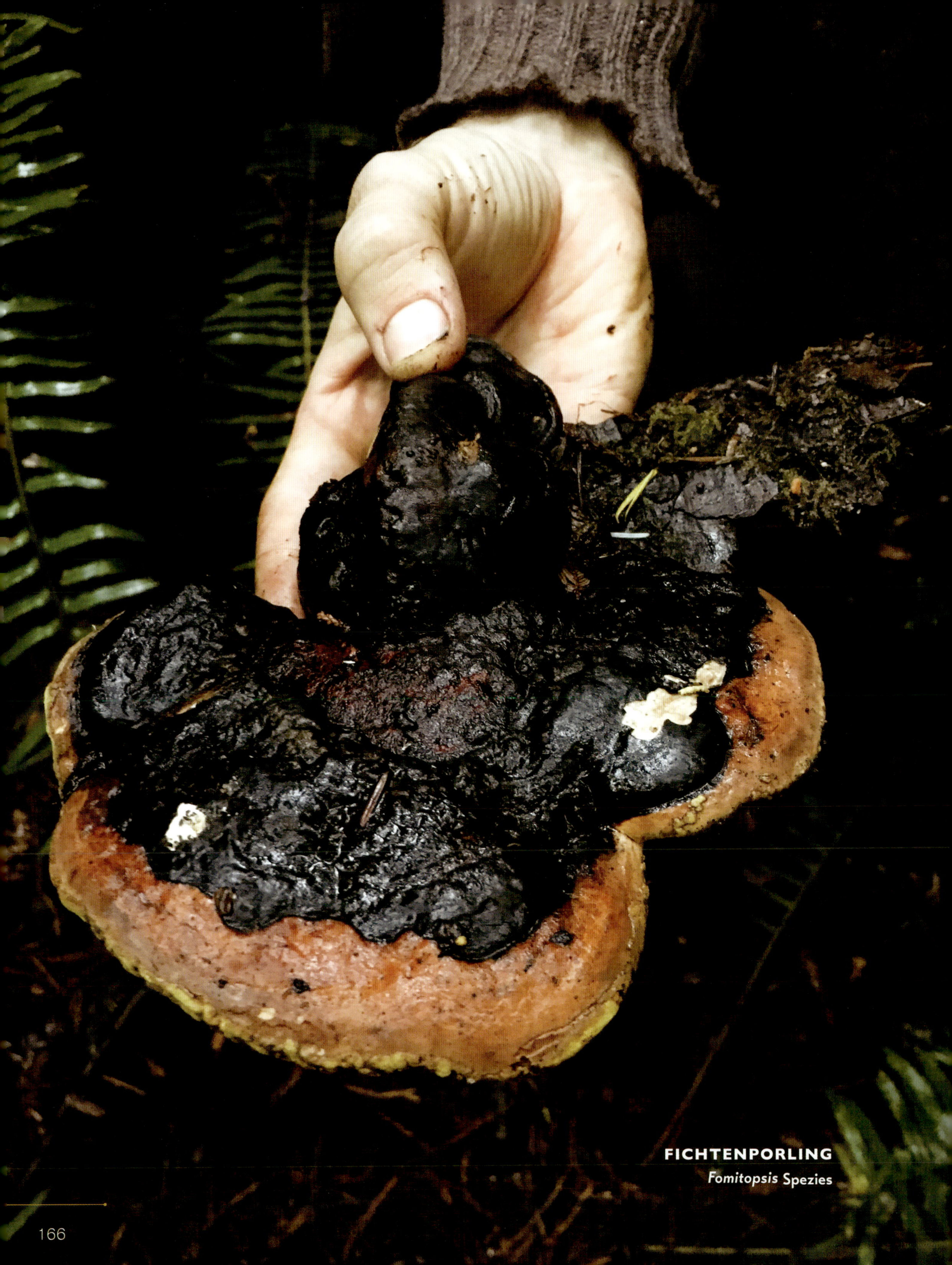

FICHTENPORLING
Fomitopsis Spezies

WEITERE PORLINGE

Polyporus
Baumschwämme

Baumschwämme gehören zur Familie der Porlinge (*Polyporus*) in der Gruppe der *Basidiomyceten*, Pilze mit sporenproduzierenden Röhren. Sie kommen in unterschiedlichen Formen und Größen vor, haben aber meist faserige, holzartige Fruchtkörper und befallen Bäume. Unter den Hüten befinden sich Röhren, die Sporen freisetzen (anders als bei Lamellenpilzen). Der Sporenabdruck (wenn er denn gelingt) ist meist weiß bis bräunlich. Porlinge setzen ihre Sporen abhängig von Wetter, Feuchtigkeit und Tageslicht frei. Nicht unbedingt dann, wenn man sie abpflückt. Fruchtkörper (engl. *conk*) entlassen in der Regel einmalig massenhaft Sporen, erkennbar am braunen, staubigen Belag. Sie wachsen jährlich aus (wie Reishi-artige Pilze) oder bilden Jahr für Jahr eine Schicht, was sie groß und kompakt macht, Beispiel Malerpilz (*Ganoderma applanatum*). Sie sind oft stiellos und wachsen auf toten oder sterbenden Bäumen. Totholz-Recycling. Manche Porlinge produzieren dicke, holzige, andere dünne und elastische Fruchtkörper (z. B. Schmetterlingstrameten), die jung zart und essbar sind: Maitake (*Grifola frondosa*), Leberpilz (*Fistulina hepatica*), Birkenporling (*Piptoporus betulinus*), Schwefelporling (*Laetiporus sulphureus*) im Osten der USA, *Laetiporus gilbertsonii* und *L. conifericola* im Westen.

Porlinge gelten generell als sicher und ungiftig. Geeignet für Medizin und als

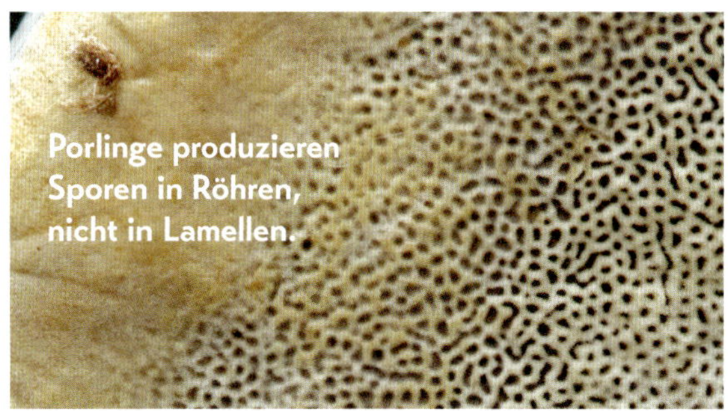

Porlinge produzieren Sporen in Röhren, nicht in Lamellen.

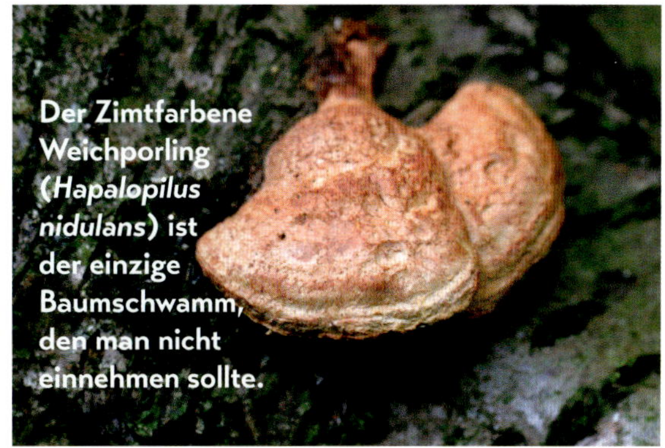

Der Zimtfarbene Weichporling (*Hapalopilus nidulans*) ist der einzige Baumschwamm, den man nicht einnehmen sollte.

Nahrungsmittel. Ausnahme: der Zimtfarbenene Weichporling (*Hapalopilus nidulans*). Die Spezies ist weltweit verbreitet, gedeiht auf sommergrünen Laubbäumen (z. B. Eichen) und bildet gruppierte Fruchtkörper: weich und wässrig, orange bis braunorange. Die Röhrenfläche erscheint anfangs gelblich, später bräunlich.

Fallberichten zufolge kann der Pilz neurologische Symptome auslösen (Polyporsäure). Vom Verzehr wird unbedingt abgeraten. Auf Harthölzern im Osten der USA ist der Pilz häufiger anzutreffen.[137]

Dosierung

Jede Porlingspezies (Ausnahme Zimtfarbener Weichporling) eignet sich für einen

Teeextrakt. Für alle ungiftigen Spezies wird dieselbe Dosierung empfohlen: ½ TL Teepulver in warmem Kräutertee (z. B. Ingwer) oder Wasser, ein- bis dreimal täglich, je nach Bedarf.

Höhere Dosierungen sind vom Bedarf und der Verträglichkeit abhängig. Dosieren Sie langsam im Verlauf einer Woche auf, um die Verträglichkeit zu prüfen. Wenn Sie ein gewisses Unbehagen spüren, mischen Sie das Pulver mit Ingwertee. Wenn Sie vermahlene Fruchtkörper verwenden, kochen Sie einen Tee mit 1 Teil getrocknetem Pilz und 10 Teilen Wasser, etwa eine Stunde. Abseihen und ein- bis dreimal täglich eine Tasse trinken. Sie können auch weitere Kräuter zugeben.

Genauere Informationen zur traditionellen Anwendung von Porlingen in Europa finden Sie in der Übersichtsarbeit von Grienke et al.[138]

Fichtenporling

Fomitopsis ochracea, F. mounceae, F. schrenkii (früher *F. pinicola*)

ANDERE NAMEN Rotrandiger Baumschwamm, *red-belted polypore/conk* (en), *tsugarsaruno-koshikake* (jp)

Laborstudien mit dem Rotrandigen Baumschwamm ergaben, dass ein Extrakt, der reichlich Triterpene und Beta-Glucane enthält, stark krebshemmend (speziell Darmkrebs) und antimykotisch wirken kann.[139] Die Triterpene zeigten auch starke antibakterielle Effekte. Wasser- und Alkaliextrakte, wässrige Laugen- oder Ätznatronlösungen erwiesen sich als wirksame Anwendungen mit antidiabetischer und insulinaktivierender Wirkung.

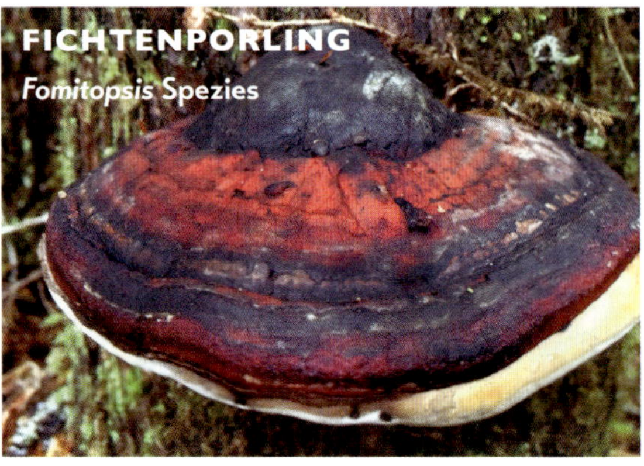
FICHTENPORLING
Fomitopsis Spezies

Der Rotrandige Baumschwamm gedeiht auf älteren Douglasfichten und anderen Nadelhölzern, die im feuchten Gelände und in Gewässernähe wachsen. Der Fruchtkörper kann groß oder klein sein und wächst häufig an toten Bäumen. Auf der Oberseite des Fruchtkörpers ist im Randbereich häufig ein rotes Band zu sehen, daher der Name. Die porenhaltige Unterseite ist weiß bis cremefarben. Sie verfärbt sich kaum, wenn man darüberkratzt. Der Birkenporling duftet süß nach Pilz. Der Fruchtkörper sollte frisch geschnitten oder zersägt werden, bevor man einen Tee damit zubereitet. Getrocknet ist er so hart, dass man eine Kreissäge braucht, um ihn zu zerkleinern.

Das Pilzmaterial eine Stunde kochen, dann abseihen und süßen (falls gewünscht). Als Anfangsdosis werden ½ Tasse zweimal täglich empfohlen. Für eine Tinktur oder einen Doppelextrakt verwendet man eine Trägerlösung mit mindestens 80 % Alkohol.

Birkenporling

Fomitopsis betulina

ANDERE NAMEN *Piptoporus betulinus, Polyporus betulinus, birch polypore, birch bracket* (en), *kanbatake* (jp), *hua bo guan jun* (cn)

Der Birkenporling gedeiht, wie der Name sagt, auf lebenden und toten Birken (*Betula*). Die Bäume wachsen in Washington und Idaho, sind im Osten der USA einheimisch und auch in ganz Europa sehr weit verbreitet. Die weißgrau bis braunen

Fruchtkörper sind rundlich, haben weiße Sporen und können in der Regel leicht vom Baum gepflückt werden, wenn sie nicht ausgetrocknet sind. Sie entwickeln sich am Stamm von Birken jährlich neu. Anders als andere Porlingpilze, die mehrjährig sind und Jahr für Jahr eine neue Schicht sporenproduzierender Röhren ausbilden.

Charles McIlvaine zufolge, ein berühmter amerikanischer Speisepilzpionier, sind junge zarte Birkenporlinge genießbar, wenn sie gut durchgekocht sind. McIlvaine wuchs in West Virgina auf, wo Nahrungsmittel nach dem Bürgerkrieg knapp waren. Er begann, alle Pilze zu essen, die er finden konnte. Um 1900 erschien sein Klassiker *One Thousand American Fungi*. Zu desem Zeitpunkt hatte er mehr als 600 Pilzspezies gegessen und war nicht gestorben! Und das, obwohl ein Bericht der US-Behörde für Landwirtschaft nur 12 Spezies als essbar eingestuft hatte. McIlvaine selbst bemerkte: „Ich verlasse mich niemals alleine auf das, was jemand über die Qualität eines Pilzes sagt oder schreibt. Ich gehe meine eigenen Wege."

Ich muss sagen, ich bin auch jemand, der gerne experimentiert, und habe in meinem Leben sicher schon an die hundert verschiedene Wildpilze gegessen.

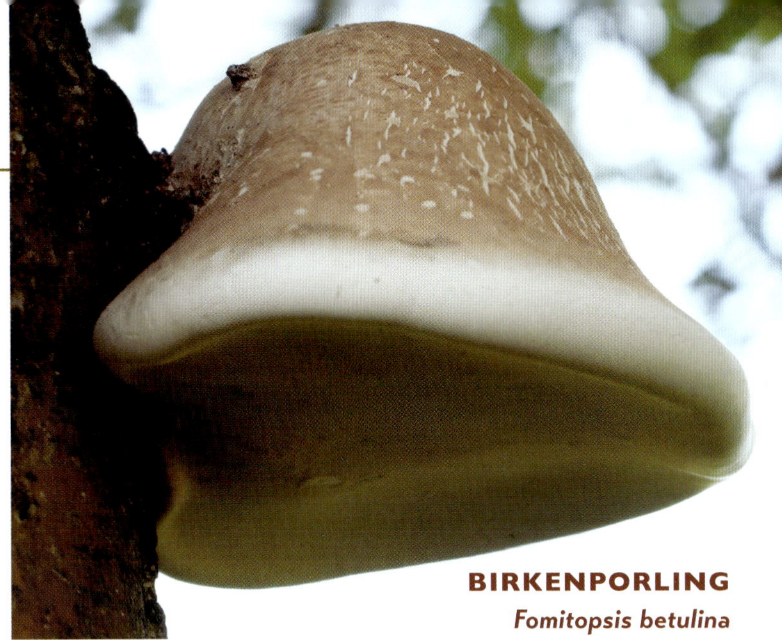

BIRKENPORLING
Fomitopsis betulina

Fruchtkörper und Myzel des Birkenporlings bringen einen komplexen Chemiecocktail mit: Phenole, Triterpene, Sesquiterpene und reichlich Beta-Glucane (bis zu 52 %). Birkenporlinge sind in Russland und Osteuropa weitverbreitet. Innerliche Anwendungen beziehen sich auf die immunaktivierenden, krebshemmenden und beruhigenden Eigenschaften des Pilzes. Mit Pilzpulver/-creme werden Hautinfektionen behandelt.[140]

Im letzten Jahrzehnt nahm das Interesse der Forschung am Birkenporling stark zu. Man konnte beispielsweise antibakterielle, antivirale und antimykotische (z. B. Candida) Wirkungen nachweisen.

Die Aktivkomponenten sind in der alkoholischen Tinktur besser wirksam als im Tee.

DIE PILZE DES GLETSCHERMANNS

Vor 5300 Jahren war *Ötzi* in den Tiroler Alpen unterwegs. Im Reisegepäck entdeckte man Fruchtkörper. Am Lederriemen hingen Scheiben vom Birkenporling (*Fomitopsis betulina*), der Agaricinsäure enthält und Parasiten abwehrt. Im Säckchen verbarg sich echter Zunderschwamm (*Fomes fomentarius*) – auch ein Medizinpilz (siehe S. 168). Die kompakten Porlinge wurden in prähistorischer Zeit zum Schärfen von Werkzeug und Messern und zum Feuermachen verwendet. Ob *Ötzi* von seiner Pilzmedizin wusste? Sicher ist: Er hatte sie dabei!

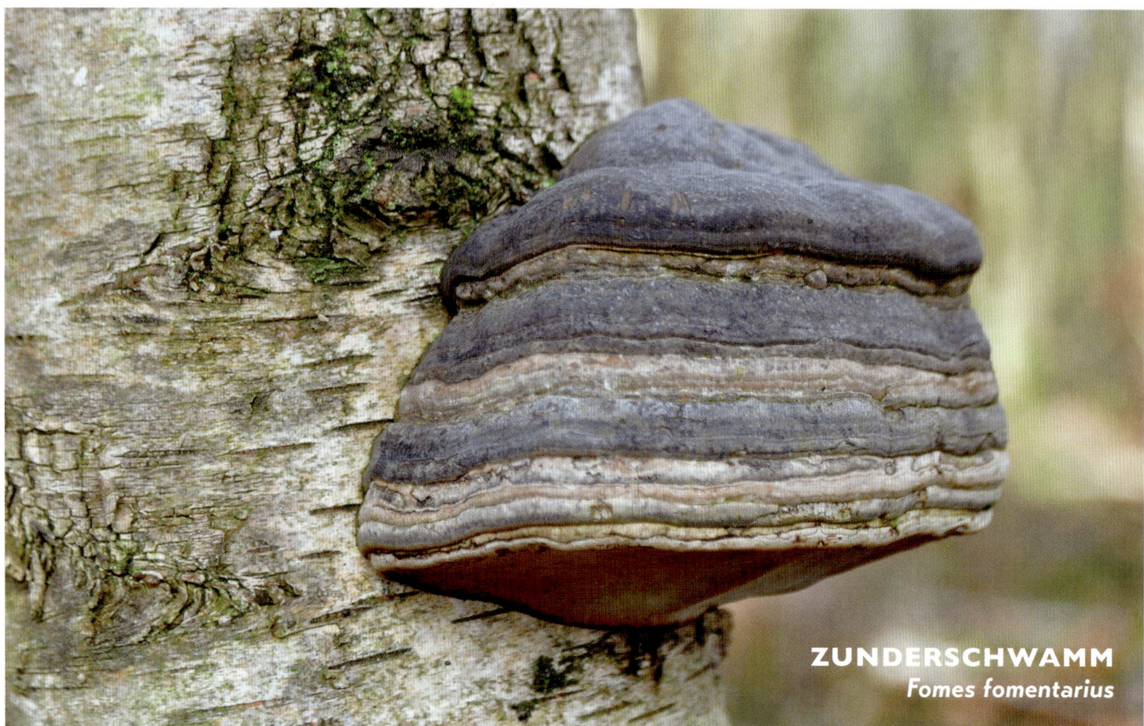

ZUNDERSCHWAMM
Fomes fomentarius

Zunderschwamm

Fomes fomentarius

ANDERE NAMEN Echter Zunderschwamm, *tinder mushroom* (en), *tsuriganetake* (jp)

Der hufeisenförmige Baumschwamm wächst auf lebenden und toten Harthölzern wie Buche und Ahorn. Er wird seit prähistorischen Zeiten als Zunder zum Feuermachen verwendet. Indigene Völker, Jäger und Sammler in Europa und im Westen Asiens legten glimmende Kohlestückchen in den Pilz und trugen das Gebinde mit sich, um später ein neues Feuer entzünden zu können. Die Pilzfasern isolieren und erhalten eine lange schwelende Glut.

Der Pilz war in Asien und Europa weitverbreitet und wurde zur Behandlung von Mundgeschwüren, Leberbeschwerden, Verdauungsstörungen, Krebs und entzündlichen Erkrankungen eingesetzt. Labor- und Tierstudien zeigten, dass der Zunderschwamm krebshemmende und immunstimulierende Eigenschaften hat, und auch antientzündlich wirkt.[141] Er weist zudem schmerzlindernde Eigenschaften auf.[142] Die Pilzchemie ist gut untersucht: Beta-Glucane, Alkaloide, Flavonoide, Mineralstoffe, Vitamine.[143]

Der Fruchtkörper ist sehr hart und eignet sich nicht für die Küche – anders als der zartere Birkenporling. Für Pilzmedizin schneiden Sie den Fruchtkörper klein (am besten frisch), kochen ihn mehrere Stunden (oder 1 h im Schnellkochtopf) und mixen das Pilzmaterial, wenn es abgekühlt ist. Sie können einen getrockneten Teeextrakt zubereiten, der reichlich Beta-Glucane enthält und zur Vorbeugung von Infektionen gute Dienste leistet. Flavonoide, Alkaloide und Terpene werden am besten durch Tinktur- oder Doppelextraktion gewonnen. Dosierung: 2–3 ml (2–3 Tropfer), ein- bis dreimal täglich.

Lärchenschwamm

Laricifomes officinalis

ANDERE NAMEN Apotheken-, Purgierschwamm, *quinine conk* (en), *tsugasarunokosikake* (jp), *ku bai ti* (cn)

In der Antike wurde der Pilz *Agarikon* genannt und galt als Allheilmittel. Man glaubte, er könne viele Krankheiten kurieren. Im 1. Jahrhundert empfahl der griechische Arzt *Pedanios Dioskurides* (*De Materia Medica*) den Lärchenschwamm zur Behandlung von Tuberkulose, Infektionen, toxischen Tierbissen und als Antidot bei Vergiftung. Bis weit ins 18. Jahrhundert waren Tinkturen und Pulver des Lärchenschwamms Teil des Apothekeninventars und wurden bei diversen Leiden verordnet. In den USA setzten Ärzte den Schwamm früher zur Behandlung von Malaria und Infektionen ein.

Die Biochemie der Pilzspezies ist gut erforscht.[144] Die Triterpene erwiesen sich als wirksam bei Tumor- und Krebserkrankungen. Die chlorierten Cumarine sind bekannte Wirkstoffe gegen verschiedene Grippeviren, Bakterien, Pilze und Parasiten. Moderne Forschung bestätigte die seit der Antike empfohlenen Anwendungen des Lärchenschwamms.

Man kann Tees und Teekonzentrate aus den Fruchtkörpern zubereiten. Schlecht wasserlösliche, antipathogen wirksame Komponenten sind in hochkonzentrierten alkoholischen Tinkturen besser bioverfügbar. Tees sind dann am wirksamsten, wenn das Pilzmaterial mindestens zwei Stunden geköchelt wird (oder 30 Minuten im Schnellkochtopf).

Der Lärchenschwamm ist leicht zu erkennen. Der Fruchtkörper bildet eine Porenschicht nach der anderen aus und kann mehr als 100 Jahre alt werden. Er kann sehr groß auswachsen: auf betagten Nadelhölzern oder Douglasfichten, die durch Blitzschlag oder Krankheiten beeinträchtigt sind. Der Pilz ist einjährig, jung kugelig. Eine nachhaltige Ernte aus Wildwuchs ist nicht möglich, weshalb man die Myzelkultur bevorzugt.

Im Reich der Pilze hat der Lärchenschwamm ein ganz besonderes Geschmacksprofil zu bieten. Bricht man ein Stück ab und kaut es ein wenig, schmeckt er süß, dann salzig, bitter, sauer und scharf. Alles auf einmal!

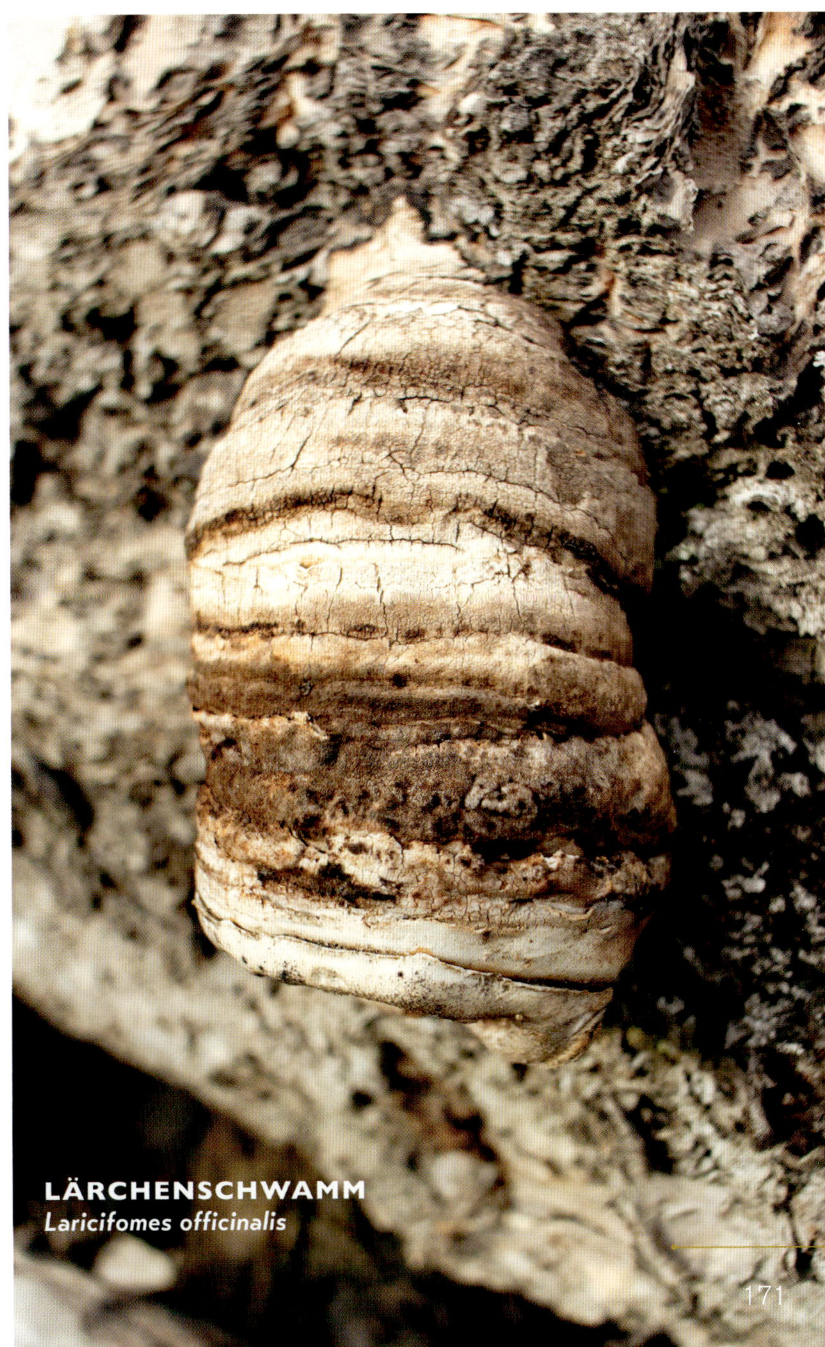

LÄRCHENSCHWAMM
Laricifomes officinalis

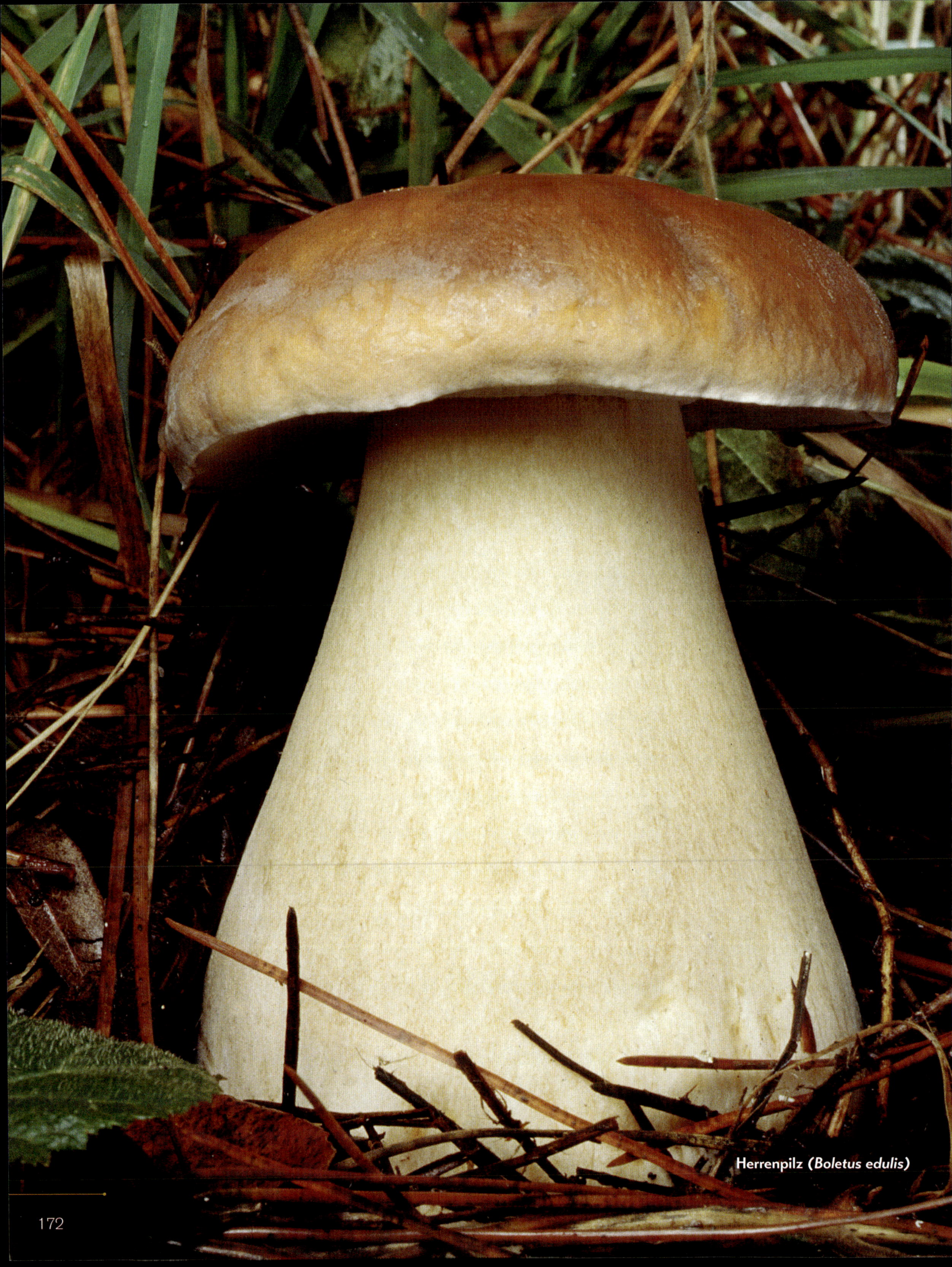

Herrenpilz (*Boletus edulis*)

STEINPILZE UND RÖHRLINGE

Boletus edulis

ANDERE NAMEN
Herrenpilz, *king bolete* (en), *fungi porcini* (it)

Der Herrenpilz (Fichtensteinpilz) ist mein Favorit! Steinpilze zu finden, ist der absolute Höhepunkt jeder Pilzpirsch. Sie können riesig groß oder ganz klein sein, sie sind immer schön. Sie schmecken hervorragend! Bei uns in Amerika werden alle Pilze der Gattung *Boletus* Steinpilze genannt. In Deutschland wird das anders gehandhabt. Diese Ausgabe reichtet sich daher nach dem deutschen Sprachgebrauch, es gibt hier auch Pilze aus der Gattung Boletus die „Röhrlinge" genannt werden.

Steinpilze sind eine Delikatesse und zugleich wirksame Pilzmedizin mit reichlich Beta-Glucanen an Bord. Eine Analyse ergab, dass der dickbauchige Stiel bis zu 57 Prozent und der Hut etwa 17 Prozent Beta-Glucane enthalten.[145] Laborstudien zeigten, dass Steinpilzstoffe menschliche Krebszellen abtöten können und antioxidativ wirksam sind.[146]

Steinpilze sind leicht zu erkennen. Sie haben einen bauchigen Stiel, der im oberen Bereich netzartig strukturiert ist, jung weiße, später grüne Röhren (volkstümlich „Schwamm" genannt) hat. Das Farbspektrum des Huts umfasst orange, dunkelschwarz bis golden schimmernde Brauntöne.

Echte Steinpilze zählen zur Gattung *Boletus*: fester Körper mit Röhren. Die Fruchtkörper sind meist symmetrisch und das Pilzfleisch ist weiß. Es gibt aber auch Röhrlinge aus der Gattung *Boletus* , die sich angeschnitten oder beschädigt blau verfärben, das ist aber kein Zeichen für Ungenießbarkeit. Giftige Spezies sind *Rubroboletus eastwoodiae, Neoboletus erythropus* und *Rubroboletus pulcherrimus*.

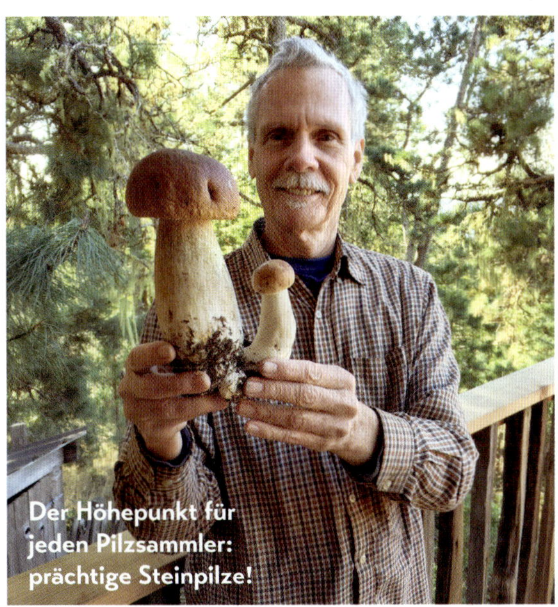

Der Höhepunkt für jeden Pilzsammler: prächtige Steinpilze!

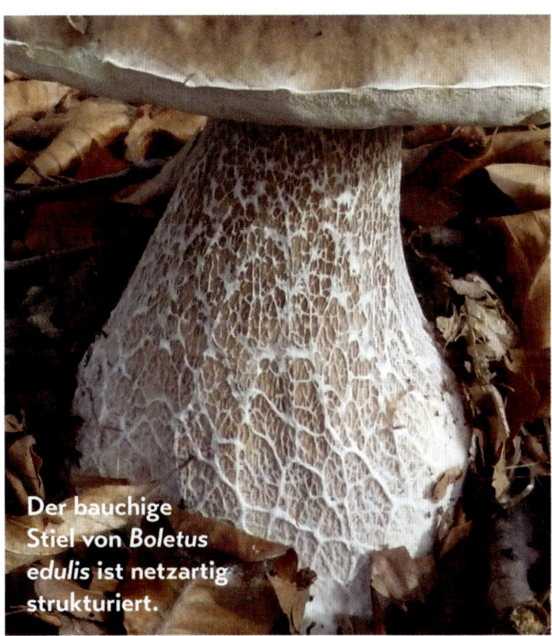

Der bauchige Stiel von *Boletus edulis* ist netzartig strukturiert.

Eine Ausnahme bildet der Anhängsel-Röhrling (US. Gelber Steinpilz, *Butyriboletus appendiculatus*). Die Hutfarben reichen von rosa bis rötlich. Er kann sich blau verfärben, ist aber eine Delikatesse. Es gibt Doppelgänger, die mit Steinpilzen

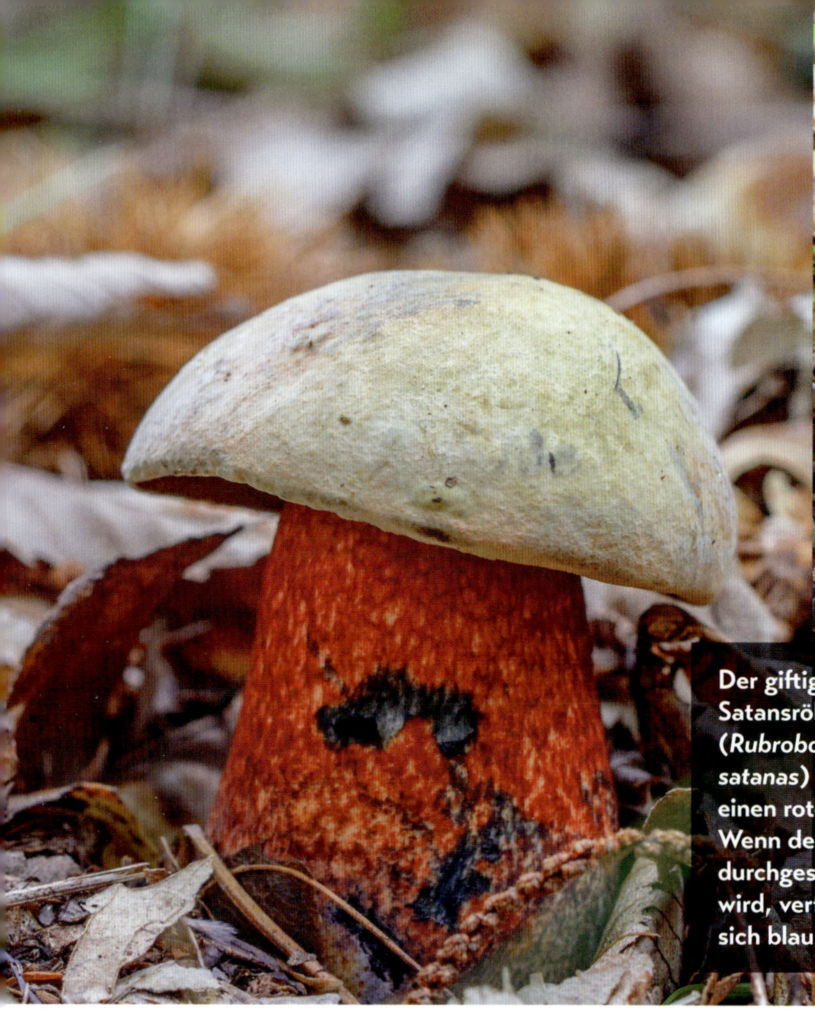

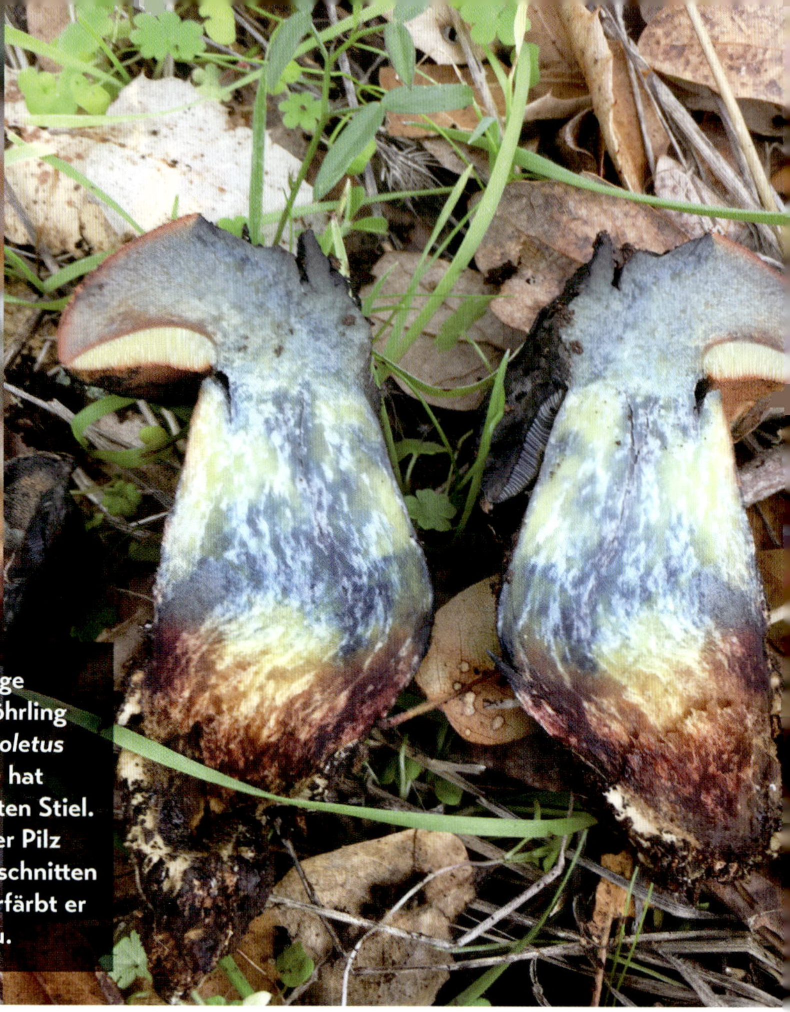

Der giftige Satansröhrling (***Rubroboletus satanas***) hat einen roten Stiel. Wenn der Pilz durchgeschnitten wird, verfärbt er sich blau.

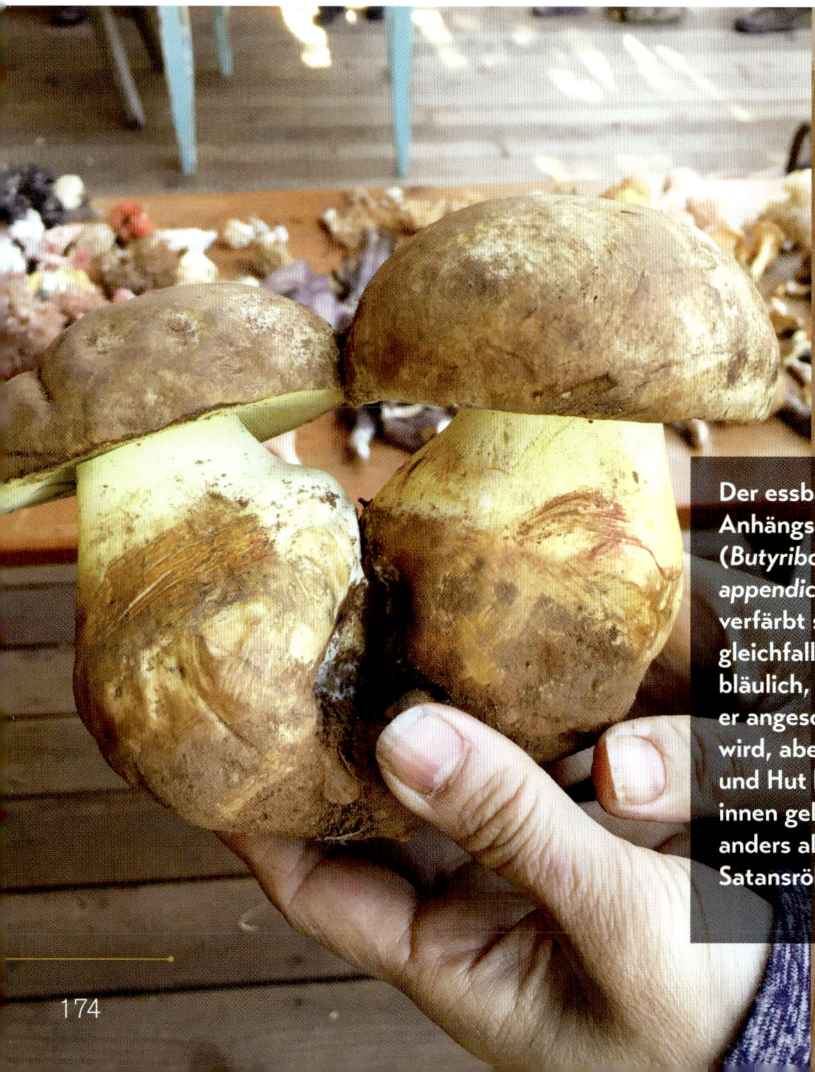

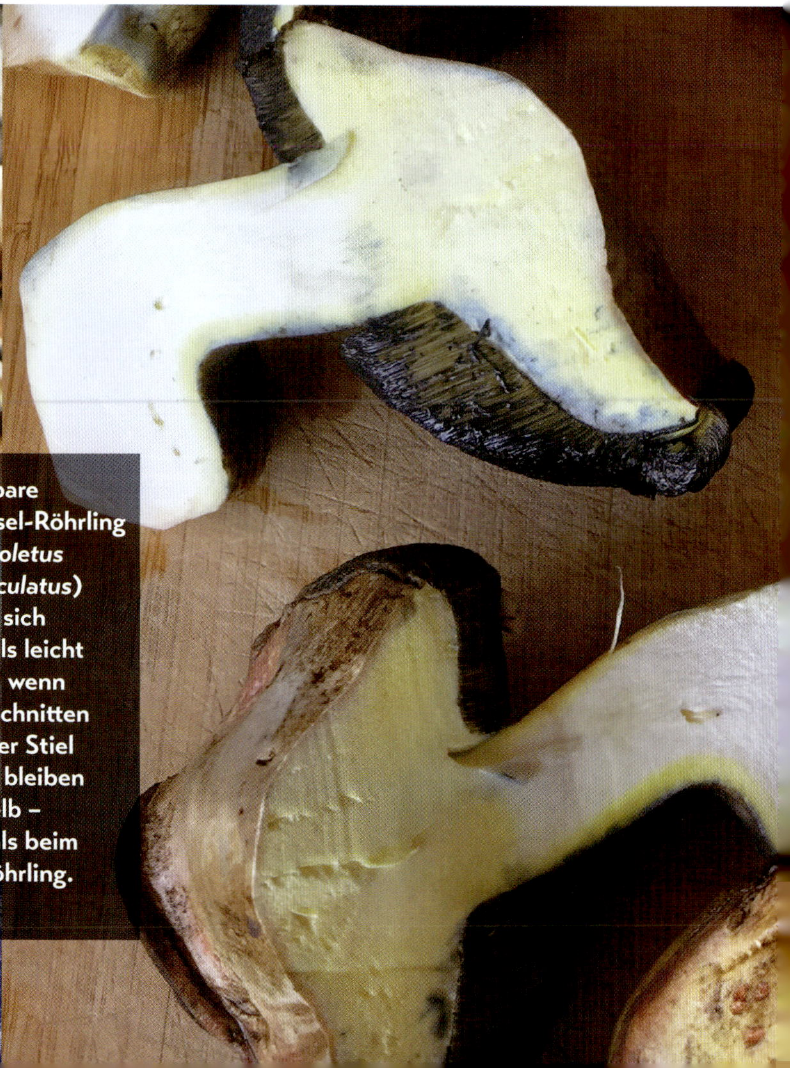

Der essbare Anhängsel-Röhrling (***Butyriboletus appendiculatus***) verfärbt sich gleichfalls leicht bläulich, wenn er angeschnitten wird, aber Stiel und Hut bleiben innen gelb – anders als beim Satansröhrling.

verwechselbar sind. Am bekanntesten ist der Gallenröhrling (*Tylopilus felleus*), er ist nicht giftig, verdirbt aber jede Pilzmahlzeit, er ist gallenbitter. Wenn Sie unsicher sind, zerkauen Sie ein kleines Stück vom Pilz im Mund, wenn es bitter wird, wieder ausspucken, das ist ein Gallenröhrling. Der Schmierröhrling (*Suillus*) hat klebrig-schlüpfrige Hüte und Stiele ohne Netzmuster. Der Geschmack kann aber nicht mit Steinpilzen mithalten. Zudem könnten Magen-Darm-Probleme auftreten – wenn sie nicht ordentlich durchgekocht sind. Ich persönlich betrachte die Pilzfamilie als relativ sicher. Junger *Suillus pungens* schmeckt ganz passabel. In manchen Jahren kommen sie massenhaft vor.

Auf jeden Fall sollten Sie die Spezies sicher identifiziert haben, bevor Sie einen Steinpilz als Nahrungsmittel oder Medizin verwenden. Kosten Sie ein wenig davon, wenn Sie ihn zubereitet haben, um die Verträglichkeit zu prüfen.

Die wichtigsten Unterscheidungsmerkmale von Steinpilzen und Pilzen anderer Gattungen (z. B. Röhrlinge) sind Hutfarbe. Farbe der Röhren, Netzmuster am Stiel, dickbauchige Stielbasis und Blauverfärbung, Bei jeder Pilzspezies mit roten Röhren und/oder roten Stielen, die sich nach dem Anschnitt blau färbt, sollten Sie auf den Geschmackstest verzichten und die Gattung genau bestimmen. Ein besonders magisches Farbenspiel bieten die Hexenröhrlinge (*Boletus luridus, Boleltus erythropus*), sie verfärben sich beim Schneiden von gelb nach blau und in der Pfanne werden sie wieder gelb.

Sind zu viele Würmer im Fruchtkörper, sollten Sie ihn aussortieren. Ich persönlich fand anfangs Pilze mit Würmern abstoßend, jetzt nicht mehr. Wenn ich den Pilz zerteile

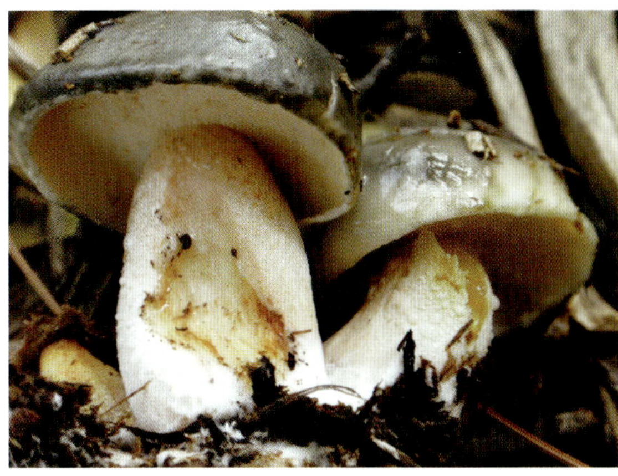

Der Schmierröhrling *Suillus pungens* ist ein naher Verwandter der Steinpilze. Merkmale: grüner Hut, weiße Röhren und „Milch"-Absonderung.

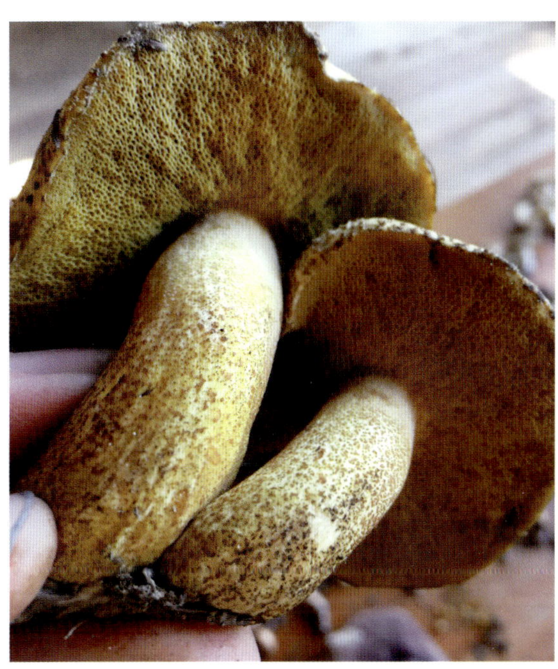

Butterpilze (*Suillus luteus*) haben schleimige Hüte und Harztropfen am Stiel.

und ich entdecke Würmer, ist mir das egal. In Italien aß ich einmal in einem Restaurant, das zu fast jedem Gang Steinpilze servierte: rohes mariniertes Pilzfilet, Suppe, Brot und Eiscreme. Im Filet entdeckte ich Wurmlöcher und beschwerte mich. Die Bedienung gab sich vollkommen überrascht und sagte: „Wo liegt das Problem? Das ist die allerbeste Sorte!"

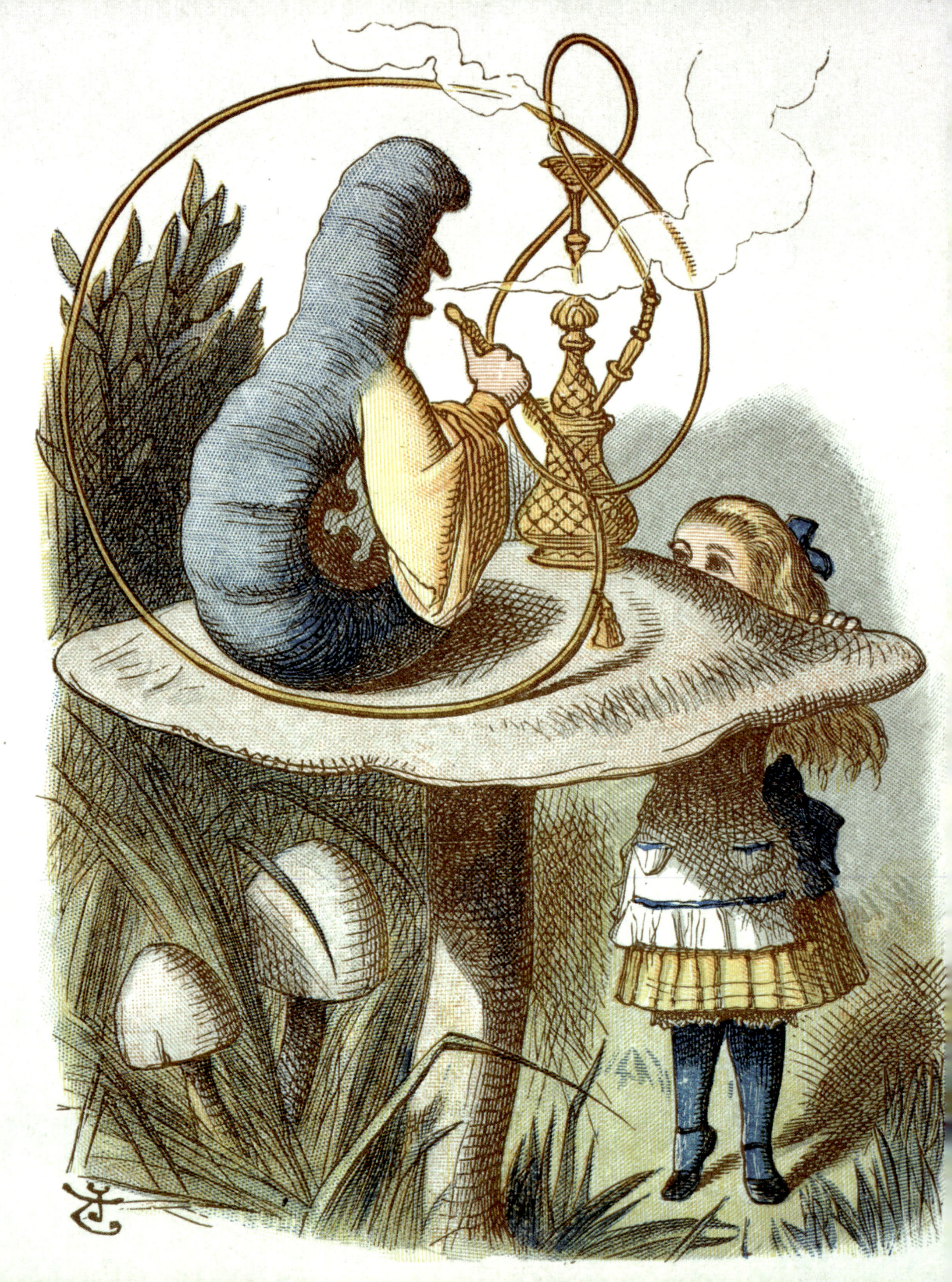

4 PILZE MIT SPIRIT

PSYCHEDELIKA sind Kulturerbe der Menschheit und seit Urzeiten in Gebrauch. Sie bergen großes Heilpotenzial, wenn sie mit Respekt und Achtsamkeit behandelt werden. Sie öffnen die „Pforten der Wahrnehmung", erweitern das Bewusstsein, ermöglichen die Erkundung existenzieller Dimensionen. Wer sich spiritueller Pilzmedizin mit Dankbarkeit, Erstaunen und Hingebung nähert, profitiert von ihr. Wer willens und offen genug ist, kann psychedelische Erfahrungen positiv für das eigene Leben nutzen.

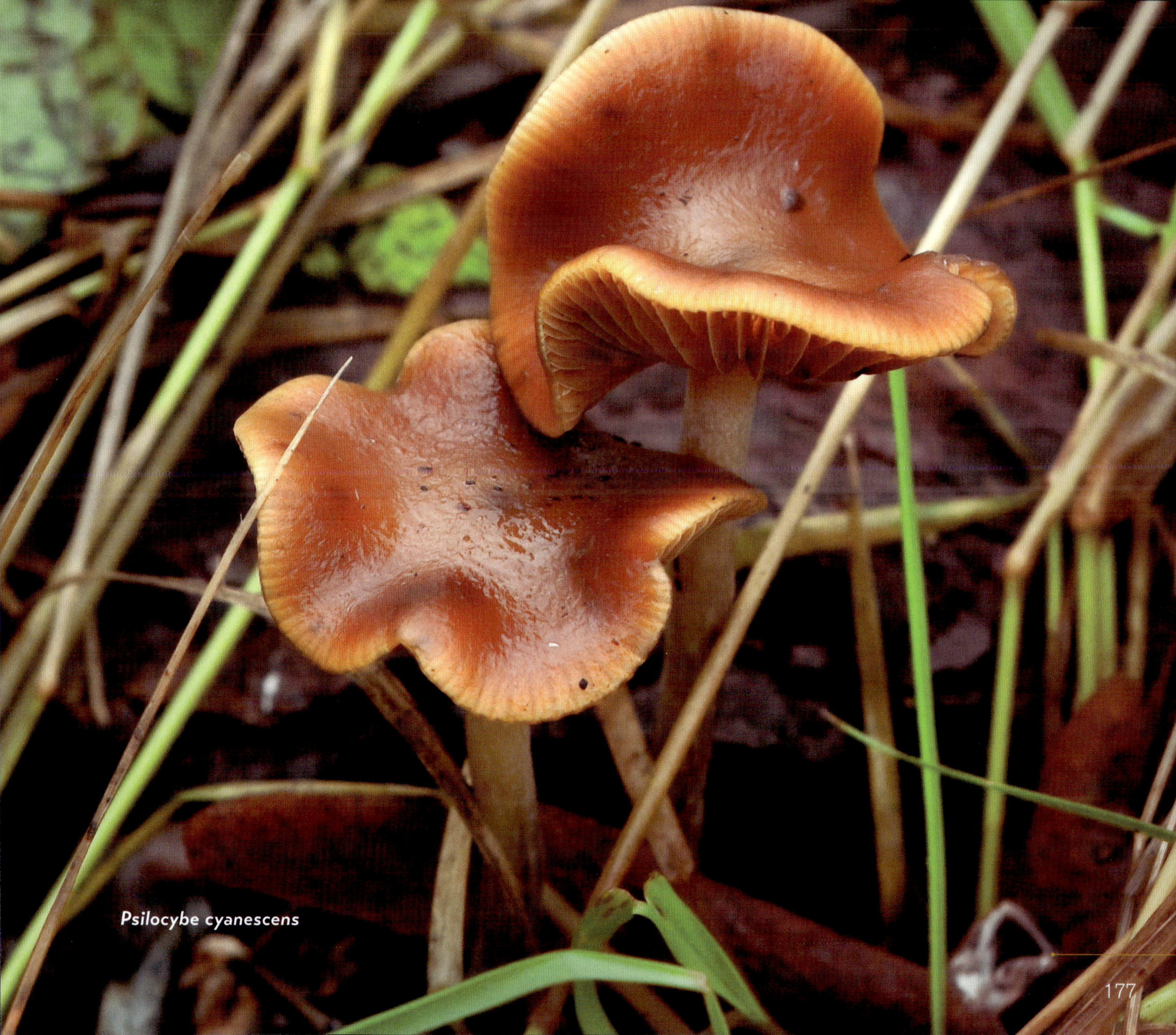

Psilocybe cyanescens

ENTHEOGEN UND VERBOTENE DROGE

Die Grundidee der psychedelischen Reise: das dominante Ego temporär ausschalten, tiefgreifende spirituelle Erfahrungen machen. Die psychedelische Praxis reicht bis zu den Anfängen der Menschheit zurück. Unsere Vorfahren glaubten, dass alle Pflanzen und Pilze, die visionäre Wahrnehmung ermöglichen, eine Verbindung mit den Göttern herstellen (Entheogene).

Heute sind psychedelische Pilze in den USA verbotene Kategorie-1-Drogen wie Heroin oder LSD. Auch in der EU sind sie illegal. Politiker und Experten behaupten hartnäckig, dass Psychedelika keinen therapeutisch Nutzen haben und suchterzeugend sind. Das ist bedauerlich, unbegründet und realitätsfern. In den USA regt sich Widerstand.

Geringes Suchtpotenzial

Verglichen mit Alkohol, Heroin, Kokain, Amphetaminen, Koffein, Nikotin, Cannabis und anderen Freizeitdrogen, haben Psychedelika (Pilze inklusive) das geringste Suchtpotenzial. Zweifelsfreie wissenschaftliche Evidenz. Aus diesem Grund ist ein Gesetz, das den halluzinogenen Pilzwirkstoff Psilocybin mit harten Drogen in einen Topf wirft, äußerst fragwürdig.

Psychedelika sind nicht nur nicht suchterzeugend, sondern vielmehr eine therapeutische Option bei existenziellen Krisen, psychiatrischen Erkrankungen (z. B. Angst, Depression), Traumatisierung und für die Begleitung Sterbender. Psilocybin kann Studien zufolge Opiatkonsum reduzieren und Drogenabhängigen helfen, ohne dass es zu relevanten Nebenwirkungen kommt. Der Bedarf an solchen Mitteln ist groß, weltweit. Tendenz steigend.

Therapeutische Perspektiven

Heilwirkungen halluzinogener Substanzen und mögliche Anwendungen werden seit mehr als 100 Jahren intensiv erforscht. In den 1960er-Jahren entwickelte man erste Konzepte für den klinischen Einsatz von Psychedelika. Heute gibt es kontrollierte Therapie-Settings mit LSD oder Psilocybin. Spirituelle Erfahrungen wirken offenkundig heilend.

Der Spirit der „magischen" Pilze fungiert als Wegweiser zu den Sphären des Geistes. Psychische Probleme, Krankheit, Ängste und Symptome erscheinen im größeren Zusammenhang, können bearbeitet und positiv integriert werden. „Heilung der Seele". Je tiefer die sprirituelle Erfahrung, desto besser die Prognose. Das sagt die Forschung.

PSYCHEDELIKA

Der rituelle Gebrauch von Halluzinogenen reicht mindestens 3500 Jahre zurück. Das belegen viele schriftliche Zeugnisse, unter anderem die indischen Veden (1700–1100 v. Chr.). Die Anwendung von Psilocybin war bei mittelamerikanischen Kulturen, unter Inkas und Azteken weit verbreitet. Grabungen förderten mehr als 400 Pilzskulpturen der Maya-Kultur zutage.[1]

Über den Gebrauch von Psilocybin in Mittelamerika wurde erstmals im 16. Jahrhundert berichtet, von Mönchen, Söldnern und Autoren: Diego Durán, Bernardino de Sahagún, Torbio de Benavente Motolinia und andere. Sie beschrieben die indigenen Rituale in allen Einzelheiten. Die heiligen Pilze nannten sie *teonanácatl*.

Entheogene können visionäre, prophetische Wahrnehmungen erzeugen. Priester und Heiler versuchten auf diese Weise, den göttlichen Ursprung von Krankheiten zu ergründen. Krieger aßen Pilze und verwandelten sich in kühne, furchtlose Helden. Wegen des üblen Geschmacks nahm man sie mit Schokolade ein.

Anfang des 20. Jahrhunderts wurden Psilocybin-Pilze von amerikanischen und europäischen Wissenschaftlern identifiziert und benannt. 1938 brachten Blas Pablo Reko (Arzt, Ethnobotaniker) und Richard Schultes (Biologe) „heilige Pilze" mit, die im Herbarium der Harvard-Universität aufbewahrt wurden. In den späten 1940er-Jahren identifizierte der Pilzforscher Rolf Singer ein Exemplar als *Psilocybe caerulescens*. Der mexikanische Mykologe Gastón Guzmán beschrieb später mehr als die Hälfte aller bekannten Pilze, die Psilocybin enthalten.

Als erste Nicht-Eingeweihte durfte die amerikanische Anthropologin Jean B. Johnson 1939 ein Ritual mit psychedelischen Pilzen im Süden Mexikos beobachten.[2] Ein Jahrzehnt später erregten Gordon und Valentina Wasson weltweit Aufsehen. 1955 reisten Wasson und der Fotograf Allan Richardson nach Mexiko. Sie besuchten dort die Hütte von Maria Sabina, christliche Mystikerin und mazatekische Heilerin (*curandera*). Am nächsten Tag nahmen sie am Ritual der heiligen Pilze teil, aßen Psilocybin-Pilze und lauschten Sabinas Gesängen. Sie erlebten fantastische Visionen in berauschenden Farben. Wasson beschrieb seine Erfahrung in einer Coverstory für das *Life*-Magazin als „realer als alles, was ich jemals mit eigenen Augen gesehen habe".

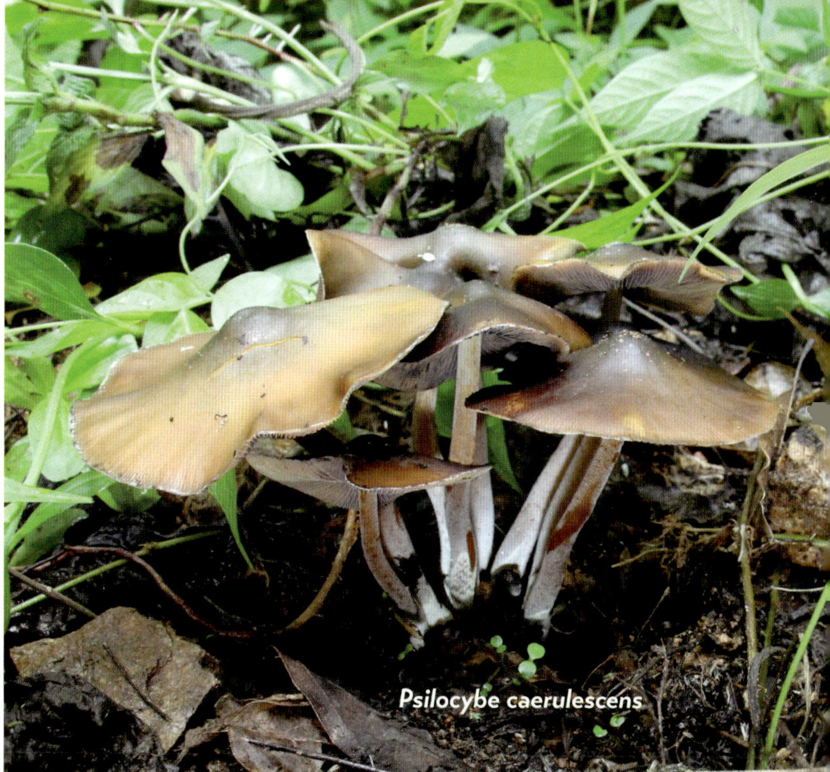
Psilocybe caerulescens

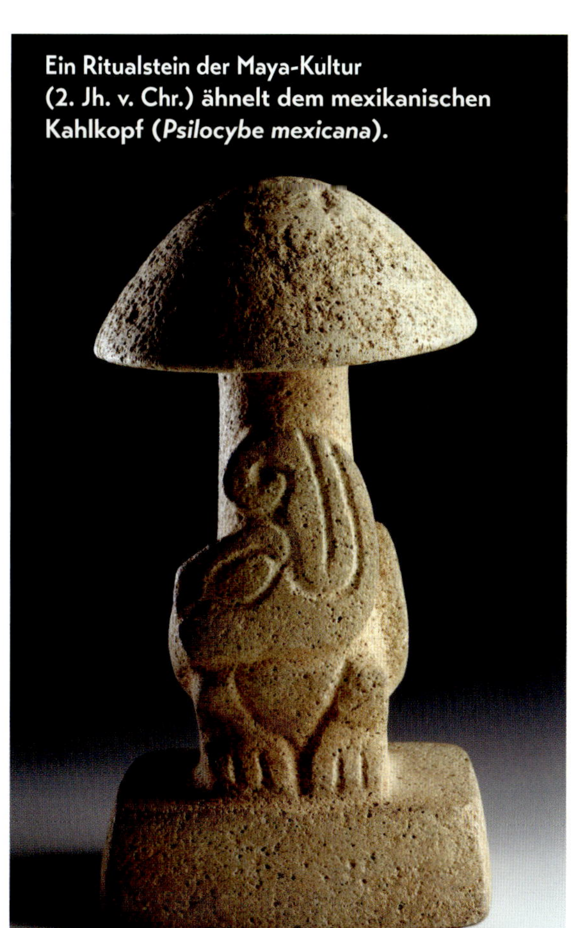
Ein Ritualstein der Maya-Kultur (2. Jh. v. Chr.) ähnelt dem mexikanischen Kahlkopf (*Psilocybe mexicana*).

1957, bei Wassons zweitem Besuch, war Albert Hofmann mitgekommen, Chemiker und Entdecker von LSD. Wasson hatte ihm Pilze von Sabina geschickt. Hofmann isolierte im Labor diejenigen Wirkstoffe, die Visionen und veränderte Bewusstseinszustände hervorrufen. Er nannte sie *Psilocybin* und *Psilocin*, entwickelte ein Syntheseverfahren und stellte Psychedelika-Tabletten her.

Hofmann gab Maria Sabina zwei Tabletten mit der Bitte zu prüfen, ob sie dieselbe Wirkung haben wie die heiligen Pilze. Man beschloss, dass alle Anwesenden zwei Tabletten einnehmen und die Wirkung abwarten sollten (ca. 30 Minuten). Eine Stunde später fragte Hofmann: „Spüren Sie etwas?" Sabina schüttelte den Kopf und sagte: „Nein, nichts." Eine zweite Dosis wurde verabreicht. 30 Minuten später spürten es alle. Sabina erklärte, dass die Tabletten sehr machtvoll seien. Dieselbe Erfahrung wie mit den Pilzen.

Später zeigte sich, dass die psychoaktiven Wirkstoffe durch Pilzgenuss besser bioverfügbar sind. Sie gelangen schneller ins Gehirn. Die Wirkung von synthetischem Psilocybin setzt langsamer ein. Die Teilnehmer hatten versehentlich die doppelte Dosis eingenommen! Maria Sabina war von der starken Wirkung sehr beeindruckt.

Hofmanns Entdeckung und eine Reportage im *Life*-Magazin machten Psilocybin weltweit bekannt. Sinnsucher aus aller Welt kamen nach Mexiko und pilgerten in die Dörfer, wo Maria Sabina und andere Heiler lebten. Es kam zu Spannungen innerhalb der Dorfgemeinschaften.

Die *Curandera* erklärte später, warum sie keine Zeremonien mit heiligen Pilzen mehr abhalten wollte: „Der Geist der Pilze spricht jetzt Englisch."[3]

HEILMITTEL PSILOCYBIN

Albert Hofmann isolierte 1958 die Wirkstoffe der psychedelischen Pilze. Bis in die späten 1970er-Jahre wurden mehr als 1000 klinische Studien veröffentlicht, die die Pilze und Psychedelika als Heilmittel untersuchten.[5] Die überzeugendsten Ergebnisse bestätigen die therapeutische Wirkung: Linderung von Schmerzen, Behandlung existenzieller Krisen bei Krebspatienten und Sterbenden, Suchtentwöhnung.[6] An den Studien waren mehr als 40.000 Patienten beteiligt. Viele profitierten von LSD, Psilocybin und anderen Psychedelika. [7]

Der Medienrummel und die Popularität von Psychedelika in der Subkultur der 1960er- und 1970er-Jahre riefen die Staatsmacht auf den Plan. Forschung mit wurde streng reglementiert. Psychedelika waren *de facto* verboten und waren weltweit als illegale Drogen eingestuft.

Seit 2006 sind Studien mit Patienten wieder möglich. Sieben Studien untersuchten Psychedelika bei krebsassoziierter Angst/Depression, bei depressiven Erkrankungen, Zwangsstörungen und Sucht Alkohol- und Nikotinabhängigkeit. Die Ergebnisse fielen hoch signifikant günstig

DIE SCHAMANISCHE PSILOCYBIN-REISE

Es gibt eine Welt jenseits unserer Welt. Eine Welt, die weit weg, ganz nah und unsichtbar ist. Dort, wo Gott wohnt. Wo die Toten leben, die Geister und die Heiligen. Eine Welt, wo alles bereits geschehen ist. Allwissen.
Diese Welt spricht. Sie spricht ihre eigene Sprache. Ich sage euch, was sie zu sagen hat. Der heilige Pilz nimmt meine Hand und bringt mich dorthin, wo Allwissen ist. Die heiligen Pilze sind es, die die Sprache sprechen, die ich verstehen kann.
Ich frage und sie antworten.
Wenn wir von unserer Reise zurückgekommen sind, erzähle ich euch, was sie mir erzählt haben und was sie mir gezeigt haben.

Maria Sabina, mazatekische Heilerin, Mexiko[4]

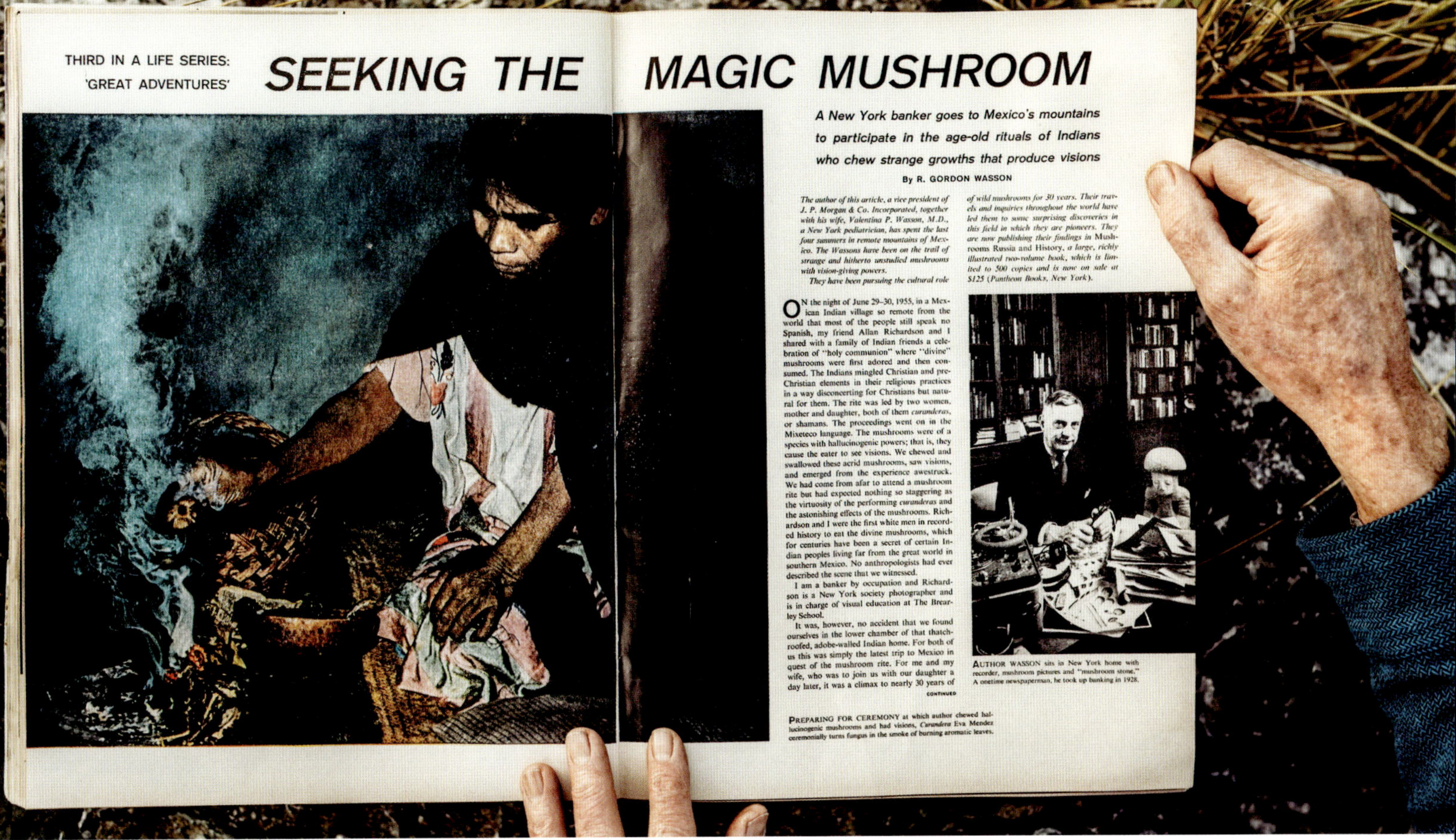

THIRD IN A LIFE SERIES: 'GREAT ADVENTURES'

SEEKING THE MAGIC MUSHROOM

A New York banker goes to Mexico's mountains to participate in the age-old rituals of Indians who chew strange growths that produce visions

By R. GORDON WASSON

The author of this article, a vice president of J. P. Morgan & Co. Incorporated, together with his wife, Valentina P. Wasson, M.D., a New York pediatrician, has spent the last four summers in remote mountains of Mexico. The Wassons have been on the trail of strange and hitherto unstudied mushrooms with vision-giving powers.

They have been pursuing the cultural role of wild mushrooms for 30 years. Their travels and inquiries throughout the world have led them to some surprising discoveries in this field in which they are pioneers. They are now publishing their findings in Mushrooms Russia and History, *a large, richly illustrated two-volume book, which is limited to 500 copies and is now on sale at $125 (Pantheon Books, New York).*

ON the night of June 29–30, 1955, in a Mexican Indian village so remote from the world that most of the people still speak no Spanish, my friend Allan Richardson and I shared with a family of Indian friends a celebration of "holy communion" where "divine" mushrooms were first adored and then consumed. The Indians mingled Christian and pre-Christian elements in their religious practices in a way disconcerting for Christians but natural for them. The rite was led by two women, mother and daughter, both of them *curanderas*, or shamans. The proceedings went on in the Mixeteco language. The mushrooms were of a species with hallucinogenic powers; that is, they cause the eater to see visions. We chewed and swallowed these acrid mushrooms, saw visions, and emerged from the experience awestruck. We had come from afar to attend a mushroom rite but had expected nothing so staggering as the virtuosity of the performing *curanderas* and the astonishing effects of the mushrooms. Richardson and I were the first white men in recorded history to eat the divine mushrooms, which for centuries have been a secret of certain Indian peoples living far from the great world in southern Mexico. No anthropologists had ever described the scene that we witnessed.

I am a banker by occupation and Richardson is a New York society photographer and is in charge of visual education at The Brearley School.

It was, however, no accident that we found ourselves in the lower chamber of that thatch-roofed, adobe-walled Indian home. For both of us this was simply the latest trip to Mexico in quest of the mushroom rite. For me and my wife, who was to join us with our daughter a day later, it was a climax to nearly 30 years of

CONTINUED

AUTHOR WASSON sits in New York home with recorder, mushroom pictures and "mushroom stone." A onetime newspaperman, he took up banking in 1928.

PREPARING FOR CEREMONY at which author chewed hallucinogenic mushrooms and had visions, *Curandera* Eva Mendez ceremonially turns fungus in the smoke of burning aromatic leaves.

Ein Artikel im *Life*-Magazin vom 13. Mai 1957 machte Maria Sabina und die Psilocybin-Pilze weltweit bekannt. Bild unten: Links sind Gordon Wasson und Allan Richardson auf Exkursion im Süden Mexikos in den 1950er-Jahren zu sehen und Abbildungen psychedelischer Pilze der Gattung *Psilocybe*.

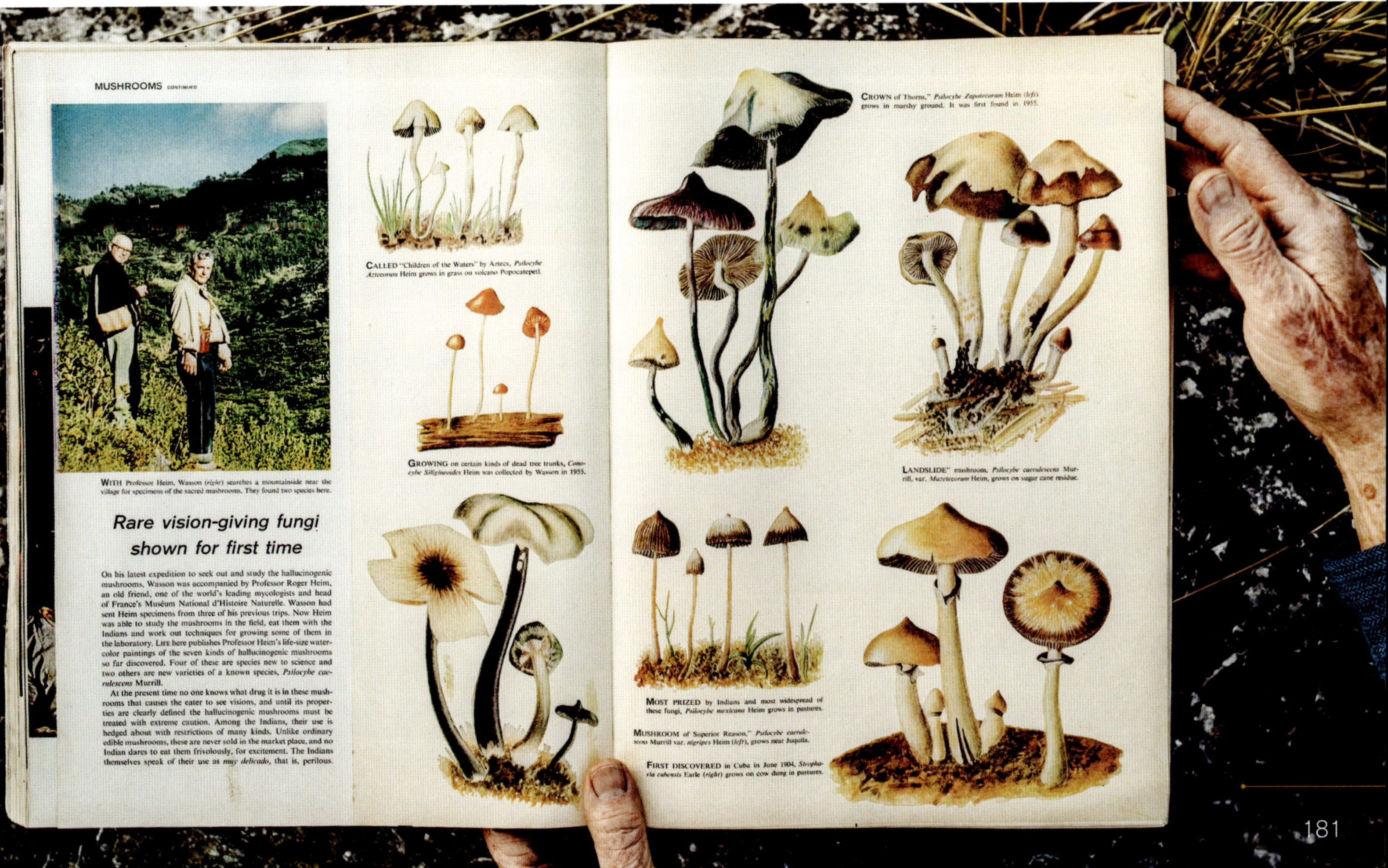

MUSHROOMS CONTINUED

WITH Professor Heim, Wasson (*right*) searches a mountainside near the village for specimens of the sacred mushrooms. They found two species here.

Rare vision-giving fungi shown for first time

On his latest expedition to seek out and study the hallucinogenic mushrooms, Wasson was accompanied by Professor Roger Heim, an old friend, one of the world's leading mycologists and head of France's Muséum National d'Histoire Naturelle. Wasson had sent Heim specimens from three of his previous trips. Now Heim was able to study the mushrooms in the field, eat them with the Indians and work out techniques for growing some of them in the laboratory. LIFE here publishes Professor Heim's life-size watercolor paintings of the seven kinds of hallucinogenic mushrooms so far discovered. Four of these are species new to science and two others are new varieties of a known species, *Psilocybe caerulescens* Murrill.

At the present time no one knows what drug it is in these mushrooms that causes the eater to see visions, and until its properties are clearly defined the hallucinogenic mushrooms must be treated with extreme caution. Among the Indians, their use is hedged about with restrictions of many kinds. Unlike ordinary edible mushrooms, these are never sold in the market place, and no Indian dares to eat them frivolously, for excitement. The Indians themselves speak of their use as *muy delicado*, that is, perilous.

CALLED "Children of the Waters" by Aztecs, *Psilocybe Aztecorum* Heim grows in grass on volcano Popocatepetl.

GROWING on certain kinds of dead tree trunks, *Conocybe Siligineoides* Heim was collected by Wasson in 1955.

CROWN of Thorns," *Psilocybe Zapotecorum* Heim (*left*) grows in marshy ground. It was first found in 1955.

LANDSLIDE" mushroom, *Psilocybe caerulescens* Murrill, var. *Mazatecorum* Heim, grows on sugar cane residue.

MOST PRIZED by Indians and most widespread of these fungi, *Psilocybe mexicana* Heim grows in pastures.

MUSHROOM of Superior Reason," *Psilocybe caerulescens* Murrill var. *nigripes* Heim (*left*), grows near Juquila.

FIRST DISCOVERED in Cuba in June 1904, *Stropharia cubensis* Earle (*right*) grows on cow dung in pastures.

aus. Beschwerden wurden wirksamer gelindert als mit jeder anderen bekannten Therapie. In der Regel war Psilocybin das einzige „Medikament", komplementär zur psychiatrischen Evaluation und Standardtherapie.

KLINISCHE STUDIEN

Jahrzehntelang war die Forschung auf Grund der Ächtung von Psychedelika blockiert. Die Psilocybin-Therapie befindet sich deshalb heute in einem noch sehr frühen Stadium. Studien sollen in erster Linie über Dosierungen, Studiendesign, Teilnehmerzahlen und die wichtigsten Ergebnisse informieren. Häufig sind Beratung und ein unterstützendes *Setting* wesentliche Bestandteile der Behandlung.

Seit Mitte der 1990er-Jahre bis 2016 wurden Studienteilnehmern in den USA und Europa schätzungsweise 2000 (niedrige bis hohe) Psilocybindosierungen verabreicht.[8] Die betreffenden Studien wurden sorgfältig kontrolliert durchgeführt. Schwere medizinisch oder psychiatrisch relevante Nebenwirkungen waren nicht zu beobachten. Verlängerte psychotische oder halluzinogene Wirkungen (Flashbacks) blieben aus.[9]

In den nachfolgenden Studien betrug der Dosisbereich 18–30 mg Psilocybin bei einem Körpergewicht von ≤ 70–85 Kilogramm. Bei höherem Gewicht kann die Dosis um 0,2 oder 0,3 mg pro kg Körpergewicht erhöht werden.

Einige Studien untersuchten die Wirkung einer niedrigen Erstdosis, gefolgt von einer höheren Zweitdosis. Eine Studie prüfte die Anwendung ansteigender Dosierungen in vier Sitzungen, mit geringer Anfangsdosis. In einer anderen Studie nahmen Patienten an drei Sitzungen teil (Details bei Thomas et al., siehe S. 294).

Zwangsstörungen

Eine Open-Label-Studie (alle Teilnehmer kennen die Medikation) mit 9 Patienten, die an Zwangsstörungen (OCD) litten, bekamen ansteigende Psilocybindosierungen bei 4 Therapiesitzungen im Abstand von einer Woche verabreicht. 24 Stunden nach Psilocybingabe hatte sich die symptomatische Bewertung im Vergleich zum Basiswert um 10 Skalenpunkte verbessert (*Yale-Brown Obsessive-Compulsive*-Skala).[10]

Eine Studie untersuchte die Wirkung von Psilocybin auf Empathie und moralische Entscheidungsfindung. 32 gesunde Teilnehmer nahmen 0,215 mg Psilocybin pro kg Körpergewicht ein. Im Vergleich zu Placebo verbesserte sich unter Psilocybin die emotionale (nicht die kognitive) Empathie signifikant.[11]

Krebspatienten

12 Krebspatienten mit Angst und Depression bekamen randomisiert entweder eine Dosis Psilocybin (0,2 mg/kg Körpergewicht) oder Niacin (250 mg). Drei Wochen später wurde die Medikation getauscht. Nach jeder Sitzung wurden die Patienten beraten. Man verwendete 16 verschiedene Skalen, um die Stimmung und psychische Funktionen zu prüfen. Unter Psilocybin waren im Vergleich zur Kontrolle (Niacin) häufig signifikant bessere Werte zu beobachten. Nach 6 Monaten lagen die Standardwerte für Depression um 6 Punkte und für Angst um 9 Punkte niedriger, verglichen mit den Werten vor Beginn der Studie.[12]

An einer randomisierten Studie nahmen 29 Krebspatienten mit Angst und Depression teil. In einer Therapiesitzung wurde Psilocybin hoch dosiert (0,3 mg/kg Körpergewicht) oder Placebo (250 mg Niacin) verabreicht. 7 Wochen später vertauschte man die Medikation, sodass jeder Patient nach dem Zufallsprinzip sowohl Psilocybin als auch Niacin bekommen hatte. Nach dem ersten Durchgang profitierten 83 % der Patienten, die Psilocybin bekommen hatten, von einer signifikant antidepressiven und 58 % von angstlösenden Wirkungen. Unter Niacin betrug die Wirksamkeit nur jeweils 14 %. Nach 6,5 Monaten lagen die auf Depression und Angst bezogenen Ansprechraten von Psilocybin bei 60–80 %.[13] Das heißt, nach der letzten Psilocybindosis hielt die antidepressive und angstlösende Wirkung länger als ein halbes Jahr an.

Studien belegen, dass Psilocybin-haltige Pilze bei Angst, Depression, Zwangsstörungen, Alkohol- und Nikotinabhängigkeit wirksamer sind als jede andere bekannte Therapie.

51 Patienten mit lebensbedrohlicher Krebserkrankung und Depression/Angst nahmen an einer randomisierten Doppelblindstudie der Johns-Hopkins-Universität teil. Nach drei Vorgesprächen (insgesamt 8 Stunden) bekamen die Patienten entweder eine hohe Dosis (22 oder 30 mg/70 kg Körpergewicht) oder eine niedrige Dosis Psilocybin (1 oder 3 mg/70 kg) in identischen Kapseln verabreicht. Nach 5 Wochen wurden die Dosierungen getauscht.

Im Vergleich zur niedrigen Dosis waren bei Patienten mit hoher Dosierung deutlich bessere Wirkungen zu beobachten. Die Bewertungen der Symptome Depression/Angst durch Arzt und Patient fielen günstiger aus. Die Betroffenen berichteten über eine bessere Lebensqualität, mehr Lebensfreude und Optimismus, sogar angesichts des nahen Todes. Nach 6 Monaten waren die signifikant positiven Effekte (Depression/Angst) noch bei 80 Prozent der Teilnehmer klinisch nachweisbar. Spirituelle Psilocybinerfahrungen trugen wesentlich zur Verbesserung der Prognose bei.

Depression

Die US-Arzneimittelbehörde (FDA) hat synthetisches Psilocybin kürzlich zur „Durchbruchsbehandlung" bei schwerer Depression (*major depressive disorder*, MDD) zugelassen. Eine Phase-I-Studie (Open-Label) mit 12 Teilnehmern bestätigte die Wirksamkeit und Verträglichkeit von Psilocybin bei Depression. Patienten mit schwer behandelbarer Erkrankung bekamen in zwei Therapiesitzungen 10 mg bzw. nach einer Woche Pause 25 mg Psilocybin. Eine Woche nach der letzten Dosis fielen die Standardwerte für Depression um 11,8 Punkte niedriger aus.[14]

Eine Open-Label-Studie untersuchte in einem Guide-geführten Setting die Wirkung von zwei oralen Psilocybindosierungen (10 und 25 mg) im Abstand von 7 Tagen (20 Patienten, 14m/6w) bei schwerer, therapieresistenter Depression. Die Symptome wurden ab Woche 1 sechs Monate nachbeobachtet. Im Vergleich zum Vorzustand kam es in den ersten fünf Wochen bei 12 Teilnehmern zur deutlichen Besserung der Symptome. Auch 3 und 6 Monate später waren noch anhaltend positive Wirkungen bemerkbar. Alle Patienten konnten während der fünfwöchigen Studie auf übliche Antidepressiva verzichten. Je intensiver die Psilocybinerfahrung, desto besser die

Prognose. Psilocybin wurde sehr gut vertragen.[15]

Suchttherapie

An einer Open-Label-Studie nahmen 15 Nikotinabhängige teil. Sie bekamen zwei Psilocybindosierungen (20 und 30 mg/kg Körpergewicht), am ersten Abstinenztag und zwei Wochen später. Nach 6 Monaten waren 80 % und nach 12 Monaten 67 % abstinent geblieben. 40 % der Teilnehmer berichteten über kurze Episoden mit starkem Angstgefühl.[16]

10 Alkoholabhängigen wurden im Abstand von vier Wochen zwei Psilocybindosierungen (0,3/0,4 mg/kg Körpergewicht) verabreicht. Die Häufigkeit von Alkoholexzessen betrug anfangs 25 %, acht Wochen nach der ersten Dosis 9 %. Die hohe Erfolgsquote war noch nach 9 Monaten nachweisbar.[17] Wie bei anderen Studien war die Intensität der halluzinogenen Erfahrung der wesentliche Faktor einer nachhaltigen Abstinenz.

Eine Pilotstudie mit 15 Rauchern untersuchte die therapeutische Wirksamkeit von zwei bis drei unterschiedlich hohen Psilocybindosierungen (20 und 30 mg/70 kg), kombiniert mit Verhaltenstherapie (CBT). Die Ergebnisse zeigten, dass mit Psilocybin deutlich bessere 6-Monate-Abstinenzraten erzielt werden als mit anderen Therapien oder CBT allein.

Nach 12 Monaten waren 60 % der Teilnehmer nach wie vor abstinent geblieben, nach 30 Monaten immer noch 60 %. 13 Teilnehmer erklärten, dass die Psilocybinerfahrung zu den wichtigsten persönlichen und spirituellen Erfahrungen ihres Lebens zählt.[18]

Spirituelle Erfahrungen

Eine randomisierte Doppelblindstudie mit 36 Teilnehmern untersuchte die Wirkung von 30 mg (pro 75 kg Körpergewicht) Psilocybin bzw. Ritalin (ein rezeptflichtiges Stimulans). Die Mittel wurden bei zwei oder drei Sitzungen im Abstand von 2–3 Monaten verabreicht. Die Probanden hatten keine Vorerfahrungen mit halluzinogenen Substanzen. Man sagte ihnen, sie sollten äußere Wahrnehmungen ignorieren und „nach innen" gehen. Nach zwei Monaten berichteten diejenigen, die Psilocybin eingenommen hatten, dass die spirituell-mystische Erfahrung ihre Haltung und ihr Verhalten nachhaltig positiv verändert hätte. Bestätigt vom sozialen Umfeld.[19]

Eine randomisierte Studie befasste sich mit den entheogenen Eigenschaften von Psilocybin, kombiniert mit Meditation und anderen spirituellen Praktiken. Man wollte wissen, ob positive Veränderungen des Verhaltens und der Psyche erreicht werden können.

75 Teilnehmer wurden drei Gruppen zugeteilt. Gruppe 1 bekam 1 mg/70 kg Psilocybin plus spirituelles Basisprogramm (Standardsupport). Gruppe 2 bekam 20–30 mg/70 kg Psilocybin plus Standardsupport. Gruppe 3 bekam hoch dosiertes Psilocybin plus intensiven spirituellen Support. 1–2 Monate nach den Supportsessions wurde Psilocybin verabreicht. Im Vergleich zur Niedrigdosis-Support-Gruppe schnitten die Hochdosisgruppen in vielen Punkten signifikant besser ab: interpersonale Beziehungen, Dankbarkeit, Sinnhaftigkeit des Lebens, Transzendenz und Sterben, tägliche spitituelle Erfahrungen, Religiosität, Krisenbewältigung. Drei Beobachter aus dem Umfeld der Teilnehmer hatten die Ergebnisse bewertet.[20]

38 Teilnehmer einer randomisierten placebokontrollierten Doppelblindstudie wurden während eines fünftägigen Achtsamkeitstrainings mit einer oralen Einzeldosis Psilocybin (316 µg/kg Körpergewicht) behandelt. Je stärker die Ego-Auflösung und die Hirnkonnektivität ausfielen, umso stärker waren vier Monate später positive Veränderungen bei psychosozialen Funktionen der Teilnehmer zu beobachten. Psilocybin unterstützt erwünschte Wirkungen der Meditation durch vorteilhafte Einflussnahme auf das Ruhe-zustandsnetzwerk (DMN) im Gehirn – Hirnregionen, deren Interaktion Selbsterkenntnis und Selbstbewusstheit ermöglichen.[21]

Clusterkopfschmerz

Im Rahmen einer niederländischen Studie zur Lebenszeitnutzung „illegaler" Drogen wurden Fragebögen verschickt. Betroffene mit Clusterkopfschmerz nutzten mit einer um 8 % höheren Wahrscheinlichkeit illegale Drogen. Diejenigen, die Psilocybin konsumiert hatten, profitierten von einer durchschnittlich um 56 % geringeren Anfälligkeit für Kopfschmerzattacken.[22]

Neurogenese

Psilocybin vermittelt zahlreiche bekannte physiologsiche Wirkungen im Gehirn und im Nervensystem.[23] Die Forschung interessiert sich zunehmend auch für eine erstaunliche Eigenschaft von niedrig dosiertem Psilocybin. Stimulation von Nervenwachstum: Neurogenese, vor allem im Hippocampus – anders als bei Igelstachelbart (*Hericium erinaceus*). Bei Mäusen wurden solche Psilocybineffekte verschiedentlich nachgewiesen. Regelmäßiges Microdosing stimuliert das Wachstum von Nervenzellen – hohe Dosierungen bewirken das Gegenteil.

Daraus ergibt sich, dass Psilocybin nur als Einzeldosis im Setting und nicht als Dauermedikation verabreicht wird. Psilocybin gilt derzeit als wirksamstes Mittel zur Behandlung der posttraumatischen Belastungsstörung (PTSD).[24]

DOSIERUNG UND ZUBEREITUNG

Die übliche Anfangsdosis beträgt 0,4–1 Gramm getrocknete Pilze oral, Erfahrungswerte (Fachliteratur/Microdosing) – je nach individueller Disposition, Vorerfahrungen und Pilzspezies. Wer Psilocybin das erste Mal ausprobiert und sich als sensibel einstuft, startet mit 0,5 Gramm getrockneten Pilzen der Spezies Kubanischer Kahlkopf (*Psilocybe cubensis*). Die am häufigsten kultivierte Art. Das entspricht der Menge von 3,5 mg der Alkaloide Psilocin und Psilocybin. Aus der Forschung ist bekannt, dass orale Dosierungen von 8–25 mg in der Regel sehr gut vertragen werden und für die meisten Menschen sicher sind. Wie gesagt, abhängig von der individuellen Disposition und vom Körpergewicht.[25]

Für therapeutische Anwendungen, beispielsweise Stimmungsstörungen, Suchtprobleme oder existenzielle Krisen (assistiertes Setting) werden in der Regel 20–30 mg Psilocybin empfohlen (bei 70 kg Körpergewicht).

Wenn die Dosis für getrocknete Pilze bestimmt werden soll, orientieren Sie sich an der Tabelle auf S. 195. Sie können die Menge der Psilocybinalkaloide annähernd kalkulieren. Da getrocknete Pilze Naturprodukte sind, kann der Gehalt an Alkaloiden variieren und nur grob geschätzt werden.

Variable Alkaloide

Der Psilocybin- und Psilocinanteil von Pilzen schwankt beträchtlich, je nach Spezies und Erntezeitpunkt, Art und Dauer der Aufbewahrung. Am häufigsten benutzt man die Kulturspezies *Psilocybe cubensis*, die etwa 0,5–0,7 % Alkaloide enthält (siehe Tabelle S. 195): 5 Gramm getrocknete Pilze x 0,005–0,007 = 25–35 mg Aktivstoffe – eine relativ hohe Dosis. Mit *Psilocybe semilanceata* (Spitzkegeliger Kahlkopf) bekommen Sie die doppelte Dosis, mit *Psilocybe azurescens* (Stattlicher Kahlkopf) oder *Psilocybe cyanescens* (Blauender Kahlkopf) eine Vierfachdosis. Nicht zu vergessen: Die Wirkung jeder Psilocybindosis ist von Körpergröße/-gewicht und vom individuellen Stoffwechsel abhängig.

Wenn Sie unsicher sind, was die Spezies oder das Alter der Pilze betrifft, beginnen Sie mit 1–2 g getrockneten Pilzen. Sensible Naturen nehmen am besten 1 Gramm. Nur 1 Gramm der hoch potenten Spezies ist immer noch als hohe Dosis zu betrachten: Die Pilze können 2 % Psilocybin/Psilocin enthalten, was einer Wirkstoffdosis von 20 mg entspricht. Wenn Sie Pilze von Freunden oder vom örtlichen Verkäufer verwenden, bekommen Sie wahrscheinlich Kubanischen Kahlkopf (*Psilocybe cubensis*) mit 0,5–0,7 % Psilocybingehalt, das heißt eine Wirkstoffdosis von 5–7 mg (eine niedrige Dosis).

Denken Sie daran, dass Sie wahrscheinlich nicht alle Aktivkomponenten aufnehmen, wenn Sie getrocknete Pilze essen. Im Tee wird nicht der gesamte Psilocybin-/Psilocinanteil extrahiert und manche Komponenten werden nicht vom Körper absorbiert, sondern rasch eliminiert. Somit könnten die Wirkungen leichter ausfallen als erwartet. Vor allem dann, wenn getrocknetes Pilzmaterial gealtert ist oder nicht adäquat aufbewahrt wurde.

Fazit: Da es sich um ein Naturprodukt, nicht um einen aufgereinigten Wirkstoff handelt, ist mit variablen Ergebnissen zu rechnen. Deshalb empfehle ich, mit niedrigen Dosierungen anzufangen, die bei Bedarf erhöht werden können. Oder Sie bereiten einen Flüssigextrakt zu (siehe S. 60).

Tiefgekühlt bleibt die Wirkpotenz der Pilze länger erhalten. Sie können getrocknet gegessen werden oder man genießt sie als Pulver in einer Tasse heißer Schokolade wie unsere mittelamerikanischen Vorfahren. Sie

VORSICHT BEI HOHER DOSIERUNG!

In den erwähnten Studien profitierten die Teilnehmer nach nur einer hochdosierten Psilocybinanwendung von stabilen positiven Veränderungen. Die Session fand unter kontrollierten Bedingungen statt (*Setting, Supervision,* medizinische Beobachtung). Darüber hinaus waren die Teilnehmer in Bezug auf ihre Vorgeschichte (Gesundheit/Psyche) vergleichbar. Die Voraussetzungen dafür, dass unerwünschte Wirkungen ausbleiben.

Jeder, der eine hohe Dosis Psilocybin unbegleitet einnimmt, geht ein hohes Risiko ein. Sie könnten die Orientierung verlieren, selbst in gewohnter Umgebung. Auch bei Vorerkrankungen, beispielsweise Herz-Kreislauf-Erkrankungen, könnte die unbegleitete Psilocybinerfahrung gefährlich sein. Wer an Depression oder anderen psychischen Störungen leidet, verzichtet schlicht und einfach auf die Einnahme von Psilocybin ohne Supervision.

können auch einfach einen Tee zubereiten, die Pilze 10–15 Minuten köcheln, die Flüssigkeit abseihen und abgekühlt trinken. Erhitzung führt allerdings zu Psilocybinverlusten. Wer hart im Nehmen ist, kaut die Pilze durch und schluckt sie. Ein unerquicklicher Anwendungsmodus. Die Konsistenz kann sandig und zäh sein, mit heftigst erdigem Pilzaroma.

Toxizität und Nebenwirkungen

Studien belegen, dass Psilocybin das niedrigste Suchtpotenzial von allen Freizeitdrogen hat und dass die Akuttoxizität äußerst gering ist.

In Amsterdam ist die Anwendung von Psilocybinpilzen legal. Eine von der niederländischen Regierung beauftragte Studie hatte sich mit der Sicherheit von psychedelischen Pilzen befasst.[26] Die Forscher analysierten Daten von Zehntausenden Anwendern. Die häufigste Begleiterscheinung nach Einnahme psychotroper Pilze ist eine erhöhte Herz- und Atemfrequenz, um etwa 10–12 %, aufgrund sympathischer Aktivierung. Darüber hinaus können Angst, Schwindel, Übelkeit und Erbrechen auftreten. Konfusion und Kopfschmerz sind seltene Nebenwirkungen, die in einer Metaanalyse von 7 klinischen Studien bei jedem vierten von 138 Patienten vorübergehend vorkamen. Die Beschwerden verschwanden in der Regel nach Abklingen der Psilocybinwirkung (ca. 6 Stunden).

Bei höheren Psilocybindosierungen (> 15 mg) kommen solche Nebenwirkungen häufiger vor, in der Regel nur vorübergehend. Wenn Pilze mit Alkohol kombiniert werden, steigt das Nebenwirkungsrisiko! Aus der Forschung ergibt sich zweifelsfrei, dass Psilocybin das geringste Abhängigkeitspotenzial aller

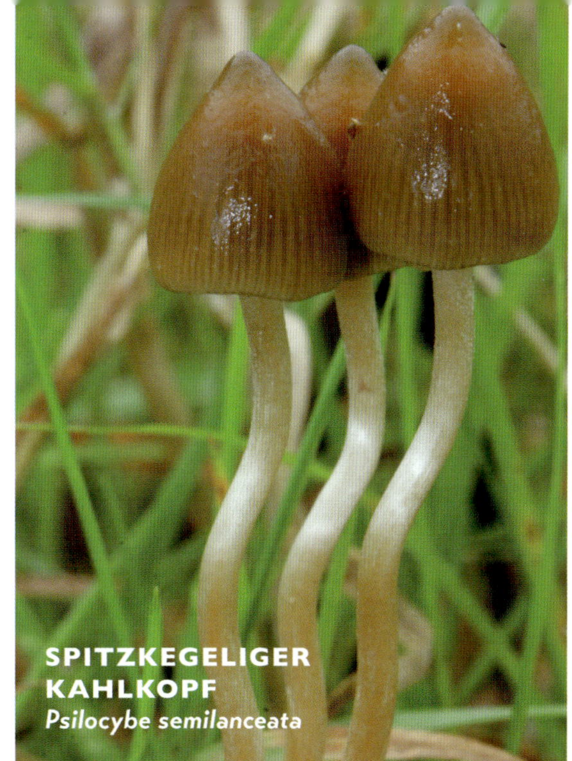

SPITZKEGELIGER KAHLKOPF
Psilocybe semilanceata

bekannten Drogen hat. Eine gesellschaftlich relevante Beschaffungskriminalität in Bezug auf Psilocybin gibt es nicht.

Warnhinweise

Es gibt nur ganz wenige Fallstudien, die auf psychische Störungen nach Psychedelikakonsum hinweisen. Dennoch muss im Einzelfall mit einem gewissen Risiko gerechnet werden. Abhängig vom psychischen Zustand kann es zum „schlechten Trip“ kommen.

Man sollte keinesfalls Psilocybin ohne *Supervision* (siehe S. 190) einsetzen, wenn körperliche oder psychische Vorerkrankungen bekannt sind. Vorsicht ist auch geboten, wenn regelmäßig rezeptpflichtige Medikamente eingenommen werden. Das gilt vor allem für Antidepressiva und Tranquilizer (Benzodiazepine). Menschen mit Suizidgedanken gehören definitiv in die Obhut von Psychotherapeuten. Außerdem wird davor gewarnt, Psilocybin zusammen mit Alkohol, anderen Freizeitdrogen oder bestimmten Antidepressiva (MAO-Hemmer) einzunehmen. Selbstverständlich sollte niemand unter Einfluss von Psilocybin am Steuer eines Fahrzeugs sitzen.

Microdosing

Das Konzept *Microdosing* beruht darauf, dass winzige Dosierungen von Psychedelika/Pilzen täglich oder mehrmals pro Woche eingenommen werden. Anwender haben davon profitiert: Beruhigung, Stimmungsaufhellung, Kreativität und Lebensfreude. Microdosing ermöglicht offenbar auch, die täglichen Herausforderungen besser zu meistern und Suchtprobleme zu bekämpfen.

Aus dem Silicon Valley wird gemeldet, dass in manchen Berufsgruppen Microdosing mit LSD oder Psilocybin weit verbreitet ist – vor allem um die Kreativität und Vorstellungskraft zu beflügeln: *productivity hack*. Viele Anwender berichten über ihre Erfahrungen mit Microdosing auch in sozialen Medien.

Johann (Pseudonym) ist einer von ihnen: Grafikdesigner, Produzent und Musiker. Er praktiziert seit drei Jahren Microdosing, zweimal pro Woche. Es schärfe alle Sinne und mache ihn aufmerksamer und achtsamer, sagt er. Die Einzeldosis beträgt 0,4 g. Er bemerkt, dass höhere Dosierungen seinen Tagesablauf stören könnten, wenn er sich in philosophischen Exzessen verheddert oder zu viel lacht.

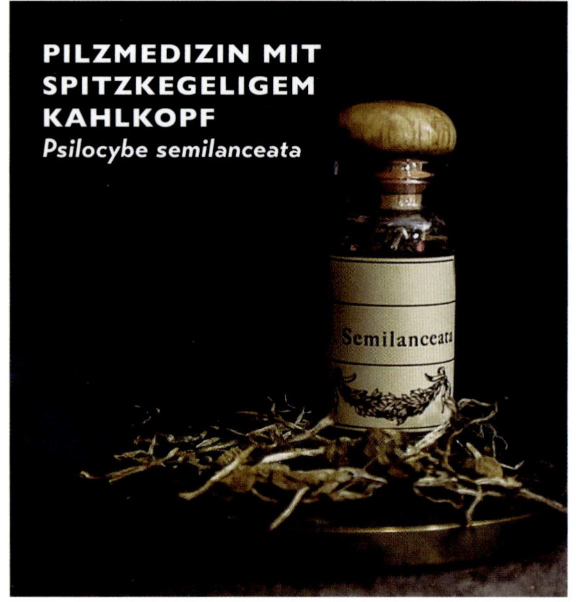

PILZMEDIZIN MIT SPITZKEGELIGEM KAHLKOPF
Psilocybe semilanceata

BEWUSSTE PSYCHEDELISCHE ERFAHRUNG

Wer niemals psychedelische Pilze probiert hat, wird wissen wollen, wie sich der veränderte Zustand anfühlt und welche Reaktionen bei einer Sitzung zu erwarten sind. Gefühle, Empfindungen und Erfahrungen sind von vielen Faktoren abhängig: die Dosierung, die Spezies, der individuelle Stoffwechsel, der Status des Nervensystems, der gegenwärtige psychische Zustand, die Stimmung, wie viel Sie an diesem Tag gegessen haben und andere Faktoren. Mit einem Wort: das *Setting*. Nach dem Genuss von Psilocybinpilzen spüre ich meist eine leichte Verschiebung der Stimmung und die fast unmerkliche Empfindung, dass sich ... (weiter S. 190)

KEINE SYNTHETISCHEN PRODUKTE!

Psychedelische Pilze und illegale Drogen, die als natürliches Psilocybin angepriesen werden, sind nicht identisch. Verkapseltes weißes Pulver kann alle möglichen chemischen Stoffe enthalten, Lösungsmittel und Nebenprodukte der Synthese. Bei Pilzen gibt es keine Lösungsmittelzusätze, Industriechemikalien oder böse Überraschungen. Sie können davon ausgehen, dass das Naturprodukt nur Psilocybin und Psilocin enthält. Kaufen Sie Pilzprodukte nur von jemandem, den Sie gut kennen, der ein erfahrener Züchter oder Pilzkenner mit Expertise ist.

STEP BY STEP

PSILOCYBIN-EXTRAKTION AUS PILZEN

Alternativ zur Einnahme von gepulverten *Psilocybe*-Pilzen kann auch ein Psilocybin-extrakt als Tinktur sublingual (unter der Zunge) eingenommen werden, ein voller Tropfer oder Sprühstöße. Das Alkaloid ist in heißem Wasser und Ethylalkohol löslich. Ich empfehle die Extraktion mit einer 50:50-Mischung von Wasser zu 100%igen Alkohol. Wer Wodka statt 100%igen Alkohol verwendet, braucht kein Wasser für den Auszug. Vorsicht! Zu viel Hitze kann Aktivkomponenten zerstören.

1. Getrocknete Pilze einige Stunden in ein wenig Wasser einweichen, 100%igen Alkohol zugeben und zusammen mit der Einweichflüssigkeit gut durchmixen, bis keine größeren Partikel mehr zu sehen sind.

2. Geben Sie die Mixtur in ein Einmachglas. Wenn sich die Pilzmasse abgesetzt hat, geben Sie so viel Alkohol zu, dass die Masse eine Daumengliedlänge bedeckt ist. Mit einem Essstäbchen oder Buttermesser verrühren Sie das Mazerat so, dass die Mischung keine Luftblasen mehr enthält.

3. Wickeln Sie ein Heizkissen um das Glas und lassen Sie es über Nacht bei ca. 35 °C stehen. Schalten Sie das Heizkissen tagsüber ab und lassen Sie das Glas eine weitere Nacht bei 35 °C stehen. Am nächsten Morgen mixen Sie das Ganze nochmals durch.

4. Seihen Sie die festen Partikel ab und pressen Sie so viel Flüssigkeit wie möglich in einen Kaffeefilter oder ein Nussmilchsäckchen heraus. Sie können das Pilzmark ein zweites Mal wie zuvor beschrieben extrahieren. Der Zweitexktrakt wird aber deutlich schwächer wirksam sein.

5. Gießen Sie die Flüssigkeit in kleine Arzneisprühfläschchen. Für Microdosing sollte der Sprühkopf mit jedem Stoß etwa 0,1 ml abgeben. Bewahren Sie die Flüssigkeit im Kühlschrank auf.

DOSIERUNG BEI MICRODOSING. Sie beginnen mit 3–5 Sprühstößen. Das entspricht etwa ⅓- bis ½-Standardtropferfüllung. Sie sollten nach dieser Dosis eine leicht gehobene Stimmung bemerken, die einige Stunden anhält. Manche Anwender berichten über einen Kreativitätsschub und andere Vorteile. Andere berichten, dass ein voller Tropfer (= 10 Sprühstöße sublingual) für Microdosing besser geeignet ist. Wieder andere glauben, dass noch mehr Sprühstöße nötig sind, um zur gewünschten Wirkung zu kommen.

irgendetwas verändert hat, beispielsweise das Gefühl im Mund. Psilocybin ist ein Serotonin-Rezeptoragonist, der an Rezeptoren binden und sie aktivieren kann. 90 Prozent aller Serotonin-Rezeptoren sind im Umfeld des Verdauungstrakts zu finden, zu dem auch der Mund gehört.

Dieses anfängliche Gefühl ist nur leicht spürbar und schwindet rasch. Nach 15–20 Minuten kommt es häufig zu Gähnen und Schläfrigkeit, die sich langsam in gehobene Stimmung und eine angenehme Angeregtheit verwandelt, körperlich und geistig. Mitunter Glückseligkeit. Vielleicht lachen Sie unablässig über die banalsten Dinge. In diesem Stadium kann es zu Besorgnis oder Ängsten kommen. Bei hohen Dosierungen (20–30 Gramm) können sogar kurze Panikattacken auftreten. Besonders dann, wenn es Ihre erste psychedelische Reise ist.

Mit einer niedrigen Dosis sind Sie auf der sicheren Seite: gehobene Stimmung und ein mehr oder minder verändertes Körpergefühl. Bei höheren Dosierungen (10–15, vor allem 20–30 g) bemerken Sie Veränderungen der Wahrnehmung, vielleicht Desorientiertheit oder Begeisterung. Visuelle Muster in wechselnden Farben erscheinen, verschieben, überlagern und bewegen sich über Ihren inneren Horizont. Ist die Dosis hoch genug, schließen Sie die Augen und folgen Sie dem faszinierenden Spiel von Mustern und Farben.

Sie könnten faszierenden Formen, Gesichtern und Tieren in Raum und Zeit begegnen. Ein fantastisches Schauspiel. Mittendrin im luziden Traum.

Manche Menschen berichten über tiefgehende spirituelle Erfahrungen und Einsichten, die unvergesslich bleiben. Psilocybinpilze öffnen die Pforten der Erkenntnis, dass alles mit allem verbunden ist, dass alles eins ist. Staunen und Ehrfurcht, unendliche Dankbarkeit, kosmische Geborgenheit, Verlorenheit, Isolation. Andere bekannte Reaktionen auf Psilocybin sind erhöhte Körpertemperatur, Pupillenerweiterung, Entspanntheit und spontanes Gelächter.

Der Guide

Sie brauchen auf jeden Fall einen guten „Reiseleiter“ (*Guide*). Für Patienten mit psychischen Problemen ist er zwingend nötig. Es könnte eine furchtbare oder erschreckende Reise sein. Depressive Gedanken könnten auftauchen. Sollte der Trip schlecht verlaufen, haben Sie den Guide an Ihrer Seite, der Sie aufmuntert und wieder auf Kurs bringt. Ihr kundiger Begleiter weiß, was zu tun ist. Kleine Veränderungen: die Beleuchtung, die Musik, die Metaphorik, die Belüftung. Er ermutigt Sie. Manchmal reicht es auch zu wissen, dass Ihr bester Freund in der Nähe ist.

Der erfahrene Guide ist vor allem dann gefragt, wenn Szenen auftauchen, die psychisch, emotional und körperlich belastend sind. Die Reise könnte unangenehm oder beängstigend verlaufen. Studien zufolge entfalten Psychedelika während solcher Phasen große Heilwirkungen: bei Depression, Angst, Drogenabhängigkeit und anderen psychischen Problemen.

Ein kundiger Guide sollte an Ihrer Seite sein. Lotse und Steuermann Ihrer spirituellen Reise.

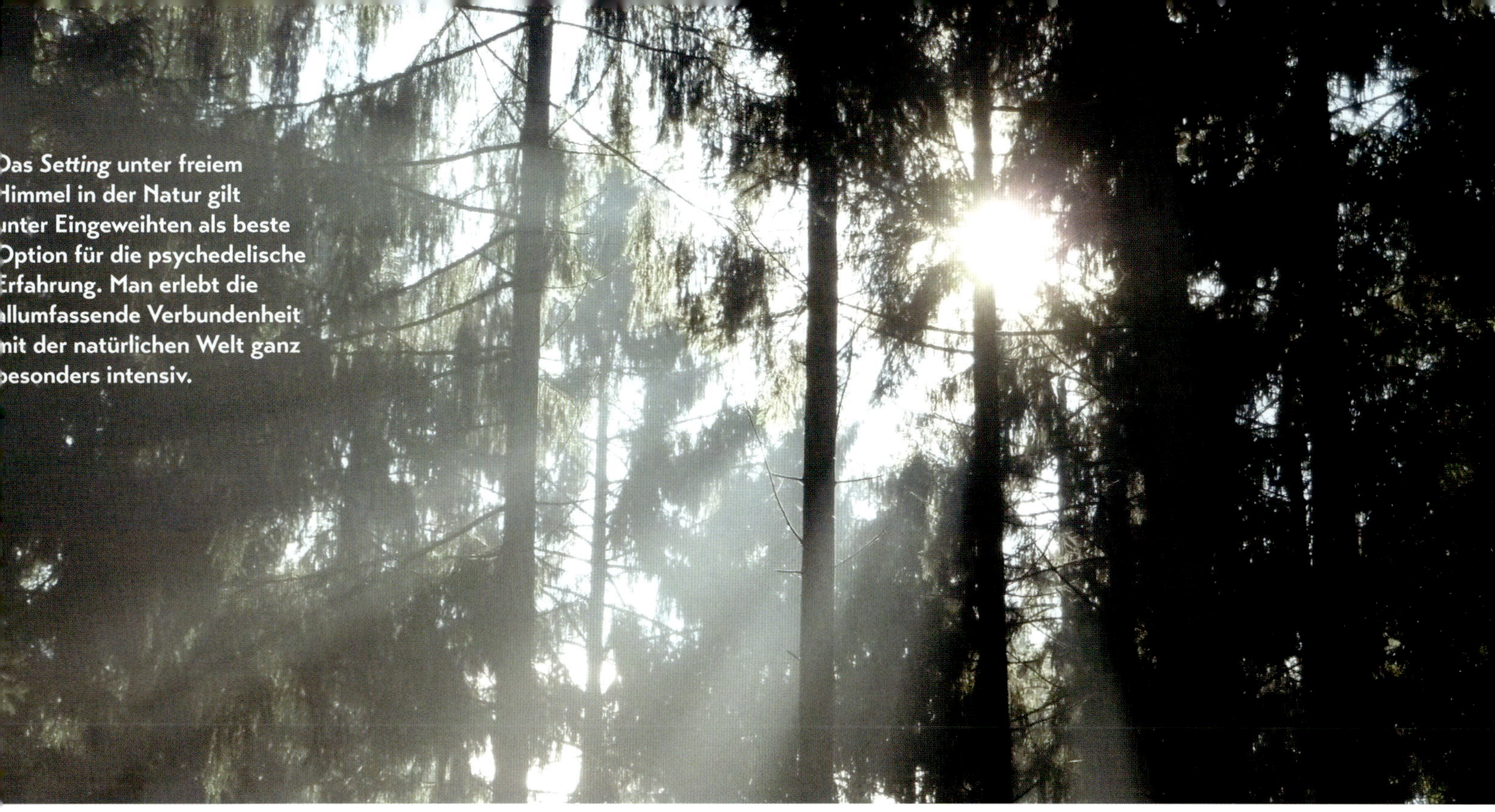

Das *Setting* unter freiem Himmel in der Natur gilt unter Eingeweihten als beste Option für die psychedelische Erfahrung. Man erlebt die allumfassende Verbundenheit mit der natürlichen Welt ganz besonders intensiv.

Der Guide ist Ihr guter Geist, wenn die Reise beunruhigend oder unproduktiv erscheint, wenn negative Gedanken außer Kontrolle geraten. Ich habe es selbst erlebt. Ich war sehr dankbar dafür, dass es den Guide gab, der mir den richtigen Weg wies, als ich die Orientierung verloren hatte. Sie könnten nach einer solchen Reise auch mit einem Therapeuten oder Psychologen über Ihre Erlebnisse, Gefühle, Erkenntnisse, über Ihre spirituelle Einweihung sprechen.

Das Setting

Die Umgebung, in der Sie Psychedelika einnehmen, ist Ihr *Setting*: Ihre soziale und physische Umgebung. Im Fachjargon ist *Set* eine Abkürzung von *Mind-Set*: Wie fühlt es sich an, wenn Sie psychedelisch unterwegs sind? Immer wieder haben führende Köpfe der Psychedelika-Bewegung auf die große Bedeutung von *Set und Setting* hingewiesen. Die Hauptfaktoren, die die Qualität und den Erfolg solch außergewöhnlicher Erfahrungen am stärksten beeinflussen: die Verarbeitung psychischer Veränderungen, Heilprozesse, die Tiefenwirkung des spirituellen Bewusstseins.

Als junger Mann habe ich an der Küste von Oregon Psilocybinpilze gesammelt (siehe S. 200). Ich wollte immer spirituelle Erfahrungen in den Wäldern erleben. Dort, wo meine wichtigsten Verbündeten der natürlichen Welt zu Hause sind. Im Umfeld einer Menschenmenge war mir nicht wohl dabei, höhere Dosierungen einzunehmen. Soziale Interaktion ist unter Psilocybin anstrengender. Lärm, Licht und die Präsenz fremder Menschen stören die psychedelische Selbsterfahrung.

PSYCHOAKTIVE GENERA

Wildpilze der Gattungen *Psilocybe, Conocybe, Gymnopilus* und *Panaeolus* enthalten alle Psilocybin. Es gibt darunter aber auch verwandte Spezies, die toxisch, sogar tödlich wirken können. Deshalb nutzt man sicherheitshalber nur eindeutig und zweifelsfrei identifizierte *Psilocybe*-Spezies für Settings.

Der wilde Blauende Kahlkopf (*Psilocybe cyanescens*) ist häufig an der Pazifikküste zu finden, hat einen 3–6 mm dicken Stiel und erreicht eine Wuchshöhe von 30–80 mm. Der Sporenabdruck ist purpurn, bräunlich-purpurn oder noch dunkler.

Psilocybe-Spezies

Die Gattung *Psilocybe* umfasst kleine bis mittelgroße saprophytische Pilze. Der Hut ist meist schleimig-klebrig und bräunlich, wenn er feucht ist. Getrocknet haben manche Spezies einen Gelbstich. Der häutige Überzug des Huts kann leicht abgezogen werden. Die Stiele sind variabel. Manche Pilze haben recht dünne (*P. semilanceata*), andere dickere Stiele (*P. cubensis*).

ERKENNUNGSMERKMALE. Die Pilze können braun, grau oder gelb sein. Die Lamellen sind braun gefärbt (hellbraun bei jungen, dunkelbraun purpurn bei gereiften Pilzen) und haften am Stiel (gelblich bis braun, schlank oder dicker). Der Stiel des Spitzkegeligen Kahlkopfs (*P. semilanceata*) ist 2–3 mm dick, die Wuchshöhe beträgt 40–100 mm. Der Kubanische Kahlkopf (*P. cubensis*) hat einen dickeren Stiel (bis 18 mm) und ist 70–120 mm lang. Der Sporenabdruck ist purpurn, bräunlich-purpurn oder noch dunkler. Der am oberen Stiel manchmal sichtbare filzige Ring ist Restgewebe, das abgebaut wird, wenn sich der Hut geöffnet hat. Bei manchen Spezies färben sich die Stiele blau, wenn sie gequetscht oder verletzt werden. Die Blaufärbung weist auf den Abbau von Psilocin hin. Demnach kommt es bei Spezies wie *P. semilanceata*, die selten Psilocin enthalten, nicht zur Blaureaktion.

VORKOMMEN. Manche *Psilocybe*-Spezies gedeihen in Kuhdung, vor allem der Kubanische Kahlkopf (*P. cubensis*). Andere Arten wie der Spitzkegelige Kahlkopf (*P. semilanceata*) bevorzugen verrottendes Riedgras, kombiniert mit Dung. Meist Weideland, wo Kühe grasen und Rotwild wechselt. Der Stattliche (*P. azurescens*) und der Blauende Kahlkopf (*P. cyanescens*) wachsen auf verrottenden Holzspänen im Garten. Ich habe sie sogar in Pflanzenkübeln entdeckt, die mit Holzschnitzeln gemulcht waren. Beide Spezies sowie *P. stuntzii* und *P. baeocystis* wachsen auf vermodertem Gras im Verbund mit Rindenstückchen.

Wenn es um Pilze geht, die bevorzugt auf Holzspänen wachsen, ist größte Vorsicht geboten. Das betrifft vor allem die Gattung der Häublinge (*Galerina*), insbesondere *G. autumnalis* und Gifthäublinge (*G. marginata*). Solche Spezies haben braune Sporen und können tödlich sein. Manchmal findet man massenhaft Fruchtkörper und große Pilzkolonien.

Die bekannte Kahlkopfspezies *P. semilanceata* schätzt sumpfiges Weideland, wo Riedgras wächst. Die Pilze sind leicht zu finden und zu identifizieren, wenn der Boden austrocknet. Ist der Boden feucht, sind die Pilze gut getarnt. Trocknet er aus, sind sie an den goldgelben Hüten im Gras zu erkennen.

Doppelgänger anderer Genera

Für alle und speziell psychoaktive Pilze gilt: Essen Sie keine wild gesammelten Pilze, wenn deren Identität nicht zweifelsfrei geklärt ist. Es gibt mehrere Pilzarten, die in der Nähe von Psilocybinpilzen wachsen und giftig oder tödlich sein können. Sie sollten zunächst die potenziell lebensgefährlichen Arten kennen, um Irrtümern vorzubeugen. Es gibt zahlreiche informative Webseiten und Pilzbestimmungsbücher. Auch solche, die sich in erster Linie mit Psilocybinpilzen befassen.

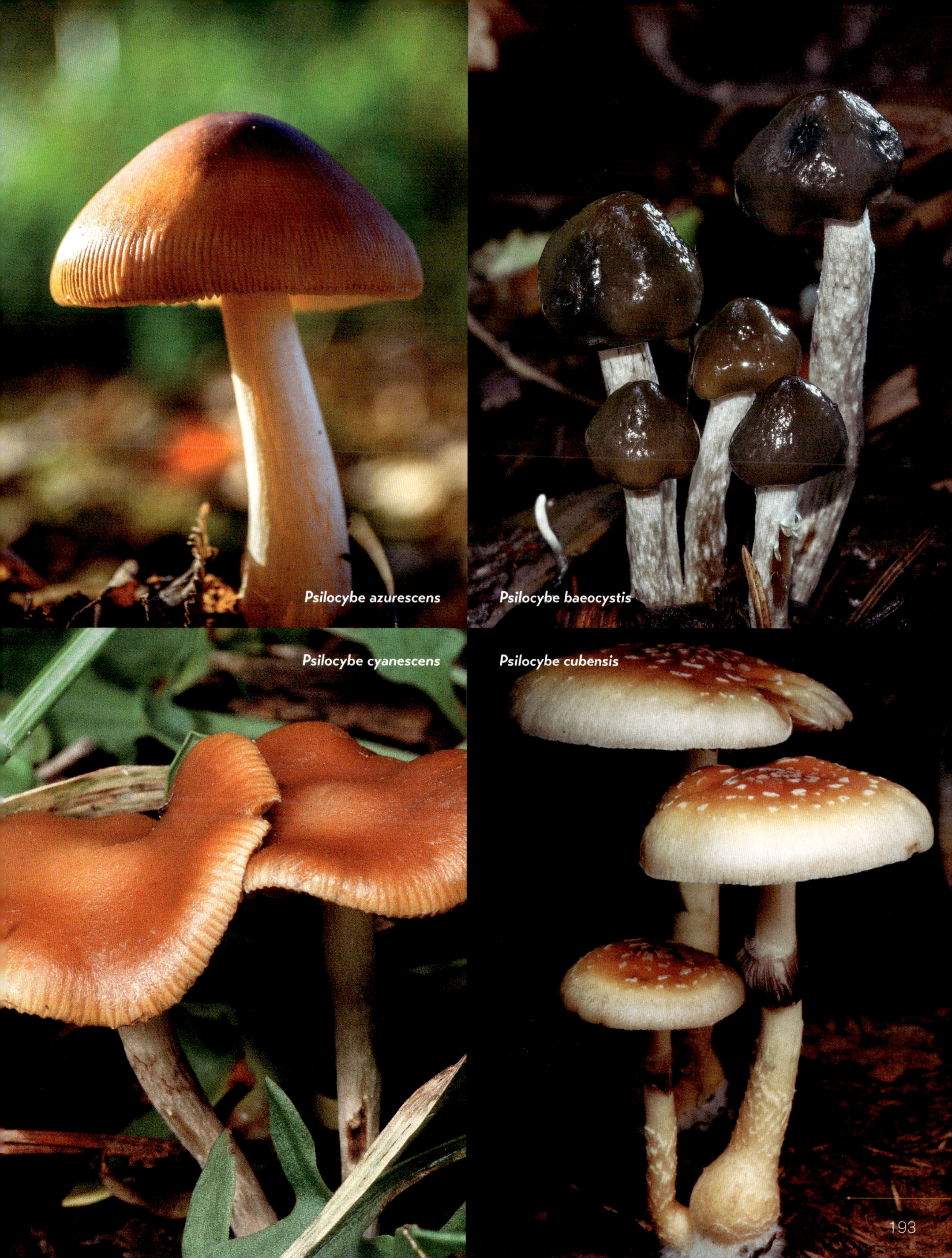
Psilocybe azurescens
Psilocybe baeocystis
Psilocybe cyanescens
Psilocybe cubensis

Alle *Psilocybe*-Spezies produzieren dunkle oder bräunliche, purpurn schimmernde Sporen – aber nicht alle Pilze mit purpurnen Sporen sind *Psilocybe*-Spezies.

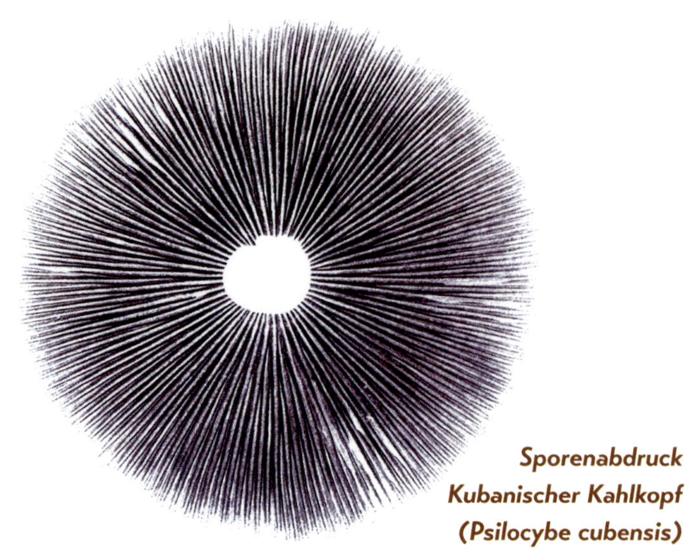

Sporenabdruck Kubanischer Kahlkopf (*Psilocybe cubensis*)

BRAUNE ODER SCHWARZE SPOREN. Der Sporenabdruck ist das beste Mittel, um mögliche Doppelgänger auszuschließen:

Alle Pilze mit braunen Sporen, mit Ausnahme von braun-purpurnen Sporen, können sofort verworfen werden. Der Sporenabdruck von Psilocybinpilzen ist purpurn oder braun-purpurfarben. Zu den Gattungen mit braunem Sporenabdruck gehören unter anderem die potenziell tödlichen *Galerina*-Pilze sowie andere kleine Pilze, die in der Nähe von *Psilocybe*-Arten wachsen, beispielsweise *Conocybe* und *Inocybe*. Sie kommen häufig vor und können ähnlich aussehen.

Kleinere Pilze mit dunklem Sporenabdruck (schwarz oder dunkelpurpurn), die im Umfeld von *Psilocybe*-Spezies gedeihen, können verschiedenen Gattungen angehören: *Panaeolus* (Düngerlinge; braunschwarz bis schwarz), *Coprinus* (Tintlinge; dunkelbraun bis schwarz), *Psathyrella* (Mürblinge) und *Hypholoma* (Schwefelköpfe; dunkel- bis purpurn-braun, auch zimtbraun) sowie *Stropharia* (Träuschlinge; tiefbraun, schwarz-purpurn oder schwarz). Pilze solcher Genera, mit schwarzbraunem bis schwarzem Sporenabdruck, können giftig wirken und Übelkeit/Erbrechen auslösen. Sie sind aber nicht so gefährlich wie Doppelgänger mit braunen Sporen der Gattungen *Galerina* und *Conocybe*.

BLAUREAKTION. Ein weiteres Erkennungsmerkmal der häufigsten (nicht aller) *Psilocybe*-Spezies ist die Blaureaktion: Blaufärbung am Fuß des Stiels, wenn man den Pilz abpflückt. Bei der Handhabung können sich auch der Hut und Teile des Stiels blau verfärben. Diese Eigenschaft kommt nicht bei allen Doppelgängerspezies vor. Blaufärbung allein ist leider kein sicheres Erkennungsmerkmal. Es gibt giftige *Inocybe*-Spezies mit bläulicher Stielbasis!

CHARAKTERISTIKA. Wenn Sie den Sporenabdruck einer Spezies aus den genannten Gattungen begutachten, berücksichtigen Sie in jedem Fall noch weitere charakteristische Kennzeichen von *Psilocybe*-Pilzen.

PSILOCYBIN- UND PSILOCIN-GEHALT VERSCHIEDENER SPEZIES

Je nach Pilzart schwankt der Anteil an bioaktiven Komponenten beträchtlich. Wer psychoaktive Pilze ausprobieren möchte, beginnt am besten mit einer sehr kleinen Dosierung, die bei Bedarf erhöht werden kann. Schon aus Sicherheitsgründen ist die niedrige Startdosis empfehlenswert, da es giftige Doppelgänger gibt. Pilze aller *Psilocybe*-Spezies produzieren Sporen mit purpurfarbener Tönung.

SPEZIES	PSILOCYBIN %	PSILOCIN %	ANMERKUNGEN
***Gymnopilus junonius* (*G. spectabilis*)** und 13 weitere häufige Spezies mit psychoaktiven Wirkstoffen	0,34	0,29	Beringter Flämmling, *Big laughing gym.* Mittelgroße Fruchtkörper, clusterförmig, wächst am Fuß toter Bäume oder auf Baumstümpfen. Die Spezies *G. ventricosus* enthält kein Psilocybin. Die Sporen sind orange bis rostbraun gefärbt.
Psilocybe azurescens	1,78	0,38	Stattlicher Kahlkopf. Häufig auf Holzspänen kultiviert. Gedeiht in Regionen mit feuchten Sommern.
Psilocybe baeocystis	0,45–0,85	0,59	*Potent Psilocybe.* Im pazifischen Nordwesten heute selten. Gedeiht auf Rindenstückchen.
Psilocybe caerulescens	1,46	–	*Derrumbe*, Azteken-Pilz. Im Südosten der USA und Mittelamerika häufig zu finden.
Psilocybe cyanescens	0,45–1,0	0,09–0,36	Blauender Kahlkopf. An der US-Pazifikküste verbreitet. Gedeiht auf Rindenmulch in Parks und Gärten.
Psilocybe cubensis	0,25–0,45	0,2–0,4	Kubanischer Kahlkopf. Häufig kultivierter Pilz. In tropischen Regionen, im Südosten der USA und auf Hawaii verbreitet.
***Panaeolus cyanescens* (*Copelandia cyanescens*)**	0,32	0,51	*Copelandia cyanescens.* In tropischen/neotropischen Regionen beider Hemisphären verbreitet; schwarze Sporen.
Psilocybe semilanceata	0,96–0,98	–	Spitzkegeliger Kahlkopf, *liberty caps.* Gedeiht in den USA und in Europa, bevorzugt auf Kuhweiden.

• Die Sporenabdrücke aller psychoaktiven Spezies sind purpurn getönt (wenn nicht anders angegeben).

• Manche Spezies von *Conocybe* und *Inocybe* enthalten zwar einen geringen Anteil Psilocybin, sind aber toxische Doppelgänger. *Conocybe*- und *Inocybe*-Pilze sollten keinesfalls konsumiert werden.

• Quelle: Tylš et al., 2014; Heim et al., 1965.

ERKENNUNGSMERKMALE *PSILOCYBE*-SPEZIES

Zur Identifizierung von Pilzen sollten Sie immer mehrere charakteristische Merkmale prüfen. Verlassen Sie sich niemals auf nur ein Kennzeichen. Für die Gattung *Psilocybe* sind folgende Identifikationsmerkmale maßgeblich:

SPORENABDRUCK. Die Sporen sind eindeutig purpurfarben, mit dunkler oder heller Brauntönung.

BLAUREAKTION. Die Stielbasis, der obere Stielabschnitt oder der Hut verfärben sich blau, wenn der Pilz verletzt wird.

HUTBELAG. Der feste dehnbare Überzug des Huts (*pellicle*) kann leicht entfernt werden. Vorsicht! Auch ein hochgiftiger *Galerina*-Pilz weist dieses Merkmal auf.

STANDORT. *Psilocybe*-Pilze gedeihen auf Weiden, Rindenmulch oder bodenständig im Schatten von Waldbäumen. Nicht auf Bäumen!

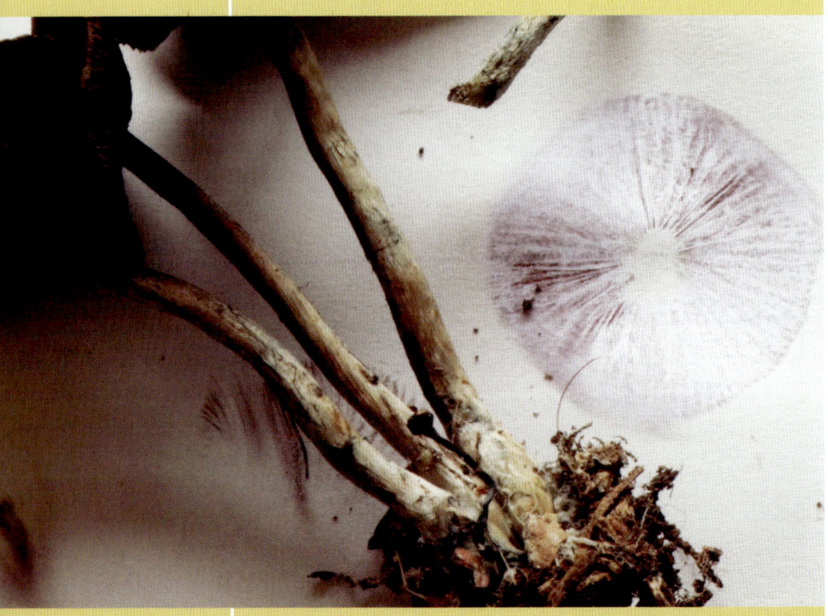

Nutzen Sie möglichst viele Erkennungsmerkmale, um eine Spezies eindeutig zu identifizieren. Das Bild zeigt einen purpurnen Sporenabdruck, der auf *Psilocybe*-Spezies hinweist.

KULTURGUT FLIEGENPILZ

Amanita muscaria, fly agaricus (en), *hayetoritake* (jp), wegen seiner Attraktivität für Fliegen auch „Fliegenpilz" genannt, ist ein Gewächs mit vielen Facetten. Da er psychoaktive Stoffe enthält, wird er heute wie damals für schamanische Rituale eingesetzt. Vor allem im fernen Osten Russlands, wo intakte indigene Populationen noch nach traditionellen Vorgaben leben. Der Pilz bringt zwar nicht dieselben tödlichen Toxine mit wie andere Arten der Gattung – beispielsweise der Knollenblätterpilz (*Amanita phalloides*), löst aber dennoch Giftwirkungen aus. Bemerkenswert ist, dass seine Toxine wasserlöslich sind. Es heißt, der Fliegenpilz verwandele sich in einen Speisepilz, wenn er ordentlich entgiftet wird (siehe S. 199).

Allerdings ist auch der Genuss oder die psychedelische Anwendung des entgifteten und gekochten Pilzes nicht ganz ungefährlich, wenn die Spezies nicht zweifelsfrei bestimmt wurde. Die Toxine tödlicher *Amanita*-Spezies sind Amatoxine. Sie sind nicht wasserlöslich, werden weder durch Lauge noch durch Hitze zerstört.

Ich selbst habe den Fliegenpilz bislang nicht für psychedelische Zwecke benutzt. Die Nebenwirkung Übelkeit/Erbrechen und die potenzielle Belastung für die Leber schrecken mich ab, obwohl es keine publizierten Daten zur Hepatotoxizität des Fliegenpilzes gibt. Erfahrene Anwender, die ich befragt hatte (manche von ihnen sahen nicht sehr gesund aus), empfahlen den Pilz. Einer Studie zufolge wirkt der Pilz offenbar bei Hunden und Katzen tödlich.[27]

ERKENNUNGSMERKMALE. Der Fliegenpilz ist eine auffällige Erscheinung: ein roter, gelber oder orange-weißer Hut mit weißen bis gelblich weißen Flocken, die man leicht abwischen kann oder die vom Regen weggespült werden. Die weißen Flocken auf dem Hut und der dünne Dreifachring an der Stielbasis (Scheide, Volva) sind die Reste der vormaligen Gesamthülle (*Velum universalis*), die den Fruchtkörper komplett einhüllt, wenn der Pilz noch im frühen unterirdischen Wachstumsstadium ist. Dehnt sich der Hut aus, zerfällt die Hülle in Velumflocken. An der Stielbasis bleibt der dreifache Gewebering zurück. Da alle *Amanita*-Spezies im jugendlichen Stadium wie weiße Eier aussehen, sollte man Bovisten halbieren, wenn sie als Speisepilze vorgesehen sind. Sicherheitshalber! Im „Ei" könnte ein kleiner Pilz verborgen sein.

Der Fliegenpilz ist in der nördlichen Hemisphäre weit verbreitet. Er geht eine Wurzelvernetzung (Mykorrhiza) mit einigen Nadelholzspezies (Koniferen) ein. Von Zeit zu Zeit kommt es zur massenhaften Fruchtkörperbildung – von Kalifornien bis in den Norden der USA und in vielen anderen Weltregionen.

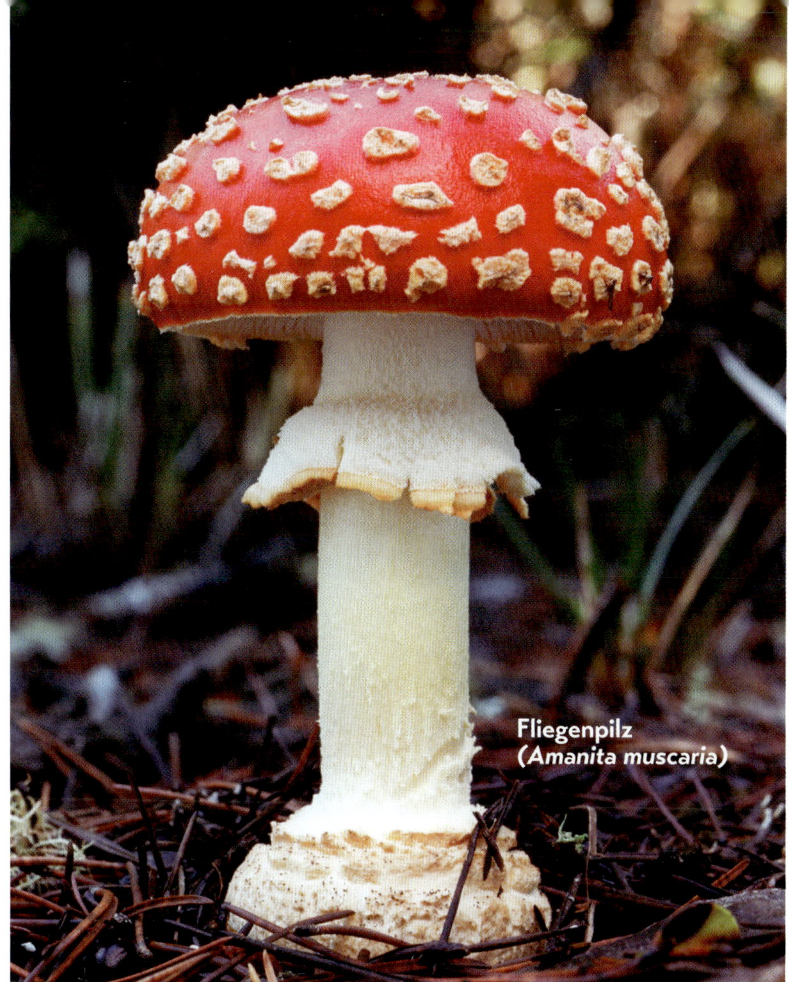

Fliegenpilz (*Amanita muscaria*)

Märchen und Folklore

In *Alice im Wunderland*, dem Kinderbuch-Klassiker von Lewis Carroll, bietet die pfeiferauchende Raupe, die auf einem Fliegenpilz sitzt, der kleinen Alice Stückchen davon an: „Von der einen Seite wirst du größer und von der anderen kleiner. – Eine Seite wovon? Und die andere Seite wovon? – Vom Pilz."

In Sibirien nutzt man die Fruchtkörper als Freizeitdroge, um sich bei Versammlungen in ausgelassener Lustbarkeit zu berauschen. Nur die stärker wirksamen Hüte werden gegessen: getrocknet und gepulvert, als Zugabe zu Getränken und Tee oder frisch. 30 bis 60 Minuten nach Pilzgenuss sind Trunkenheit, Gliederzittern und Halluzinationen bemerkbar. Je nach

Bessie Pease Gutmann
Her eyes met those of a large blue caterpillar.

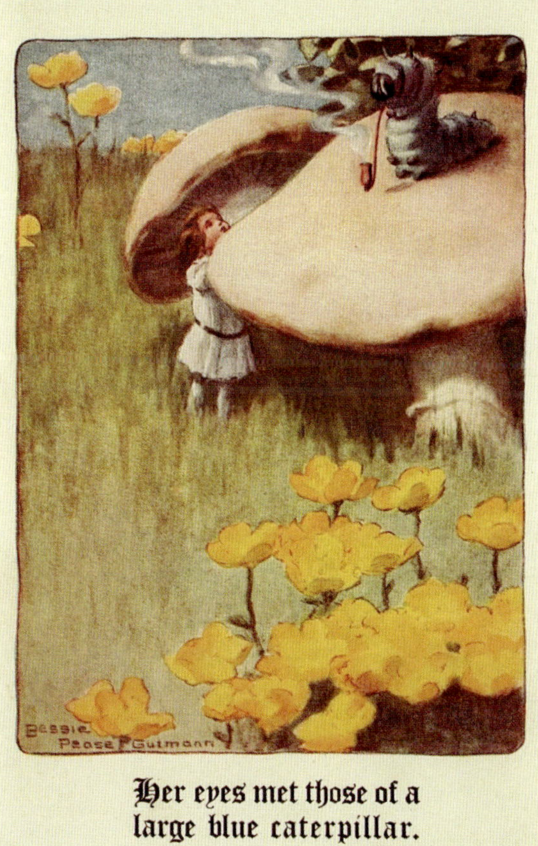

***Alice im Wunderland* – das Geschenk der Raupe: Fliegenpilz-Stückchen für die kleine Alice.**

WAR SANTA CLAUS SCHAMANE?

Ein faszinierender Aspekt der Legende vom Weihnachtsmann (Nikolaus, *Santa Claus*) ist die Assoziation mit schamanischen Praktiken des Fliegenpilzkults. Der Sage nach war Santa Claus ein Schamane, der *Amanita muscaria* für Weissagungen und Rituale benutzte. Nur ein Zufall, dass der rote Umhang weiß verbrämt ist wie beim Fliegenpilz? Können Rentiere fliegen? Warum fressen sie Fliegenpilze? Warum ruft Santa Claus „Ho-ho-ho", wie der trunkene Pilzesser? In Nordeuropa ist *Amanita muscaria* weitverbreitet. Möglicherweise nutzten Schamanen aus Skandinavien und Sibirien in grauer Vorzeit den Fliegenpilz für göttliche Prophezeiungen – was in isolierten Regionen Ostsibiriens noch heute praktiziert wird. Eine anregende Geschichte für Pilzfans. Die ursprüngliche Nikolauslegende kam aus der Türkei (um 280) und wurde in Deutschland weiter ausgebaut.

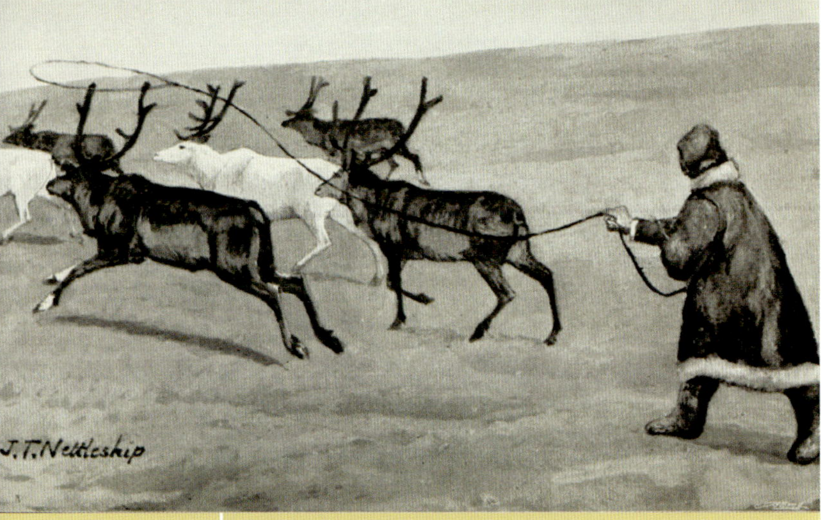

Abbildung aus *Icebound on Kolguev*, ein Reisebericht des britischen Autors Aubyn Trevor-Battye, 1895.

Zustand oder Temperament des Anwenders kann es zu erschreckenden oder beglückenden psychedelischen Erfahrungen kommen. Manche Pilzesser springen herum, tanzen oder schreien und wehklagen. Vermutlich profitieren diejenigen, die nur geringe Mengen konsumiert haben, von außerordentlichen Empfindungen der Leichtigkeit, Freude, Tapferkeit und belebender Vitalität.

Nachteile

Fliegenpilzgenuss verursacht unangenehme Nebenwirkungen, definitiv. Am häufigsten kommt es zu Übelkeit und Erbrechen. War die Dosis hoch genug, verfällt der Pilzesser in einen tiefen delirösen Schlafzustand, begleitet von lebhaften Albträumen mit verändertem Zeit- und Größenempfinden. Bei schwerer Vergiftung kann der Dämmerzustand 72 Stunden andauern. Mindestens ein Todesfall ist beschrieben worden: Das Opfer hatte bei klirrender Kälte Pilze gegessen und war erfroren. Anders als bei Psilocybin und Psilocin ist die Dosis-Wirkungs-Kurve der Toxine sehr steil. Das heißt, Fliegenpilz kann leicht überdosiert werden!

Aktivkomponenten

Die wichtigsten bekannten Inhaltsstoffe mit psychoaktiver Wirkung sind die Alkaloide Muscarin und Muscimol sowie Ibotensäure. Alle drei Komponenten sind wasserlöslich und werden im Urin ausgeschieden. Der rote Hutüberzug und das darunterliegende gelbe Gewebe enthalten reichlich bioaktive Wirkstoffe. Deshalb werden die Pilze geschält und anschließend entgiftet, wenn man sie als Nahrungsmittel zubereiten möchte.

Muscarin. Das hochwirksame Alkaloid stimuliert den Parasympathikus, was dosisabhängig Beschwerden verursacht:

Augenprobleme, Schwitzen, verlangsamte Herzaktion, Verschwommensehen, Erbrechen und Bauchschmerzen. Muscarin beeinflusst auch die glatte Muskulatur (Atemwege, Darm), die Harnblase und den Blutkreislauf. Glücklicherweise enthält der Fliegenpilz nur geringe Mengen Muscarin: etwa 0,0002% bezogen auf das Trockengewicht.

Der Pantherpilz (*Amanita pantherina*) und Pilze anderer Gattungen (*Inocybe, Conocybe, Clitocybe, Mycena, Entoloma, Omphalotus*) enthalten deutlich mehr Muscarin. Solche Pilze sollte man konsequent links liegen lassen.

IBOTENSÄURE UND MUSCIMOL. Die Stoffe sind eng verwandt und mit psychoaktiven Wirkungen assoziiert. Sie beeinflussen das Nervensystem durch Bindung an bestimmte GABA- und Glutaminsäure-Rezeptoren. Die Wirkung kann unterschiedlich ausfallen, abhängig vom Individuum und von der Pilzchemie, die je nach Herkunftsregion variiert.

Um psychotrope Wirkungen zu erzielen, reicht häufig ein mittelgroßer Hut (15–20 cm Durchmesser), getrocknet oder frisch. Die Pilzchemie unterliegt allerdings Veränderungen, je nach Entwicklungsstadium und Jahreszeit. Kochen oder Erhitzen schwächt die Wirksamkeit offenbar nicht ab, wenn das Kochwasser mitkonsumiert oder als Tee getrunken wird. Nach etwa 30 Minuten sind erste Wirkungen spürbar, manchmal länger anhaltend. Abhängig davon, ob der Magen voll oder leer ist. Aggressives Verhalten gilt nicht als typische Fliegenpilzwirkung.

Fliegenpilz als Delikatesse?

Vor einigen Jahren zeigte uns David Arora anlässlich eines Pilzworkshops, wie man Fliegenpilz zubereitet, sicher und ohne psychotrope Wirkung genießbar: Huthülle abziehen (psychoaktive Komponenten), die Pilzstücke 20 Minuten in Wasser kochen, anschließend abseihen. Wer absolut sicher entgiften will, kocht die Pilze nochmals kurz auf. Die Pilzstücke werden in Olivenöl in der Pfanne mit einer Prise Salz zubereitet (Rubel und Arora, 2008).

Diese Zubereitung ist nur für Pilzexperten empfehlenswert, nicht für Anfänger. Die halluzinogenen und toxischen Stoffe im Fliegenpilz variieren stark, je nach Jahreszeit, Region und Reifegrad. Problematische Nebenwirkungen kommen immer wieder vor. Selbst dann, wenn die Pilze entgiftet und gekocht wurden.

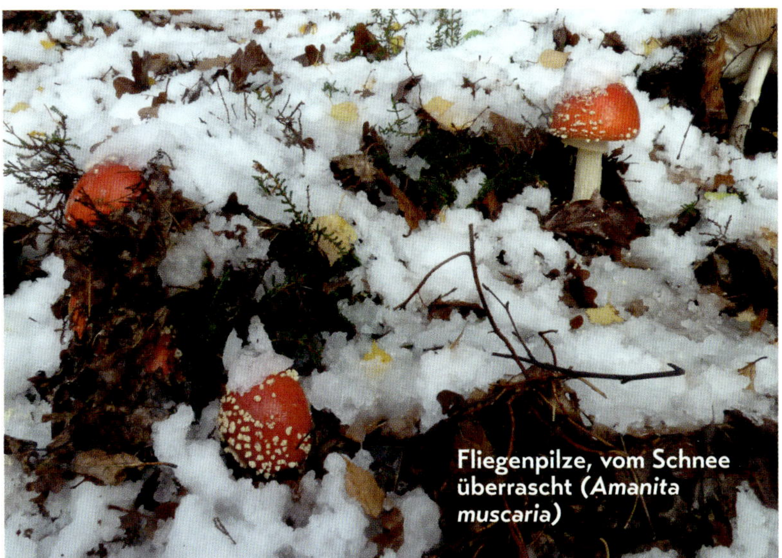
Fliegenpilze, vom Schnee überrascht (*Amanita muscaria*)

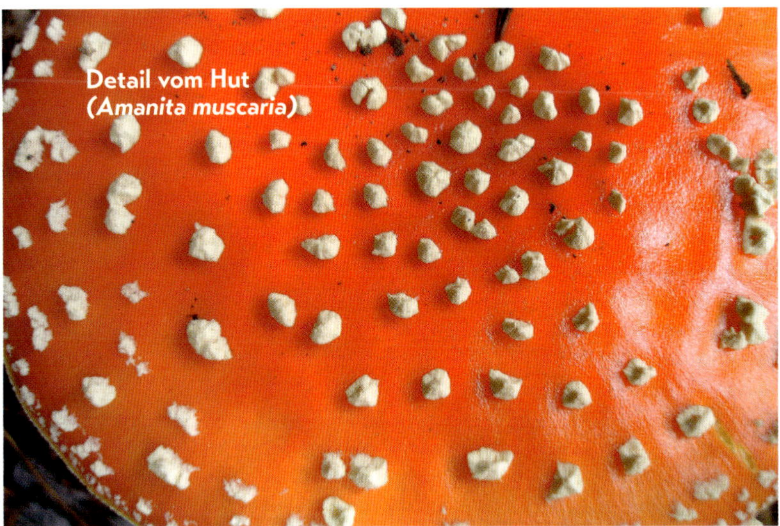
Detail vom Hut (*Amanita muscaria*)

MEINE EIGENEN ERFAHRUNGEN

Als ich jung war, ging ich mit Freunden auf Psilocybinjagd an der Küste von Oregon. Die Pilze wuchsen massenhaft auf Kuhweiden. Am häufigsten fanden wir Spitzkegelige Kahlköpfe (*Psilocybe semilanceata*). Es waren so viele, dass wir sie einfrieren mussten, damit Psilocybin und Psilocin intakt blieben.

Ich verbrachte viele wunderbare Stunden in verwunschenen Wäldern und auf Elchweiden. Ich wanderte und sah, wie sich das Leben auf natürliche Weise offenbarte: Insekten, Vögel, Bäume und Pflanzengrün. Auf meinen Wanderungen unter dem Einfluss der heiligen Pilze waren Pflanzen, Bäume und Gewässer meine kundigen Guides.

Ich habe Psilocybinpilze normal dosiert, auch als *Microdosing* eingenommen. Nach einem Monat Microdosing bemerkte ich plötzlich, dass ich fast die ganze Zeit lächelte und mich die meiste Zeit viel offener für die Herausforderungen des Lebens fühlte. Es waren insgesamt neun Monate Microdosing.

Heute würde ich sagen, dass es für meine persönliche Entwicklung sehr wichtig war. Ich war damals ein ahnungsloses, egozentrisches menschliches Wesen. Die Zeit mit den Pilzen hat irgendwie zu der Erkenntnis geführt, dass ich eins bin mit der natürlichen Welt. Mit allen Erdenbewohnern und Mutter Erde. Ich fühlte eine Art allumfassende Verbundenheit. Die erste Lektion: Wir sind nicht die einzige Spezies mit Daseinsberechtigung auf diesem Planeten.

Mit höheren Dosierungen können Lebenseinstellungen nachhaltiger verändert, psychische Traumen wirksamer geheilt und Lebenskrisen besser bewältigt werden. Bei mir selbst sind höhere Dosierungen mit Wendepunkten meines Lebens verknüpft. Ich persönlich bin dankbar für die Erfahrungen, die ich machen konnte.

Ich möchte betonen, dass ich weder dazu aufrufe noch davon abrate, Psilocybinpilze zu konsumieren. Sie selbst entscheiden. Die Forschungsergebnisse, Anekdoten und Erfahrungsberichte in diesem Buch können bei der Entscheidungsfindung helfen.

DENVER LEGALISIERT PSILOCYBIN-PILZE

Denver, Colorado, war die erste Stadt in den USA, die den legalen Status von Psilocybin korrigiert hat. Verordnung 301, Mai 2019 verabschiedet, legalisiert nicht den Besitz von Psilocybinpilzen bei Erwachsenen, sondern degradiert die Strafverfolgung auf die geringste Prioritätsstufe. Die Stadt darf keine Mittel für diesbezügliche Strafverfolgung beanspruchen und keine Strafen verschärfen.

Die Stadtparlamente von Oakland und Santa Cruz votierten gleichfalls dafür, Psilocybin-Pilzen – allen Entheogenen – die geringstmögliche strafrechtliche Priorität zuzuweisen. Mit anderen Worten: keine Entkriminalisierung, stattdessen das Etikett „gelegentlicher Konsum“. Bundesgesetzen zufolge sind Psilocybinpilze nach wie vor als Klasse-1-Drogen gelistet – wie Heroin und Kokain.

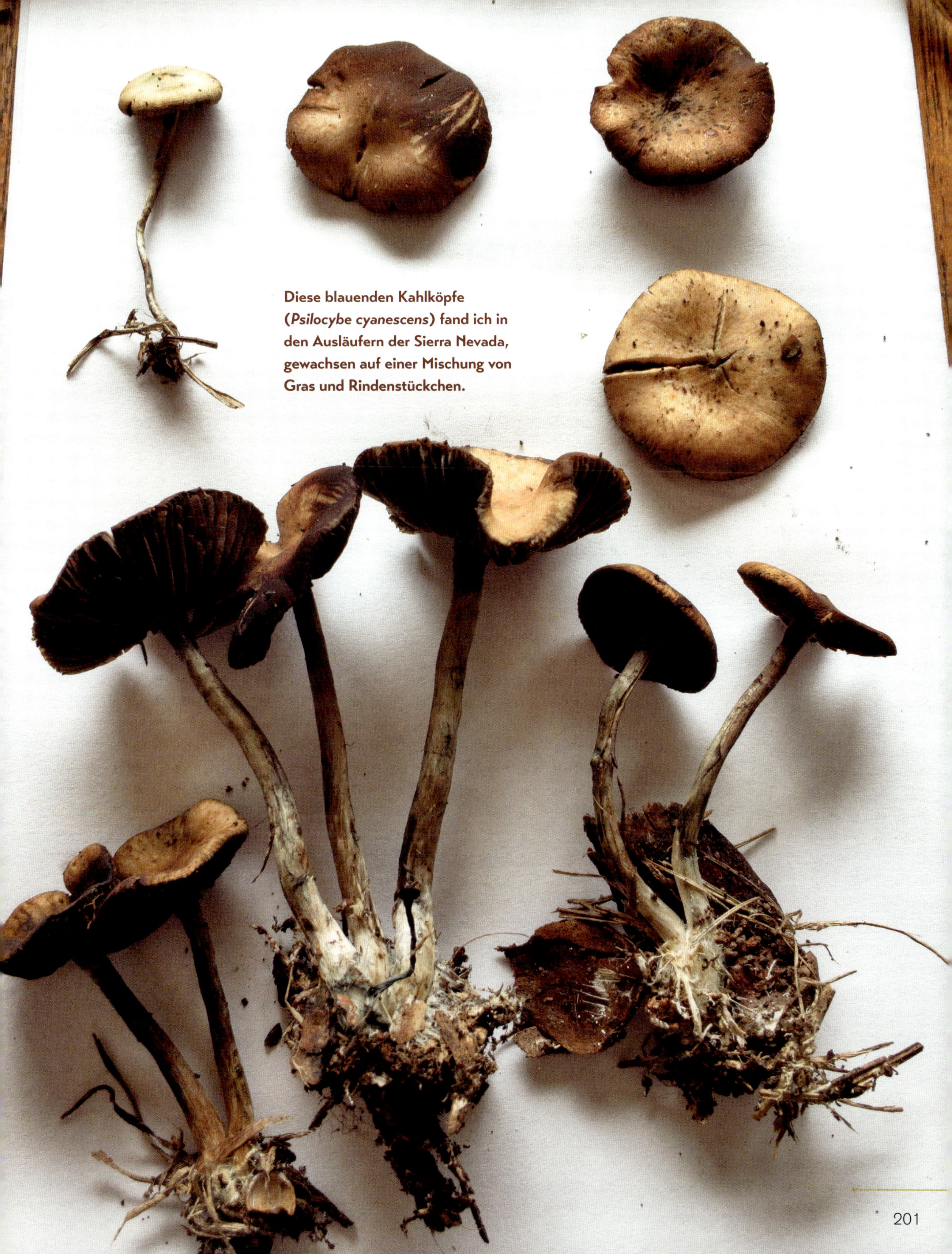

Diese blauenden Kahlköpfe (*Psilocybe cyanescens*) fand ich in den Ausläufern der Sierra Nevada, gewachsen auf einer Mischung von Gras und Rindenstückchen.

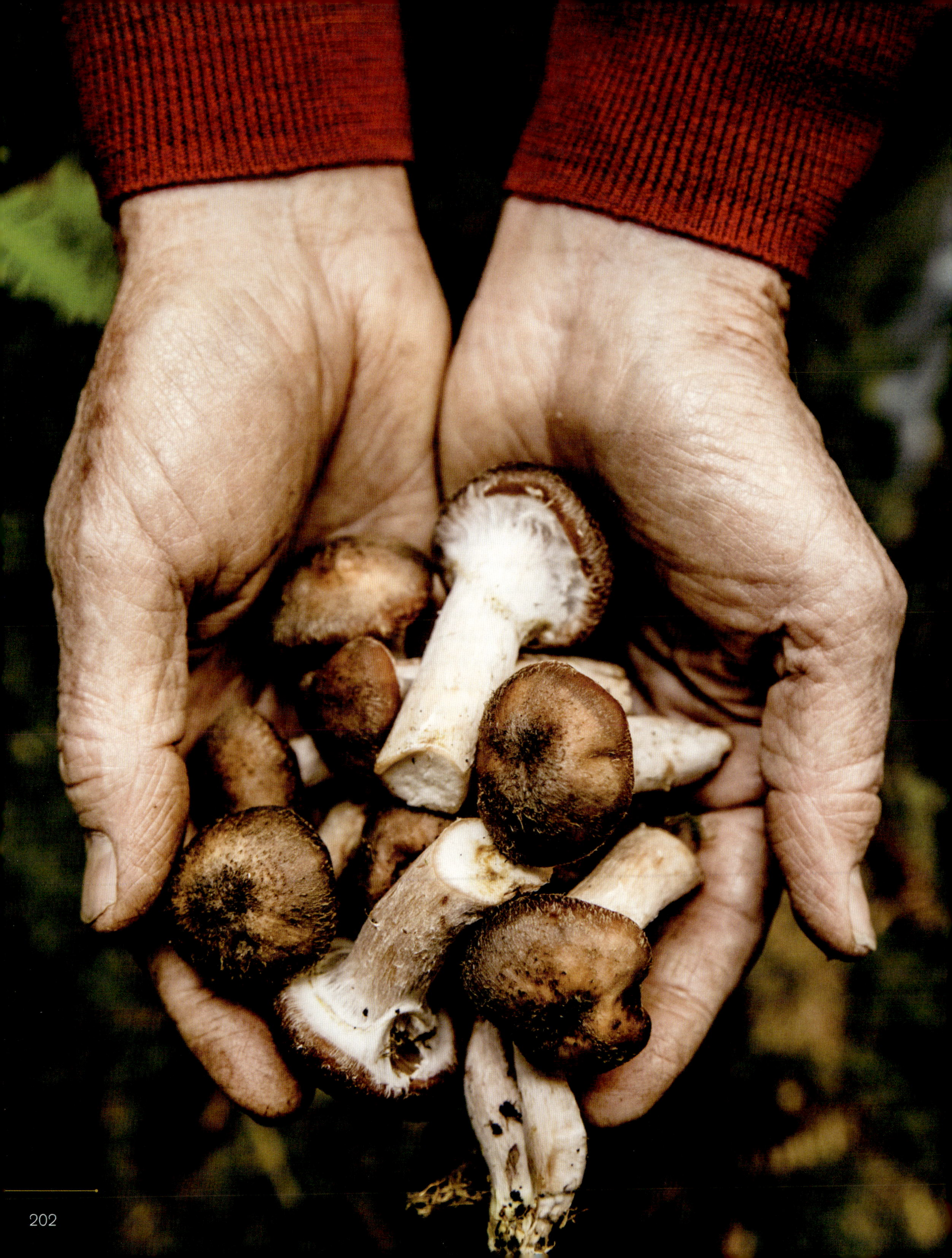

5 | WILDPILZE SAMMELN UND BESTIMMEN PILZE ZU HAUSE ZÜCHTEN

MAI BIS OKTOBER ist die Hauptpilzsaison in Deutschland. Bei mir im heißen Kalifornien wachsen die Pilze eher im Herbst und Winter. Seit 40 Jahren beschäftigen mich diese faszinierenden Lebewesen aus dem Reich der Eukaryoten. Ich habe viel von ihnen und über sie gelernt und viel vom Wissen anderer „Pilzköpfe" profitiert. Ich erfuhr mehr darüber, wo und wie Pilze wachsen, wie man sie bestimmt und auch welche Pilze man selbst züchten kann. Die Ideen, Methoden und Möglichkeiten, die in diesem Kapitel vorgestellt werden, sind die Quintessenz jahrzehntelanger Forschung und praktischer Erfahrung.

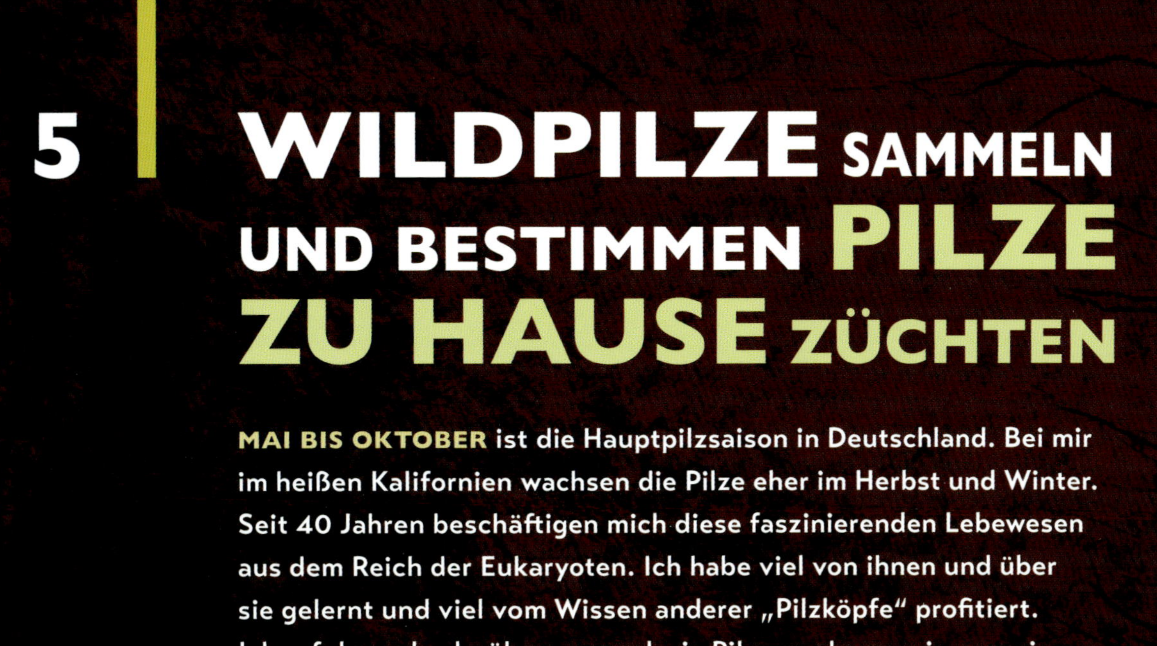

LEBEN DER PILZE

Das Reich der Pilze ist riesig: das, was wir normalerweise als Pilze bezeichnen (Makropilze mit großen Fruchtkörpern), Schimmelpilze, Eipilze (Algen-, Cellulose-pilze) und Hefen. Anders als blühende Pflanzen vermehren sich Pilze mittels Sporen, die so leicht und kompakt sind, dass sie mit dem Wind zu entlegenen Orten reisen. Manchmal sehr hoch am Himmel. In der Troposphäre, der niedrigsten Schicht der Atmosphäre, haben Forscher massenhaft Pilzsporen entdeckt. Fast die Hälfte davon keimfähig.[1]

Wachstum

Mikroskopische Sporen keimen nach der Freisetzung aus, wenn die Bedingungen stimmen. Feuchtigkeit und ein chemischer Aktivator in der Umgebung sollten vorhanden sein: die Kohlendioxid-Konzentration der Luft oder Chemiestoffe wie Flavonoide oder Abietinsäure. Pflanzen und Bäume, kooperieren zum beidseitigen Vorteil und produzieren Abietinsäure, um Nährstoffe austauschen zu können.

Dünne vegetative Fäden (Hyphen, „Pilzfäden") keimen aus, verlängern und verzweigen sich. Das Wurzelgeflecht (Myzel) infiltriert die Umgebung: verrottete Blätter, Zweige, Äste und ganze Bäume.

Myzel infiltriert auch den Erdboden, um sich mit den Wurzeln von Pflanzen und Bäumen zu vernetzen. Chemiestoffe aus Pflanzenwurzeln und Nährstoffe stimulieren das Wachstum und die Ausbreitung von Myzel, inklusive Reproduktion.

Hyphen sind zielstrebig auf Nahrungssuche, entwickeln sich weiter und treffen irgendwann auf einen genetisch diversen Myzeltypus derselben Spezies. Sie vereinigen, vernetzen sich und teilen ihr Wissen. Informationsaustausch.

Reproduktion

Das Leben der Pilze verläuft anders als bei den meisten Pflanzen und Tieren. Sexuelle oder asexuelle Fortpflanzung sichert den Fortbestand.

FORTPFLANZUNG. Pilze haben kein Geschlecht im üblichen Sinn. Fruchtkörper derselben Spezies unterscheiden sich in Bezug auf den „Paarungstyp": genetisch verschiedene Zellen, die nach der Auskeimung der Sporen produziert werden. Daraus entsprungene Sporen und das Myzel haben nur die Hälfte der möglichen Chromosomen (Träger von Genen) einer bestimmten Spezies an Bord. Vereinigen sich zwei Pilz-Paarungstypen (Karyogamie) entstehen Zellen, die Chromosomensätze mit unterschiedlichem Erbgut zweier Individuen derselben Spezies enthalten.

Obwohl sich Pilzzellen und Zytoplasma vereinigen, bleiben die Zellkerne getrennt, manchmal jahrelang. Ist die Zeit gekommen, verschmelzen die Zellkerne und bilden Strukturen aus, die Sporen erzeugen können (Sporangien, Sporenbehälter). Dieser Reproduktionsmodus trägt zur genetischen Vielfalt der Organismen bei (Biodiversifizierung). Anpassungsfähigkeit und Überleben der Spezies verbessern sich. Kommt es im Biotop plötzlich zur verlängerten Trockenzeit, setzen sich Genotypen durch, die Trockenheit aushalten und keimfähig bleiben – was die Elterngeneration nicht gekonnt hätte.

Nach Verschmelzung (Fusion) der Zellkerne entwickelt sich Myzel mit zwei Chomosomensätzen. Myzel ballt sich zusammen und formt einen Fruchtkörper (Sporokarp), der sporenproduzierende Organe bildet (Sporangien) – Schlauchpilze wie Morcheln generieren Sporen in länglichen Säckchen. Steigt der Druck im Säckchen an, werden die Sporen

LEBENSZYKLEN VON PILZEN

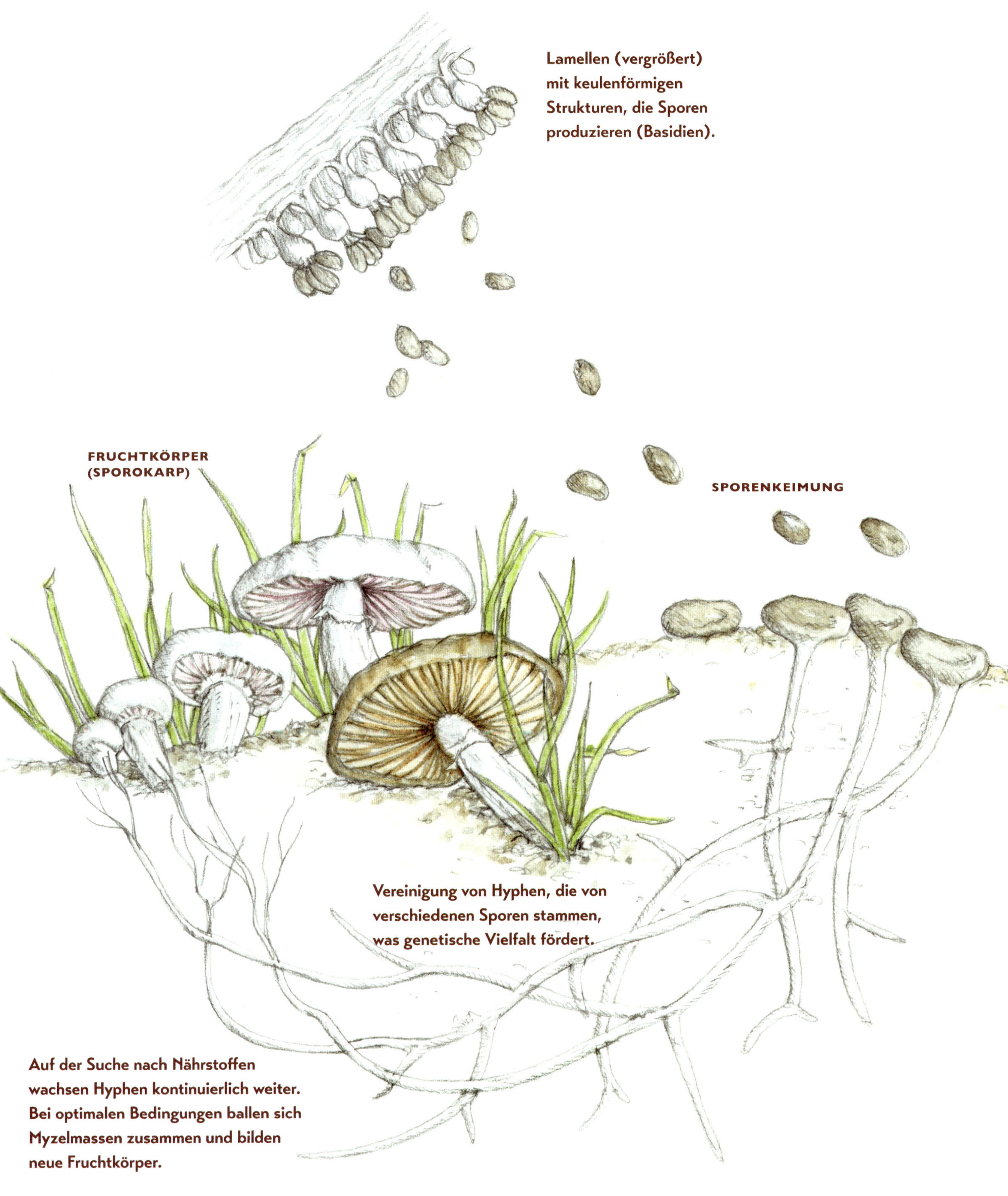

Auf der Suche nach Nährstoffen wachsen Hyphen kontinuierlich weiter. Bei optimalen Bedingungen ballen sich Myzelmassen zusammen und bilden neue Fruchtkörper.

explosionsartig ins Freie geschleudert. Ständerpilze (z. B. Champignons) produzieren Sporen in keulenförmigen Organen (Basidien) auf Lamellen unter dem Hut. Bei Röhrlingen und Porlingen werden die Sporen aus offenen Poren freigesetzt.

ASEXUELL. Pilze, die sich asexuell vermehren, nutzen zwei Methoden. Die erste Option ist Knospung: Die Zelle bildet einen Auswuchs, der Zellkomponenten und DNA aus dem Zellkern enthält und in die Umgebung freigesetzt wird. Die zweite Option ist Fragmentierung: Teile des Myzels brechen ab und bilden neue Kolonien. Asexuelle Reproduktion führt zu einer abgeschwächten genetischen Diversität als sexuelle Fortpflanzung, ist aber energiesparend und zweckmäßig. Neue Kolonien können rasch dort entstehen, wo das Ambiente stimmt.

Das Myzel der Elterngeneration ist unterdessen weiter unbeirrt auf der Suche nach Nahrung.

FUTTERQUELLEN

Pilze brauchen wie alle Lebewesen Nährstoffe, um zu wachsen und zu gedeihen. Alle Pilze sind heterotroph. Das heißt, sie beziehen ihre Nahrung von totem oder verrottendem Pflanzenmaterial oder von lebenden Bäumen. Pflanzen ernähren sich autotroph. Sie produzieren ihre Energie selbst, via Fotosynthese: Sonnenlicht plus Kohlendioxid plus Wasser.

Pilze erschließen Nährstoffquellen mithilfe ihrer Zellwände, die mit elastischen, zähen Polymeren ausgestattet sind: Chitin, Beta-Glucanen und Proteinen. Pilze können Holz und Erde mit Myzelfäden infiltrieren, das Material prüfen und Enzyme freisetzen, die Nährstoffquellen erschließen. Die meisten Pilzspezies sind Saprobionten, Mykorrhiza, Parasiten oder Endophyten.

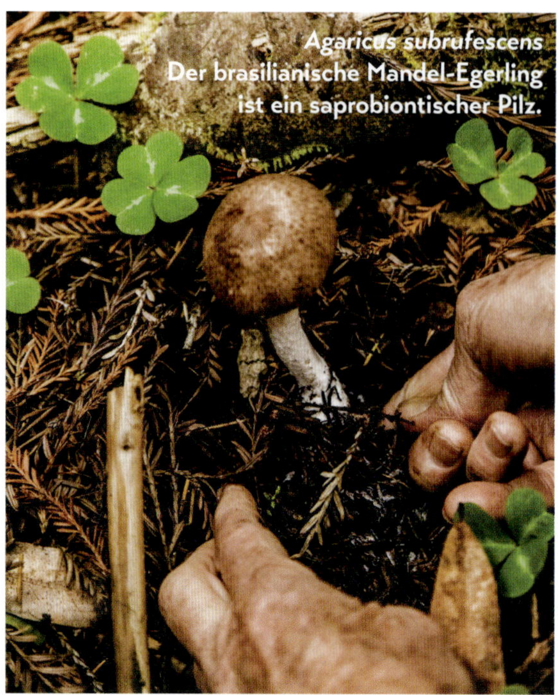
Agaricus subrufescens Der brasilianische Mandel-Egerling ist ein saprobiontischer Pilz.

Saprobionten

Saprobionten (Saprophyten) gedeihen auf verwestem organischen Material, wenn es reichlich Stärke enthält. Schimmelpilze und Hefen sind Saprobionten. Wir kennen Schimmel, der sich auf Erdbeermarmelade oder Brot ausbreitet, und Hefen, die süßen Apfelsaft in Apfelessig verwandeln. Pilze der Gattung *Agaricus*, zu der auch Zuchtchampignons und verwandte Arten gehören, und Pilze anderer Gattungen sind Saprobionten. Auf Wiesen bevorzugen solche Spezies vermodertes Gras. Im Wald überleben sie auf verrottetem Laub und Humus, auf Zweigen, abgefallenen Ästen und Baumrinde. Pilze verwerten tote Biomasse. Ohne Pilze würde sich Totholz bis zum Himmel auftürmen.

Mykorrhizapilze

Mykorrhizapilze (*myko* = Pilz, *rhiza* = Wurzel) pflegen enge Beziehungen mit Blattpflanzen und Bäumen. Beide Partner profitieren davon. Für Pflanzen ist das interessant, was Pilze aus dem Erdboden und Biomaterial extrahieren, beispielsweise

Stickstoff und Mineralstoffe. Mykorrhizapilze unterstützen auch die Wasseraufnahme ihrer Pflanzenpartner. Sie produzieren chemische Stoffe, die Bakterien und Pathogene abschrecken, die es auf Kohlenhydrate in den Wurzeln abgesehen haben. Im Gegenzug bekommen Pilze lebenswichtige Energie in Form von Zuckerverbindungen, die Pflanzen via Fotosynthese in Hülle und Fülle herstellen.

Die Kooperation von Mykorrhizapilzen und Pflanzen ist fast allgegenwärtig und in Millionen Jahren perfektioniert worden. Bekannte Spezies sind der Fliegenpilz (*Amanita muscaria*), Steinpilze (*Boletus edulis*), Milchlinge (*Lactarius*) und Pfifferlinge (*Cantharellus*). Mykorrhiza-Partnerschaften sind entweder „balanciert" oder „ausbeuterisch": Die Partner profitieren 50:50 oder man übervorteilt sich gegenseitig.

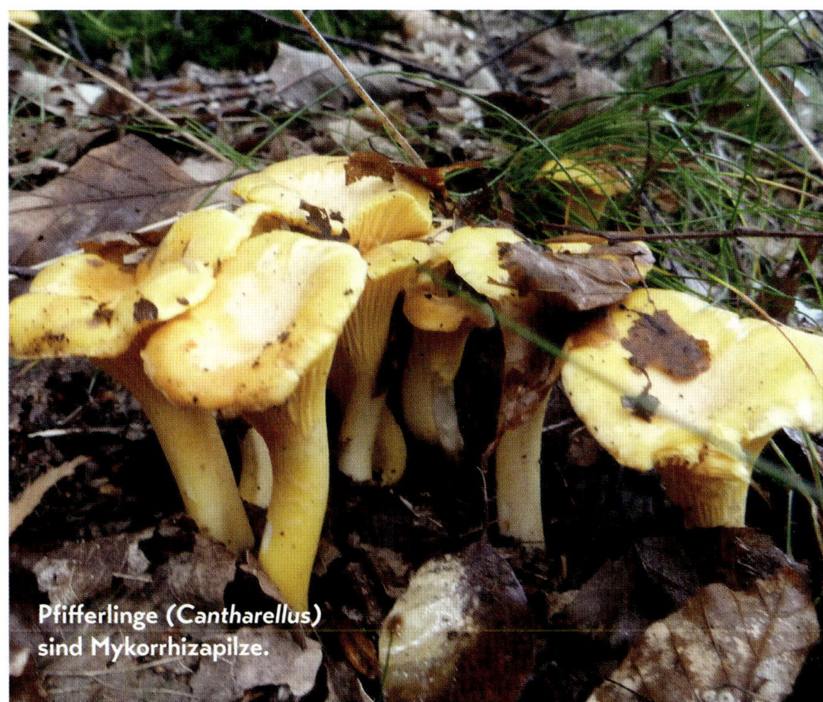
Pfifferlinge (*Cantharellus*) sind Mykorrhizapilze.

Parasiten

Parasitische Pilze befallen lebende Organismen, beispielsweise Insekten und Bäume. Pilze der Gattung *Cordyceps* haben diverse Insekten im Visier: Mottenlarven, Zikaden und Ameisen. *Cordyceps*-Pilze gehören zum Heilmittelschatz der traditionellen chinesischen Medizin. Seit Kurzem sind *Cordyceps*-Präparate als Vitaltonikum weltweit populär: Energie, Vitalität und Langlebigkeit (siehe S. 91).

Manche parasitischen Pilze gedeihen auf lebenden Bäumen und können sie abtöten. Landwirte fürchten Pilze wie den Hallimasch (*Armillaria mellea*) als unerwünschten Schädling auf Obstbäumen.

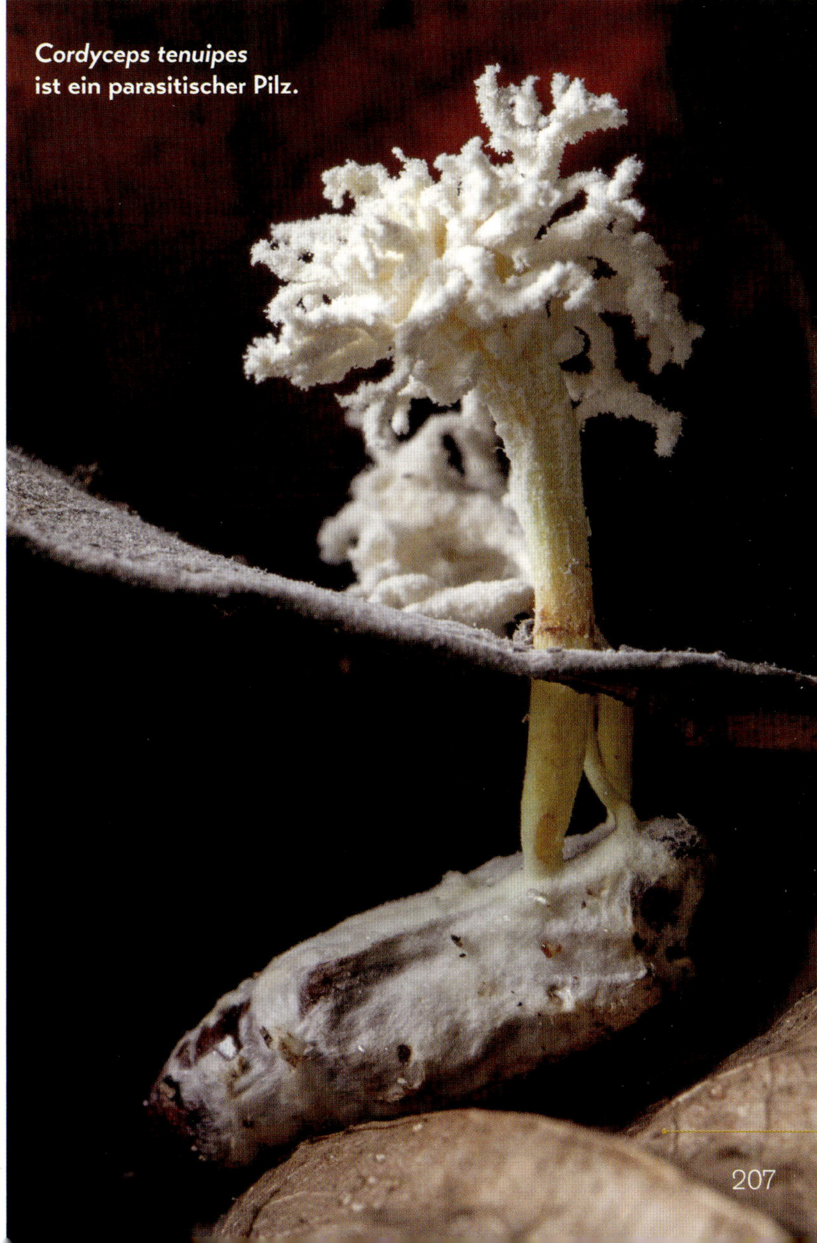
***Cordyceps tenuipes* ist ein parasitischer Pilz.**

Endophyten

Endophytische Pilze leben im Blattgewebe von Pflanzen, richten bei ihrem Wirt aber keinen Schaden an. Schätzungsweise eine Million endophytische Pilzspezies leben in

Pflanzen.[3] Sie verursachen nur harmlose Infektionen im Pflanzengewebe. Endophytenpilze produzieren bioaktive Stoffe, die Pflanzen dazu befähigen, Fressfeinde abzuwehren und sich wechselnder Umgebung anzupassen.[4] Davon profitieren auch die Endophyten. Sie haben ein sicheres Habitat in der Pflanze und jede Menge Nährstoffe, vor allem Zuckerverbindungen. Die perfekte Symbiose für beide Partner.[5]

Endophyten bevölkern Nadelholzblätter, Rinde, Farne, Moose und diverse andere Pflanzen. Das bekannteste Beispiel einer erfolgreichen Endophytensymbiose ist das Krebsmedikament Paclitaxel (Taxol), das aus der Rinde der pazifischen Eibe (*Taxus brevifolia*) gewonnen wird.

Ursprünglich suchte man in der Rinde und den Nadeln dieser langsam wachsenden Eibenart nach einem Zellgift, das für uralten Baumbestand in gesunden Wäldern als bedrohlich eingestuft wurde. Dann entdeckten die Forscher, dass Paclitaxel nicht vom Baum, sondern hauptsächlich vom Pilz produziert wird. Mit Pilzkulturen konnte man nun den Wirkstoff in großen Mengen herstellen. Aus pflanzlichen Endophyten wurden zahlreiche bioaktive Stoffe isoliert – darunter Alkaloide, Steroide, Terpenoide, Polyketone, Flavonoide, Hydrochinon, Phenole und Halogene.[6]

PILZE FINDEN

Draußen in den Wäldern, in der Wildnis, durch die Jahreszeiten zu wandern, den Duft des grünen Frühlings zu atmen, die Hitze des Sommers zu spüren und die Kälte des Schnees im Winter zu erfahren, das hat eine ganz besondere, magische Heilkraft.

Immer der Nase nach geht die Reise weiter. Dem Duft der Erde und aufkeimender Pilze folgend. Sie verströmen ein köstlich süßes Aroma. Immer weiter und weiter an Bachläufen entlang und über Lichtungen, die fußhoch mit modrigem Laub und Humus bedeckt sind. An solchen Orten sind oft die besten Pilze zu finden. Fruchtkörper streben dem Licht entgegen. Sie wölben den Humus- oder Nadelbelag auf und bleiben doch unsichtbar. Umso größer ist die Freude, aromatische Speisepilze oder Heilpilze zu entdecken, deren Hüte unter der Laubhaube hervorblitzen.

Viele Wildpilze produzieren Fruchtkörper, die essbar und für medizinische Zwecke geeignet sind. Manche sind fleischig und weich, andere fast so hart wie Holz. Zum Beispiel glänzende Lackporlinge, die meist auf liegenden oder an noch lebenden Bäumen gedeihen, manchmal sogar im Unterholzgestrüpp. Reishiartige Pilze und Schmetterlingstrameten wachsen gerne auf Baumstümpfen im Wald oder in Gewässernähe.

WIR SIND PILZ

Menschen, Tiere, Pflanzen – alle Lebewesen sind auf Endophyten angewiesen, wenn sie gesund bleiben wollen. Ist unsere Mikroflora gut ausbalanciert, haben wir eine starke Abwehr, die pathogene Keime vernichten kann. Freundlich gesinnte Mikroorganismen stellen zudem nützliche chemische Stoffe her. Bemerkenswert ist, dass Endophyten, die mit menschlichem und pflanzlichem Gewebe kooperieren, Erbgut (DNA) mit ihrem Wirt austauschen. Demnach profitieren wir auch vom Genmaterial unserer Pilzpartner in puncto Fitness, Anpassung, Reproduktion und Langlebigkeit.[7]

Haben Sie eine Stelle mit umgestürzten Bäumen entdeckt, inspizieren Sie beide Seiten, auch die Unterseiten der Stämme, und Sie werden Pilzkolonien finden, die aus der rissigen Rinde sprießen. Damit können Sie vor allem in verregneten Monaten rechnen. Manchmal finde ich Fruchtkörper entlang von Bachläufen oder Bäumen, die quer über Gewässer gefallen sind.

Feuchte kühle Umgebung fördert das Wachstum von Austernpilzen (*Pleurotus ostreatus*), Schmetterlingstrameten (*Trametes versicolor*), Rotrandigen Baumschwämmen (*Fomitopsis pinicula*), Malerpilzen (*Ganoderma applanatum*) und anderen Pilzgewächsen. Pilze sind in verblüffenden Farben, Formen und Größen zu finden.

Wenn Sie lernen, Pilze in freier Wildbahn zu finden, halten Sie zunächst nach möglichst vielen verschiedenen Pilzen Ausschau. Betrachten Sie die Unterseite des Huts. Stellen Sie fest, ob der Pilz Röhren oder Lamellen hat, wie fest oder hart er sich anfühlt, ob er im Boden oder direkt auf Holz wächst. Hier ist Vorsicht geboten: Manchmal wächst der Pilz auf Holz, das unterirdisch verborgen ist. In einem Notizbuch können Sie die charakteristischen Merkmale der Pilze notieren. Machen Sie viele Fotos!

PILZE BESTIMMEN

Die zutreffende Bestimmung von Pilzen erscheint zunächst schwierig. Ein wenig Übung hilft bei der Pilzdiagnose. Sie nehmen sich Zeit, Pilze eingehend zu untersuchen, machen sich Notizen und ziehen Bestimmungsbücher oder Webguides zu Rate (siehe S. 303). Besonders empfehlenswert sind Vorträge und Gespräche über Pilze – oder geführte Pilzexkursionen: So sehen Sie die Pilze in natura vor sich und haben eine kundige Person, die Ihnen Erkennungsmerkmale vor Ort zeigen kann.

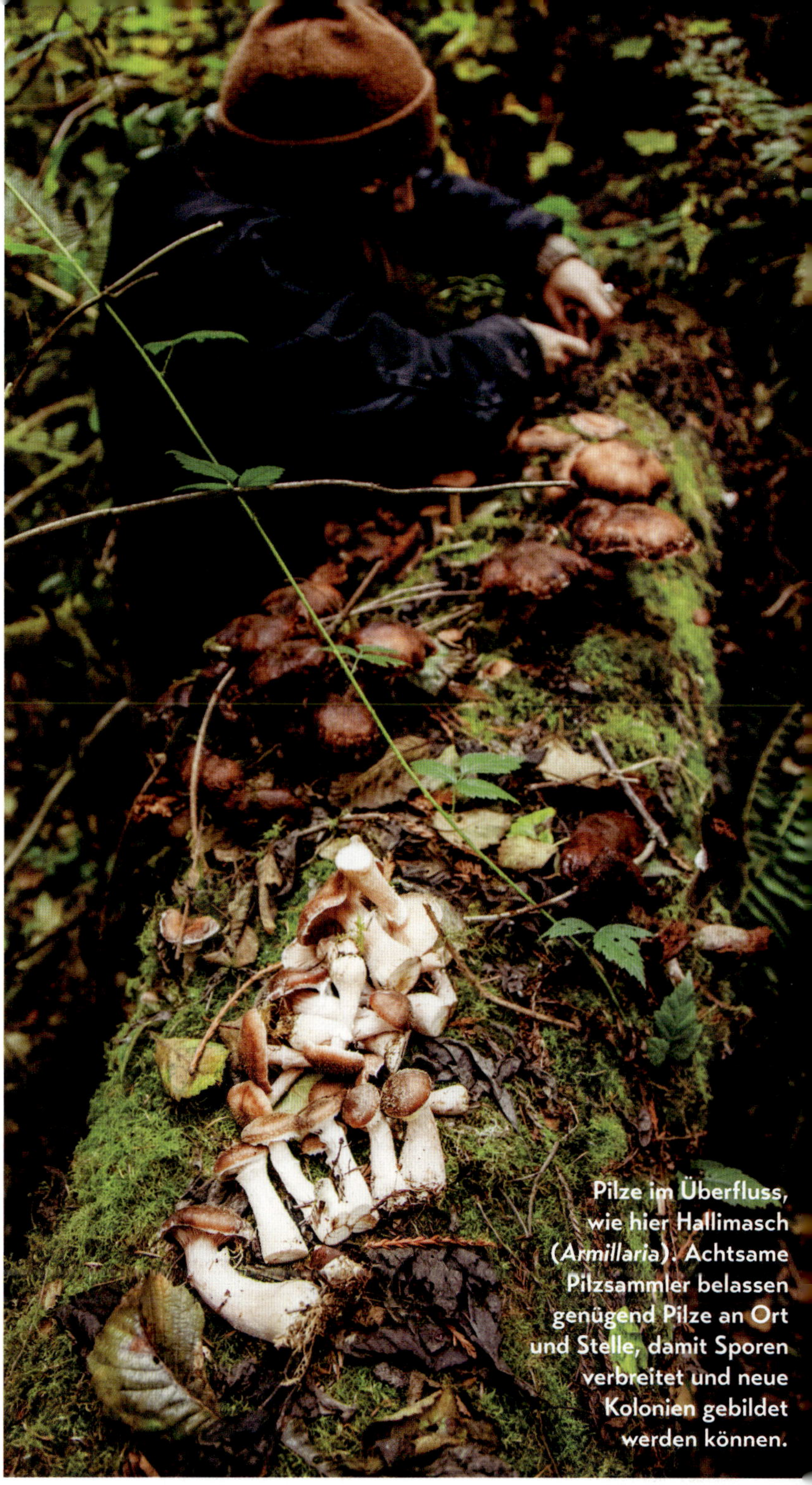

Pilze im Überfluss, wie hier Hallimasch (*Armillaria*). Achtsame Pilzsammler belassen genügend Pilze an Ort und Stelle, damit Sporen verbreitet und neue Kolonien gebildet werden können.

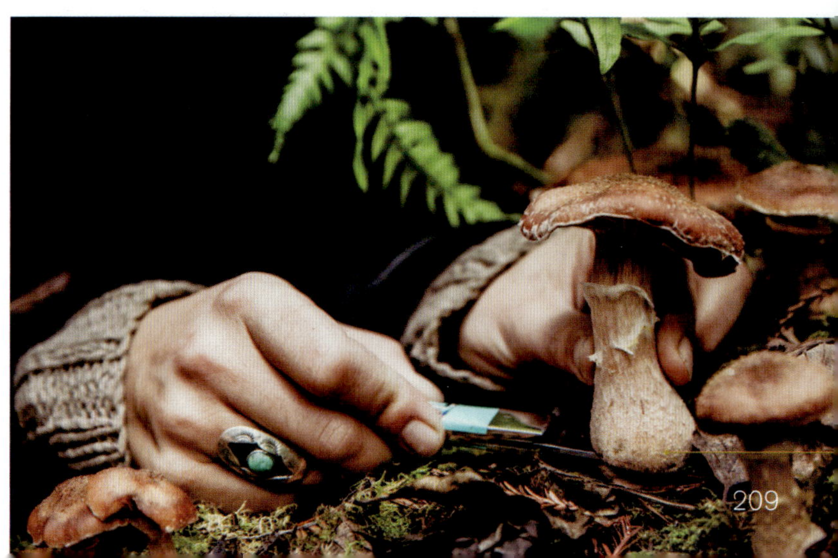

Nach 40 Jahren eifriger Pilzsuche weiß ich, worauf ich achten muss, um Pilze zu bestimmen. Für eine verlässliche Diagnose sollten etwa drei bis fünf Merkmale zutreffen, die für die Gattung und Spezies sprechen. Nachfolgend werden die wichtigsten und häufigsten Merkmale erläutert. Es ist keine dogmatische Anleitung zur Pilzbestimmung, vielmehr eine Empfehlung für Guides, die Ihnen bei der Bestimmung von Gattung und Spezies helfen (siehe S. 303).

FRUCHTKÖRPER | GRÖSSE. Die Wuchshöhe von Pilzen mit Stiel reicht von winzig (2 cm) über klein bis mittelgroß (5–8 cm). Die Hüte erreichen Durchmesser von 3 bis mehr als 20 cm, wenn sie voll ausgereift und entfaltet sind. Es gibt aber auch ganz flache Pilze. Unter einem abgestorbenen Baum in China entdeckte man einen gigantischen Fruchtkörper: Durchmesser fast 10 Meter, 500 Kilogramm schwer!

FRUCHTKÖRPER | HÜTE. Die Hüte der Pilze kommen in allen mögliche Formen vor, z. B.: halbkugelig, glockig, trichterförmig, gerieft, walzenförmig. Die Stiele variieren ebenfalls, z. B.: dicke, bauchige, netzige, hohle, rillige, beringte. Es gibt reguläre und irreguläre Formen, mit seitlichen Stielen wie bei Austernpilzen oder Porlingen.

FRUCHTKÖRPER | FARBE. In der Regel sind Pilze braun, kommen aber in allen Farben des Regenbogens vor. Beispielsweise können Täublinge (*Russula*), die häufig in Wäldern wachsen, dunkelgrün, pupurn mit gelben Glanzpunkten, kirschrot, weiß, cremefarben, gelb oder fast schwarz sein. Viele Champignonarten (*Agaricus*) sind weiß, cremefarben oder haben braune Hüte wie Zuchtchampignons, manchmal braun oder rot gesprenkelt. Hut und Stiel können sich rot-, gelb- oder blaufleckig verfärben oder nachdunkeln, wenn sie verletzt/gequetscht werden. Das trifft auf Milchlinge (*Lactarius*) zu, die weiße oder farbige Milch absondern, wenn sie angeschnitten werden.

LAMELLEN, RÖHREN ODER STOPPELN. Pilze haben Lamellen (z. B. Pfifferlinge, Fliegenpilze), Röhren (z. B. Steinpilze, Röhrlinge) oder Stoppeln wie die Stoppelpilze z. B. Semmel-Stoppelpilz (*H. repandum*). Bei manchen Fruchtkörpern sind die Röhren oder Lamellen mit bloßem Auge nicht zu erkennen. Die Röhren an der Basis von Schichtpilzen (*Stereum*) sind so winzig, dass man sie nur unter dem Mikroskop erkennt.

LAMELLEN. Bei einigen Spezies sind die Lamellen nicht am Stiel angewachsen. Sie können am Ansatzpunkt gekerbt sein, rechtwinklig in den Stiel übergehen oder den gesamten Stiel entlang abwärts verlaufen.

LAMELLEN UND SPOREN | FARBE. Lamellen und Sporen können weiß sein oder alle möglichen Farben aufweisen von cremefarben, braunschattiert, rostbraun, gelb, rosa, rot, schwarz bis purpurn. Am besten machen Sie einen Sporenabdruck. Ein wichtiges Erkennungsmerkmal. Die Lamellen-/Sporenfarbe ist in der Regel leicht zu erkennen. Pilzguides geben gelegentlich ein Spektrum der häufigsten Farbtöne an.

LAMELLEN | FORMEN. Fruchtkörper können unterschiedlich lange Lamellen haben. Sie stehen dicht gedrängt oder sind mit Abstand locker verteilt. Sie können u. a. queradrig, gegabelt oder labyrinthisch sein.

WEITERE HUTMERKMALE. Der Hut (*Pileus*) kann groß oder klein, uneben, gerippt, schuppig oder mit Warzen bedeckt sein. Betasten Sie den Hut: klebrig,

Im Uhrzeigersinn von oben links: Sandröhrling (*Suillus variegatus*), Habichtspilz (*Sarcodon imbricatus*), Gelber Knollenblätterpilz (*Amanita citrina*), Heide Rotkappe (*Leccinum versipelle*).

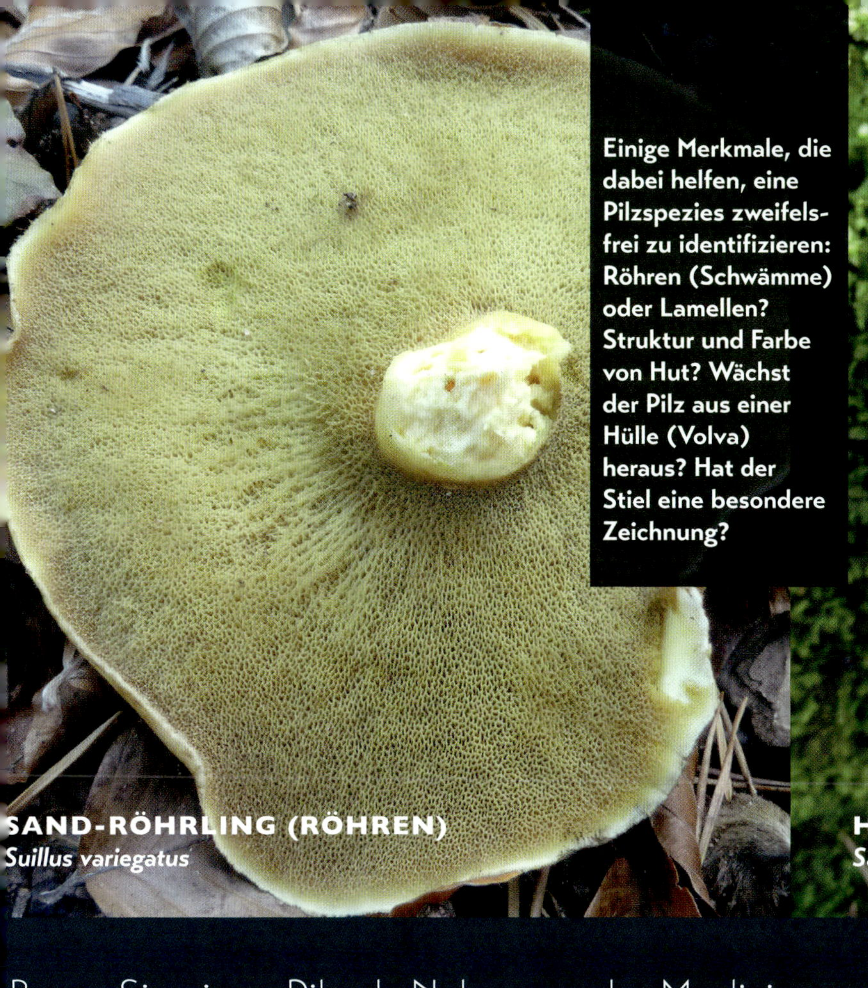

SAND-RÖHRLING (RÖHREN)
Suillus variegatus

Einige Merkmale, die dabei helfen, eine Pilzspezies zweifelsfrei zu identifizieren: Röhren (Schwämme) oder Lamellen? Struktur und Farbe von Hut? Wächst der Pilz aus einer Hülle (Volva) heraus? Hat der Stiel eine besondere Zeichnung?

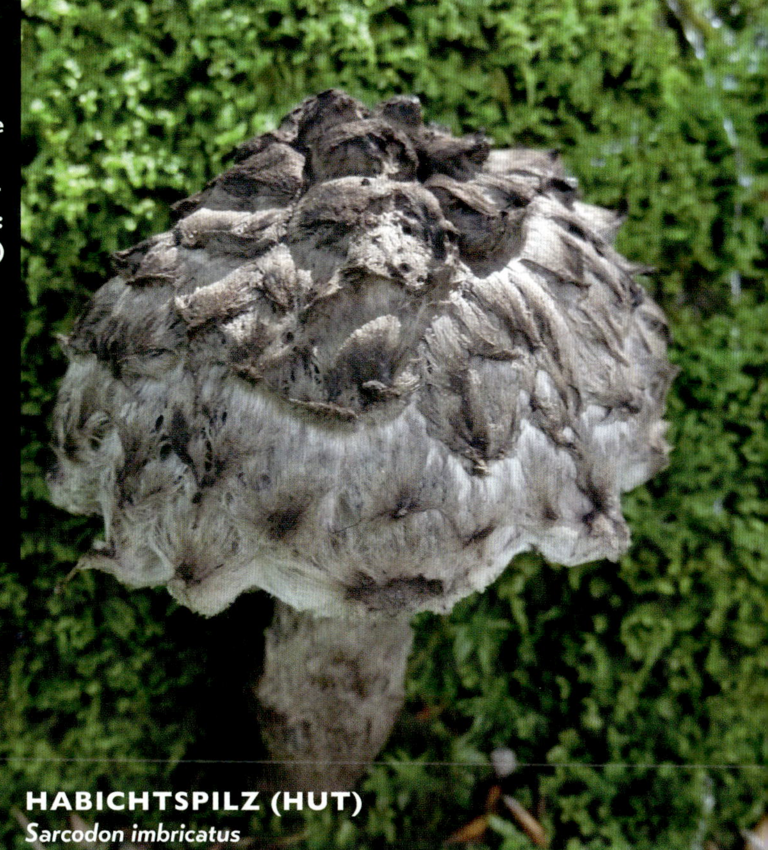

HABICHTSPILZ (HUT)
Sarcodon imbricatus

Bevor Sie einen Pilz als Nahrung oder Medizin verwenden, bestimmen Sie ihn mit so vielen Erkennungsmerkmalen wie möglich – z. B. Röhren, Hut, Stiel, Basis.

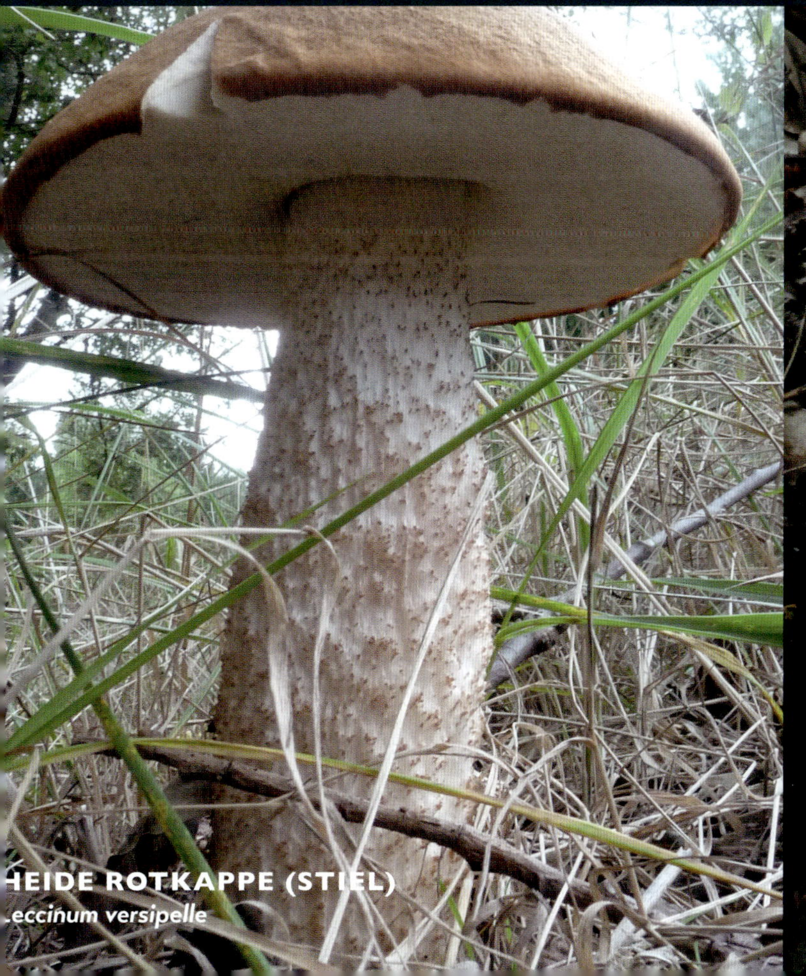

HEIDE ROTKAPPE (STIEL)
Leccinum versipelle

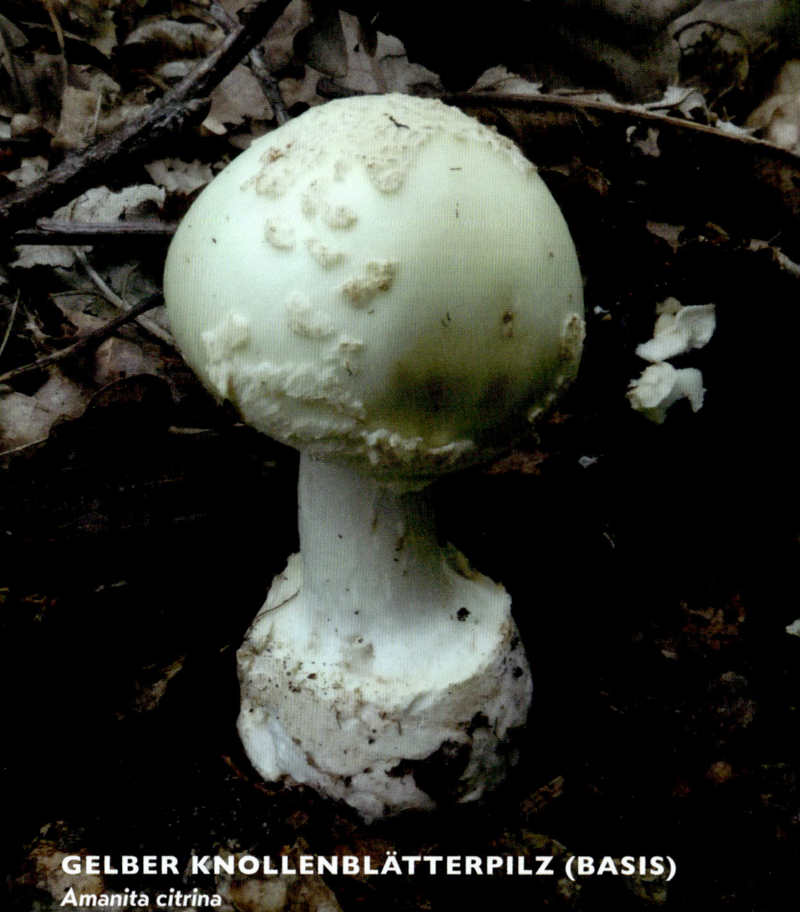

GELBER KNOLLENBLÄTTERPILZ (BASIS)
Amanita citrina

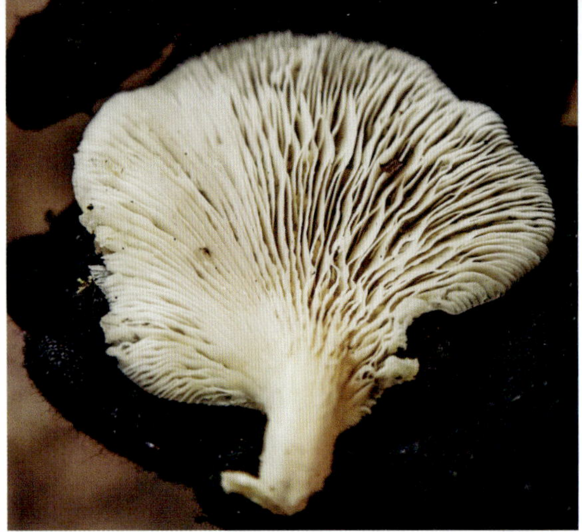

Wenn (wie hier) Lamellen am Stiel ansetzen, kann das ein Erkennungsmerkmal der Spezies sein.

schleimig, trocken? Manche Pilze fühlen sich trocken an, können aber sehr klebrig und pappig werden, wenn sie feucht sind. Testweise spritzen Sie ein wenig Wasser auf den Hut und verreiben es.

WEITERE STIELMERKMALE. Der Stiel kann dick oder dünn, fest oder brüchig sein. Er kann seitlich ansetzen oder ganz fehlen. Er kann glatt durchbrechen wie ein Stück Kreide – ein Merkmal von Täublingen und Milchlingen – oder ungleichmäßig zersplittern. Er kann hohl oder massiv sein. Meist am oberen Ende des Stiels kann ein Ring zu finden sein, beim sehr leckeren Riesenschirmling (Macrolepiota procera) ist er immer verschiebbar. Stiele können spinnwebartig wie bei Schleierlingen (*Cortinarius*) oder netzartig wie bei Steinpilzen (*Boletus*) und dem Netzstieligen Hexenröhrling (*Boletus luridus*)strukturiert sein.

STIELBASIS. Der Stiel kann an der Basis aus einer Becherhülle oder *Volva* entspringen. Ein wichtiges Merkmal der giftigen *Amanita*-Gattung. Abgeschnitten oder herausgedreht kann sich die Stielbasis gelb, blau oder rot verfärben oder zu braun oder blau oxidieren, wenn man den Pilz handhabt oder beschädigt. Bei *Psilocybe*-Pilze kommen Blaufärbungen häufiger vor.

DUFT. Ein wichtiges Merkmal. Einmal traf ich einen Mykologen aus Europa, der behauptete, jeden Pilz nur am Geruch zu erkennen. Manche Spezies verströmen ein leicht oder süßlich „pilziges“ Aroma, andere riechen nach Rettich, grünem Mais, süßen Mandeln oder Anis, nach verdorbenem Fleisch, was Fliegen anzieht (die die Sporen weiter verbreiten), oder nach Industriechemie (ungenießbar). Schnuppern Sie nicht zu nahe an den Lamellen. Sie könnten Sporen inhalieren und allergisch reagieren. Schneiden oder drücken Sie auf die Stielbasis oder Hutspitze und riechen Sie dann.

GESCHMACK. Der Pilzgeschmack kann auf Essbarkeit hinweisen. Geschmacklose, leicht oder süßlich schmeckende Pilze sind mit größerer Wahrscheinlichkeit essbar. Aber Vorsicht: Geschmack allein zählt nicht! Tödliche giftige Pilze aus der *Amanita*-Spezies sollen köstlich schmecken. Pilze können scharf wie Meerrettich (Täublinge und Milchlinge), bitter oder chemisch schmecken– weniger gut für die Küche.

Mein Geschmackstest: Ich nehme ein kleines Stück vom Hutrand und/oder Stiel in den Mund, kaue ein wenig, um den Geschmack zu bekommen – süß, bitter, scharf, chemisch, geschmacklos? – und spucke dann aus. Niemals schlucken! Spülen Sie danach den Mund aus. Selbst ein sehr giftiger Pilz wird Sie so wahrscheinlich kaum krank machen. Aber falls Sie vermuten, dass es eine hochgiftige oder gar tödliche Spezies sein könnte (z. B. Knollenblätterpilz), verzichten Sie und machen nur den Geruchstest.

SUBSTRAT. Zu wissen, welcher Pilz auf welchem Substrat wächst, hilft bei der Pilzbestimmung. Prüfen Sie genau, auf welchem Nährboden die Pilze gedeihen: direkt im Erdreich? Auf Holz, auch unterirdischem Holz? Auf verfaultem Laub oder Heu? Welche Baumarten sind in der Nähe?

Der Sporenabdruck

Zur Bestimmung von Pilzen ist die Sporenfarbe hilfreich. Mit einem Sporenabdruck lassen sich vermutliche Doppelgänger entlarven. Der Grünblättige Giftriesenschirmling (*Chlorophyllum molybdites)*, der auf Wiesen wächst, kann Übelkeit und Erbrechen auslösen, er sondert grüne Sporen ab. Der Pilz ähnelt zwei beliebten Speisepilzen, dem Riesenschirmling (*Macrolepiota procera*), auch Parasolpilz genannt, und dem Safranschirmling (*Macrolepiota rhacodes*), die beide weiße Sporen abgeben.

In freier Wildbahn zieht man bei Pilzen, deren Hüte andere Pilze überlappen, einen Fruchtkörper beiseite und sucht nach Sporen auf dem darunterliegenden Hut. Empfehlenswert, um Hallimasch (*Armillaria mellea*) zu identifizieren, der weiße Sporen unter braunen Hüten absondert und oft büschelweise vorkommt.

Ein einzelnes Exemplar oder nicht überlappende Pilzhüte nehmen Sie mit nach Hause und machen einen Sporenabdruck. Sie schneiden den Stiel ab, legen den Pilzhut mit der Unterseite auf ein Blatt Papier und bedecken ihn, damit die Sporen nicht weggeblasen werden. Dann warten Sie einige Stunden oder bis zum nächsten Morgen und prüfen die Sporenfarbe.

Sporen können verschiedenfarbig sein: weiß, rosa, fleischfarben, gelb, gelbbraun, braun schattiert (rost- bis schokofarben), purpurn und schwarz. Vergleichen Sie die Sporenfarben im Pilzguide. Prüfen Sie möglichst viele Erkennungsmerkmale, um Pilze eindeutig zu bestimmen.

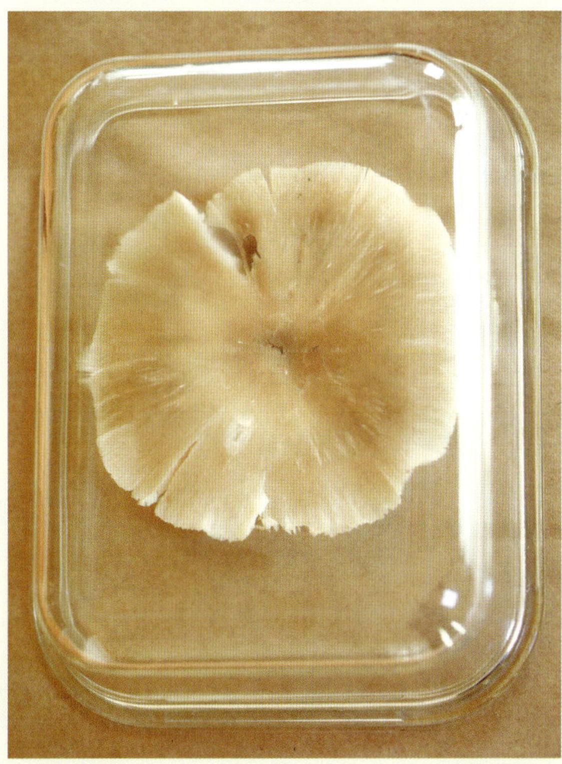

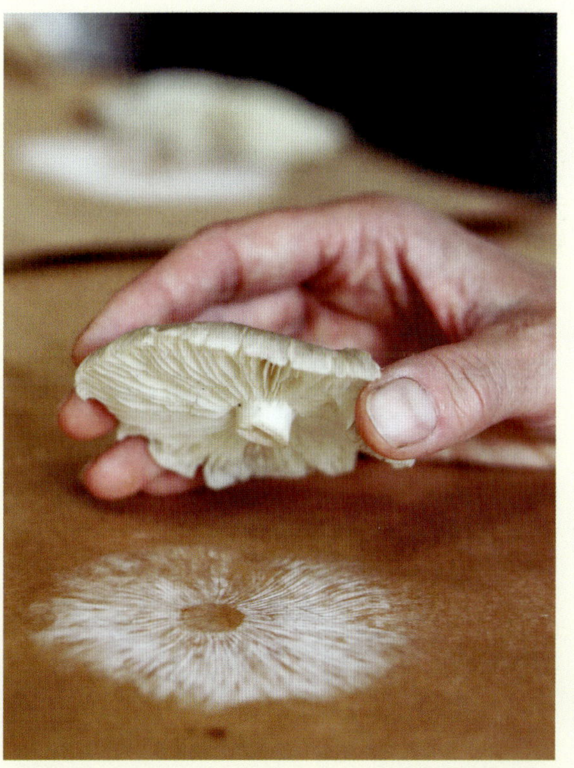

VORSICHT VOR GIFTIGEN PILZEN

Die gute Nachricht zuerst: Es gibt keine Pilze die „kontaktgiftig" sind, d. h. Sie müssen von den Pilzen essen, um das Gift in den Körper aufzunehmen. Unter all den wilden Pilzspezies, die groß und fleischig genug sind, um sich mit ihnen zu befassen, gibt es nur sehr wenige hoch toxische und einige mehr, die Übelkeit und Erbrechen verursachen. Unsere Vorfahren erfuhren am eigenen Leib, welche Pilze toxisch, genießbar oder medizinisch wertvoll sind. Bevor Sie selbst Pilze sammeln, lernen Sie, wie Pilze bestimmt und toxische Spezies vermieden werden: mit Bestimmungsbüchern/-guides (unsere Tipps finden Sie auf S. 303), auf Exkursionen mit erfahrenen Pilzkennern oder in Pilz-Seminaren.

Die nachfolgend gelisteten Genera enthalten Pilze, die bekanntermaßen tödlich wirken können. Es wird dringend empfohlen, sich mit den spezifischen Eigenschaften der Spezies vertraut zu machen, bevor Sie Wildpilze sammeln und zubereiten. Meiden Sie toxische Gattungen, bis Sie genügend Expertise und Erfahrung haben.

Es folgt ein Überblick über Spezies, die man tunlichst meiden sollte. Ziehen Sie kundige Pilzexperten zu Rate, um eine Spezies zweifelsfrei zu bestimmen. Ich empfehle Fachlektüre zum Thema Pilztoxikologie (siehe S. 303).

KNOLLENBLÄTTERPILZE | *AMANITA*

Zur Gattung *Amanita* zählen einige der bekanntesten, potenziell tödlichen Pilze: Grüner Knollenblätterpilz (*A. phalloides*), Weißer Knollenblätterpilz (*A. virosa*) und andere. Tatsächlich sind nur eine Handvoll Spezies der *Amanita*-Gattung essbar. Der halluzinogene Fliegenpilz *A. muscaria* ist nicht tödlich (siehe S. 194). Am besten lassen Sie alle *Amanita*-Pilze links liegen, bis Sie mehr Wissen und Erfahrung gesammelt haben. Eine Regel besagt: „Du sollst keine Amanita-Pilze essen!"

Die Lamellen und der Sporenabdruck sind weiß. Die weißen Lamellen sind nicht mit dem Stiel verwachsen. Der Hut ist voll entfaltet mittelgroß bis groß, wenn der Pilz ausgereift ist. Am oberen Stielende kann ein geriefter Ring sein. Die Stielbasis steckt in einer „Knolle", die mit einer Volva umgeben ist, oft sichtbar freiliegend. Die Fruchtkörper wachsen auf Erde, Waldboden oder Wiesen mit Baumnähe und sind via Mykorrhiza mit benachbarten Nadel- oder Harthölzern (Eichen!) vernetzt. Der Hut kann verschiedenfarbig sein: weiß, orange, braun, knallrot oder gelb. Unbedingt Verwechslungen vermeiden!

Amanita haben oft weiße oder gelbe, filzige Flocken auf dem Hut, manchmal nur einen weißen Gewebefleck in der Mitte. Vorsicht: Bei manchen Spezies fehlen sowohl das *Volva*-Merkmal als auch Flocken. Falls vorhanden: Hinweis auf *Amanita*-Pilze.

GIFTLORCHELN | *GYROMITRA*

Lorcheln der Familie *Gyromitra* sind alle ungenießbar. Die Gift-Lorchel ist tödlich giftig. Lorcheln sind meist braune, mittelgroße bis große Pilze, mit gehirnartig gewundenem Hut und gekammertem Stiel. Erkennbar, wenn man sie halbiert. Sie wachsen auf dem Boden oder auf vermodertem Waldstreu. Ihr Gift ist Monomethylhydrazin, ein krebserregender Stoff.

HÄUBLINGE | *GALERINA*

Die relativ kleinen Pilze kommen meist büschelartig verwachsen vor, bilden gelbe, orange-braune bis braune Fruchtkörper aus

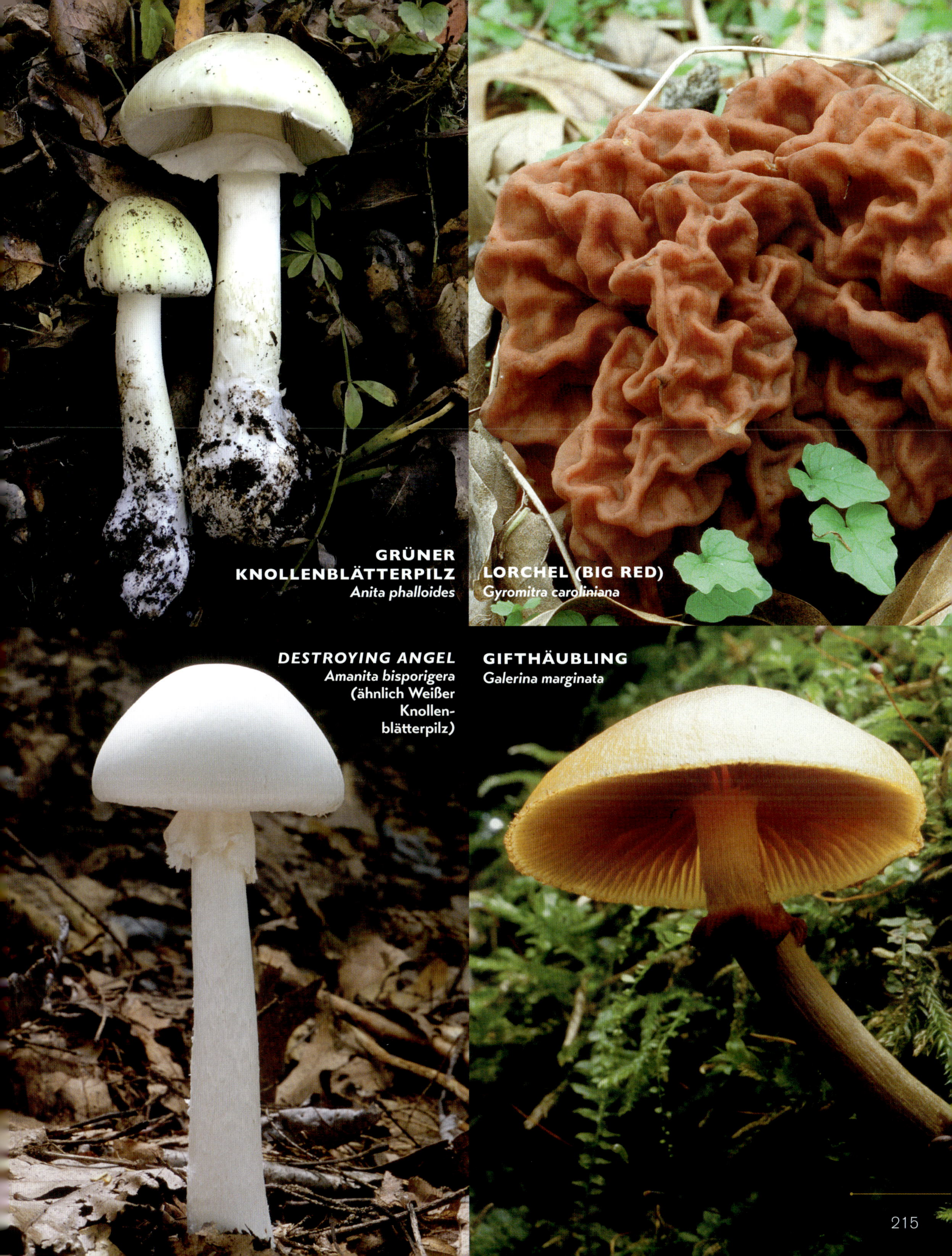

GRÜNER KNOLLENBLÄTTERPILZ
Anita phalloides
LORCHEL (BIG RED)
Gyromitra caroliniana
DESTROYING ANGEL
Amanita bisporigera
(ähnlich Weißer Knollenblätterpilz)
GIFTHÄUBLING
Galerina marginata

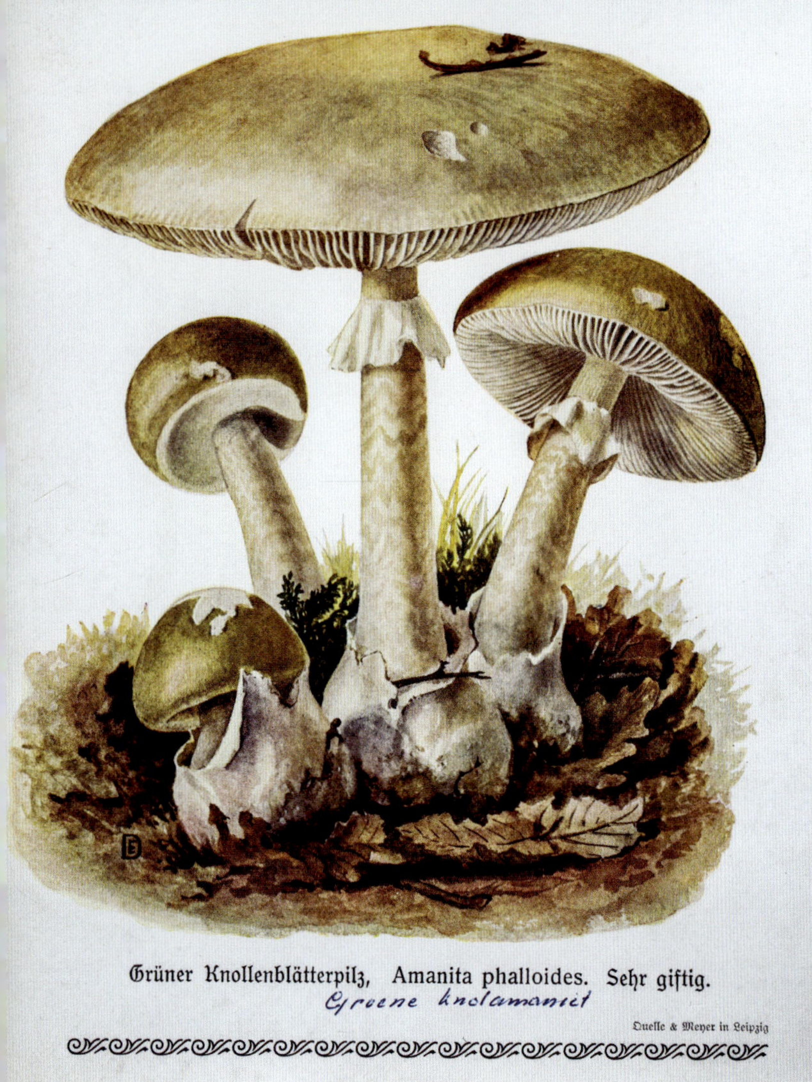
Grüner Knollenblätterpilz, Amanita phalloides. Sehr giftig.
Groene knolamaniet
Quelle & Meyer in Leipzig

NOTFALL | AMANITA-VERGIFTUNG

Der Knollenblätterpilz (*Amanita phalloides*) ist in vielen Ländern eine der häufigsten Ursachen von Pilzvergiftungen. Grund dafür sind massenhaft auftretende Fruchtkörper in manchen Jahren. Die Fruchtkörper selbst sind groß und auffällig, gleichen aber essbaren Pilzen, die häufig in Asien gesammelt werden, z. B. Reisstrohpilzen (*Volvariella volvacea*). Auch in meiner Gegend (Bay Area) wird immer wieder über südostasiatische Einwohner berichtet, die irrtümlich Knollenblätterpilze für die ganze Familie zubereitet haben, häufig mit katastrophalen Folgen. Man geht weltweit von mehr als 2000 *Amanita*-Vergiftungen in den letzten 25 Jahren aus, mit hoher Dunkelziffer. In Europa ist Pilzesammeln und der Genuss von Wildpilzen weiter verbreitet als in den USA. Vergiftungen kommen dort häufiger vor.

9 von 600 *Amanita*-Spezies und Pilze anderer Gattungen enthalten Toxine. Die zyklischen Proteine (Peptide) Amatoxin, Phallotoxin und Virotoxin werden durch Kochen nicht zerstört. Sie sind vor allem für die Leber hochgiftig. Eine halbe Tasse Pilzmaterial (ca. 28 g) reicht aus, um einen Menschen zu töten.

Etwa 6 Stunden nach dem Pilzgenuss treten erste Symptome auf. Die Beschwerden verschlimmern sich in drei Phasen, wenn keine Gegenmaßnahmen eingeleitet werden:

1. Magen-Darm-Verstimmung, Übelkeit und Erbrechen (6–24 Stunden).

2. Die Beschwerden bessern sich und verschwinden (24–72 Stunden).

3. Symptome aufgrund von Nieren- und Leberversagen (4–9 Tage): Übelkeit, Erbrechen, Durchfall, Kopfschmerz, dunkler Urin, Schmerz in der Leberregion.

Es gibt wirksame Gegenmittel, die Pilzgifte neutralisieren und Leben retten, wenn sie innerhalb von 36 Stunden nach Pilzgenuss verabreicht werden. Eine Magenspülung ist nur bis zu einer Stunde nach Pilzgenuss sinnvoll, Aktivkohle zur Entgiftung bis zu zwei Stunden.

Weitere Behandlungsoptionen sind die intravenöse Infusion von Kochsalzlösung, Silymarin aus Mariendistelsamen und Antioxidanzien. Die klinische Therapie der Knollenblätterpilzvergiftung variiert international. Sie ist auch vom Zustand des betroffenen Patienten abhängig.[8]

und produzieren braune Sporen. Manche Exemplare ziert ein filziger Ring am oberen Stiel, der sehr fragil ist und schnell verdirbt. Es gibt Spezies, die *Amanita*-Toxine enthalten (das Gift der Knollenblätterpilze). *Galerina*-Pilze gedeihen auf Holz oder grasbewachsenem Gelände. Alle Spezies bilden braun schattierte Sporen. Ich empfehle, alle Häublinge für kulinarische Zwecke zu verwerfen, die Verwechslungsgefahr mit sehr ähnlichen Pilzen ist zu groß.

Zudem ist die botanische Zuordnung (Taxonomie) uneinheitlich. Verwandte *Galerina*-Gattungen wie Trompetenschnitzlinge (*Tubaria*) und Glockenschüpplinge (*Pholiotina*) sind in einer größeren, unübersichtlichen Gruppe von Pilzen untergebracht. *Pholiotina rugos*a gilt als tödlicher Pilz.

KREMPLINGE | *PAXILLUS*

Pilze dieser Gattung produzieren gelbbraune Sporen und haben am Stiel entlanglaufende Lamellen. Der Kahle Krempling (*Paxillus involutus*) ist ein gelblich-brauner, mittelgroßer Pilz. Er soll tödliches Nierenversagen verursachen, wenn man ihn nicht ausreichend gegart verzehrt. Ein Glycoprotein des Pilzes kann zudem gefährliche Immunreaktionen auslösen. Erkennungsmerkmale sind am Stiel herablaufende Lamellen, der stark eingerollte Hutrand, ein zähflüssiger, klebrig-schleimiger Hutbelag (bei Feuchtigkeit) und Braunverfärbung,

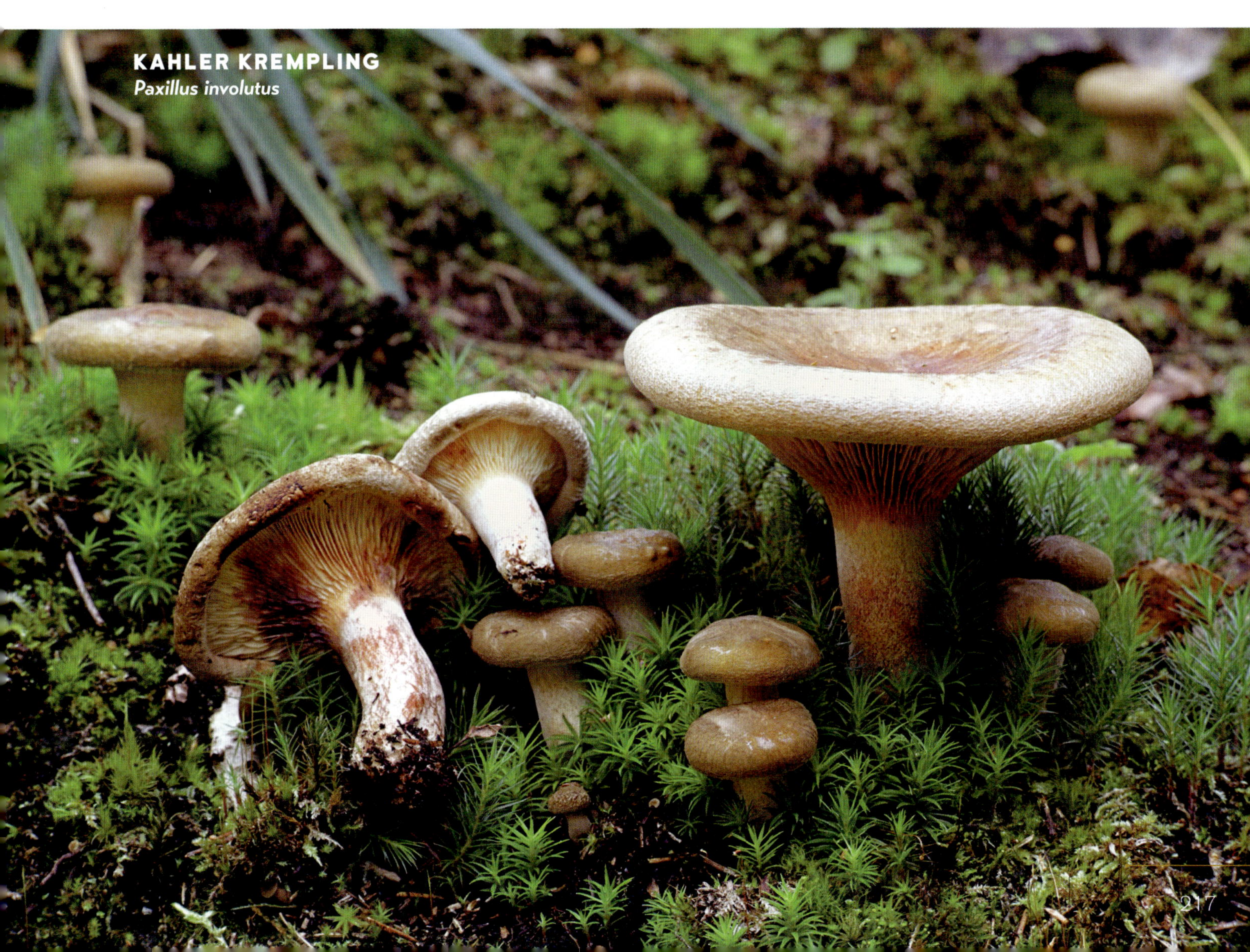
KAHLER KREMPLING
Paxillus involutus

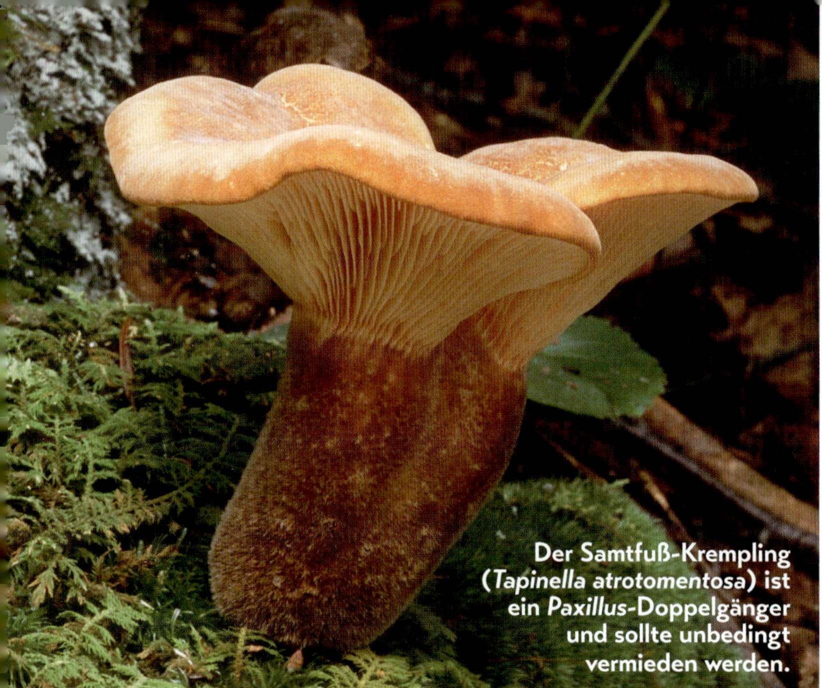

Der Samtfuß-Krempling (*Tapinella atrotomentosa*) ist ein *Paxillus*-Doppelgänger und sollte unbedingt vermieden werden.

wenn der Pilz angeschnitten wird. In manchen Jahren kommt der Kahle Krempling massenhaft in Parks und auf Wiesen vor, bevorzugt in der Nachbarschaft von Bäumen.

SCHLEIERLINGE | *CORTINARIUS*

Mit mehr als 1000 beschriebenen Spezies ist *Cortinarius* die weltweit größte Lamellenpilzgattung. Schleierlinge sind weitverbreitet, giftige Exemplare inklusive. Die europäische Spezies Orangefuchsiger Raukopf (*Cortinarius orellanus*) ist hoch toxisch und kann Studien zufolge tödliches Nierenversagen verursachen. Das Gift Orellanin wurde im Spitzgebuckelten (*C. rubellus*) und Orangefuchsigen Raukopf (*C. orellanus*) nachgewiesen. Beide Spezies kommen in nordamerikanischen und auch in deutschen Regionen vor.

Die Mykorrhizapilze wachsen auf Waldböden unter Laubbäumen oder im Laub-/Nadelholz-Mischwald. Hauptkennzeichen sind spinnwebartige Schleier und rostbraune bis ockerfarbene Sporen. Die Lamellen können direkt am Stiel ansetzen und bei jungen Fruchtkörpern auch komplett verschleiert sein. Mit zunehmender Ausreifung und Hutexpansion zerreißt der Schleier und hängt in Fetzen am Hut oder Stiel. Rostbraune Sporen auf den Schleierfetzen weisen auf die Identität des Giftpilzes hin.

Manchmal fehlen solche Schleierreste ganz. Gelegentlich beobachtet man auch eine vergrößerte knollige Stielbasis. Hut und Stiel können unterschiedliche Farbe haben. Das Spektrum reicht von purpurn, weiß und gelb bis orange und rot.

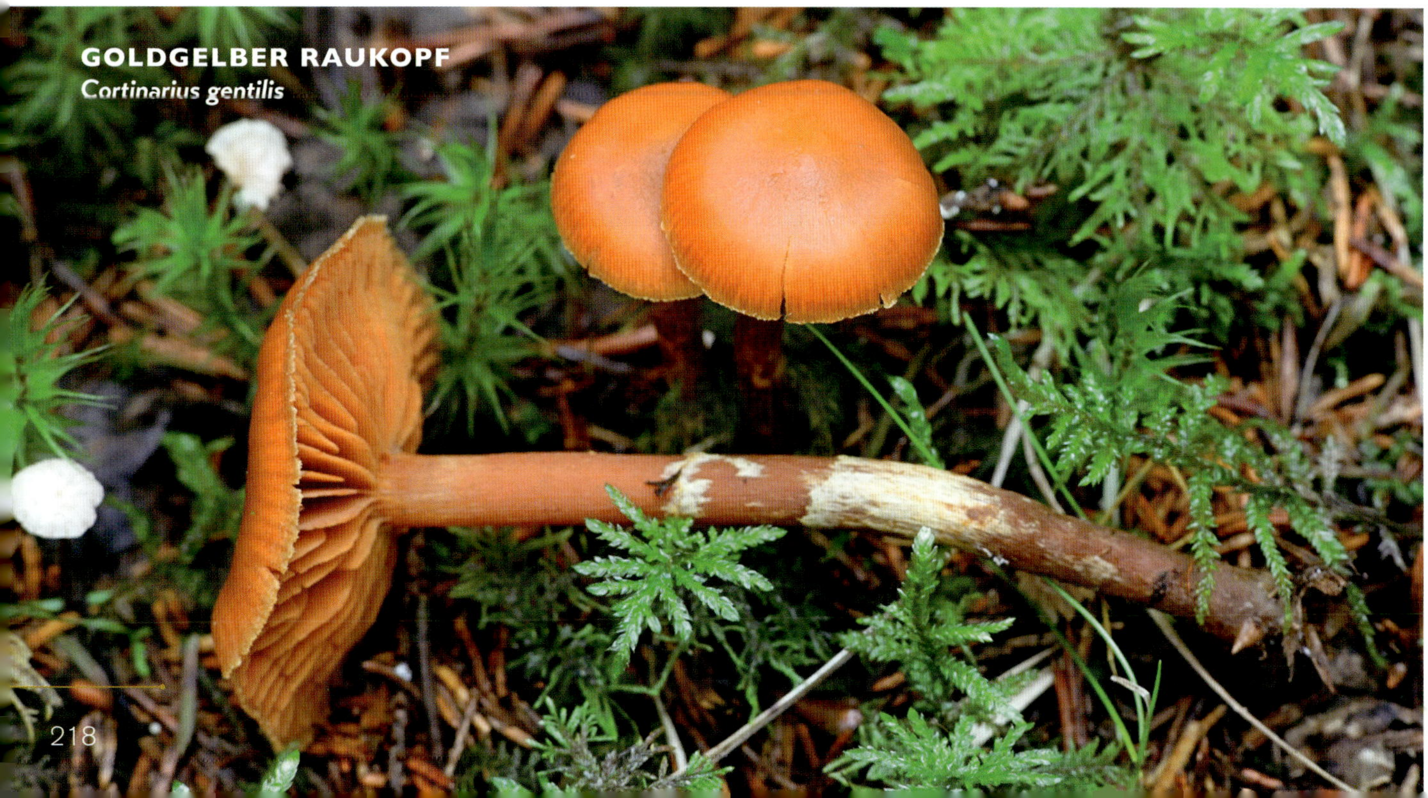

GOLDGELBER RAUKOPF
Cortinarius gentilis

TRICHTERLINGE (*CLITOCYBE*) UND RISSPILZE (*INOCYBE*)

Wer Pilze für die Küche oder für Medizin sammelt, sollte Exemplare beider Gattungen unbedingt meiden. *Clitocybe*-Spezies (Trichterlinge) sind kleine bis mittelgroße Pilze mit cremefarbenem, gelb- oder hellbraunem, sogar lilafarbenem Sporenabdruck. Sie gedeihen in der Regel auf vermodertem Waldstreu.

Inocybe (Risspilze) umfasst mehr als 1400 Spezies. Risspilze haben ebenfalls kleine bis mittelgroße Fruchtkörper mit faserigen Hüten, die zentral erhaben ausgebeult sind (*Umbo*). Die Hüte können weiß bis braun, gelbbraun, lila oder lavendelfarben sein, manchmal strahlenförmig gestreift. Risspilze produzieren meist braune Sporen. Manche Spezies riechen nach grünem Mais, fruchtig oder muffig. Die Mykorrhizapilze gedeihen auf Waldstreu.

Einige Arten dieser Gattungen enthalten toxische Konzentrationen von Muscarin (bis zu 1,5 %), das sehr unangenehme Beschwerden auslösen kann: Übelkeit, Erbrechen, Atemnot und Bauchkrämpfe. Zu den muscarinhaltigen potenziell toxischen Spezies zählen *Clitocybe rivulosa* und *C. dilatata*.

SAMTHÄUBCHEN | *CONOCYBE*

Samthäubchen (*Conocybe*) und Glockenschüpplinge (*Pholiotina*) generieren meist braune Sporen und sind auf modrigem Heu, Dung, Moos oder Humus zu finden. Die kleinen fragilen Pilze haben kegel- oder glockenförmige Hüte. Der Sporenabdruck ist in der Regel rotbraun bis zimtbraun. Die bekannte Spezies *Paxillus rugosa* (früher *Conocybe filaris*) bevorzugt Rasen und enthält dasselbe Gift wie die tödlichen *Amanita*-Pilze.

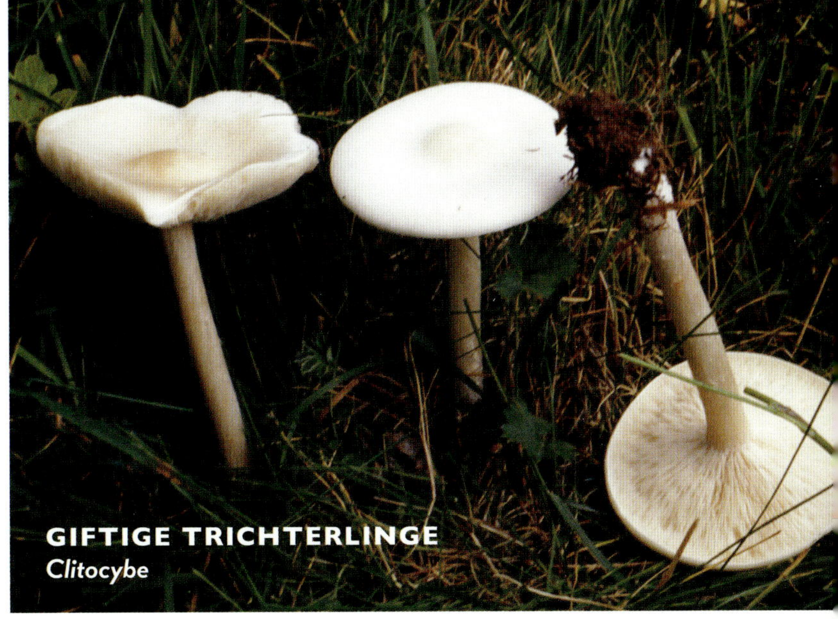

GIFTIGE TRICHTERLINGE
Clitocybe

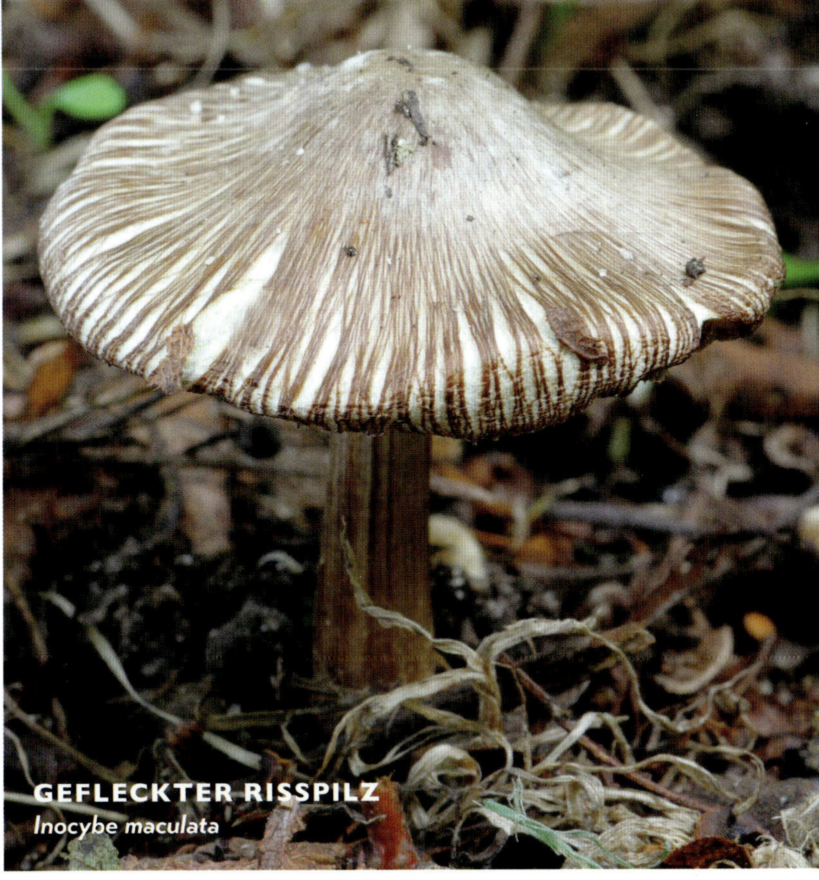

GEFLECKTER RISSPILZ
Inocybe maculata

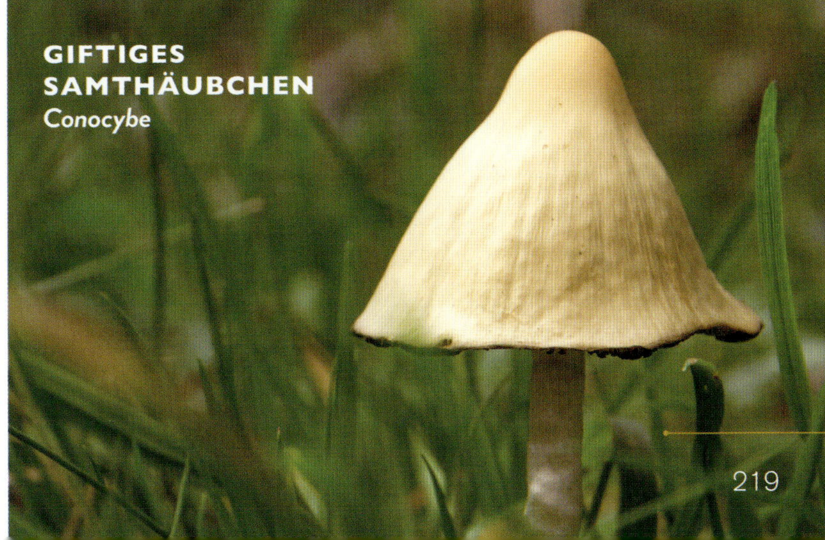

GIFTIGES SAMTHÄUBCHEN
Conocybe

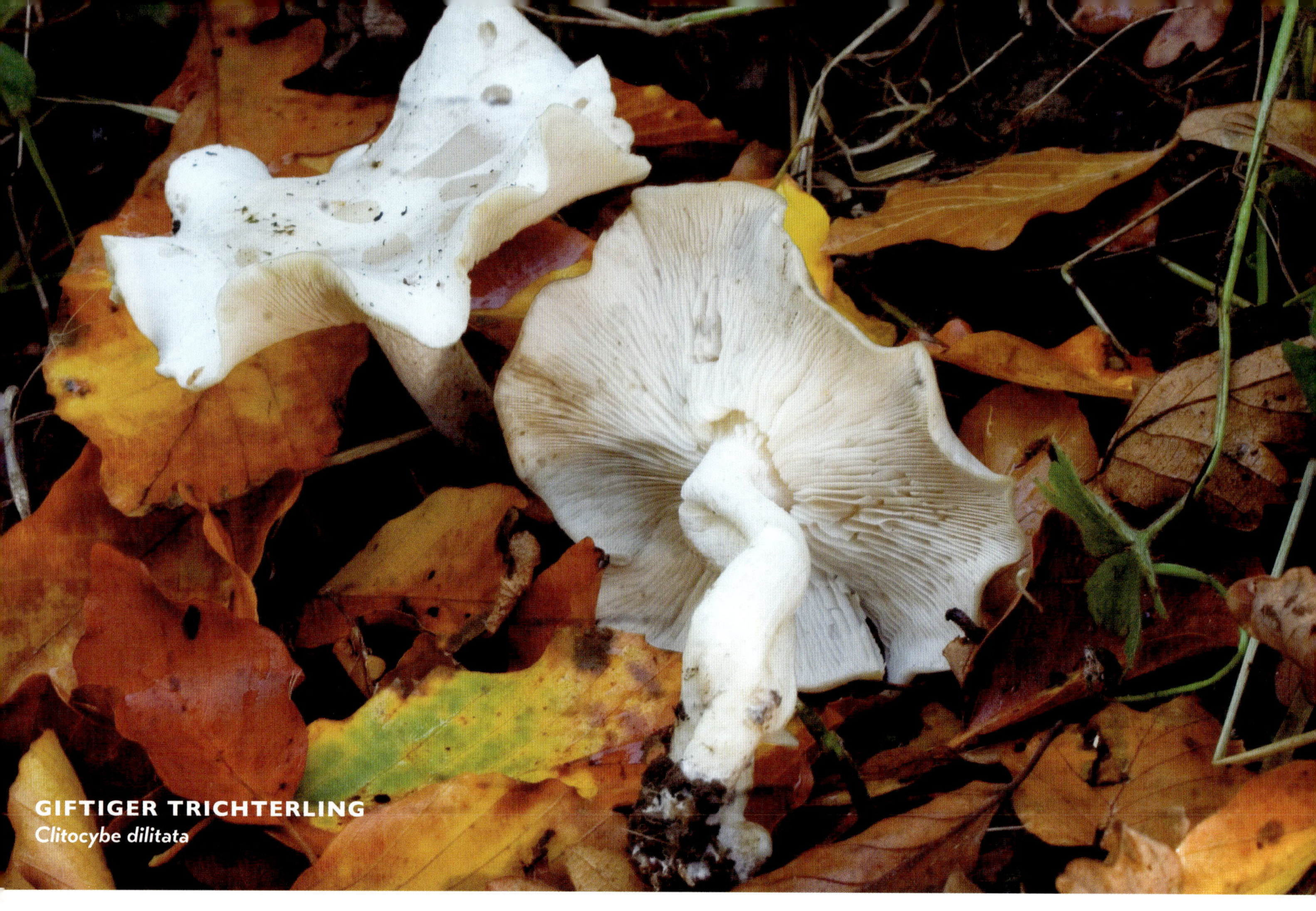
GIFTIGER TRICHTERLING
Clitocybe dilitata

GIBT ES DIE ABSOLUT SICHERE PILZGATTUNG?

Kann man artverwandte Pilze generell als toxisch oder essbar einstufen? Leider funktioniert das nicht so einfach. Die meisten Gattungen – sogar die mit den bekannten *Amanita*-Giftpilzen – schließen auch essbare Spezies mit ein. Als Sammlernovize halten Sie am besten nach Pilzen der Kategorie „sicher" Ausschau und verzichten auf Pilze jedweder Gattung, die toxische Stoffe mitbringen könnten. Relativ sicher sind Sie, wenn Sie mit Steinpilzen *(Boletus edulis),* Pfifferlingen (*Cantharellus*) und Maronenröhrlingen *(Xerocomus badius)* anfangen. Das sind die beliebtesten und bekanntesten Wildpilze, die in Deutschland gesammelt werden. Ein guter Tipp für alle Einsteiger: Es gibt keine tödlich giftigen Pilze mit Röhren (volkstümlich „Schwamm" genannt), im Gegensatz zu Lamellen-Pilzen.

Generell gilt: Kein Pilz ist absolut narrensicher. Sie sollten die Identität jedes Pilzes sorgfältig geprüft haben, bevor Sie ihn essen, und kosten Sie 1 Esslöffel, bevor Sie ihn servieren.

Generell gilt auch: Essbare Pilze sind nicht für jeden gleich gut verträglich, besonders wenn dazu viel Alkohol konsumiert wird. Auch wenn sie nicht ausreichend durchgekocht sind, können sie schwer verdaulich sein, oder wenn die Verdauung im Einzelfall mit der Verzehrmenge überfordert ist.

Manche Menschen reagieren auf Pilzgenuss mit Übelkeit und Magen-Darm-Verstimmung, je nach persönlicher Konstitution. Solche Wirkungen können durch unverdauliche Pilzbestandteile wie Chitin oder Ballaststoffe ausgelöst werden – nicht durch toxische Stoffe. Zur raschen Linderung der Beschwerden empfehle ich Ingwertee mit/ohne Zusatz von Bitterstoffen (z. B. in Enzianwurzel). Wenn sich die Symptome verstärken und/oder der Verdacht besteht, dass Sie etwas Giftiges gegessen haben, suchen Sie sofort einen Arzt auf!

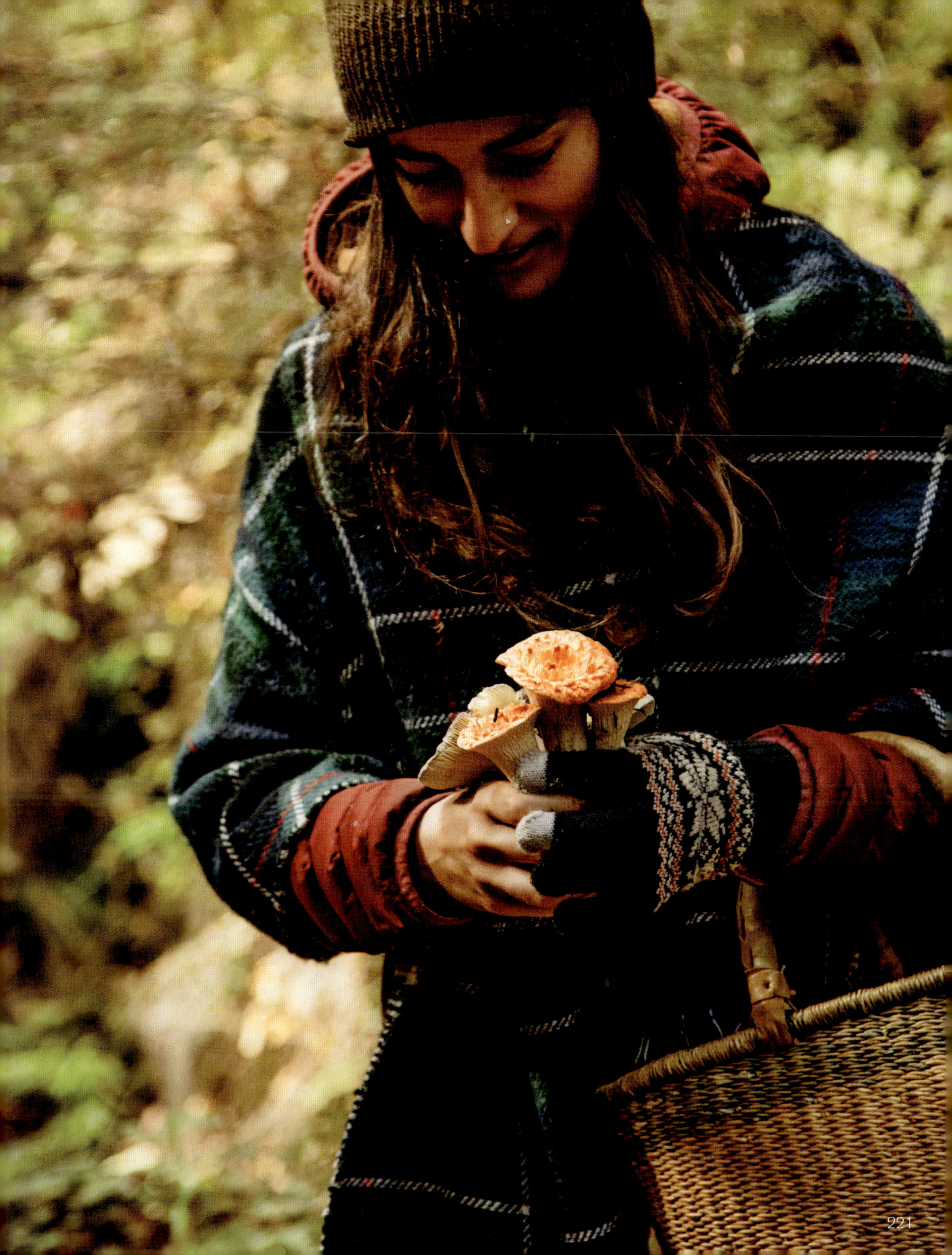

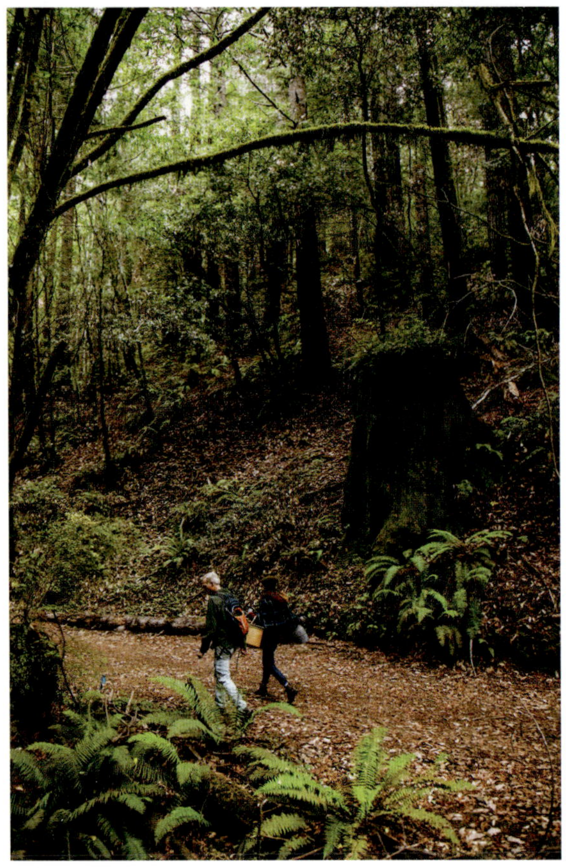

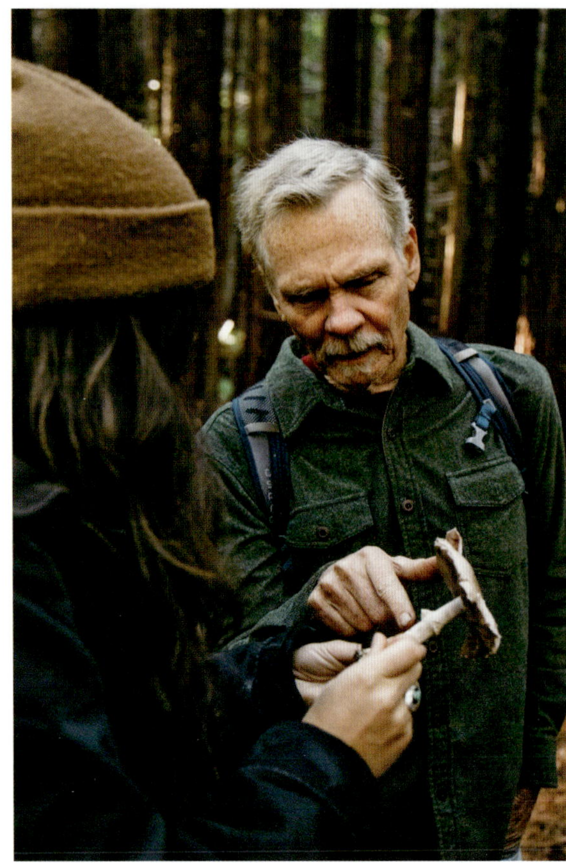

Pilze suchen und finden

Die Jagd nach Pilzen ist so alt wie die Menschheit. Für hungrige Steinzeitmenschen war es wahrscheinlich relativ einfach, solche nährstoffreichen und leckeren Nahrungsmittel aufzuspüren. Im feuchten Klima der Vorzeit wuchsen Pilze in Hülle und Fülle. Via Versuch und Irrtum lernte der Mensch, genießbare von ungenießbaren Pilzen zu unterscheiden. Dennoch irren wir uns auch heute noch oft genug.

In regenreichen bewaldeten Gegenden wie Sibirien, in China, Europa und Nordamerika gehörte die Pilzsuche zu den lebenswichtigen Aktivitäten von Stämmen, später von Familien. Die Suche nach köstlichen Spezies wie Steinpilzen, Pfifferlingen, Austernpilzen und Morcheln spricht nicht nur den angeborenen Jagdinstinkt an, sondern auch die Lust auf Streifzüge durch die Wälder. Heute betreiben Menschen vieler Kulturen die Suche nach gefragten Pilzen, ausgerüstet mit einer Bürste, einem scharfen Messer und einem Korb für die Beute.

Unterwegs im nebligen Wald, auf einem Teppich von Fichtennadeln, die Luft erfüllt vom Duft der Kiefern, Fichten oder Tannen. Ich freue mich, wenn ich meine kulinarischen Lieblingspilze finde, bin aber auch glücklich, wenn ich leer ausgehe. Nach jeder Wanderung im Wald fühle ich mich erfrischt und belebt. In Japan gibt es dafür den Begriff „Waldbaden“ *(Shinrin-Yoku)*. Ich spüre intuitiv eine Verbundenheit mit allen Lebewesen um mich herum. Ergriffenheit und tiefe Dankbarkeit, dass ich ein Teil der erstaunlichen Intelligenz der natürlichen Welt bin. Dort bin ich glücklich. Ganz bei mir.

Pilzsuche hält mich auf Trab, stimmt mich auf meine Umgebung, die natürlichen Lebenszyklen und Jahreszeiten ein. Über die Jahre haben Pilze und die Pilzsuche in Feld,

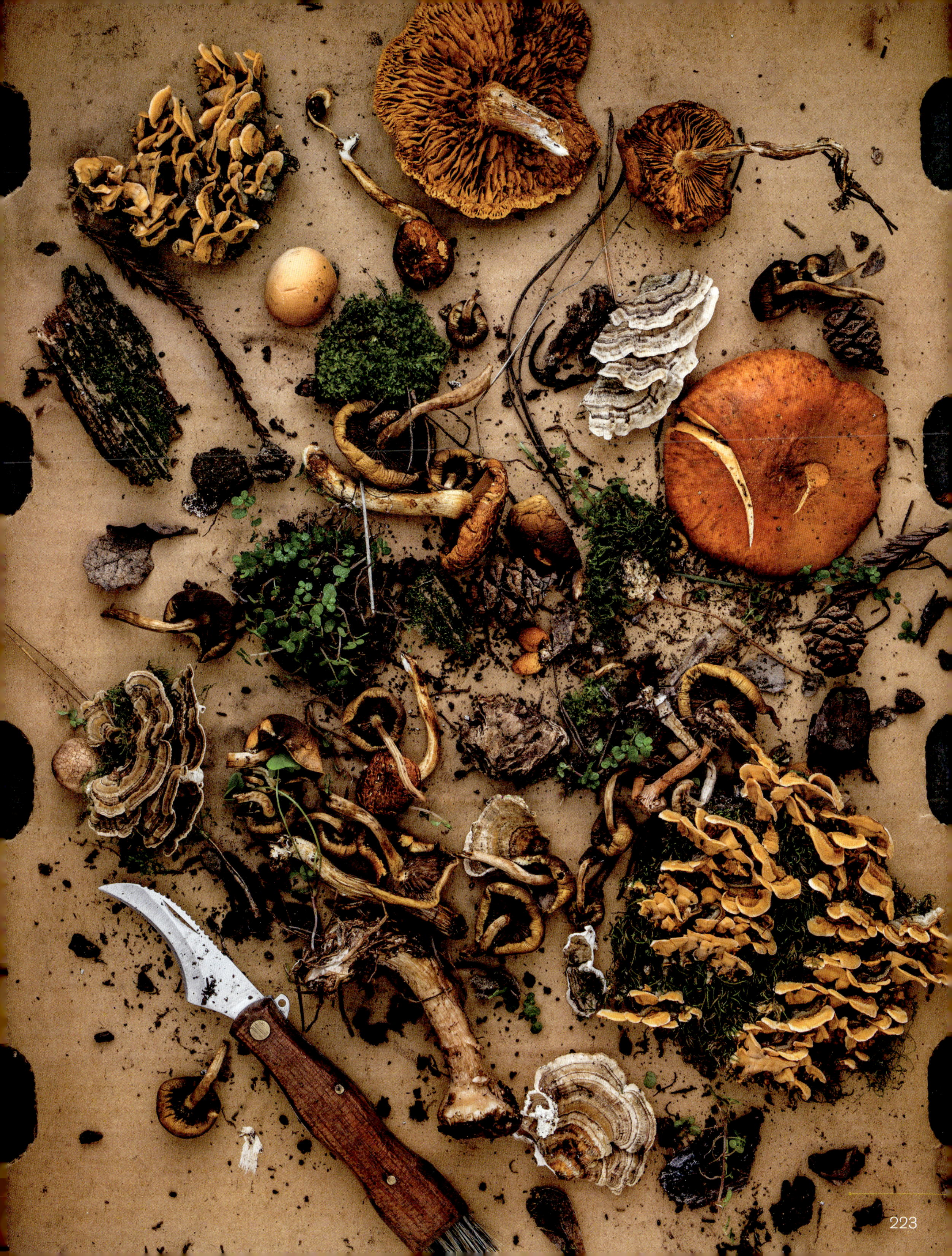

Wald und Wiese dazu beigetragen, dass ich mich auf unserem irdischen Planeten richtig zu Hause fühle. Vernetzt mit dem Leben, mittendrin und Teil aller Kreisläufe und unvermeidlichen Veränderungen.

Beginnen Sie zuerst mit unverwechselbaren Spezies

Nachdem Sie gelernt haben, welche Pilze Sie vermeiden sollten, machen Sie sich mit zwei oder drei Spezies vertraut, die Sie sicher identifizieren und kaum mit giftigen Spezies zu verwechseln sind: Pfifferlinge, Steinpilze, Maronenröhrlinge und Schmetterlingstrameten. Wenn Sie Medizinpilze suchen, sind Sie mit Schmetterlingstrameten auf der sicheren Seite (siehe S. 143). Sie sind fast überall auf der Welt zu finden, wahrscheinlich auch in Wäldern, wo Sie zu Hause sind. Pilzsaison ist für wahre Kenner das ganze Jahr. Viele Schichtpilze (*Stereum*) sind den Trameten sehr ähnlich und wachsen oft auf demselben Holzstamm oder in der Nähe. Schichtpilze sind ungiftig und enthalten Beta-Glucane. Sie sind aber nicht so nahrhaft, wohlriechend und geschmacksintensiv wie Schmetterlingstrameten.

Machen Sie eigene Notizen

Es hat Jahre gedauert, bis ich mir angewöhnt hatte, einen Pilzkalender zu führen, um nachzuvollziehen, wann, wo und in welcher Umgebung die verschiedenen Spezies leben. Jetzt kenne ich den ungefähren Zeitpunkt und das Wetter, und weiß wann ich meine bevorzugten Plätze aufsuchen sollte, und verpasse selten die Pilzsaison.

Man kann auch Längen- und Breitengrade notieren. Das geht heute leicht mit dem Smartphone: Sie markieren die Stelle in der Mapping-App. Ich habe sowohl ein Smartphone mit den genauen Koordinaten als auch ein Notizbuch dabei, um die Daten der besten Plätze mit den besten Pilzen festzuhalten.

Die Erntezeiten für Pilze an den Lieblingsstellen ändern sich von Jahr zu Jahr. Wenn Sie die Muster von Regenzeiten und Temperaturschwankungen einige Jahre beobachtet haben, entwickeln Sie ein Gespür für die Witterung. Warmes feuchtes Wetter beschleunigt das Wachstum vieler Pilze. Andere Pilze bevorzugen kaltes Wetter (einige vertragen sogar Frost). Porlinge und Austernseitlinge können in oder nach Frostperioden geerntet werden. Pilze mit Röhren werden schnell unbrauchbar.

Beobachten Sie den Regen

Generell gilt: Pilze lieben Regen, bestehen sie doch zum Großteil aus Wasser. Als Pilzsammler sollte man den Regen beobachten: Ist es feucht genug, damit das Myzel wachsen kann, und um Fruchtkörper wachsen zu lassen? Zu viel Regen kann Pilze „durchnässen", sogar im frühen Wachstumsstadium. Ideal ist eine Periode mit Dauerregen, gefolgt von ein bis zwei Wochen Trockenheit oder Nieselregen, je nach Jahreszeit.

Wer den zyklischen Ablauf von Regen, Trockenheit, kühlen und warmen Temperaturen kennt, kann in einer einzigen Gegend viele verschiedene Pilze finden. Das Zeitfenster für das Hauptwachstum der gesuchten Spezies kann vier bis fünf Wochen betragen. Unter halbwegs normalen Bedingungen dauert die Pilzsaison meist vom Frühjahr bis Spätherbst.

Mein Mantra hilft mir, positiv gestimmt, offen und neugierig zu bleiben, wenn ich auf Pilzsuche bin: „Pilze sind dort, wo du Sie findest." Sie können jahrelang an „deiner Stelle" hochschießen und dann ein bis zwei Jahre verschwunden bleiben. Jede Saison ist es anders und immer wieder spannend, welche Spezies dieses Jahr in Massen hervorkommt.

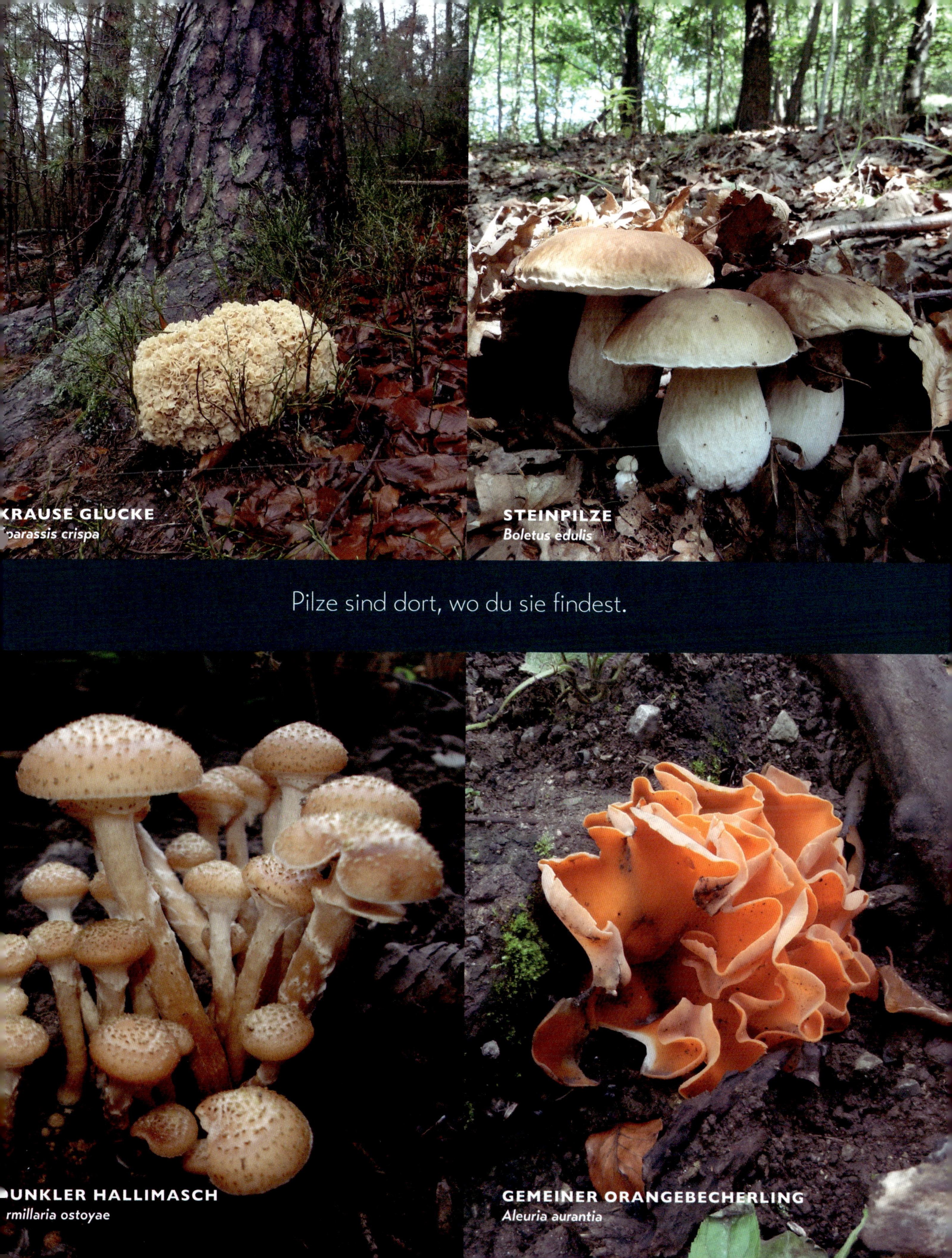

KRAUSE GLUCKE
parassis crispa

STEINPILZE
Boletus edulis

Pilze sind dort, wo du sie findest.

UNKLER HALLIMASCH
rmillaria ostoyae

GEMEINER ORANGEBECHERLING
Aleuria aurantia

NACH EINER TROCKENPERIODE

Trockenzeiten sind mitunter frustrierend für eifrige Pilzjäger. Längere Trockenheit kann bedeuten: keine Pilze oder sehr wenig Pilze, mehrere Monate lang. Ich habe das öfters erlebt. Wenn es nach zwei oder drei trockenen Jahren in Strömen regnet, hätte ich überall eine Flut hochschießender leckerer Pilze erwartet (oder mir gewünscht), sogar im Hausgarten. Mit der Zeit habe ich verstanden, dass das nicht immer so abläuft.

Da viele Pilze, vor allem Waldpilze, Nährstoffe und Kohlenhydrate mit Bäumen austauschen, dauert es ein Jahr, bis sich die Bäume nach der Dürre erholt haben und mehr Kohlenhydrate produzieren, die sie mit Mykorrhizapartnern im Boden und an den Wurzeln teilen. Ich habe beobachtet, dass nach Trockenperioden erst zwei „Regenjahre" später große Pilze zum Vorschein kommen. Zu diesem Zeitpunkt gibt es genügend Kohlenhydrate (in Form des Glucosepolymers Glycogen), um reichlich Fruchtkörper auszutreiben.

Nebenbei bemerkt: Vielleicht „kennen" Pilze solche Zyklen von Regen und Trockenheit und „wissen", dass mehrere Regenjahre noch mehr Regen in einem feuchten Jahr erwarten lassen. Das bedeutet, dass die freigesetzten Sporen weit weggespült und mehr Kolonien gebildet werden.

Ich hatte immer das Gefühl, wilde Pilze sind derart mit den Naturzyklen in Feld, Wald und Wiese vernetzt, dass Fruchtkörper Gutes verheißen, was Regenwetter betrifft. Das ist aber nicht immer so.

Was wächst in der Nachbarschaft?

Es zahlt sich aus, wenn man sich beim Pilzesammeln notiert, welche Pflanzen, Bäume oder Pilze in der Nähe der gesuchten Spezies wachsen. Beispielsweise ist mir aufgefallen, dass besonders prächtige Steinpilze (*Boletus edulis*) dann zu finden sind, wenn der Fliegenpilz (*Amanita muscaria*) hochschießt – unter einer Kiefer oder Eiche in nächster Umgebung.

Mit der Zeit bekommen Sie ein Gespür dafür, welche Orte von den begehrten Pilzen bevorzugt werden. Wenn ich Porlinge für Pilzmedizin suche, halte ich nach feuchten Baumstümpfen oder gefallenen Bäumen Ausschau. Ich inspiziere gerne altes Totholz an Bachläufen, von allen Seiten. Mit wachsender Erfahrung sagt Ihnen Ihr Instinkt, wann und wo Pilze am wahrscheinlichsten anzutreffen sind – bei welcher Feuchtigkeit, in welchem Monat und jenachdem wie stark es geregnet hat.

SAMMELN ZUBEREITEN AUFBEWAHREN

Wenn Sie Fruchtkörper finden, zügeln Sie Ihren Ehrgeiz. Sammeln Sie maximal die Hälfte dessen ein, was Sie vorfinden – wenn nicht massenhaft Pilze vorhanden sind. Ich muss mich oft selbst beherrschen, angesichts großer Fruchtkörper von Steinpilzen und Pfifferlingen. Legen Sie eine Denkpause ein: Wie viele Pilze wollen Sie essen? Wie viele verschenken? Wie viele trocknen und aufbewahren?

Wählen Sie kleine bis mittelgroße Exemplare aus. Belassen Sie immer die größten Fruchtkörper vor Ort, damit sie weiterhin Sporen produzieren können. Kleinere Fruchtkörper haben festeres Fleisch und schmecken ohnehin besser. Die größeren

Pilze könnten aus genetischen Linien der „Großmütter" und „Großväter" der lokalen Pilzpopulation abstammen. Häufig sind größere Exemplare schlicht und einfach mehr als ausgereift. Bei Porlingen, etwa perennialen Lackporlingen (*Ganoderma*), mit alten Fruchtkörpern ist damit zu rechnen, dass die Genmerkmale für besseres Überleben optimiert sind.

Wenn Sie Pilze in freier Wildbahn nicht sicher identifizieren können, halten Sie sich zurück. Zeigt sich später, dass die Pilze nicht die gesuchte Spezies sind, würden sie im Abfall landen. Besser Sie wählen einen kleinen und einen mittelgroßen Pilz aus, nehmen ihn mit nach Hause, machen einen Sporenabdruck und versuchen ihn mithilfe von Pilzguides zu identifizieren. Sie notieren die wichtigsten Angaben und machen Fotos.

Ich sammle bevorzugt Exemplare mit fester Konsistenz, die nicht zu reif, nicht wurmstichig, verfärbt oder angeschimmelt sind. Wenn es viele Pilze von der gleichen Sorte gibt, sammle ich auch *Knöpfe*: kleine Pilze mit noch nicht entfaltetem Hut. Pfifferlinge sammle ich in jeder Größe, wenn sie kompakt und nicht verfärbt sind.

Myzel belassen

Studien lassen vermuten, dass das Myzel nicht allzu großen Schaden nimmt, wenn man den Fruchtkörper aus dem Boden dreht. Es leuchtet aber ein, dass das freigelegte Myzel bei manchen Spezies austrocknen kann, wenn massenhaft Myzel an der Stielbasis hängt. Ich schneide Pilze möglichst bodennah ab. Es sei denn die Stielbasis wird für Identifikationszwecke gebraucht. Wenn Sie einen Pilz herausziehen, füllen Sie das Loch mit Erde oder Humus auf. Ich betrachte das als noble Geste für andere Pilzsammler. Nichts deprimiert mehr, als auf eine Menge Löcher

Nach einer Trockenzeit können sich erst zwei „Regenjahre" später richtig große Fruchtkörper bilden.

mit verbliebenen Speisepilzfragmenten zu stoßen.

Wenn Sie an Ort und Stelle die besten Exemplare für die Küche aussuchen, vergewissern Sie sich, dass der Pilz innen nicht komplett wurmstichig ist. Halbieren Sie den Fruchtkörper von oben bis unten und inspizieren ihn. Ich habe attraktive, kompakte, junge Steinpilze gesehen, die trotzdem völlig wurmstichig waren, nachdem ich sie durchgeschnitten hatte. Unappetitlich. Eine herbe Enttäuschung für jeden Steinpilzfan.

Angesichts von Steinpilzkolonien hält sich meine Begeisterung deshalb so lange in Grenzen, bis ich die Pilze geprüft habe. Größere, die sogenannten „Sommersteinpilze", neigen mehr zum Wurmbefall als Exemplare im Herbst. Glücklicherweise sind Pfifferlinge erstaunlich resistent gegen Schimmelpilz und Würmer – und häufig in tadellosem Zustand.

Die richtige Ausrüstung

Als Pilzsammler kann man traditionell einen geflochtenen Henkelkorb verwenden oder alternativ auch Stoffbeutel. Wenn Sie viele Pilze finden, bekommen Sie „lange Arme" vom Tragen, leichter ist es diese auf dem Rücken zu tragen, ich empfehle es einen geräumigen Rucksack, in dem Sie die Pilze verstauen können. Wer weiche, feuchte Pilze in einen einzigen Beutel stopft, kann davon ausgehen, dass er zu Hause ein großes Chaos mit Fragmenten vorfindet. Das erschwert die nachträgliche Pilzbestimmung.

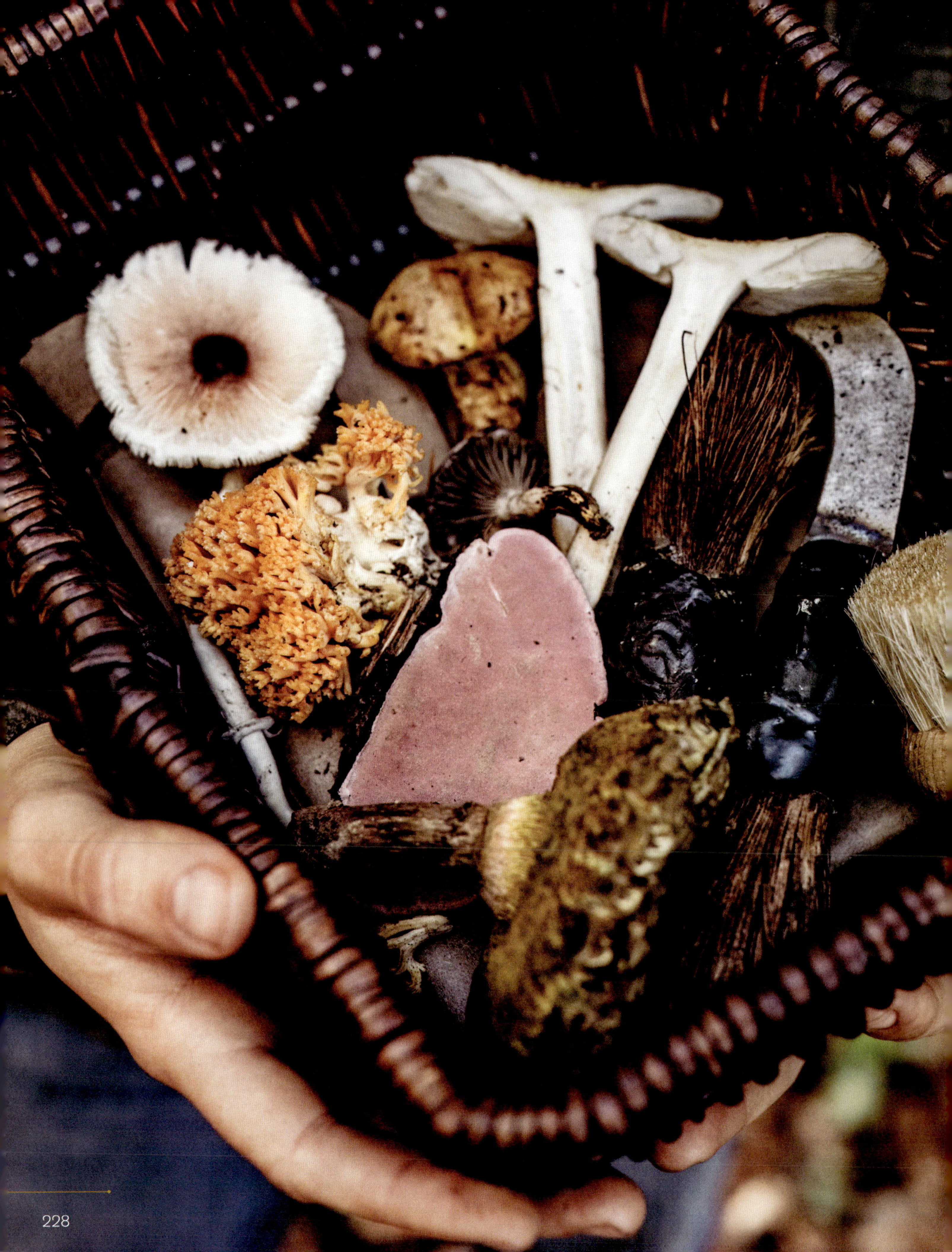

Ich benutze ein spezielles Pilzmesser mit gekrümmter Klinge vorne und einer Bürste am Griffende. Aber auch ein normales Taschenmesser ist prima, es sollte aber eine längere Klinge haben. Mit dem Messer kann man die Pilze abschneiden und vorputzen, bevor sie in den Korb wandern. Pilze mit anhaftender Erde und Sand aufzubewahren, ist problematisch, da sich das gerne auf andere Pilze verteilt, zu Hause muss man dann umso mehr putzen. Manche Pilzjäger haben auch das Messer an der Kette dabei – blitz-schnell aus der Hose geangelt, falls fantastische Pilze auftauchen.

Die Ausbeute sollte schnellstmöglich versorgt werden. Es kommt sehr rasch zum Zerfall, wenn die Feuchtigkeit zunimmt, im warmen Auto oder zu Hause. Stofftaschen sind gute Transportmittel, die zwar schnell verschmutzen und fleckig werden, aber immer wieder gewaschen werden können. Sie können auch Köderboxen (Anglerbedarf) mitnehmen, um kleine empfindliche Pilze in den Fächern unterzubringen (zur späteren Bestimmung).

Nach der Ernte

Zu Hause gibt es unterschiedliche Methoden, Pilze zu reinigen, einige vertragen einen kräftigen Wasserstrahl, andere nicht. Pfifferlinge können Sie z. B. gut unter fließendem Wasser reinigen oder sogar „schwimmen" lassen. Pilze mit „Schwamm" (z. B. Steinpilze) vertragen gar kein Wasser, sie saugen sich sofort voll und werden matschig. Diese tupfen Sie besser mit Papiertüchern ab. Die Stielbasis säubern sie mit einem Messer.

Kurzfristig aufbewahren

Ungeputzte Pilze können Sie maximal bis zu 7 Tage im Kühlschrank aufbewahren. Am besten in einer Glas- oder Porzellandose, die Sie mit Küchenkrepp auskleiden können, das saugt überschüssige Feuchtigkeit auf. Speisepilze kann man auch auf einer flachen Platte im Freien unter einem Küchentuch einige Tage frisch halten. Lassen Sie keine Pilze in der Küche herumliegen, wenn es draußen warm ist. Pilze verderben schnell. Wenn Sie den Geruch geprüft und keine Anzeichen von Schimmel oder Verfall gefunden haben, schneiden Sie die Pilze klein und kochen sie.

Langfristig haltbar machen

Um Pilze langfristig haltbar zu machen, trocknet man sie am besten im Dörrautomaten bei 42 Grad (Rohkosttemperatur) oder im Ofen bei niedrigster Temperatur, dabei Ofentüre einen Spalt offen lassen (Holzkochlöffel dazwischenklemmen). Getrocknete Pilze bleiben jahrelang haltbar und wohlschmeckend, wenn sie gut durchgetrocknet in einem luftdichten Glasgefäß lichtgeschützt aufbewahrt werden. Gefäßboden mit Speisesalz bedecken, das saugt eventuelle Restfeuchtigkeit auf. Unterscheiden Grundsätzlich Sie, ob Sie Speisepilze oder Heilpilze haltbar machen wollen.

Manche Heilpilze sollten drei Tage eingefroren werden, um Wurmeier oder Fliegenlarven abzutöten. Das betrifft vor allem Porlinge wie Schmetterlingstrameten, Reishi und andere Spezies. Diese schneiden Sie klein, wenn sie noch frisch sind. Trocken sind sie steinhart und müssen zersägt werden. Größere Speisepilze (Steinpilze etc.) schneiden Sie in dünne Scheiben. Kleine, feine Pilze wie Trompetenpfifferlinge lassen Sie ganz. Danach trocknen wie beschrieben. Wenn die Pilze komplett durchgetrocknet sind, werden sie in ein luftdichtes Glasgefäß abgefüllt. Beschriften Sie das Etikett mit Datum und dem Namen der Pilzspezies. Lichtgeschützt aufbewahrt sind die Pilze viele Jahre haltbar.

Familiensache | Pilze sammeln

In den USA und Westeuropa ist die Angst vor Pilzen weit verbreitet. Der Westen hat die Entdeckung der wunderbaren Welt der Pilze noch vor sich. Anders in Asien, Russland und Osteuropa. Dort sind die Leute geradezu verrückt nach Pilzen. Gemeinschaftliche Pilzsuche im Wald ist ein traditionelles Mittel, um Familienbande, Freundschaften und Bodenständigkeit zu vertiefen.

Kinder sind von Natur aus Jäger und Sammler. Sie fühlen sich von den bunten Pilzfarben und verrückten Formen angezogen. Mein Sohn Ken ist im Wald unterwegs, seit er laufen kann. Ich bin sicher, er hat meine Freude und Begeisterung gespürt, wenn ich Pfifferlinge oder Steinpilze oder andere schillernde Pilze entdeckt habe. Mit fünf Jahren war er der beste Pfifferlingjäger von uns allen. Er war kleiner, näher an den Pilzen. Er erspähte sie mit seinen jungen Adleraugen. Außerdem war er flink, kletterte auf gefallenen Bäumen herum, kroch durch dichtes Gestrüpp und rief: „Pfifferlinge!"

Wenn Sie mit Ihren Kindern auf Pilzsuche gehen, bringen Sie dem Nachwuchs bei, welche Pilze richtig giftig und welche eindeutig essbar sind (z. B. Steinpilze). Erklären Sie den Kindern, warum sie nichts davon essen dürfen, bevor die Pilze einwandfrei identifiziert sind.

Zu Hause kochen Sie die Pilzmahlzeit gemeinsam. Wenn Ihre Kinder ein natürliches Interesse an Pilzen entwickelt haben, werden sie viel lieber draußen in der freien Natur sein wollen. Sie werden päter niemals vergessen, dass natürliche Biotope auch für nachfolgende Generationen erhalten bleiben müssen.

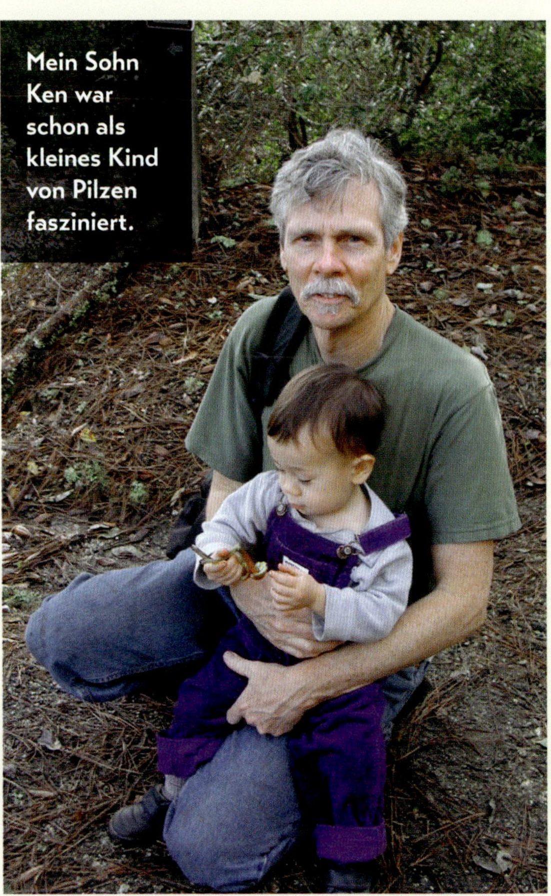

Mein Sohn Ken war schon als kleines Kind von Pilzen fasziniert.

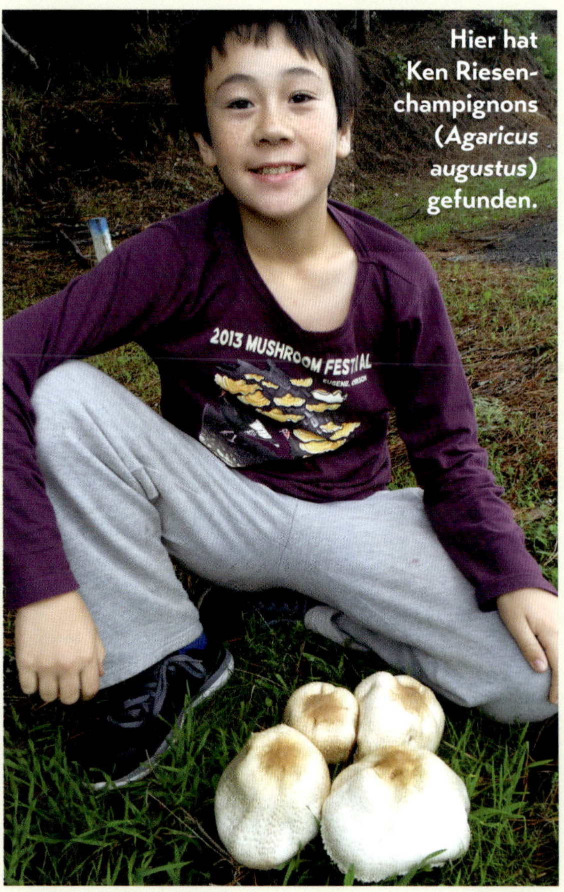

Hier hat Ken Riesenchampignons (*Agaricus augustus*) gefunden.

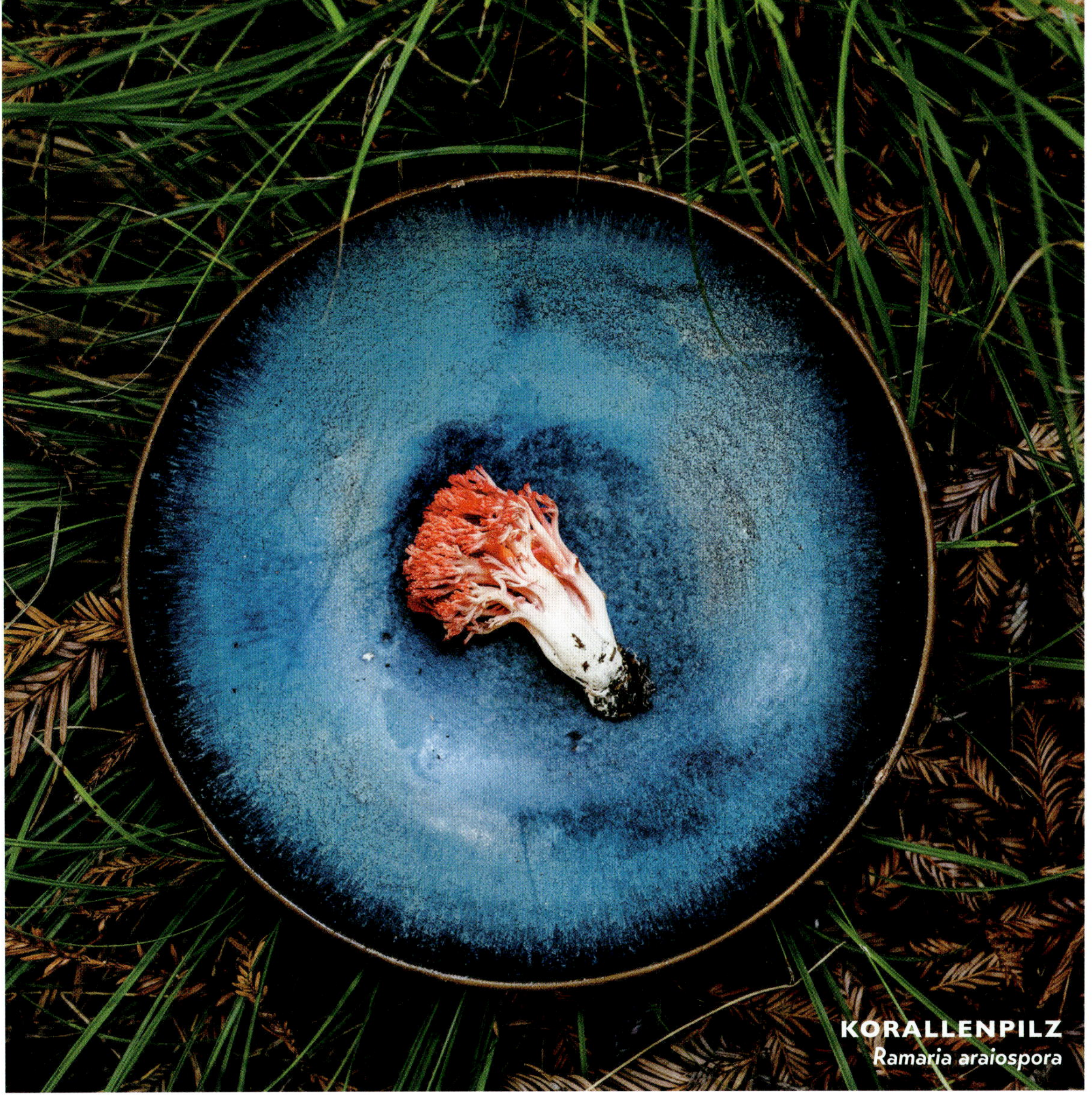

KORALLENPILZ
Ramaria araiospora

SPEISEPILZE MIT GIFTIGER VERWANDTSCHAFT

Irgendwann möchten Sie vielleicht Ihr Repertoire an Wildpilzen erweitern, jenseits der Spezies, die meistens gesammelt werden – Spezies, die bei Unkenntnis mit giftigen Arten verwechselt werden können. Die nachfolgend beschriebenen essbaren Pilze werden von erfahrenen Sammlern gesucht, haben aber giftige Verwandte.

Wer sich für solche Pilze interessiert, sollte sie absolut sicher identifizieren können (Habitat, Wachstumszeit, Sporenabdruck), einen verlässlichen Pilzguide benutzen, einen Experten konsultieren und die Pilze vorkosten – anfangs nur 1–2 TL des gekochten Pilzes. Den Rest bewahren Sie im Kühlschrank auf und kosten am nächsten Tag erneut einige Teelöffel Pilz. Kommt es nicht zu Übelkeit und Magen-Darm-Beschwerden, ist der Pilz sicher genießbar.

Essbare Champignons

Agaricus ist die Gattung der bekannten Champignons: Sowohl Zuchtchampignons (*Agaricus bisporus*) als auch Wiesenchampignons (*Agaricus campestris*) haben jung rosa Lamellen. Bei älteren Pilzen sind die Lamellen hell- bis dunkelbraun. Zur Gattung *Agaricus* gehören einige der besten Speisepilze. Es gibt aber sehr ähnlich aussehende Pilze, die tödlich giftig sind, wie z. B. der

Weiße Knollenblätterpilz *(Amanita phalloides)*. Meine erste (und einzige) schlechte Erfahrung mit Wildpilzen hat mit *Agaricus* zu tun. Ich hatte einen derartigen Pilz gegessen und erwachte nachts mit Übelkeit. Ein deutlicher Hinweis darauf, Pilze noch sorgfältiger zu identifizieren.

Champignons gehören zu meinen Lieblingspilzen. Ich habe davon jede Menge gegessen: Riesenchampignons (*Agaricus augustus*), weinrote Champignons (*Agaricus subrutileszenz*), Wiesenchampignons (*Agaricus campestris*) und köstliche Zypressen-Champignons (*Agaricus lilaceps*). Angaben zur Unterscheidung essbarer und giftiger Pilze finden Sie auf S. 214.

Steinpilze und essbare Röhrlinge

Steinpilze (*Boletus edulis*) sind die weltweit populärsten Speisepilze. Sie haben eine fantastische Konsistenz und gebraten ein mildes Aroma. Der Fruchtkörper kann in Streifen geschnitten und getrocknet jahrelang aufbewahrt werden. Geschmack und Aroma nehmen zeitabhängig noch zu. Die Spezies enthält reichlich Beta-Glucane und bringt zusätzlich Vorteile für die Gesundheit mit. Angaben zur Identifikation von Steinpilzen finden Sie auf S. 171.

Der Königsröhrling (*Butyriboletus regius*) ist gleichfalls essbar, könnte aber mit einer giftigen Spezies verwechselt werden, dem Satansröhrling (*Rubroboletus satanas*), der heftige Magen-Darm-Probleme hervorruft. Diese beiden Spezies, aber auch andere Boletus-und Röhrlingsarten verfärben sich blau, wenn man sie anschneidet. Es ist also kein sicheres Merkmal.

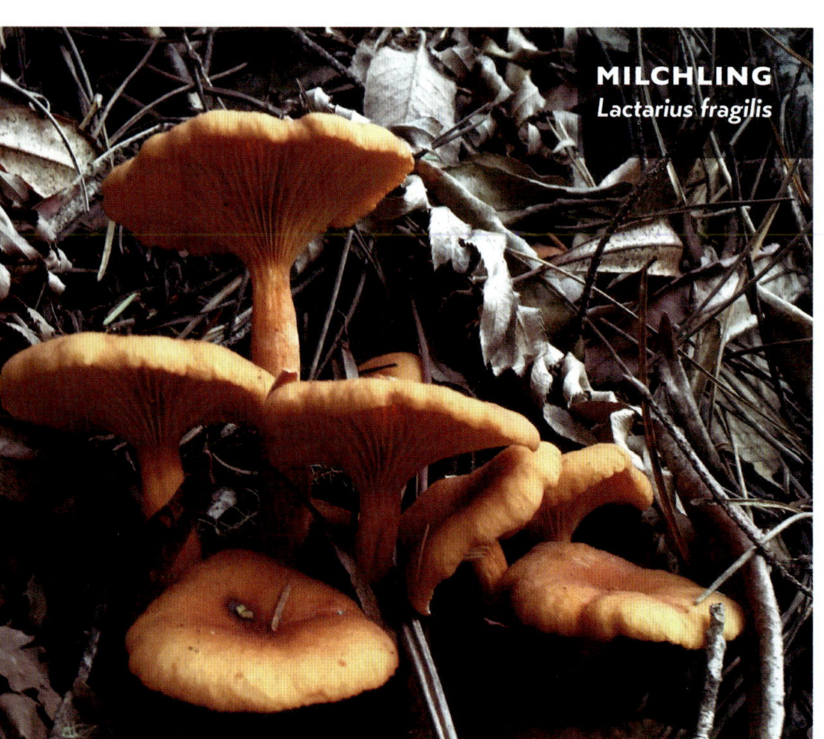

MILCHLING
Lactarius fragilis

Milchlinge und Täublinge

Beide Gattungen sind verwandt, produzieren weiße Sporen und haben wächserne filigrane Lamellen, die mit Knack-/Schnappgeräusch brechen. Sie tragen verschiedenfarbige Hüte und kommen häufig unter Bäumen vor. Milchlinge (*Lactarius*) sondern einen milchigen Saft ab, wenn sie angeschnitten werden oder einreißen.

Einige Spezies beider Gattungen sind sehr gute Speisepilze. Der Edel-Reizker (*Lactarius deliciosus*), ein besonders guter Milchling, schmeckt mild und würzig. In Spanien wird er als Delikatesse verzehrt. Kosten Sie ein winziges Stück von der Stielbasis oder einer Lamelle des Edel-Reizkers. Schmeckt es ätzend und unangenehm, spucken Sie es aus und verwerfen Sie den Pilz.

Trichterlinge und Rötelritterlinge

Trichterlinge (*Clitocybe*) bilden eine große Gruppe kleiner bis mittelgroßer Pilze mit weißem, gelblichem oder rosafarbenem Sporenabdruck. Sie wachsen in Nadelholzwäldern, auf Humus, Gras oder Moos. Die Hüte sind häufig trichterförmig oder mit

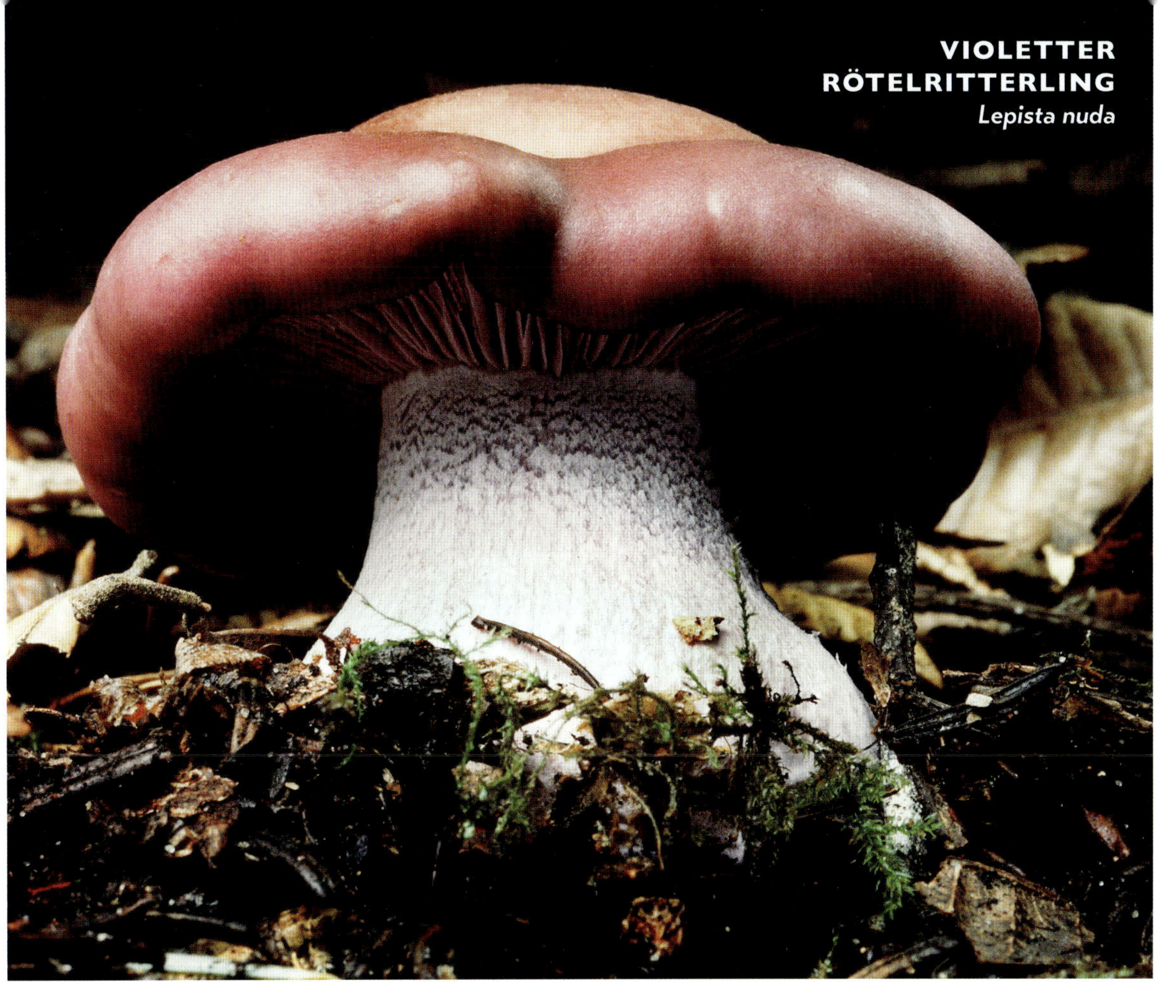

zentraler Vertiefung. Manche Spezies verströmen einen anisartigen oder süßlichen Duft, wenn sie aufgebrochen werden. Einige Arten gelten als genießbar, zum Beispiel der langstielige Duft-Trichterling (*Clitocybe fragrans*) oder der grüne Anis-Trichterling (*Clitocybe odora*).

Die Spezies der Rötelritterlinge (*Lepista*) umfasst Pilze, die ganz unterschiedlich aussehen, teilweise ungenießbar oder hochgiftig sind. Die Taxonomie der Arten ist verwirrend. Verzichten Sie lieber auf diese Pilze. Einzige Ausnahme ist der Violette Rötelritterling (*Lepista nuda*), der von Kennern gerne gesammelt wird: Seine Lamellen duften angenehm fruchtig, ein bisschen wie frischer Orangensaft!

Korallenpilze

Korallenpilze (*Ramaria*) kommen in allen möglichen Farben vor: purpurn, rot, weiß, braun und gelb. Sie sehen wie langstielig verzweigte Korallen aus, wachsen auf vermodertem Laub (nicht im Meer!). Die Gattung *Ramaria* weist sehr viele unterschiedliche Pilze auf, das Spektrum reicht von essbar, über ungenießbar bis hochgiftig. Ungenießbare Pilze sind meist lang und schmal, weit nach unten verzweigt, auf dünner, schwacher Basis, schmecken bitter, verfärben sich braun und verursachen Magenprobleme, Übelkeit und Erbrechen. Zu den essbaren Arten gehören: Hahnenkamm-Koralle (*Ramaria botrytis*) und Goldgelbe Koralle (*Ramaria aurea*). Die kleinen filigranen Korallen sind allerdings schwer zu reinigen. Am besten vertikal aufschneiden, die Äste auftrennen, abwaschen, trocknen oder abkochen.

Wenn Sie erstmalig Korallenpilze zubereiten: abkochen und nur einen Esslöffel davon kosten. Warten Sie eine Nacht ab, bevor Sie größere Mengen zubereiten. Trotz allem, Korallenpilze zählen zu meinen Favoriten.

PILZE ZU HAUSE ZÜCHTEN

Wenn Sie in der Stadt wohnen, weit weg von Pilzrevieren, können Sie viele Pilzvarietäten auch zu Hause züchten. Austernpilze auf einem Strohballen, einem Rohr in der Küche, auf dem Balkon oder im Hinterhof hervorsprießen zu sehen, ist eine spannende Angelegenheit.

Sie haben zwei Optionen. Sie können ein Substrat (Stroh oder Holzspäne) mit Pilzbrut beimpfen und warten, bis das Myzel auswächst. Sie können auch ein Pilzzuchtset verwenden: pasteurisiertes Substrat, im passenden Behälter mit Pilzbrut gemischt. Pilzbrut besteht aus Substratpartikeln, die mit Myzel kolonisiert sind.

Kultivierte Spezies

Das Angebot für die heimische Pilzzucht ist breit gefächert: Austernpilze (*Pleurotus*), Shiitake (*Lentinula edodes*), Maitake (Klapperschwamm, *Polyporus frondosus*), Buchenpilz (*Buna Shimeji, Hypsizygus tessulatus*), Judasohren (*Auricularia auricula-judae*), Enokitake (*Flammulina velutipes*), Samthäubchen (*Pioppino*), Schwefelporling (*Laetiporus sulphureus*), Strohpilz (*Volvariella volvacea*), und Igelstachelbart (*Hericium erinaceus*). Pilzzuchtsets gibt es auch für Reishi (*Ganoderma lucidum*) und Kahlköpfe (*Psilocybe*).

Die meisten Pilze werden für die Küche gezüchtet. Ihr Potenzial als Medizin und Heilmittel sollten Sie aber nicht unterschätzen.

Passendes Substrat

Das Substrat (Nährmedium) muss optimal zu den Pilzen passen, die Sie züchten möchten. Stroh ist für viele Pilzspezies sehr gut geeignet. Sterilisation und Beimpfung im Handschuhkasten – eine sterile versiegelte Box inklusive Schwebstofffilter (HEPA) mit Handschuheinsätzen zur Beimpfung mit Sägemehl oder Holzspänen mit Pilzbrut – entfallen.

Holzbasierte Substrate (z. B. Sägemehl) eignen sich für Pilze, die auf Holz gedeihen: Reishi (*Ganoderma lucidum*), Schmetterlingstramete (*Trametes versicolor*) oder Shiitake (*Lentinula edodes*). Shiitake und Austernpilze (*Pleurotus*) mögen auch gemahlenen Kaffee (wird aber leicht kontaminiert).

Für die Aufzucht auf Holz braucht man eine „Pilzherberge" und Geschick für sterile Techniken. Der beste Pilz für Outdoorkultur auf beimpften Holzspänen ist der Riesenträuschling (*Stropharia rugosoannulata*). Der Stattliche Kahlkopf (*Psilocybe azurescens*) kann outdoor auf Holzspänen gezüchtet werden.

STROH. Stroh ist das beste Allroundsubstrat: preisgünstig (Gartencenter, Baumarkt), nährstoffreich und für viele leckere Spezies geeignet wie Austernpilze (*Pleurotus*), Champignons (*Agaricus*) und Samthäubchen (*Agrocybe*). Reisstroh gilt als besonders wirksames Substrat. Alternativen: Weizen- oder Haferstroh. Stroh muss pasteurisiert werden, bevor es mit Pilzbrut beimpft wird: Konkurrierende Pilze werden abgetötet, hilfreiche Mikroorganismen bleiben erhalten (siehe S. 236).

HOLZSTÄMME. Hartholzstämme werden mit Pilzbrut-„Dübeln" beimpft (siehe S. 240) oder mit Sägemehl-Pilzbrut. Dübel sind teurer, enthalten weniger Myzel, sind aber einfacher zu handhaben.

ALTERNATIVE SUBSTRATE. Sägemehl und Holzspäne eignen sich für holzbewohnende Pilze wie Reishi (*Ganoderma lucidum*), Schmetterlingstramete (*Trametes versicolor*) oder Shiitake (*Lentinula edodes*).

Sie mischen 20 Teile Sägemehl oder fein geschreddertes Hartholz mit 2 Teilen Weizenkleie und 1 Teil Gips. Die Mischung im Dampfkochtopf sterilisieren, anschließend Pilzbrut unter sterilen Bedingungen untermischen und in Plastiksäckchen verstauen – die Hände sorgfätig waschen und Latexhandschuhe verwenden. Alle nötigen Utensilien vor dem Einsatz 20 Minuten köcheln und mit Alkohol desinfizieren.

PILZZUCHTSETS. Für Anfänger sind kommerziell verfügbare Sets der einfachste Weg zur Pilzkultur. Das Substrat ist bereits pasteurisiert, mit Pilzbrut beimpft und kommt im passenden Behälter (Plastiksäckchen, Kartonbox etc.). Sie befolgen einfach die Gebrauchsanleitung.

Je nachdem wie gut das Myzel das Substrat konsumiert hat, wenn Sie das Pilzzuchtset bekommen, dürfen Sie bereits innerhalb einer Woche mit Fruchtkörpern rechnen. Manchmal sind Sets mit komplett aufgezehrtem Substrat im Angebot – und ein oder zwei kecke Pilze spitzen hervor. (Tipps S. 304).

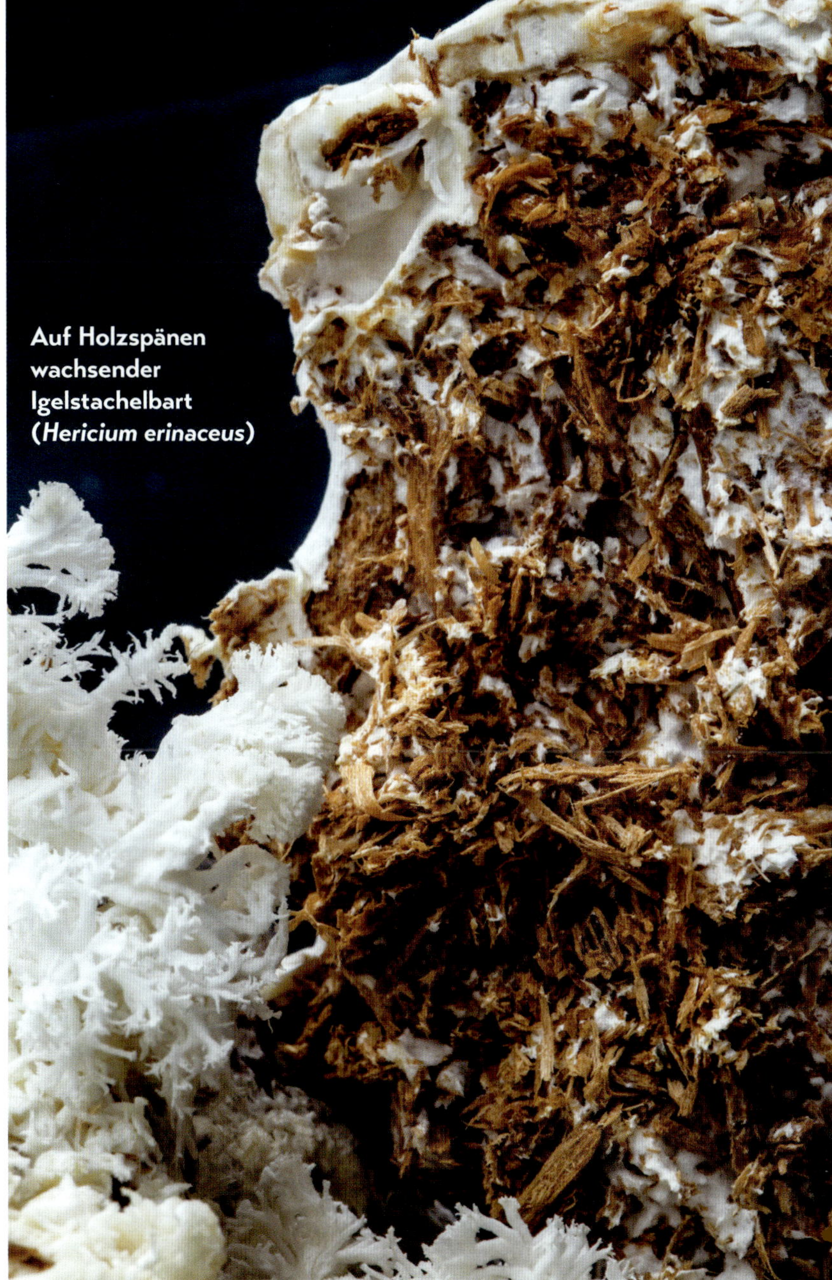

Auf Holzspänen wachsender Igelstachelbart (*Hericium erinaceus*)

FEUCHTIGKEIT MESSEN

Wenn Sie öfters Shiitake oder andere Pilze auf Stroh, Sägespänen oder Holzstämmen kultivieren, sollten Sie sich ein Messgerät für die Bodenfeuchtigkeit zulegen.

Preiswerte digitale Messgeräte sind im Gartencenter oder im Online-Handel erhältlich. Sie bringen ein oder zwei Sonden mit, die in Stroh, Sägemehl oder Holzstämme gesteckt werden und den Feuchtewert anzeigen.

Deborah Hill gibt im *Kentucky Shiitake Production Workbook* eine optimale Bodenfeuchte von 35 % oder mehr an. Shiitake-Pilzbrut/Myzel kann bei Werten unter 25 % nicht überleben. Der erfahrene Pilzzüchter George Vaughan erklärt, dass er nie ein Hygrometer benutzt hat.

Feuchtigkeitsmesser sind vor allem für Anfänger empfehlenswert, um ein Gefühl für optimales Pilzwachstum zu bekommen.

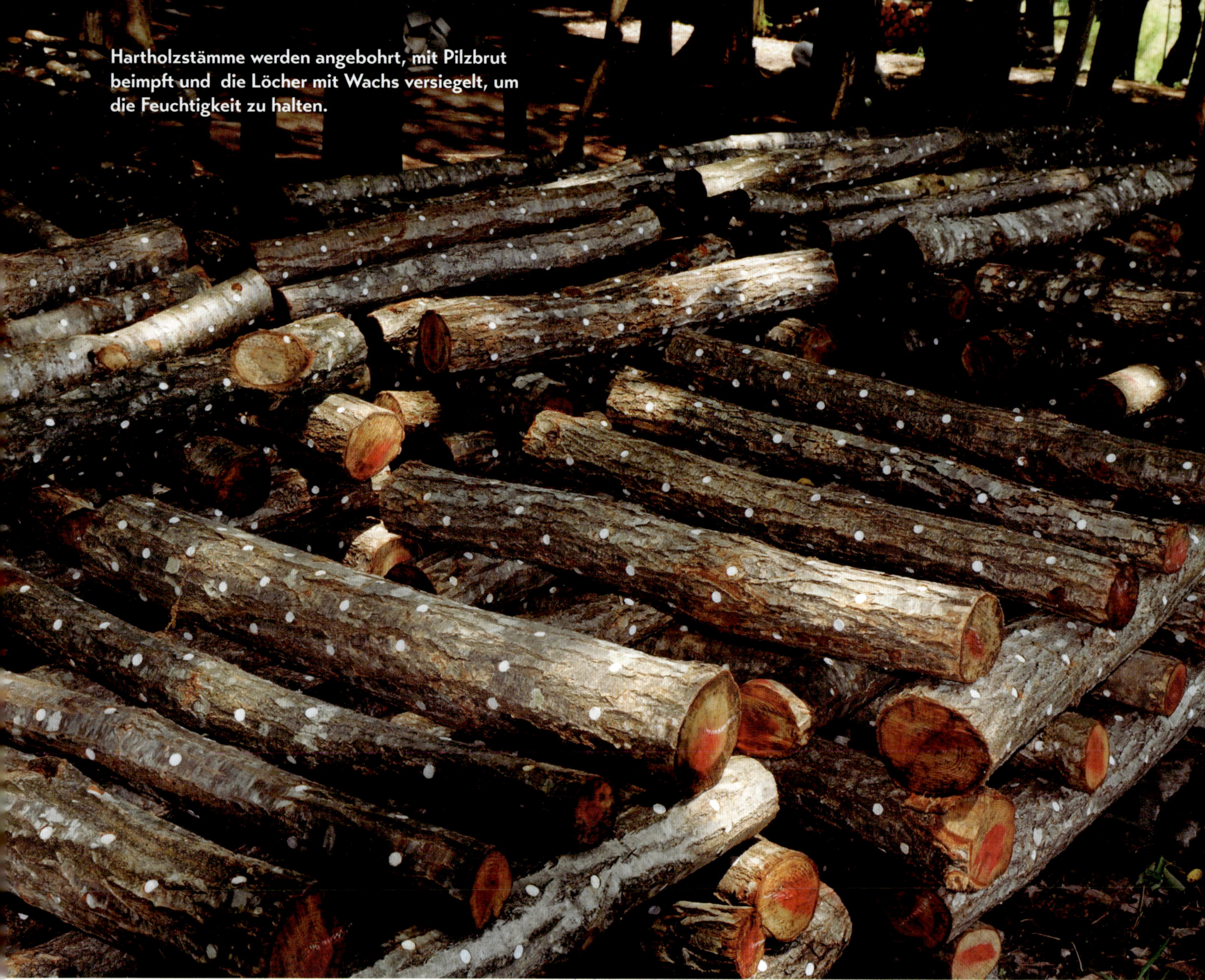
Hartholzstämme werden angebohrt, mit Pilzbrut beimpft und die Löcher mit Wachs versiegelt, um die Feuchtigkeit zu halten.

Outdoorkultur

In der Regel werden Pilze outdoor auf Baumholz kultiviert. Wenn Sie in einer Klimaregion mit Sommerregen leben, wird es kein Problem sein, Pilze auf denselben Holzstämmen zu züchten, wenn sie optimal beimpft wurden. Warme, feuchte Sommer bieten ideale Bedingungen für Shiitake und andere Pilze. Trockenes, heißes Klima ist Outdoorkulturen nicht zuträglich.

SCHATTEN. Sie stapeln die Stämme oder lehnen Sie vertikal so aneinander, dass sie möglichst von Bäumen beschattet werden, damit die Feuchtigkeit gehalten wird.

FEUCHTIGKEIT. Pilze brauchen grundsätzlich viel Feuchtigkeit. Ich kenne Leute, die mehrmals versucht haben, Shiitake unter trockenen Klimabedingungen zu züchten – mit bescheidenem Erfolg. Die Fruchtkörper waren stockfleckig und wuchsen nicht nachhaltig, was bei feuchten Umgebungsbedingungen möglich ist. Wenn Sie in Arizona leben, viel Glück. Besser, Sie züchten dort Pilze indoor.

Wer in Regionen mit feuchten Sommern lebt, kann sich glücklich schätzen. Mein Freund Paul Strauss, der im Südosten von Ohio lebt, zeigte mir seine kultivierten

Shiitake-Stämme, die in einer Bodensenke am Waldrand seit Jahren herumlagen. Er hatte sie angebohrt und mit Myzel beimpft. Als ich sie zu Gesicht bekam, waren die Stämme mit prächtigen Fruchtkörpern bedeckt. Eine wahre Schatztruhe köstlicher Medizin. Er konnte zwei- bis dreimal pro Jahr Fruchtkörper ernten, sieben Jahre in Folge. Die klimatischen Bedingungen waren optimal: warmer Regen im Frühling, Sommer und Frühherbst – und im Winter schlafen die Pilze.

Der Schlüssel zur erfolgreichen Outdoorkultur ist die Aufrechterhaltung konstanter Feuchtigkeit. Wenn die Stämme trocken sind, wird es für das beimpfte Holz zunehmend schwieriger, Wasser zu speichern. In trockeneren Monaten nehmen die Stämme über Nacht Luftfeuchtigkeit auf. Mein Kollege George Vaughan beschwerte seine Holzstämme mit Zementbrocken und legte sie in eine Viehtränke, um sie komplett zu wässern. Das hat seine Shiitake-Kultur enorm beschleunigt. Holzstämme mit dem Sprinkler zu bewässern, hat nicht dieselbe Wirkung, vor allem wenn die Stämme schon ausgetrocknet waren. Es ermutigt nur „schichtartige" Spezies, sich dort niederzulassen (zum Beispiel Trameten).

Wenn trockenes Wetter vorherrscht, wässern Sie die Stämme mindestens einmal pro Monat. In Regionen mit reichlich Niederschlägen im Frühling und Frühsommer wird das nicht nötig sein.

Indoorkultur

Die meisten Pilze gedeihen am besten bei Temperaturen von 13 bis 16 °C, in bevorzugt feuchter Umgebung – ohne direktes Sonnenlicht, Hitzeeinwirkung und Luftzug. Mancher Pilz, zum Beispiel Enoki (*Flammulina velutipes*), mag es kühler, um die 7 °C. Andere Pilzkulturen ertragen auch höhere Temperaturen, zum Beispiel Austernpilze (13–19 °C) oder Shiitake (7–22 °C). Die meisten Kellerräume sind im Sommer zu warm für die Pilzzucht. Indoorkulturen sind in den kühleren Monaten fast immer erfolgreicher.

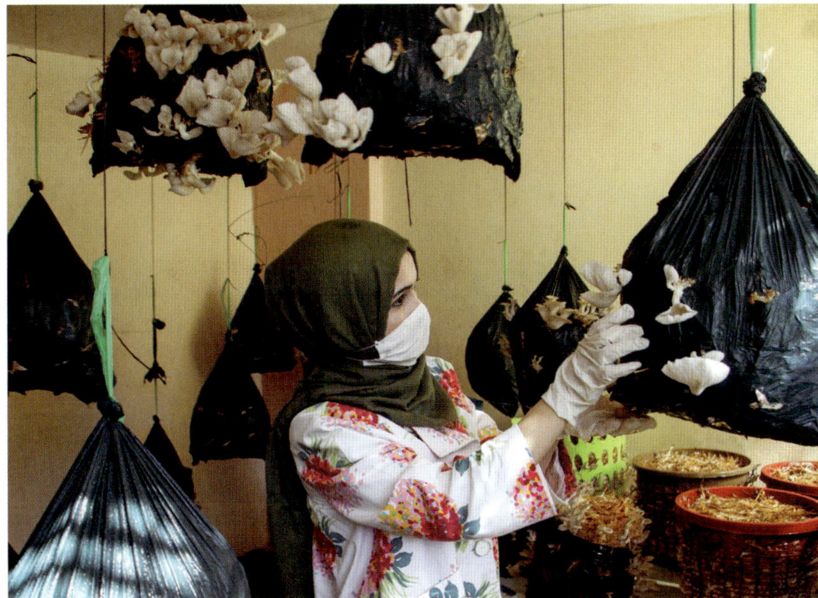

Pilzzucht im regionalen Maßstab ist weltweit auch Einkommens- und Nahrungsquelle, von Palästina (oben) bis Malaysia (unten).

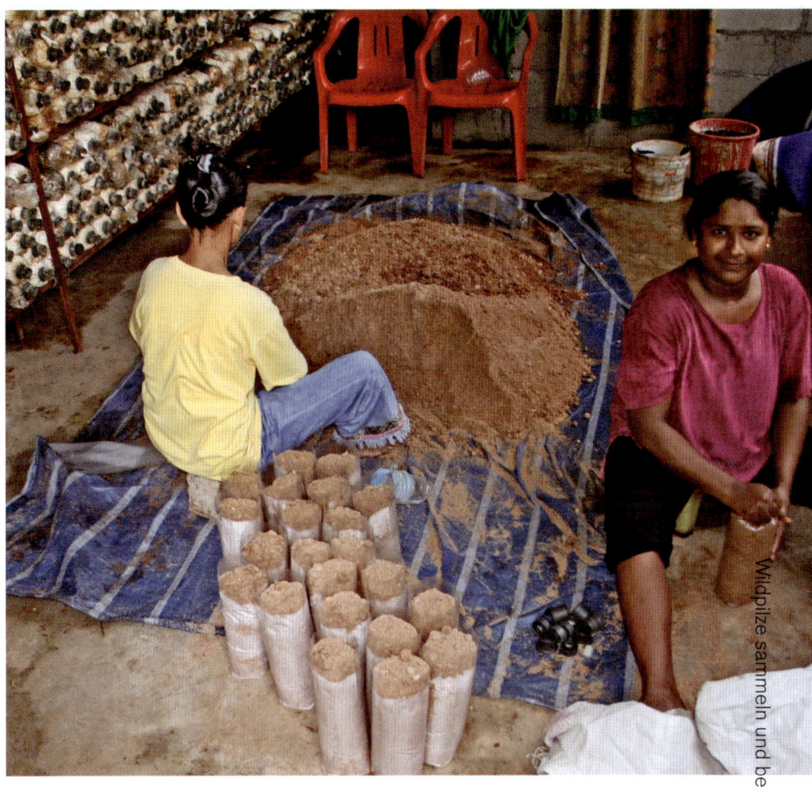

STEP BY STEP

PILZE AUF STROH KULTIVIEREN

Für Anfänger ist die Aufzucht von Austernpilzen zu Hause bestens geeignet. Fertige Pilzbrut ist via Online-Handel leicht zu bekommen und leicht zu kultivieren. Stämme von Austernpilzen sind in vielen Farben und Größen erhältlich.

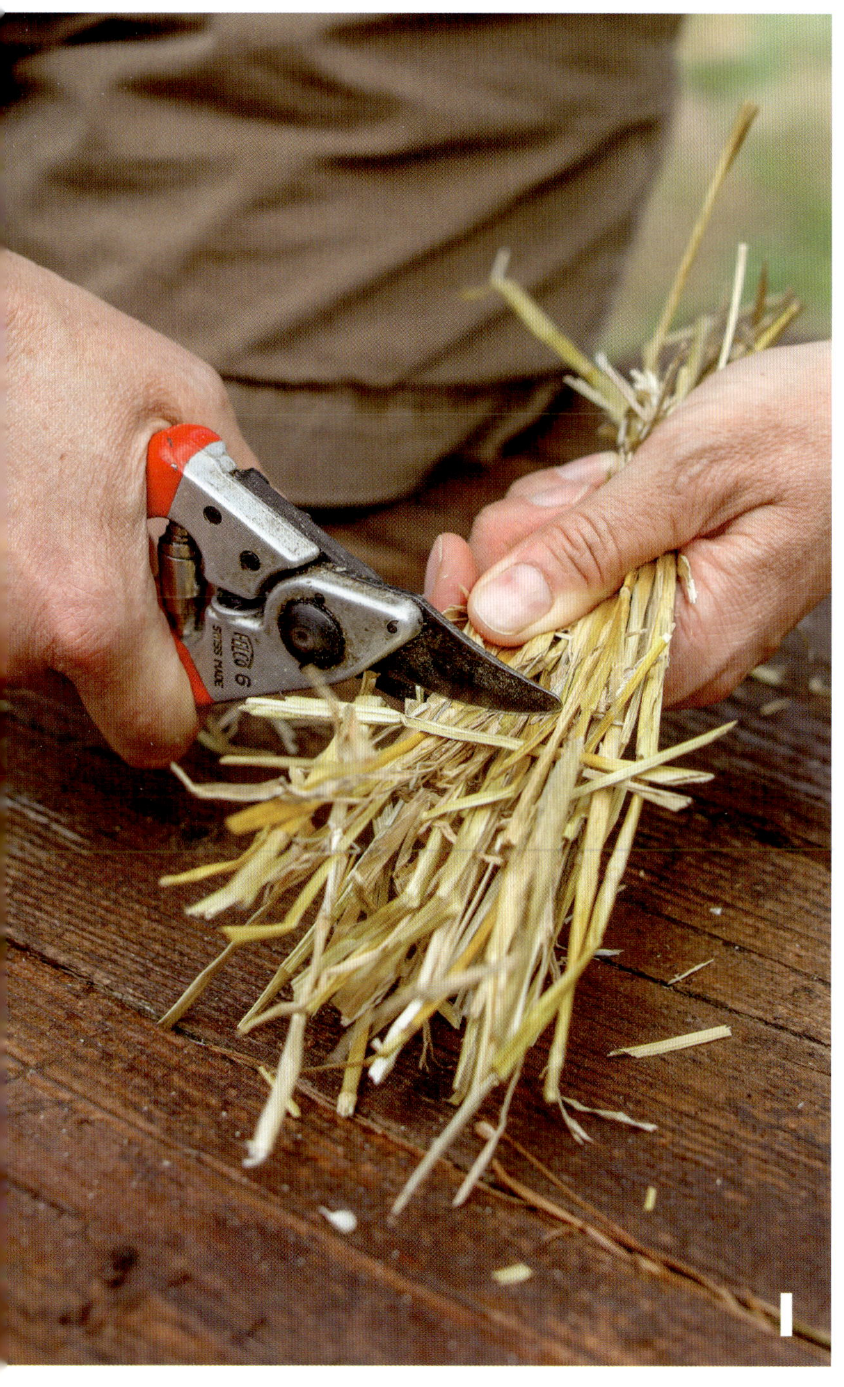

1. Das Stroh in 2–5 cm lange Stücke schneiden. Pilze können dann leichter und schneller Nährstoffe absorbieren.

2. Pasteurisieren: Das Stroh wird in einem Nylonsäckchen oder Kissenbezug 1 Stunde in einer Schüssel bei 71–82 °C eingeweicht. Kontrollieren Sie mit dem Thermometer die Wassertemperatur. Sie sollte im vorgegebenen Bereich bleiben.

3. Nehmen Sie das Säckchen/den Kissenbezug vorsichtig aus dem heißen Wasser und lassen Sie das Stroh bei Zimmertemperatur abkühlen. (3A) Mit sauberen Händen oder Gummihandschuhen geben Sie das Stroh in ein steriles Gefäß. Oder Sie streuen Stroh auf saubere Plastikfolie oder eine Oberfläche, die zuvor mit Alkohol desinfiziert wurde (Sterilisation). (3B) Mischen Sie die Pilzbrut gleichmäßig unter das Stroh. (3C)

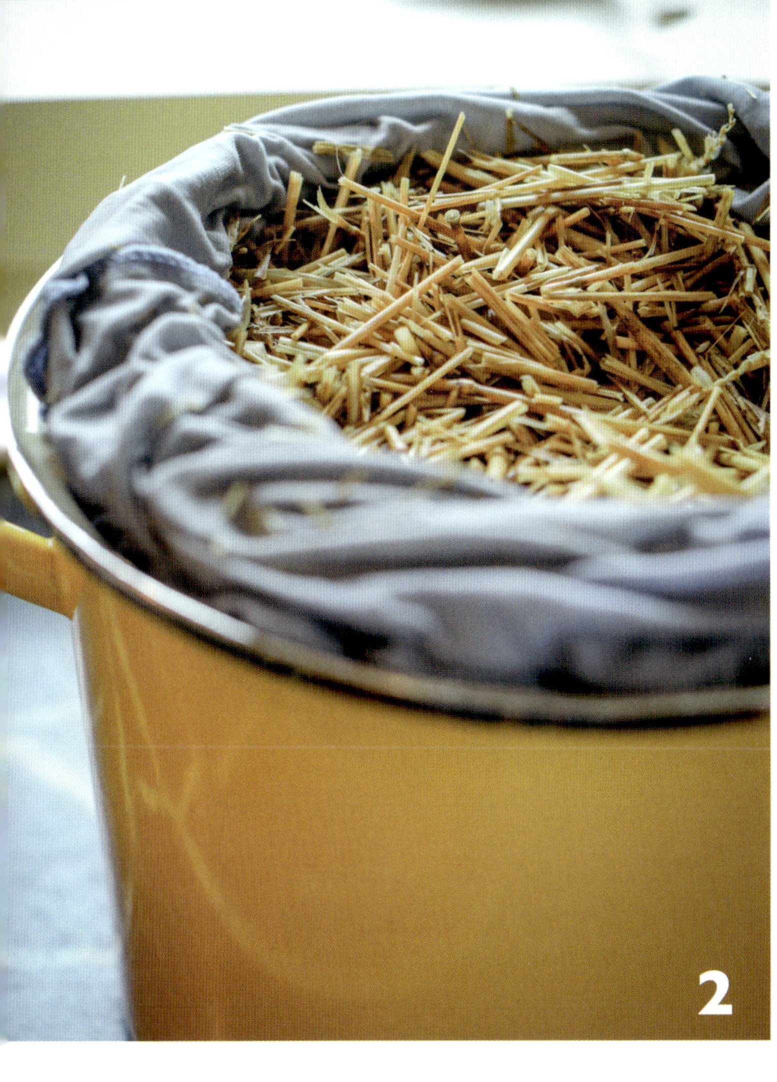
2

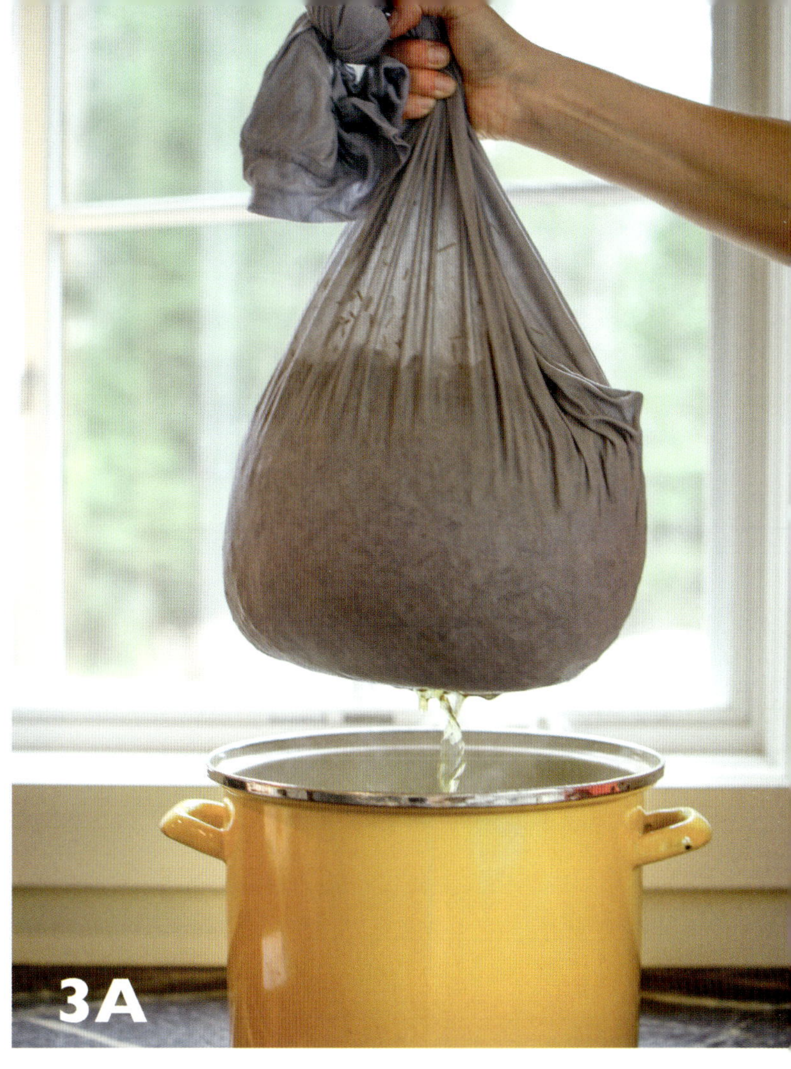
3A

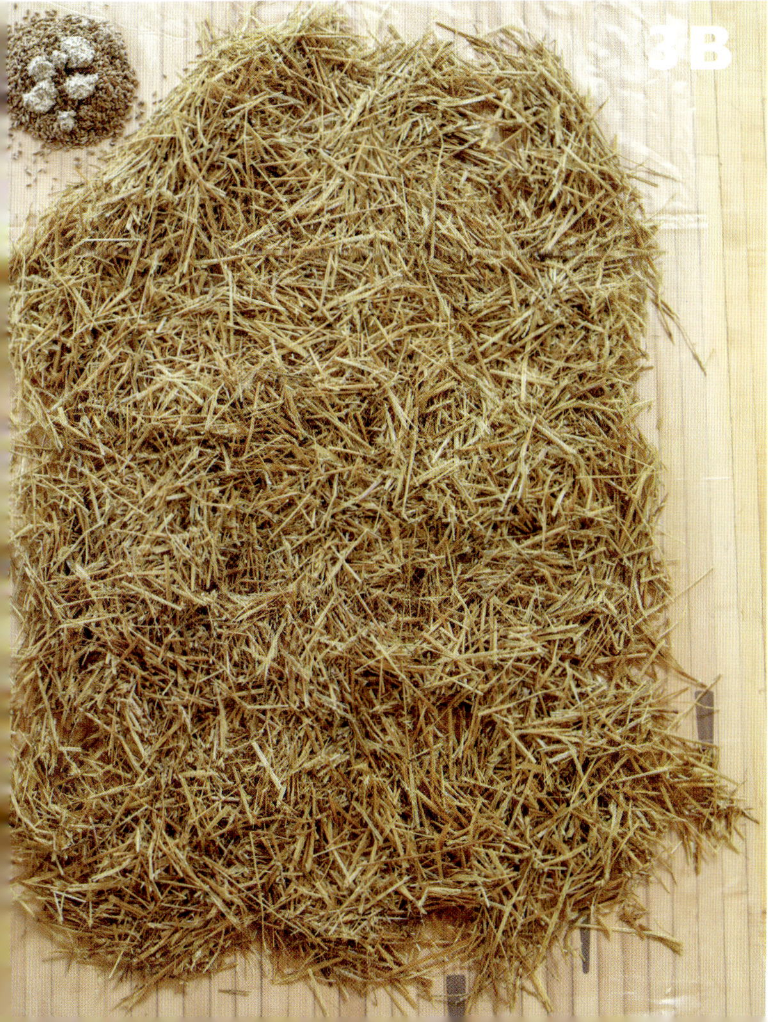
3B

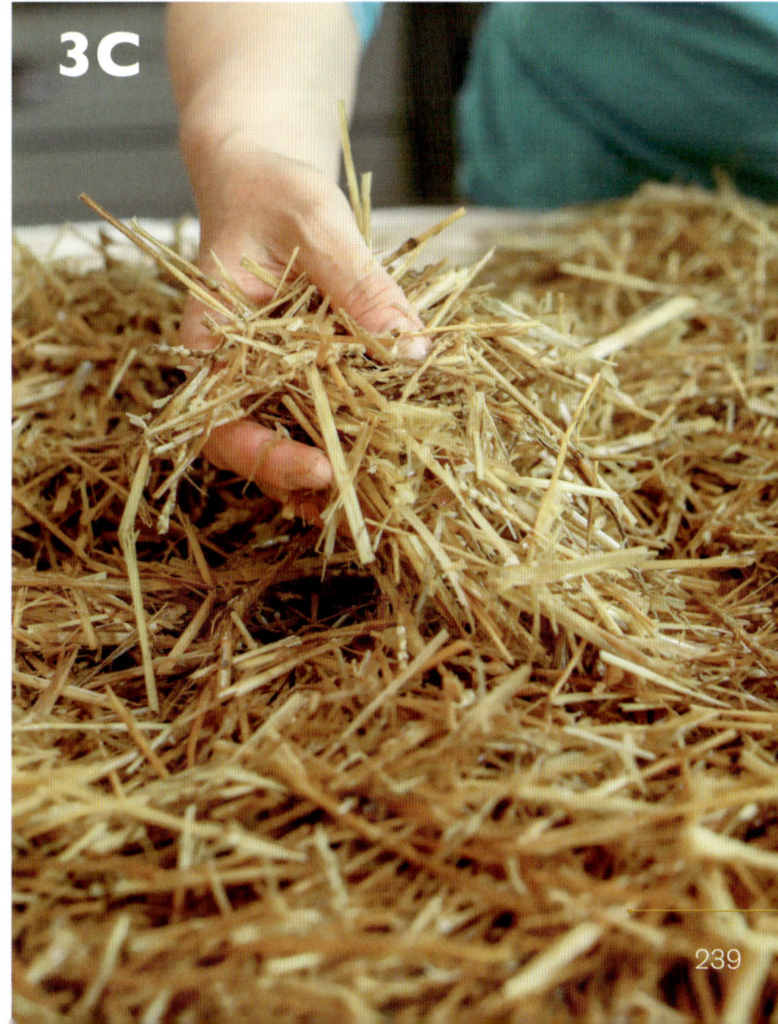
3C

4. Packen Sie beimpftes Stroh in eine transparente Plastiktüte, in Einmachgläser oder in ein 30–40 cm langes Stück lebensmittelechten, transparenten Polyschlauch. (4B) Das hat den Vorteil, dass man das Stroh auf größerer Länge einfüllen kann. Sie können beobachten, was im Stroh vor sich geht: Dunklere Abschnitte weisen etwa auf Kontamination hin; Sie können mitverfolgen, wie das Myzel den Nährboden allmählich aufbraucht. Wenn Sie den Polyschlauch verwenden, versehen Sie ein Ende mit einem Zipverschluss. Stopfen Sie das Stroh so fest hinein, dass möglichst wenig Lufttaschen entstehen. Pressen Sie den Strohsack fest zusammen, damit möglichst viel Luft entweicht (4 A) Sie verschließen das offene Ende des dicht gepackten Schlauchs mit einem weiteren Zipverschluss. Machen Sie kleine Löcher oder einige X-förmige Einschnitte auf Ihrem Strohpäckchen, damit das Myzel atmen und Fruchtkörper ausbilden kann. (4B) Wenn Sie Einmachgläser verwenden, verschließen Sie diese mit Wachspapier und Gummiband und bringen Sie kleine Einschnitte auf dem Papier an.

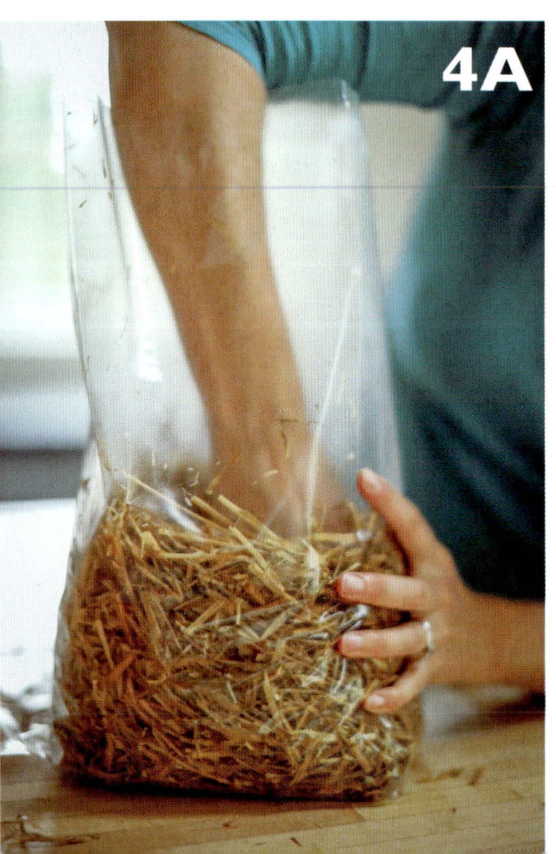

5. Platzieren Sie die Strohpackung an einem warmen feuchten Ort: 21–26 °C und 80 % Luftfeuchte. Option: Legen Sie die Strohpackung in eine große Box und platzieren Sie dort eine Setzling-Heizmatte oder ein Heizkissen. Im Lauf der Zeit bemerken Sie, wie das Myzel das Substrat konsumiert. Irgendwann ist dann rein weißes Myzel entstanden, an manchen Stellen verdickt. Nach zwei Wochen sollte das Myzel komplett ausgewachsen sein. Um das Wachstum von Fruchtkörpern auszulösen, transferieren Sie Ihre Strohpackung an einen kühleren Ort mit indirekter Lichteinwirkung. Manch einer „weckt“ seine Pilzkultur auf, indem er mit einem Stöckchen ein bis zwei Minuten auf die Strohpackung klopft.

6. Kleine Fruchtkörper zeigen sich meist dort, wo Sie zuvor Löcher oder Einschnitte in die Folie/Wachspapier gemacht haben, im Abstand von ca. 10 cm rund um den Pilzpackschlauch. Wenn die winzigen Fruchtkörper an Stellen gegen die Folie/Wachspapier drücken, wo keine Löcher sind, machen Sie dort Einschnitte. Die Pilze können dann weiter auswachsen.

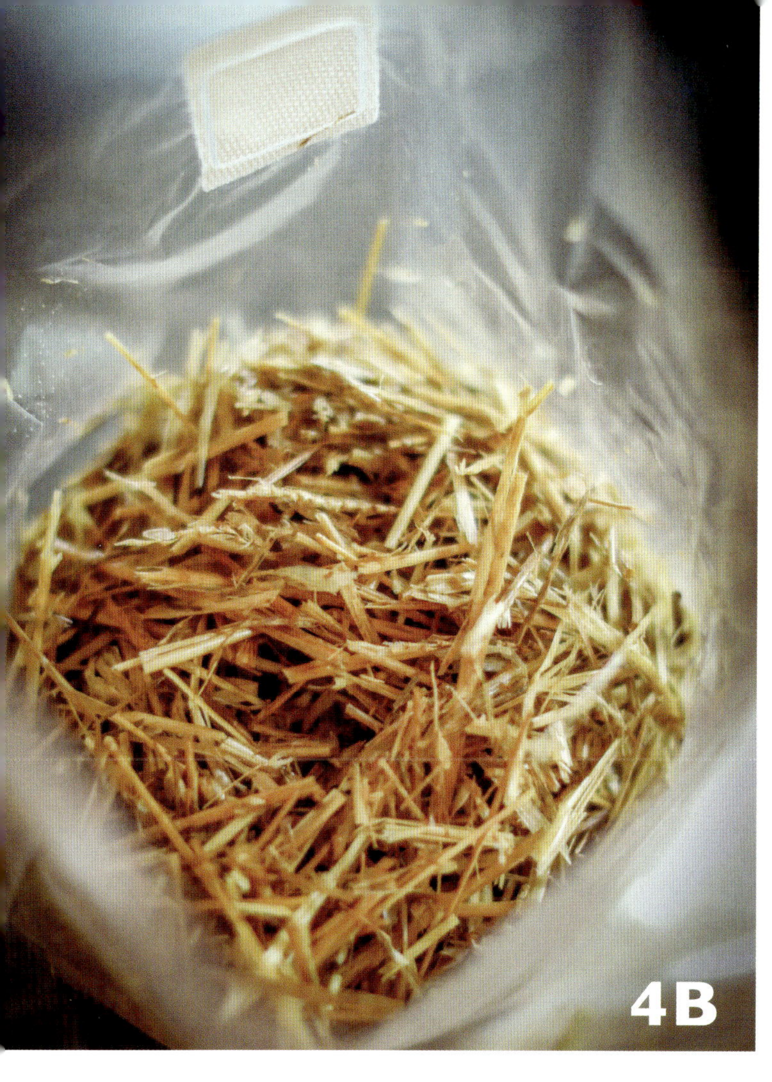
4B

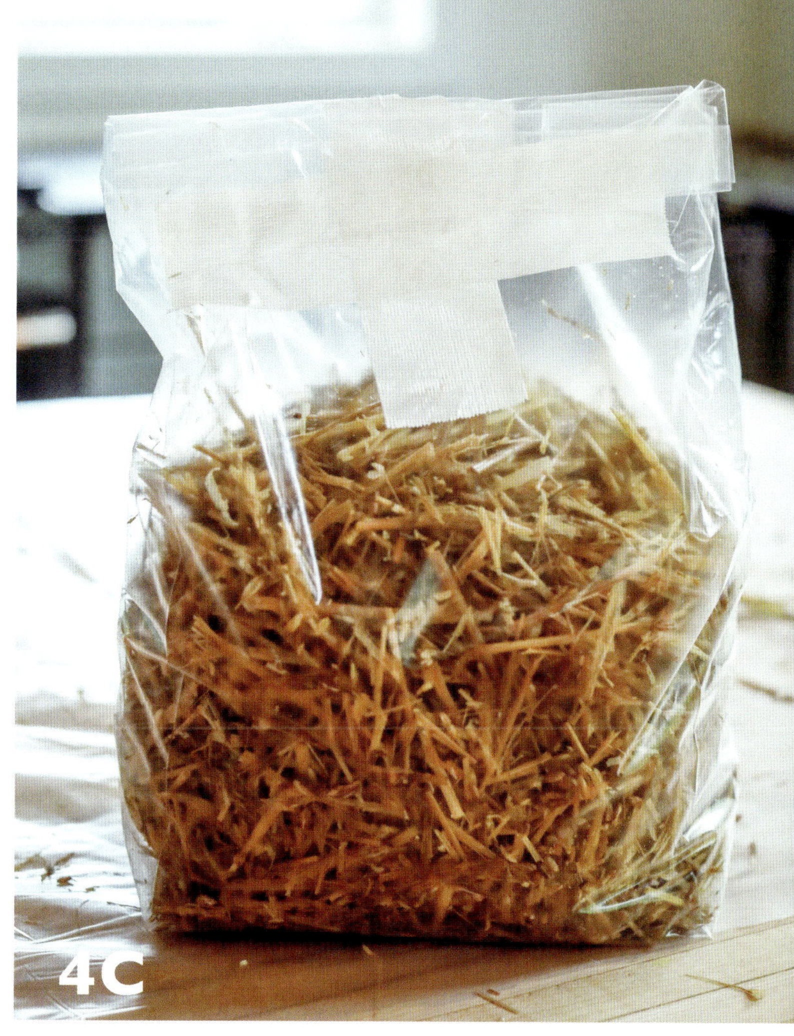
4C

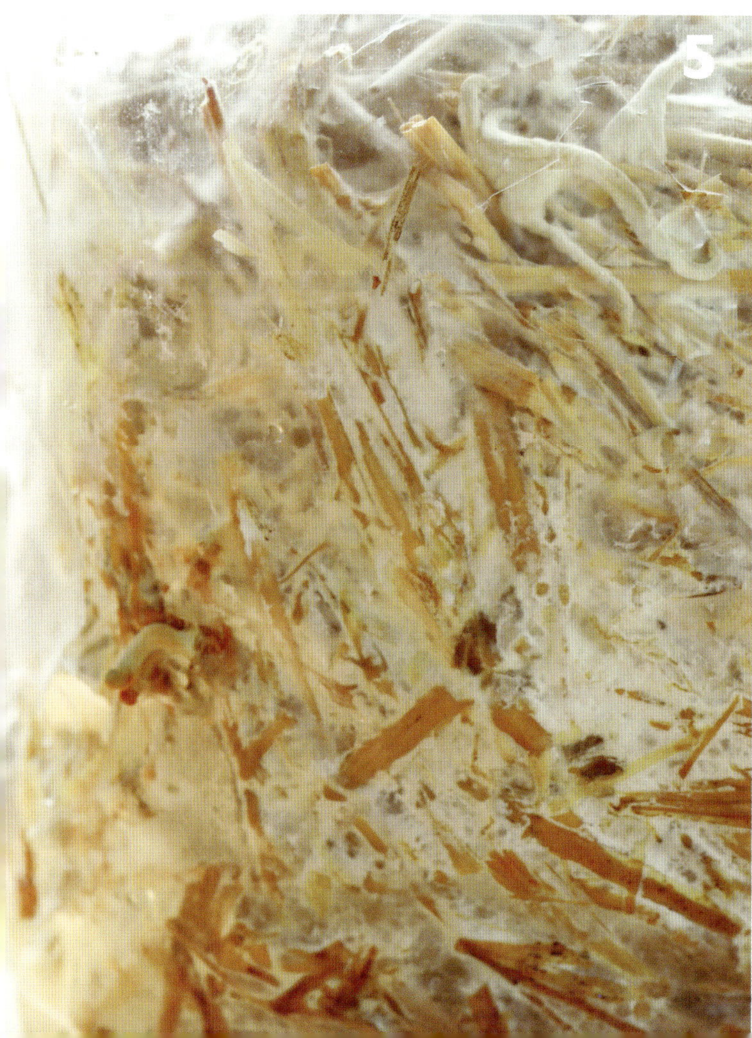
5

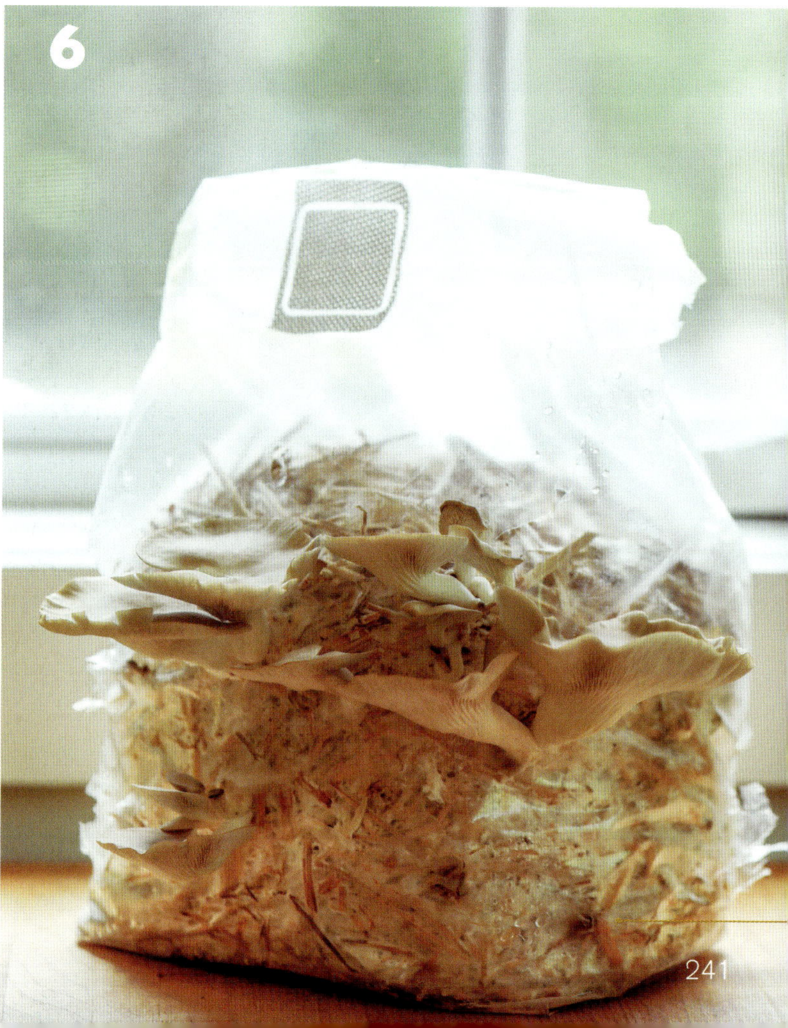
6

STEP BY STEP

PILZE AUF HOLZ KULTIVIEREN

In Regionen mit feuchten Sommern lassen sich verschiedene Spezies auch outdoor kultivieren: Shiitake, Austernpilze, Igelstachelbart oder Reishi. Brauchbare Pilzstämme sind reichlich vorhanden. Mein Kollege George Vaughan empfiehlt „Breitspektrum-Stämme", wo sich langfristig Fruchtkörper bilden und das Wachstum beschleunigt wird, wenn man die Holzstämme wässert. Der Shiitake-Stamm LE46 infiltriert rasch, ist winterhart und reagiert auf Erschütterungen (Hammerschläge auf den Stamm). George empfiehlt, die Holzstämme im Winter zuzuschneiden und im Frühling zu beimpfen: Sie schneiden das Holz zu, wenn die Bäume „schlafen", bevor ihr Saft zirkuliert und Blattknospen sprießen. Wenn Baumsäfte zirkulieren, lockert sich die Baumrinde. Schneidet man dann Holz zu, löst sich innerhalb eines Jahres die Rinde vom Stamm ab. Shiitake braucht aber Baumrinde am Stamm, um zu gedeihen.

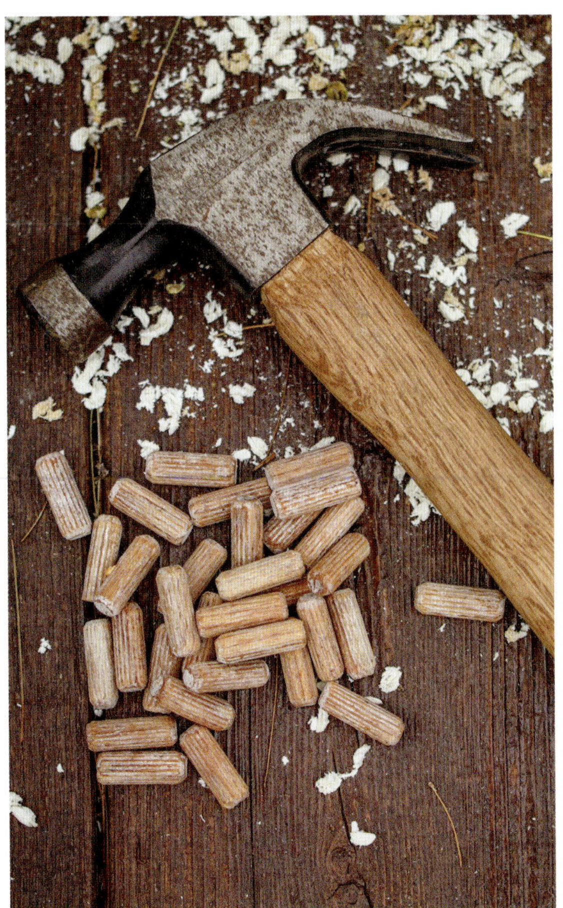

1. Schneiden oder besorgen Sie frisch geschnittene Baumstämme oder Äste mit mindestens 10–15 cm Durchmesser. Verwenden Sie kein Fallholz, das meist mit anderen Pilzspezies kontaminiert ist. Für Shiitake sind Eichenholzstämme besonders empfehlenswert. Geeignet sind auch Rotahorn, Roterle oder Hainbuche.

2. Bohren Sie Löcher, die etwas tiefer als die Dübellänge sind, im Abstand von 10–15 cm und in gestaffelten Reihen mit 5 cm Abstand.

3. Klopfen Sie mit dem Hammer die Dübel in den Stamm.

4. Versiegeln Sie die Dübelstellen mit geschmolzenem Käsewachs, damit die Feuchtigkeit gehalten wird.

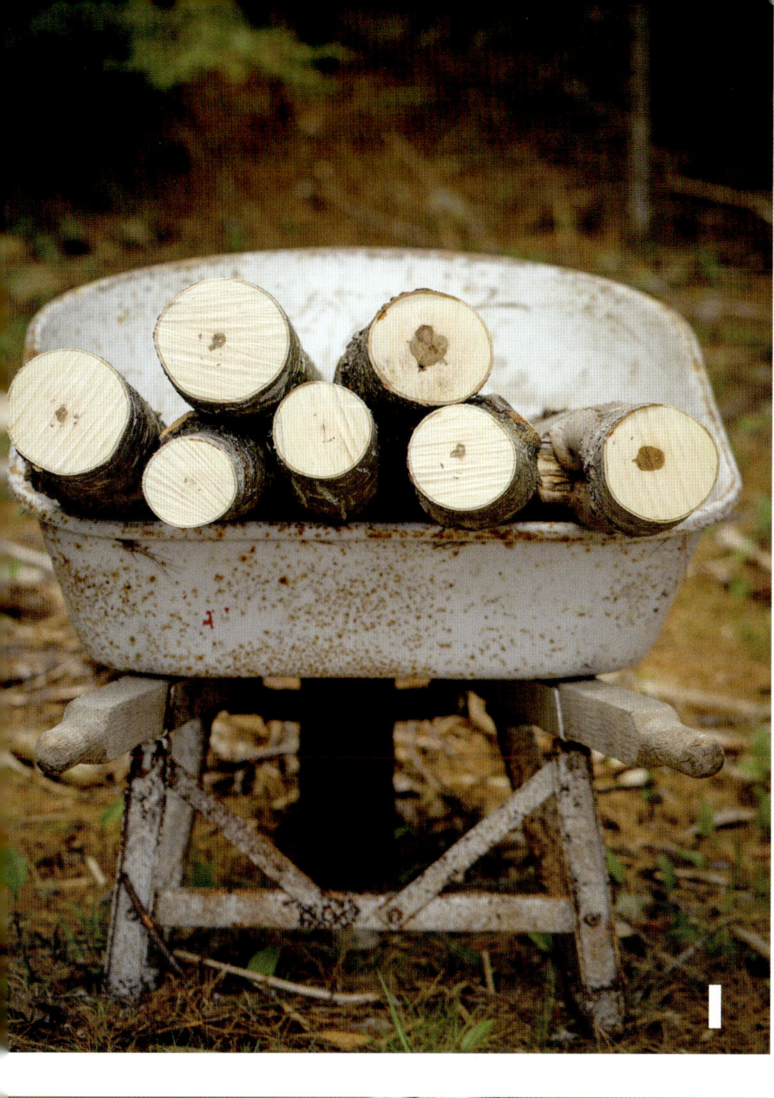
1

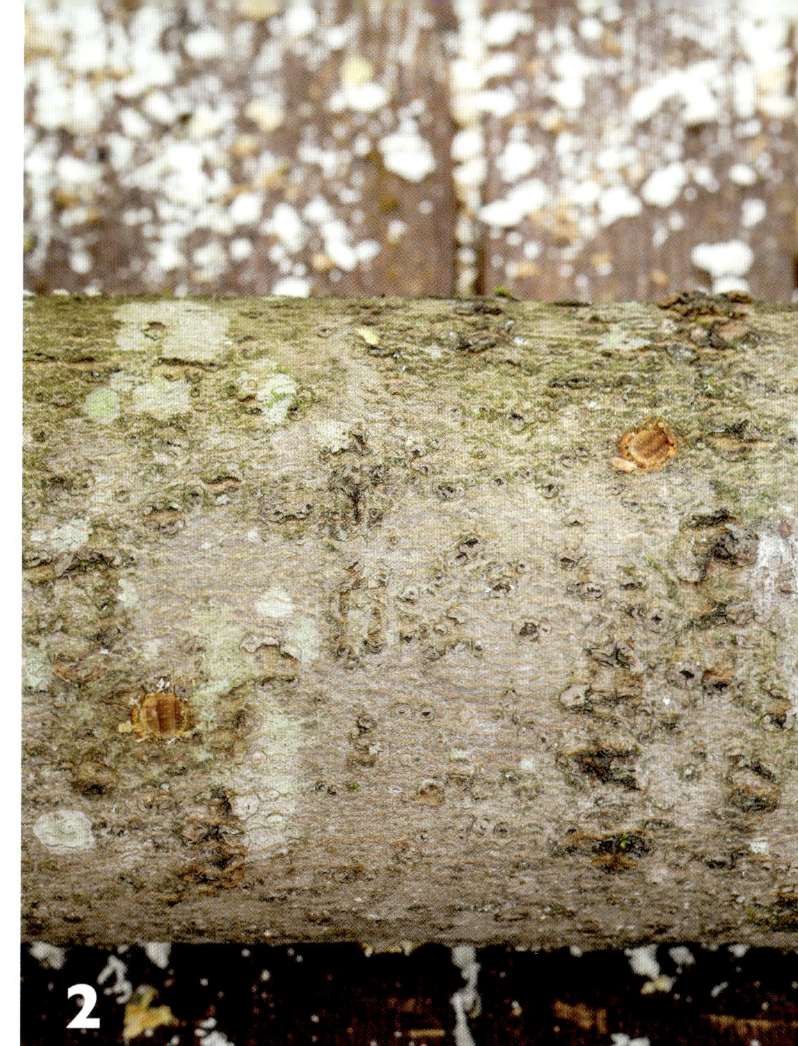
2

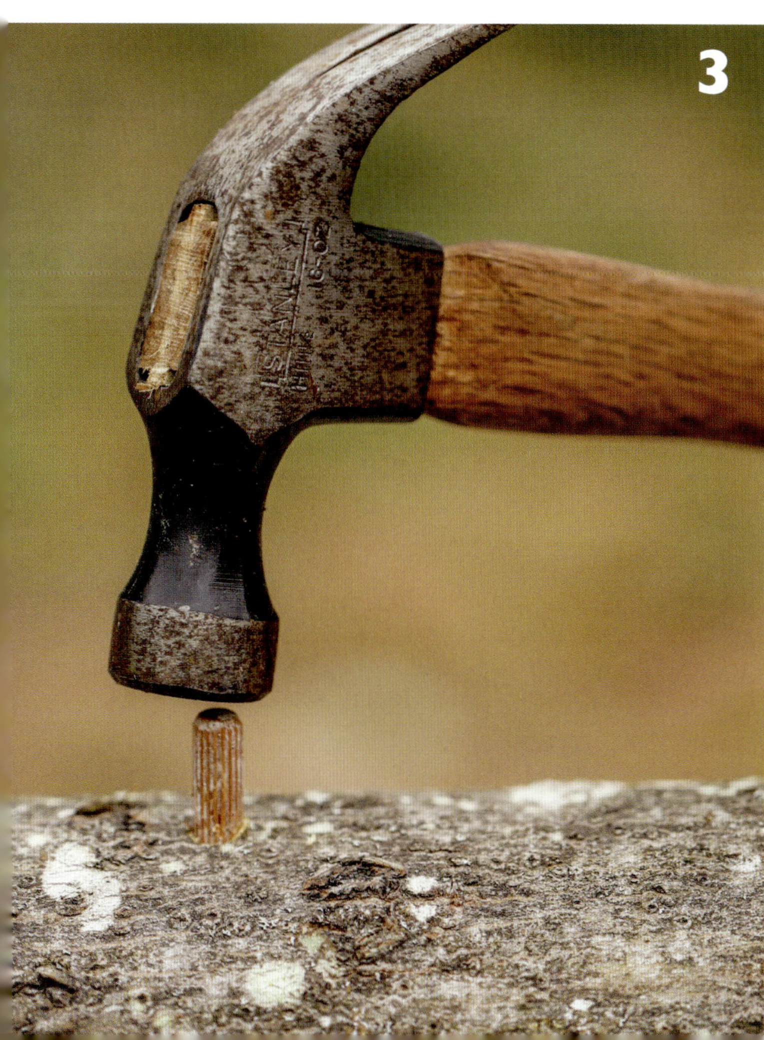
3

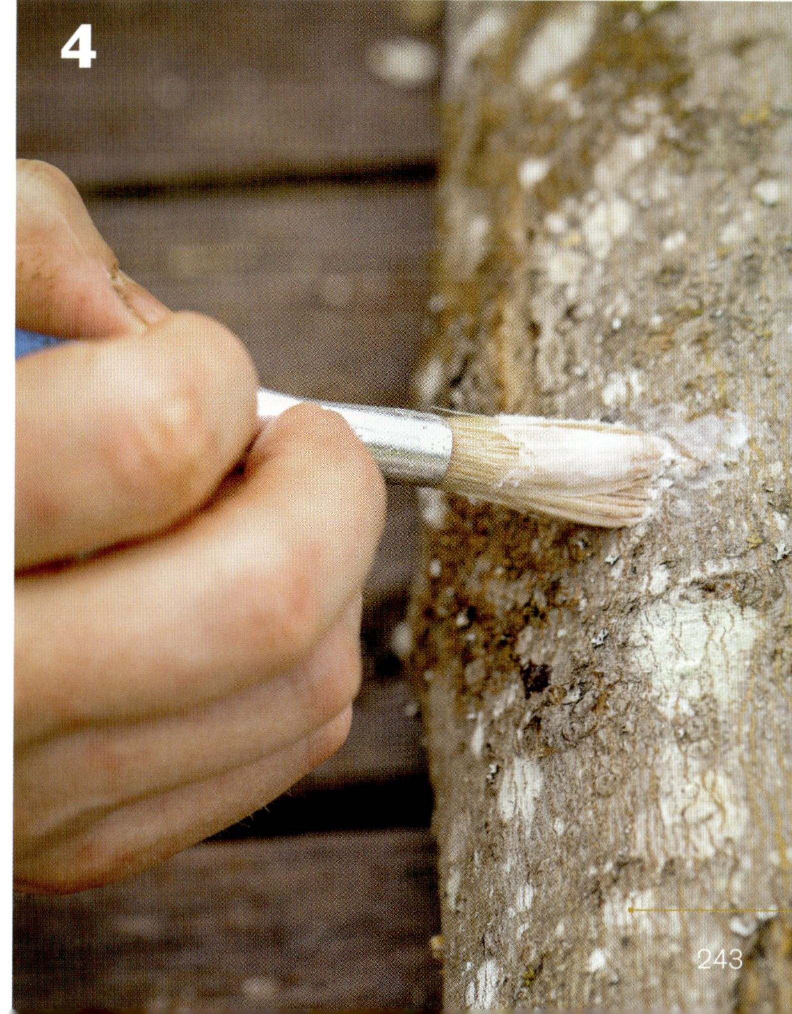
4

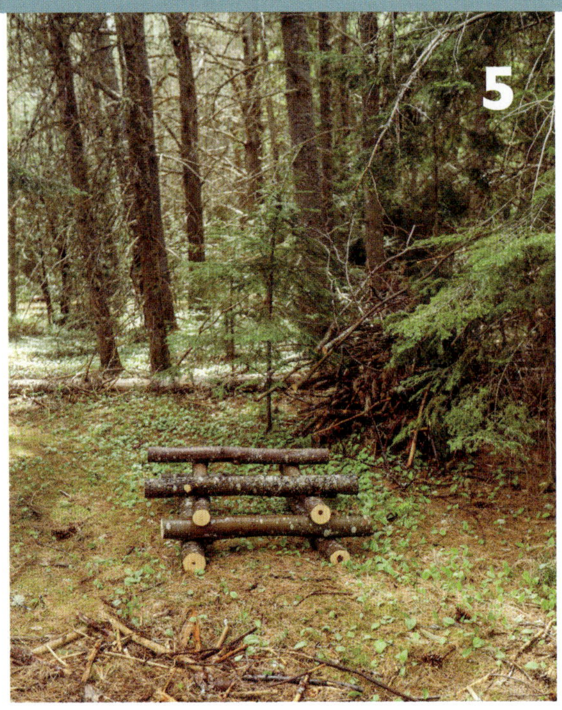

5. Platzieren Sie die Stämme an einer Stelle ohne direktes Sonnenlicht. Shiitake benötigen ein wenig Licht und 60–80 % Schatten. Unter dem Blätterdach oder einer Segeltuchplane sind die Stämme optimal positioniert.

6. Halten Sie die Stämme feucht. Anfangs sollte das Holz feucht, aber nicht nass durchtränkt sein. Feuchtigkeitsgehalt 35–50 %. Dieser Wertebereich muss unbedingt beachtet werden, damit die Pilzbrut rasch sprießen kann.

7. Nach einem Jahr sollten Fruchtkörper auftauchen, bei Austernpilzen schon nach 6 Monaten. Nach Regenfällen, vor allem wenn sich die Temperaturen und das Licht verändern, entwickeln sich Fruchtkörper, wenn es kühler und dunkler wird, je nach Jahreszeit. Jede Milieuveränderung kann Fruchtkörperwachstum anregen. Anfangs wird es länger dauern. Mit etwas Glück können Sie zweimal pro Jahr Pilze ernten. Jedes Jahr!

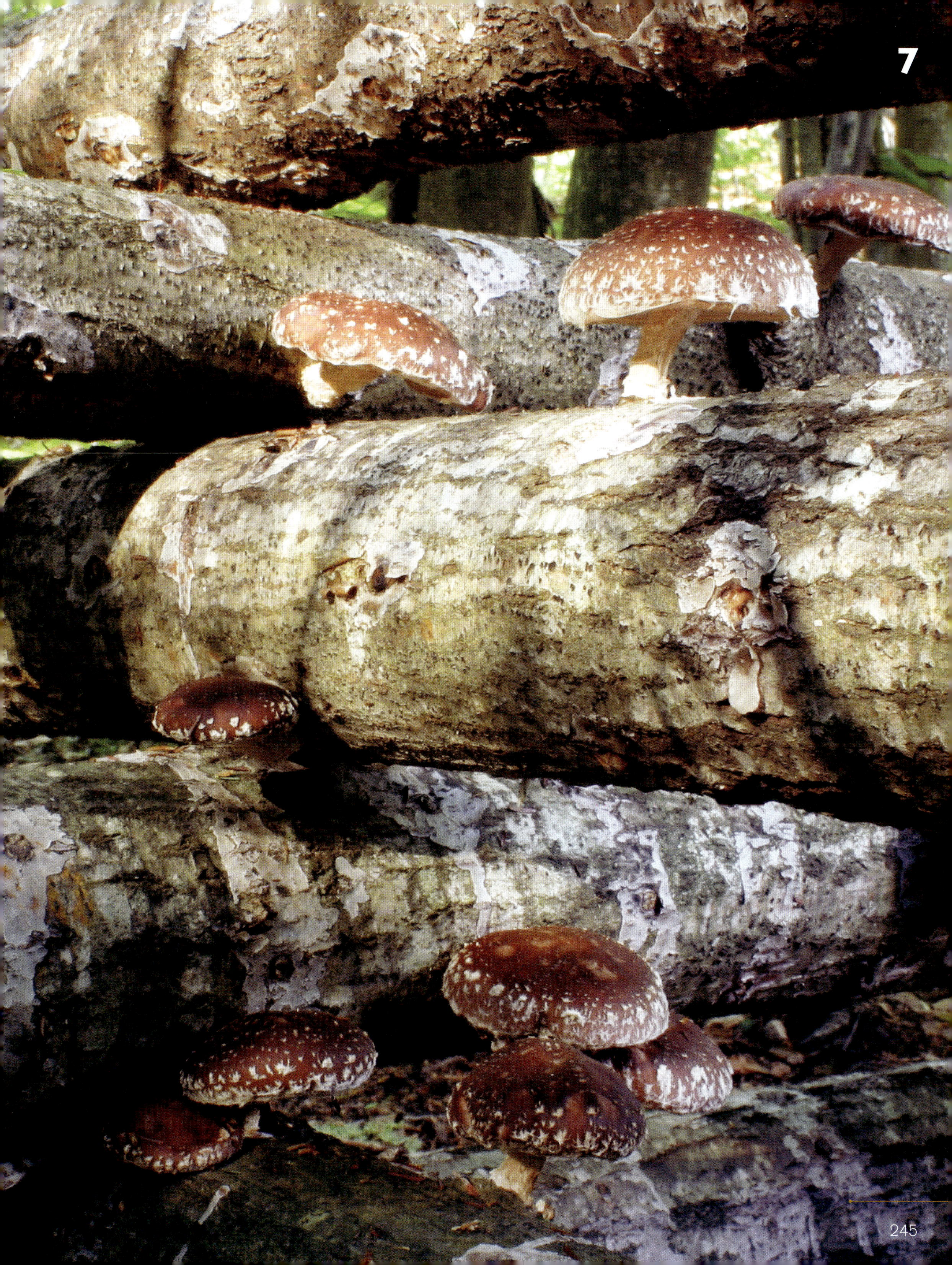

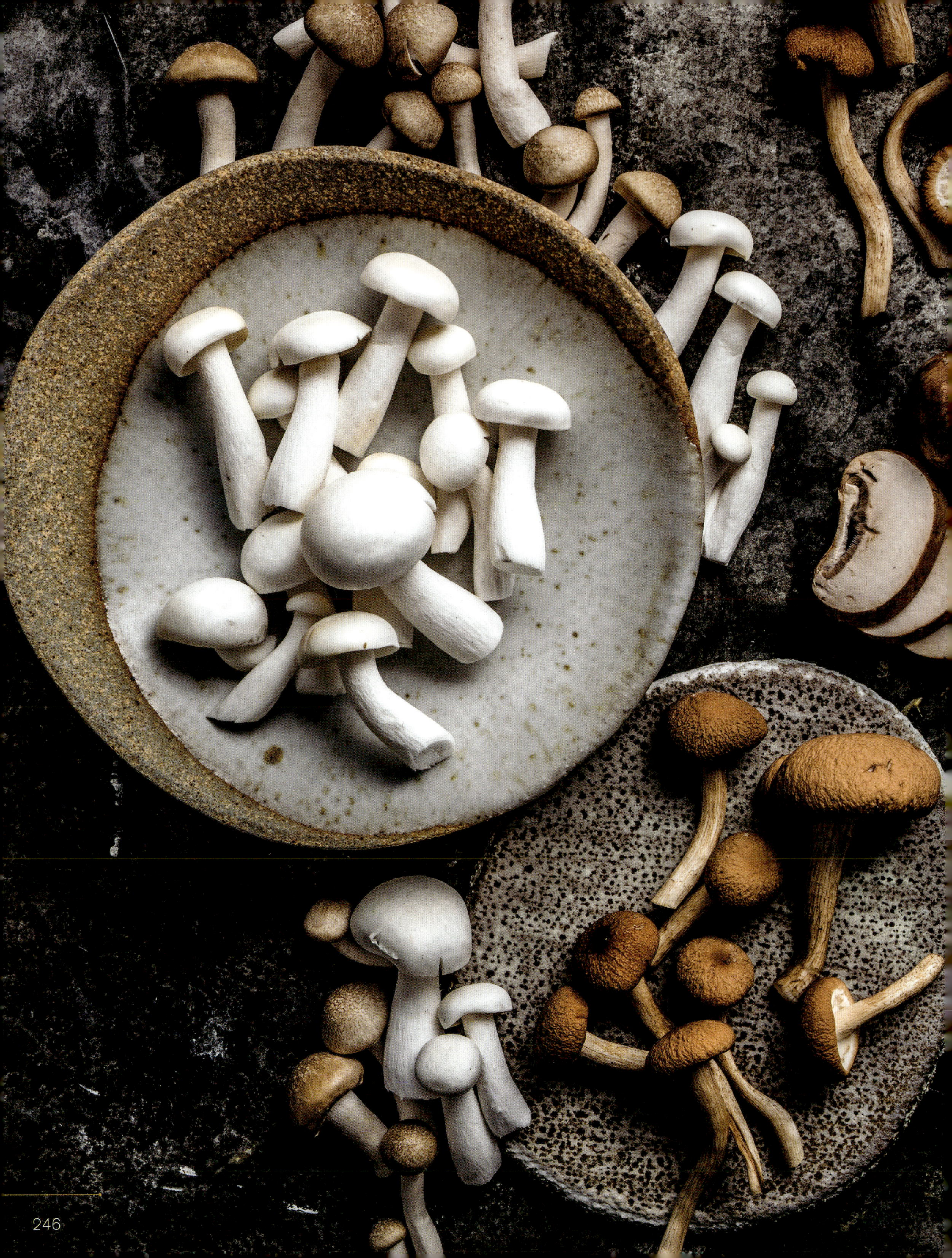

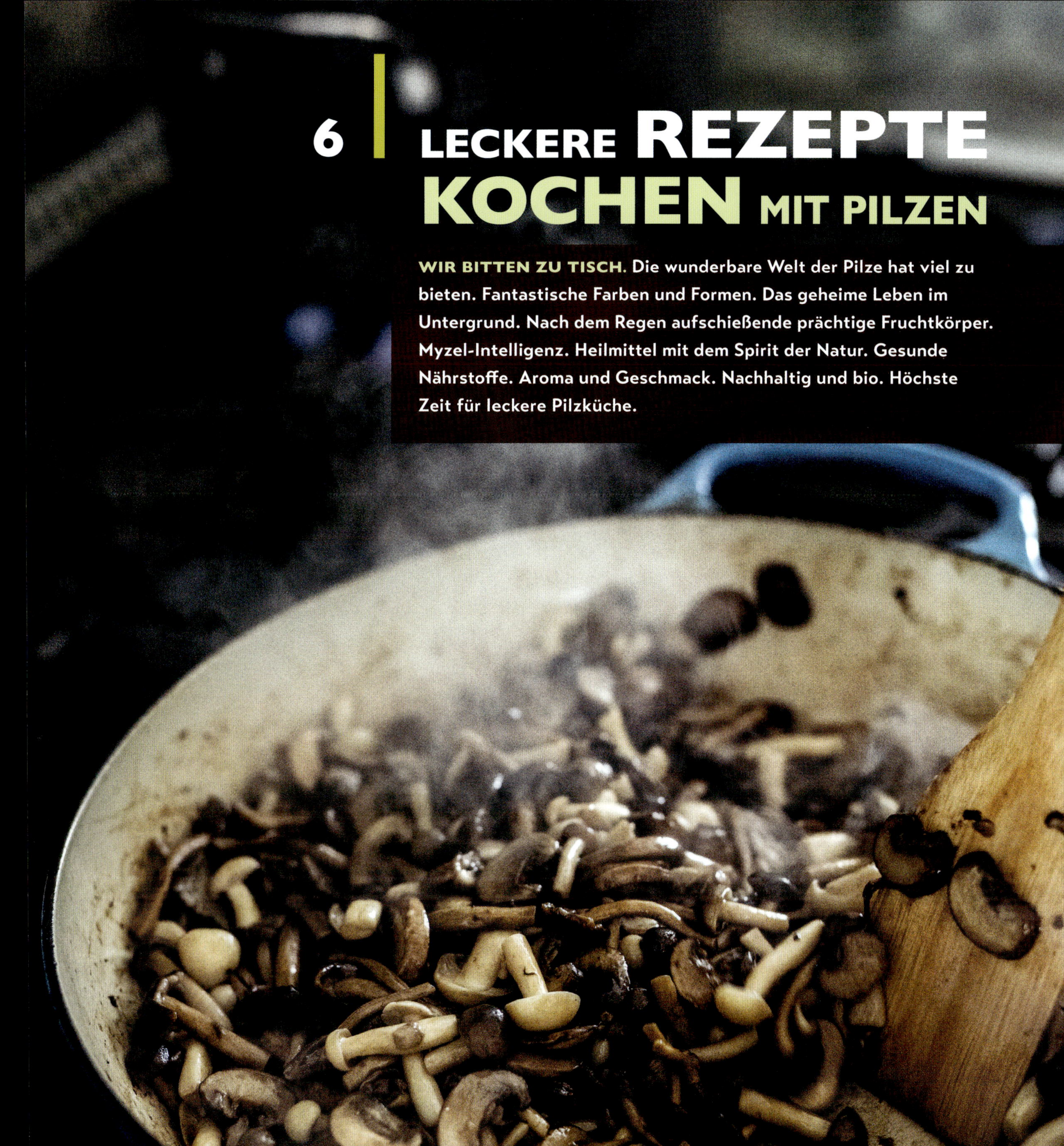

6 LECKERE REZEPTE KOCHEN MIT PILZEN

WIR BITTEN ZU TISCH. Die wunderbare Welt der Pilze hat viel zu bieten. Fantastische Farben und Formen. Das geheime Leben im Untergrund. Nach dem Regen aufschießende prächtige Fruchtkörper. Myzel-Intelligenz. Heilmittel mit dem Spirit der Natur. Gesunde Nährstoffe. Aroma und Geschmack. Nachhaltig und bio. Höchste Zeit für leckere Pilzküche.

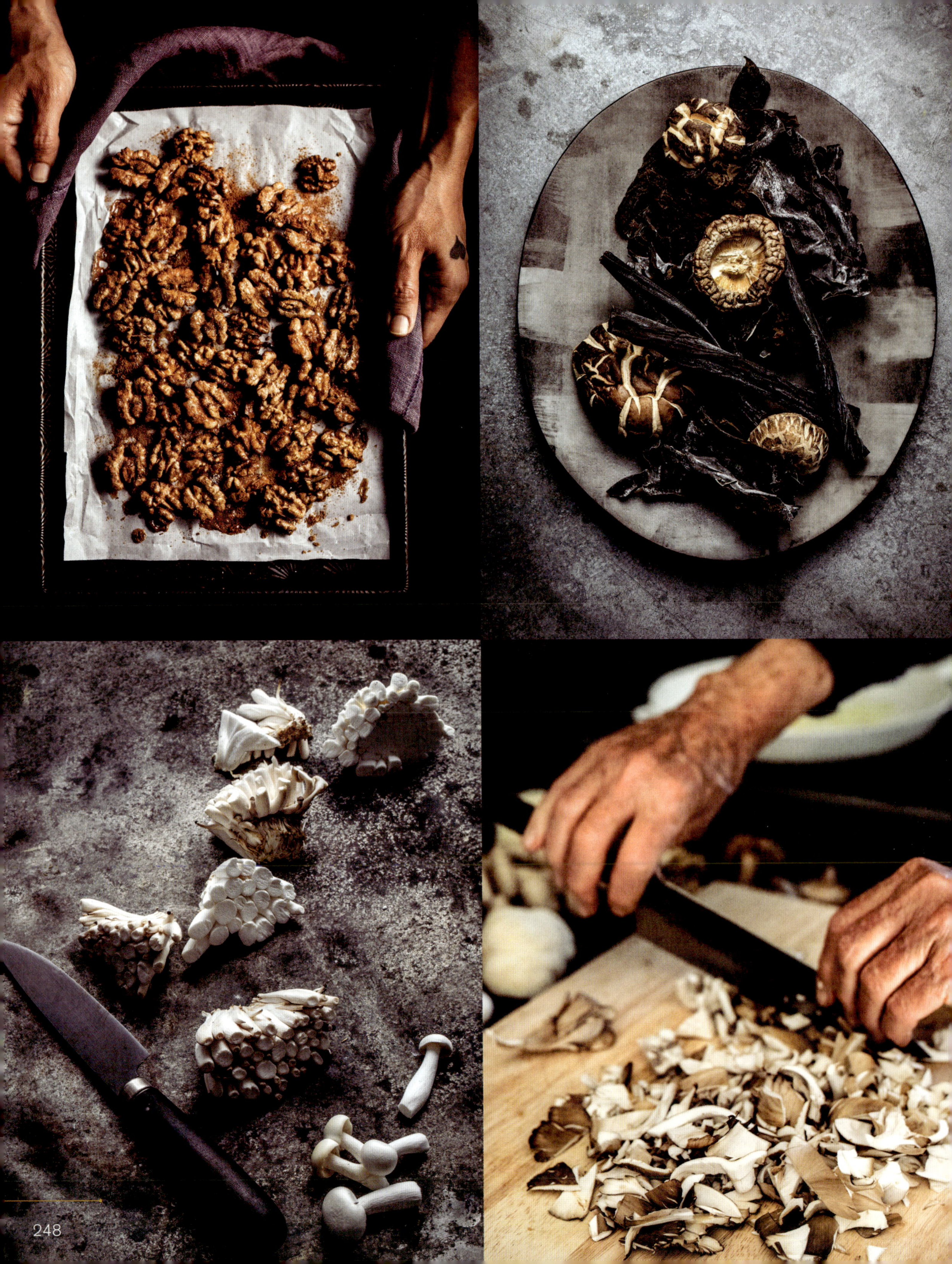

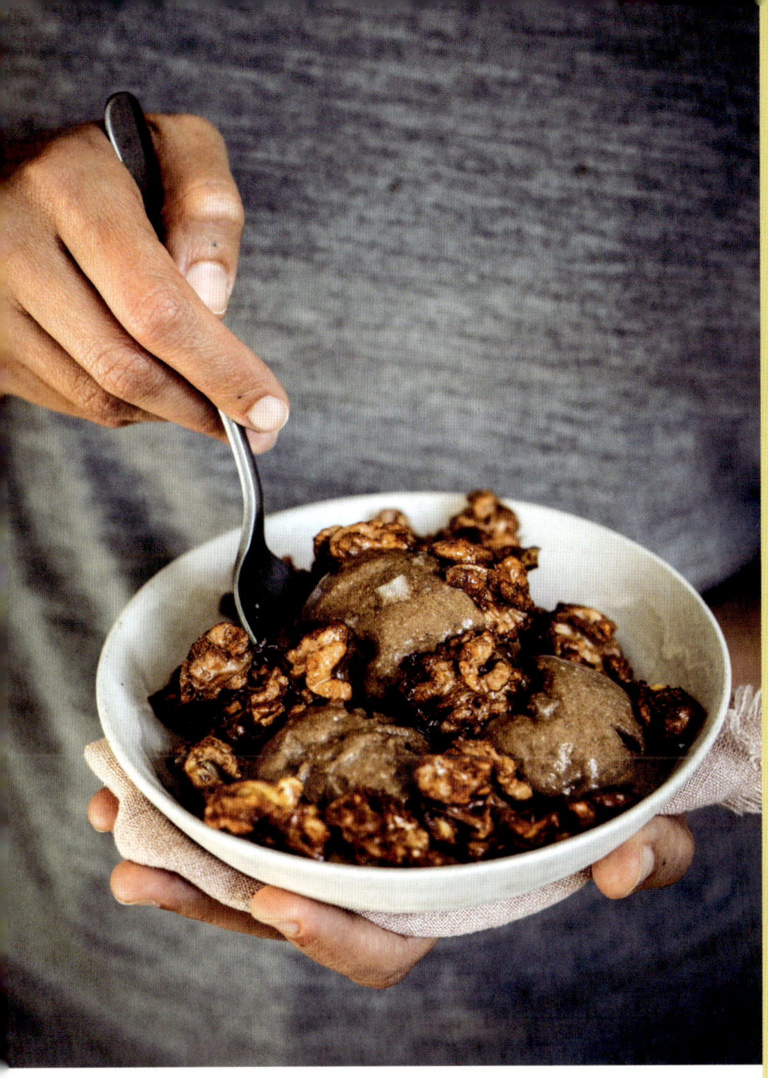

DIE NACHFOLGENDEN REZEPTE zeigen die unglaubliche Vielseitigkeit von Pilzen in der Küche auf. Sie verleihen jedem Gericht Geschmack und Konsistenz, verbunden mit dem Gefühl gut geerdeter Sättigung.

Pilze werden allzuoft als geschmacklose Nebensache abgetan. Zu Unrecht. Wir haben es ausprobiert und köstliche Pilzgerichte auf die Speisekarte gesetzt. Bei manchen Menükompositionen sind Pilze Fleischersatz. An anderer Stelle würzen sie Brühe, füllen handgerollte Sushi, veredeln eine duftende Ramen-Suppe oder brillieren auf frischem Sommersalat.

Wir hoffen, Sie genießen die Pilzküche mitsamt ihren kulinarischen Höhepunkten genauso wie wir.

Bon appétit!

SPEISEÖLE UND BUTTER

Wir bevorzugen kaltgepresste Bioöle. Solche Öle sollten nicht oder nur minimal erhitzt werden, damit die gesunden Inhaltsstoffe erhalten bleiben. Verwenden Sie zum Kochen bei höheren Temperaturen grundsätzlich chemisch unbehandelte Öle.

Wir empfehlen die nachfolgende Auswahl sehr guter und gesunder Speiseöle, einige eignen sich auch gut zum Hocherhitzen und Braten:

- Kokosöl (Rauchpunkt 234 °C)
- Sesamöl (Rauchpunkt 177 °C)
- Olivenöl (Rauchpunkt 130–175 °C)
- Butter (Rauchpunkt 130–175 °C)
- Ghee (Ajurveda) (Rauchpunkt 200 °C)
- Rapsöl (Rauchpunkt 130–180 °C)
- Walnussöl (nicht erhitzen)

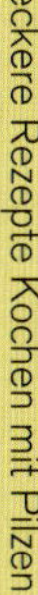

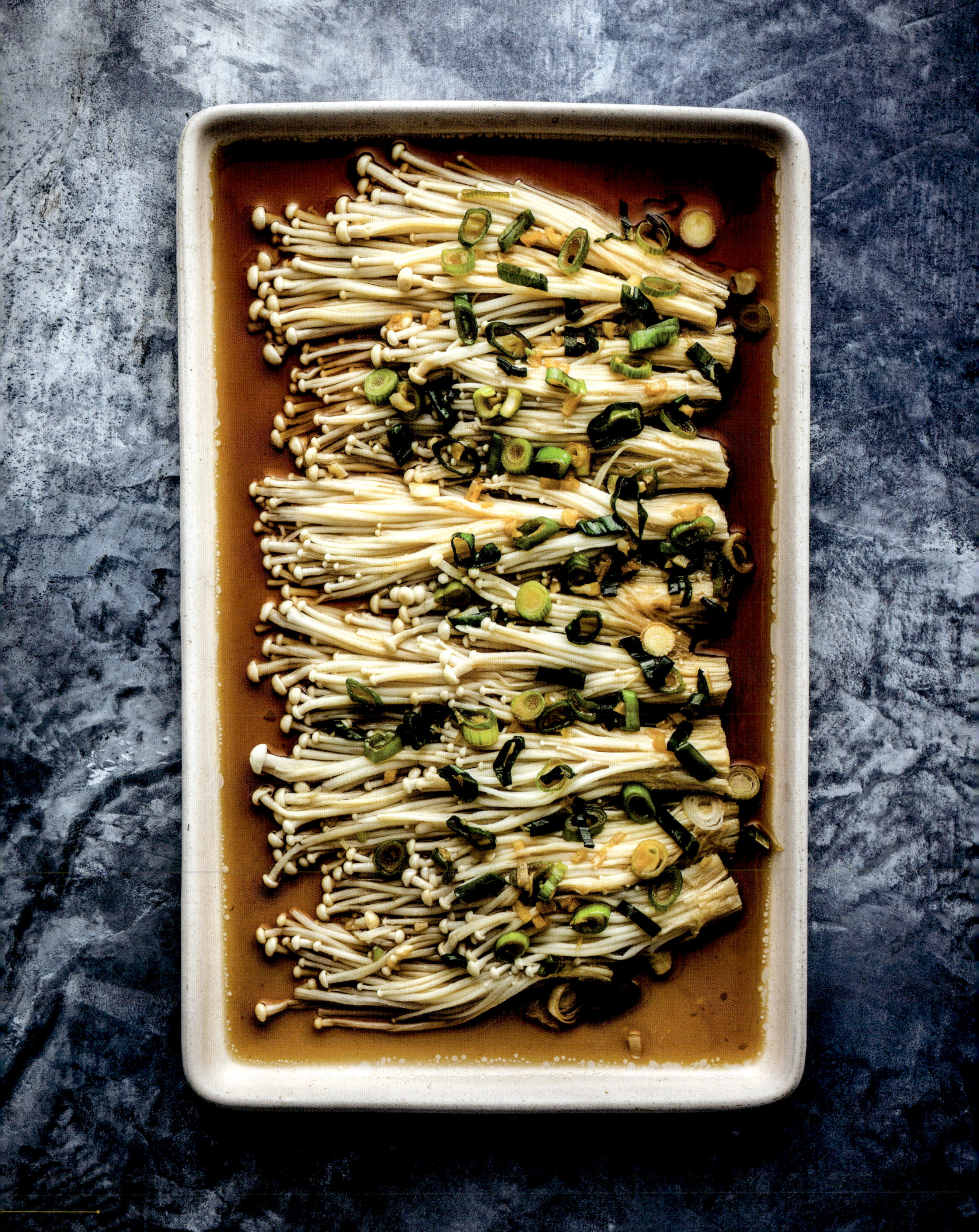

ENOKIPILZE MIT KNOBLAUCH UND LAUCHZWIEBELN

Ein starker Auftritt der filigranen Enokipilze: fragil und zugleich deftig. Häufig werden sie nur als Beilage serviert. Dieses Rezept ist eine Gala und punktet mit reichlich B-Vitaminen und Mineralstoffen. Ein hübsches Gericht, das die schlanken anmutigen Schönheiten ins beste Licht rückt. Wunderschön texturierte Enoki-Sträußchen inmitten einer duftenden Knoblauch-Lauchzwiebel-Sauce.

KOCHZEIT: 20 Minuten | **PORTIONEN:** 4

ZUTATEN

- 400 g Enokipilze
- 2 EL Öl oder Butter
- 2 Knoblauchzehen, gehackt
- 3 EL milde Sojasauce
- ½ TL Zucker
- 1 Lauchzwiebel (in Röllchen geschnitten)

ZUBEREITUNG

Gehen Sie sanft mit Enokipilzen um, sie sind zerbrechlich.

Etwa 2,5 cm der Wurzeln abschneiden. Die Pilze behutsam mit den Fingern in kleine Bündel teilen und akkurat beiseitelegen. Abspülen und abtropfen lassen.

Wasser in einem Topf zum Kochen bringen und die Pilzbündel paarweise blanchieren. Jedes Bündel wird nur eine Minute erhitzt! Die Pilze abtropfen lassen und auf einer flachen Schale anrichten.

In der Saucenpfanne Öl bei mittlerer Temperatur erhitzen. Knoblauch zugeben und 10 Sekunden köcheln. Der Knoblauch sollte weder bräunen noch anbrennen. Sojasauce, Zucker und Lauchzwiebeln zugeben. Wenn die Sauce blubbert, die Hitze abschalten. Wir wollen den frischen delikaten Geschmack von Knoblauch und Lauchzwiebeln – *al dente* zubereiten! Die Sauce langsam über die Enokipilze träufeln und servieren.

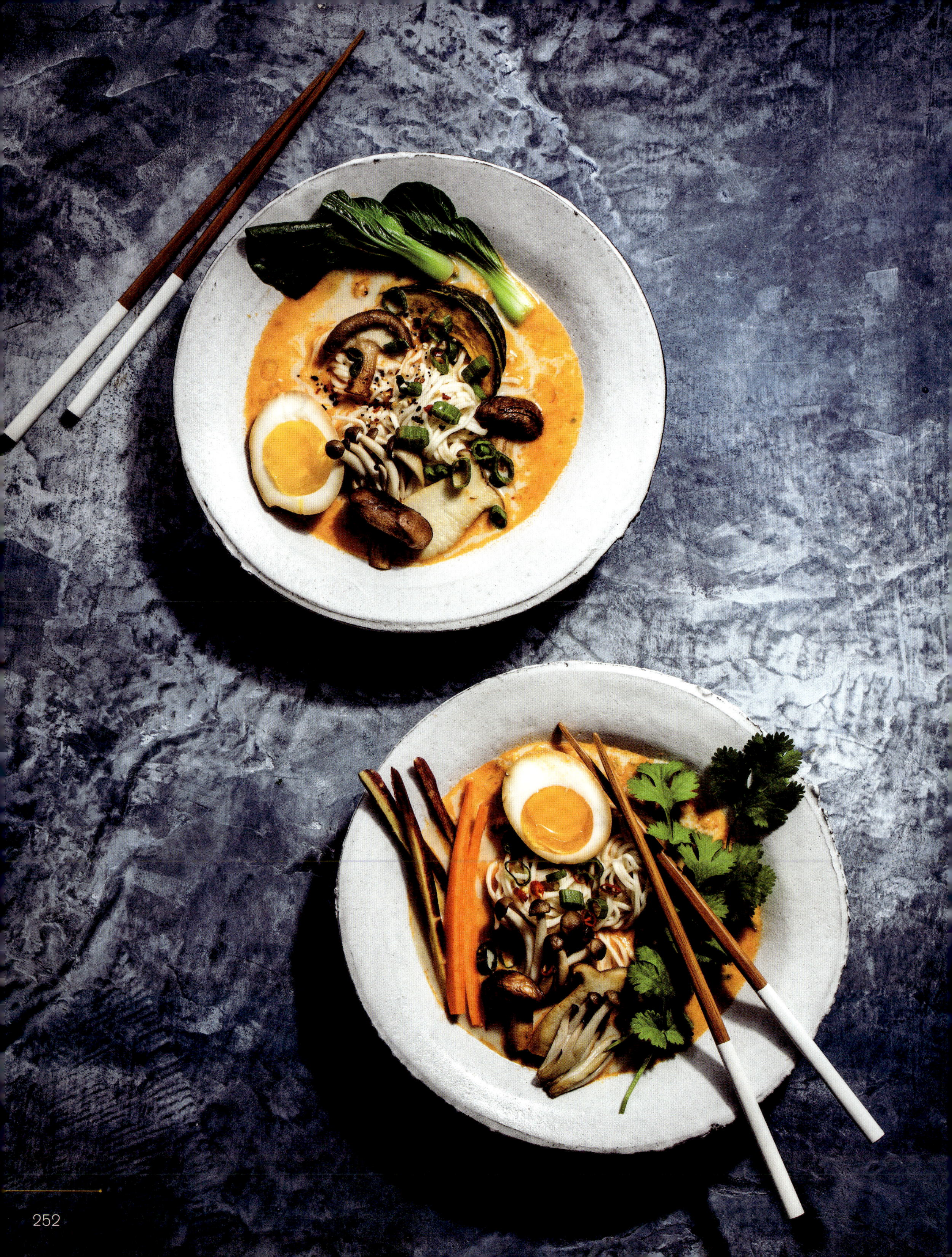

VEGETARISCHE RAMEN MIT GEMISCHTEN PILZEN

Auch Ramen (japanische Suppe) ohne tierische Zutaten kann richtig „sahnig" sein. Traditionelle Ramen-Brühe entsteht durch langes Köcheln von Knochen und Korpel. Die vegetarische Version ist überraschend gehaltreich und schmackhaft. Ungesüßte Sojamilch mit Dashi, Miso und Bohnenpaste kombiniert ergibt eine sahnige Brühe. Pilze, Knoblauch und Ingwer steuern starke Aromen bei. Bunte Toppings mit Kürbis, Pak Choi oder Tofu plus unsere weich gekochten marinierten Lieblingseier sind das Finale einer gesunden und leckeren Suppenkomposition.

** Bitte beachten: Das Rezept gilt für eine Portion, bei kleinen Suppenschalen zwei. Multiplizieren Sie die Zutatenmenge mit der Anzahl der Portionen, die Sie zubereiten möchten.*

VORBEREITUNG: 40 Minuten | **KOCHZEIT:** 25 Minuten | **PORTIONEN:** 1-2

ZUTATEN

SUPPE

- 2 EL weiße Sesamsamen, geröstet
- 4 Knoblauchzehen
- 1,5 cm Ingwerwurzel
- 1 Bund Lauchzwiebeln (nur weiße Abschnitte)
- 250 g Pilze: Buchenrasling (*Hypsizygus tesselatus*), Enoki, Austernpilze und Kräuterseitlinge, Shiitake für Dashi
- 250 ml Dashi (japanischer Fischsud)
- 4 TL geröstetes Sesamöl
- 4 TL Doubanjiang (scharfe Chilibohnensauce oder Bohnenpaste)
- TL Misopaste (milde Sorten wie gelbe Asawe- oder Koji-Miso)
- 2 EL Sake
- 4 TL Sojasauce
- 500 ml ungesüßte Sojamilch
- ¼ TL Salz
- 2 Portionen frische Ramen-Nudeln (140–170 g) oder 200 g Trockennudeln

RAMEN-EI

- 4 große Eier (gekühlt bis Schritt 3) *
- 4 EL Sojasauce
- 4 EL Reisessig
- 6–12 EL Wasser (siehe Zubereitungstipps)*

** Sie können mit diesem Rezept bis zu 4 Eier zubereiten, nach Bedarf auch weniger Eier.*

RAMEN-TOPPINGS

- Ramen-Ei (*ajitsuke tamago*)
- Pak Choi, gedünstet
- Shichimi Togarashi („Sieben-Gewürz-Chilipfeffer")
- Kabocha-Kürbis (japanischer Kürbis)
- Karotten-Juliennes
- Lauchzwiebel (nur grüne Anteile)
- Tofu

Fortsetzung nächste Seite

ZUBEREITUNG

Die Sesamsamen im Mörser vermahlen. Knoblauchzehen und den Ingwer zerkleinern. Die weißen Anteile der Lauchzwiebel dünn aufschneiden, grüne Anteile beiseitelegen.

Sesamöl in eine Saucenpfanne geben. Knoblauch, Ingwer und weiße Lauchzwiebel zugeben. Bei geringer bis mittlerer Hitze köcheln, bis sich das Aroma entfaltet. Shiitake und die anderen Pilze einrühren, 3 Minuten goldbraun rösten. Die Pilze für das Topping der Suppe herausnehmen und beiseitestellen. Doubanjiang-Sauce/Paste und Miso in die Saucenpfanne geben, ständig umrühren. Den Sud mit Sake ablöschen. Mit dem Holzlöffel/-spatel Saucenreste vom Pfannenboden kratzen. Sesamsamen und Sojasauce zugeben. Unter Umrühren behutsam die Sojamilch zugeben, um Bohnenpaste und Miso vollständig aufzulösen. Schließlich 250 ml Dashibrühe und Shiitake-Dashi hinzufügen. Mit einer Prise Shichimi Togarashi würzen. Die Hitze abschalten, die Pfanne beiseitestellen.

Ramen-Ei

(Mehr Marinadezutaten verwenden, wenn Sie mehr als 4 Eier kochen.)

Sojasauce, Mirin und Wasser in ein verschließbares Plastiksäckchen gießen. Wasser zum Kochen bringen – die Eier sollten 2,5 cm mit Wasser bedeckt sein. Die Eier mit der Kelle sanft versenken, damit die Schalen am Topfboden nicht aufplatzen. Auf kleiner Hitze je nach Größe 4–6 Minuten kochen.

- Das Wasser sollte nicht so heiß sein, dass die Eier herumgewirbelt werden.
- Flüssiger Dotter: Kochzeit 2–3 Min.
- Cremiger Dotter: Kochzeit: 4–6 Min.
- Zentrierter Dotter: die Eier mit Essstäbchen einige Male umdrehen.

Die Eier nach 4–6 Minuten herausnehmen und in ein Eisbad legen, was den Kochvorgang stoppt. Im Eisbad einige Minuten abkühlen lassen.

Die Eierschalen behutsam abschälen – das Eiweiß könnte noch ein wenig weich sein! Die geschälten Eier in das Saucensäckchen geben und fest verschließen. Die Eier sollten vollständig in die Marinade eingetaucht sein. Über Nacht (bis zu 3 Tage) im Kühlschrank marinieren lassen.

Wenn die Suppe serviert wird: die Eier herausnehmen, halbieren und als Topping platzieren.

Suppe

Sind die Suppe und alle Toppings vorbereitet, kochen Sie die frischen oder getrockneten Ramen-Nudeln wie auf der Packung angegeben. Wir nehmen die Nudeln ca. 60 Sekunden früher aus dem Kochwasser, damit sie nicht zu weich werden (in der Suppe köcheln sie ein wenig weiter). Die Ramen-Suppe erneut erhitzen. Die gekochten Nudeln gut abtropfen lassen und in die Schüssel geben. Anschließend heiße Ramen-Suppe darübergießen. Mit Ihren bevorzugten Toppings garnieren – inklusive der halben Ramen-Eier.

Ein Hochgenuss!

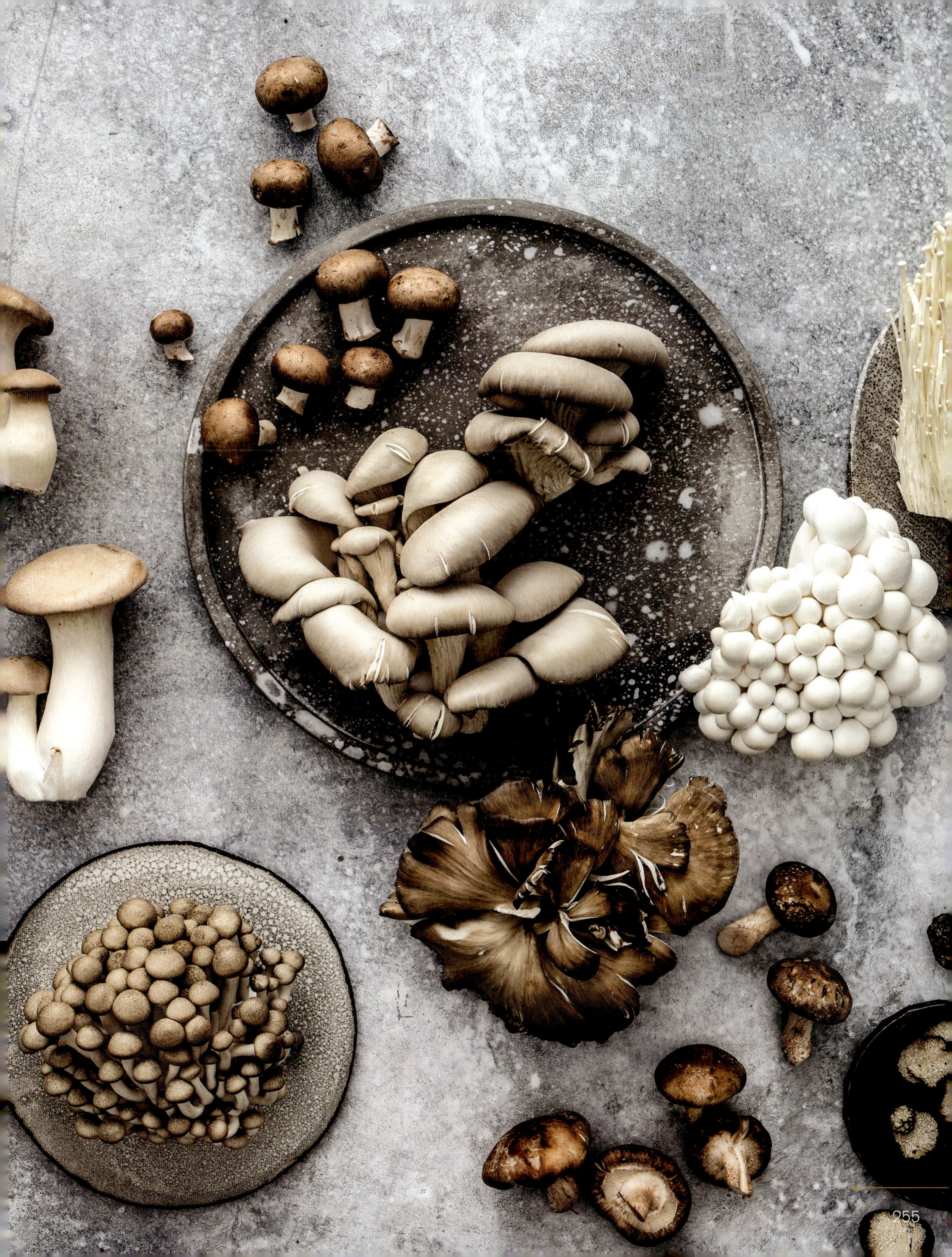

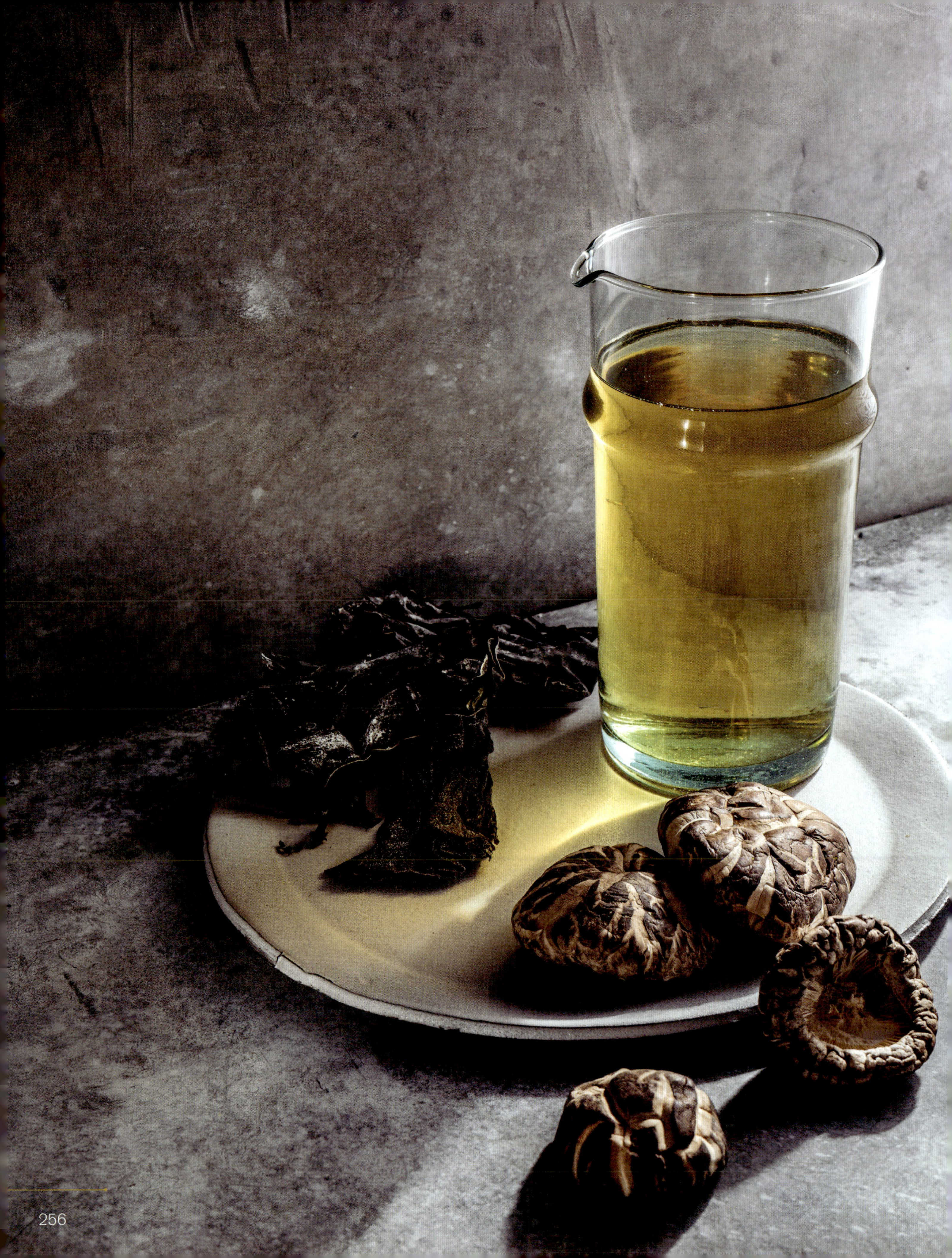

KOMBU UND SHIITAKE DASHI

Diese supereinfache vegane Brühe kocht sich fast wie von selbst. Ein solides Basisprodukt und Grundzutat vieler schmackhafter Rezepte, kurze Küche.

VORBEREITUNG: 30 Minuten

ZUTATEN

- 2 Stücke (5x5 cm) Kombu (essbarer Seetang)
- 4 mittelgroße getrocknete oder 6 frische Shiitake-Pilze, kurz abgespült
- 600 ml Wasser

ZUBEREITUNG

Den Kombu und die Shiitake-Pilze über Nacht im Kühlschrank einweichen. Die Flüssigkeit inklusive Kombu und Shiitake in einen kleinen Topf geben. Bei geringer Hitze, langsam zum Kochen bringen. Je weniger Hitze desto mehr Aroma. Kurz bevor die Flüssigkeit aufkocht, Kombu und Shiitake aus der Dashibrühe nehmen. Wenn Sie den Kombu in der Flüssigkeit belassen, wird die Brühe schleimig. Die Hitze abschalten. Beiseitestellen.

Eine vegane Brühe mit Pilzkick!

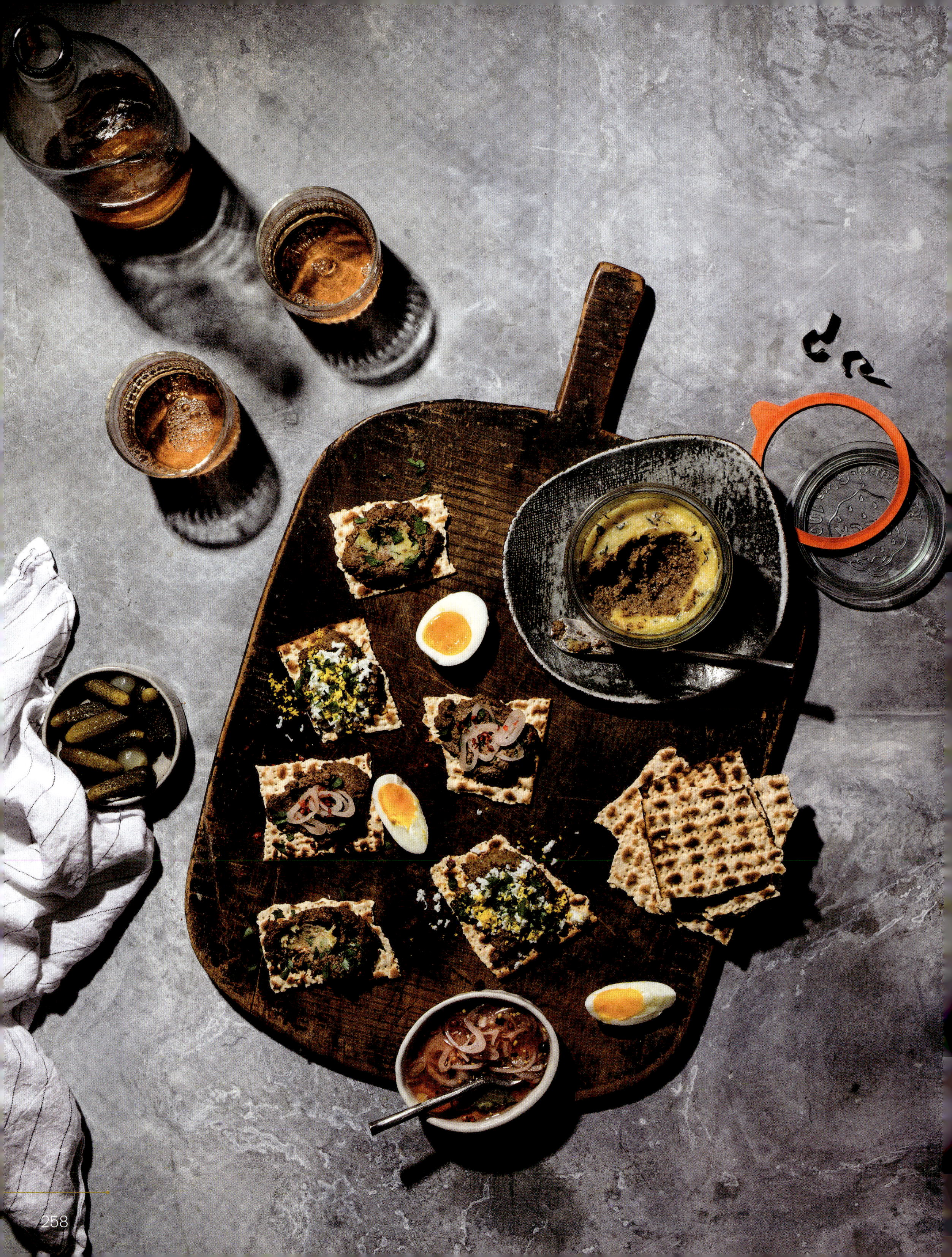

PÂTÉ MIT WILDPILZEN

Dieses nahrhaft erdige Rezept ist eine ebenbürtige vegetarische Alternative der in der osteuropäisch-jüdischen Küche so beliebten Leberpastete. Sie bekommen bereits mit weißen und braunen Champignons ein gutes Ergebnis. Optimal sind Pilze mit unterschiedlicher Konsistenz. Experimentieren Sie und erfinden Sie Ihr eigenes hitverdächtiges Rezept – mit allem, was der heimische Markt zu bieten hat.

VORBEREITUNG: 35 Minuten | KOCHZEIT: 1 Stunde | PORTIONEN: 4–6 | 450 g Pâté

ZUTATEN

PÂTÉ

- 30 g getrocknete Steinpilze
- 240 ml Wasser
- 60 ml Olivenöl
- 3 EL Biobutter
- 275 g gelbe Zwiebeln, gewürfelt, oder gehackte Zwiebeln und Schalotten
- 2 TL grobes Salz, zum Abschmecken
- 1 TL Pfeffer, frisch gemahlen, schwarz, zum Abschmecken
- 675 g gemischte frische Pilze (Champignons, Steinpilze, Maronenröhrlinge, Austernpilze, Pfifferlinge), zähe Stiele entfernen und grob hacken
- 1 EL frische Thymianblätter (getrocknet ½ TL)
- 110 g gehackte Walnüsse
- 250 ml Madeira, Marsala oder Sherry oder 125 ml Weißwein

BEILAGEN/GARNITUR

- Matze (Fladenbrot) oder Cracker
- Hart gekochtes Ei
- Glatte Petersilienblätter und/oder gehackter Schnittlauch
- Gewürzgurken
- Essigsaure Schalotten

GEBEIZTE SCHALOTTEN

- 340 g Schalotten
- 2 Koriandersamen, im Mörser grob gemahlen
- 120 ml Wasser
- 60 ml Apfelessig oder roter Weinessig
- 60 ml destillierter weißer Essig
- ½ EL Seesalz
- 1 EL Zucker

Fortsetzung nächste Seite

PÂTÉ MIT WILDPILZEN

ZUBEREITUNG

Pâté

Kochendes Wasser über die getrockneten Pilze gießen, 30 Minuten einweichen lassen. Wenn sie weich geworden sind, die Pilze herausnehmen, klein schneiden und beiseitestellen. Die Flüssigkeit mit einem Kaffeefilter (oder Papiertuch) filtrieren, Sand entfernen, beiseitestellen.

Die Walnüsse in ein trockenes Pfännchen geben (kein Öl!). Bei mittlerer Hitze rösten. Gelegentlich umrühren, bis die Nüsse ihr Aroma entfalten und etwas angebräunt sind. Die Nüsse sorgfältig im Auge behalten und nicht zu lange auf dem Herd belassen. Rösten bringt ihr vorzügliches Aroma zur Geltung. In eine Küchenmaschine geben.

Olivenöl und 2 EL Butter bei mittlerer Temperatur erhitzen. Zwiebel und Schalotten zugeben, 7–8 Minuten köcheln, bis sie leicht angebräunt sind. Die Hitze erhöhen und die frischen Pilze, Thymian, Salz und Pfeffer zugeben. Braten, bis die Pilze weich und gebräunt sind. Köcheln, bis die Flüssigkeit verdampft ist. Madeira, Marsala, Sherry oder Wein zugeben und weiterkochen, bis die Flüssigkeit verdampft ist. Wer mehr Umami-Aroma möchte, gibt 1 EL Marmite (vegetarische Würzpaste) zu.

Die rehydrierten Pilze und Einweichflüssigkeit zugeben. Erneut köcheln, bis die Flüssigkeit verdampft ist. Garzeitpunkt: Ziehen Sie einen Löffel durch den Pilzmix; sammelt sich keine Flüssigkeit in der Mitte des Tiegelbodens an, ist die Mischung gar gekocht.

Die Pilzmischung kosten und mit Gewürzen abschmecken. Einen letzten Esslöffel Butter einrühren.

Die Mixtur abkühlen lassen, bis sie lauwarm ist, dann mit den Walnüssen in der Küchenmaschine/dem Mixer vermengen und solange bearbeiten/mixen, bis die gewünschte Pâté-Konsistenz erreicht ist – sehr fein oder noch spürbar bissfest.

Lassen Sie die Pâté einige Stunden im Kühlschrank stehen. Pâté bleibt im luftdichten Behälter gekühlt 5 Tage haltbar.

TOPPING/GARNITUR

Mit Crackern/Matze servieren und nach Vorliebe mit Petersilie, Schnittlauch oder hart gekochten Eiern garnieren. Die gekochten Eier halbieren und mit einem Sieb/einr Reibe Dotterflocken als Topping für die Pâté abreiben.

Gebeizte Schalotten

Die Schalotten klein schneiden und in ein Halbliterglasgefäß geben. Gemahlene Koriandersamen darüberstreuen.

Wasser, die Essigvarietäten, Salz und Zucker in eine unbeschichtete Edelstahl-Saucenpfanne geben und bei mittlerer Hitze zum Kochen bringen. Umrühren und die Ingredienzien gut vermischen.

Den Sud vom Herd nehmen und über die Schalotten gießen. Das Glasgefäß luftdicht verschließen und auf Zimmertemperatur abkühlen lassen. Ab und zu schütteln, damit sich der Koriander gleichmäßig verteilt. Mindestens 1 Stunde im Kühlschrank marinieren lassen.

Gekühlt sind gebeizte Schalotten mindestens 6 Monate haltbar. Zwischendurch können Sie erneut Schalotten und Sud nach Bedarf nachfüllen. Das wird schneller nötig sein, weil sie so lecker sind!

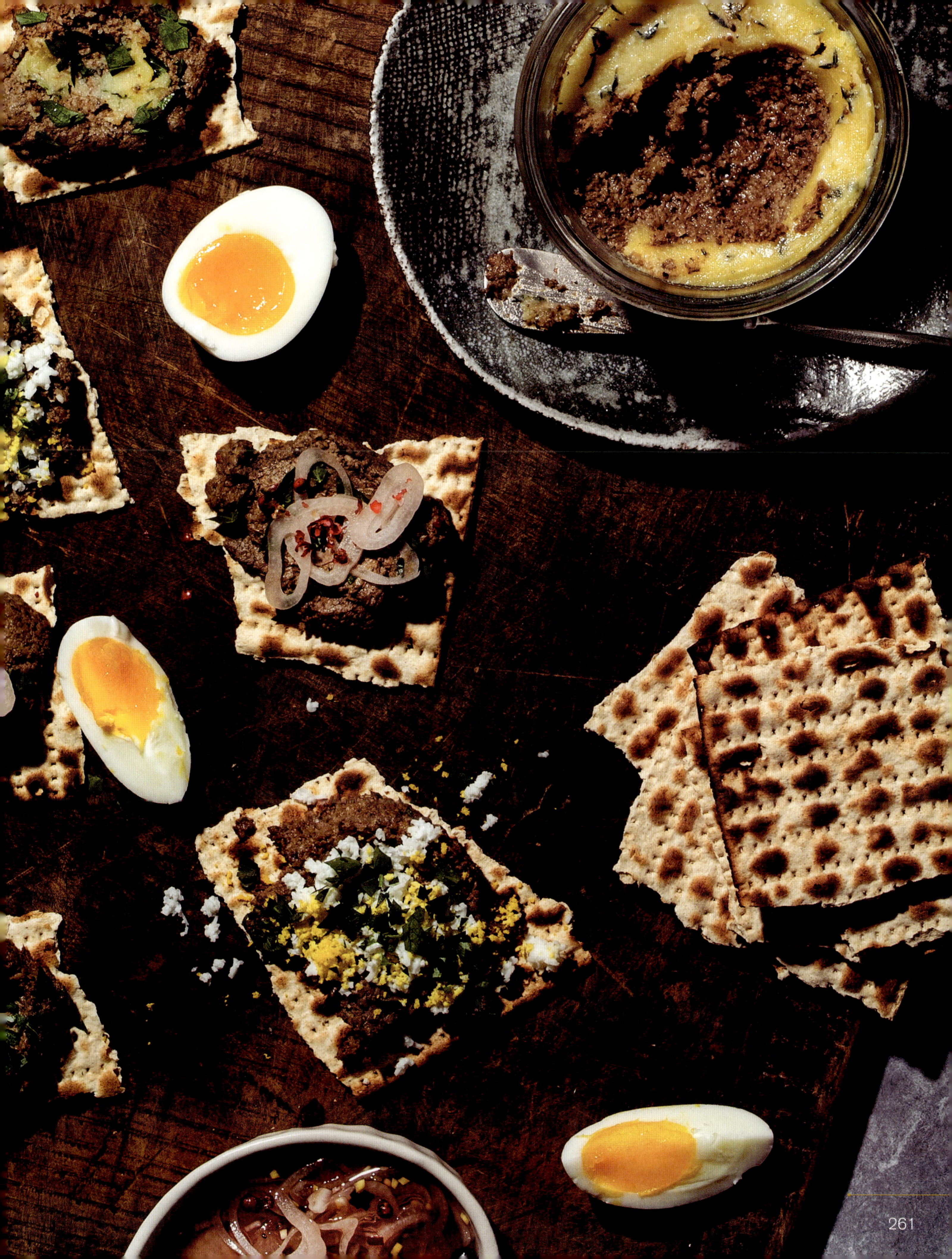

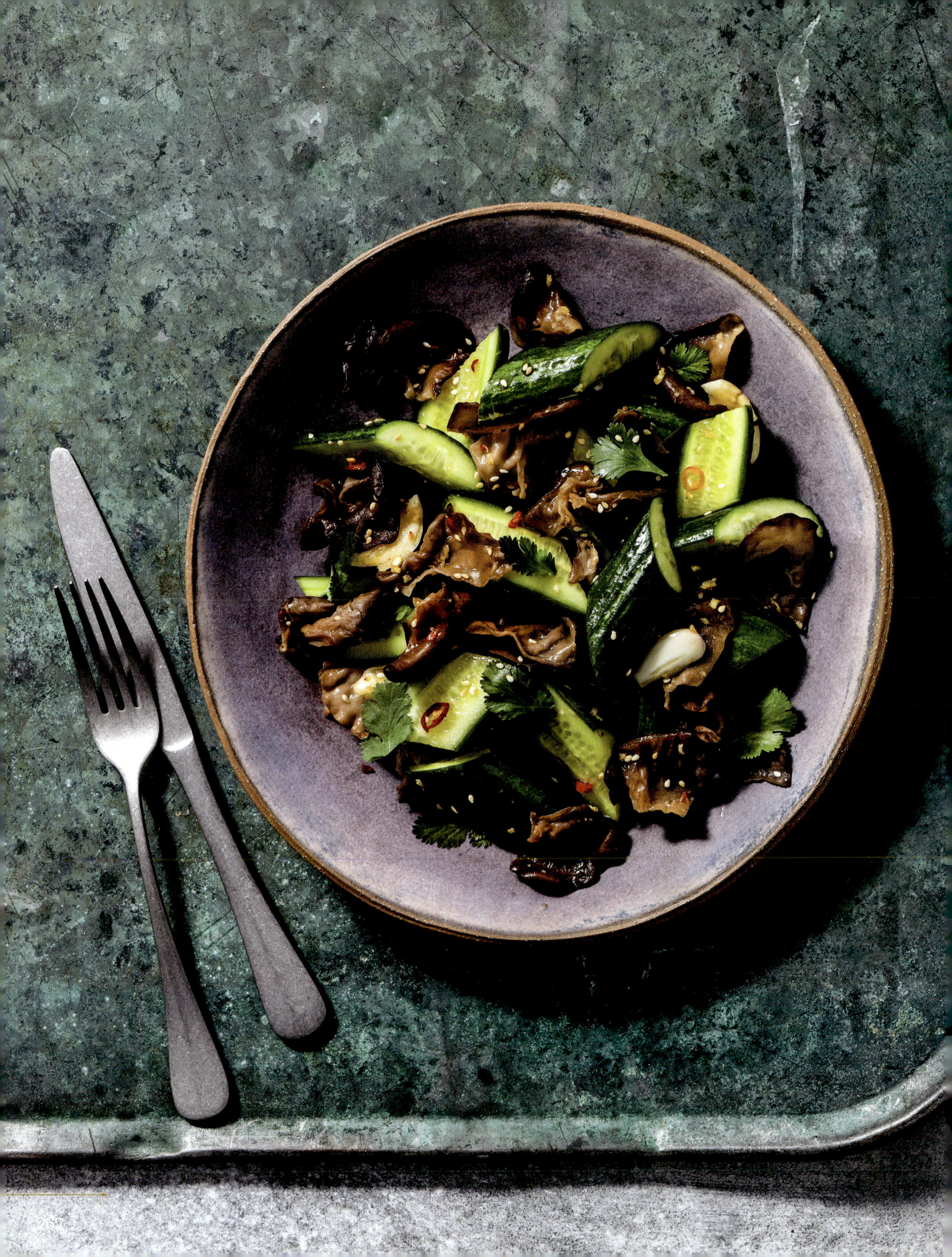

MU-ERR-PILZE MIT GURKENSALAT

(LIANG BAN HUANGGUA)

Dieser coole Salat ist in China und Taiwan sehr populär. Das Rezept variiert häufig, je nach Region. Sie können auch mit den Rezeptproportionen experimentieren, scharfe Zutaten hinzufügen, die einzigartige Konsistenz des Gerichts verstärken oder dieses klassische Basisrezept als erfrischende Beilage mit reichlich Eisen und Ballaststoffen zubereiten. Die köstliche Kombination von frischen kühlen Gurken und samtigen Gallertpilzen ist der perfekte Sommersnack – wenn Sie keine Lust haben, am Herd zu stehen.

VORBEREITUNG: 30 Minuten | PORTIONEN: 4

ZUTATEN

SALAT

- 15 g Mu-Err-Pilze (Judas-/Wolkenohr u. a.)
- 400 g Gurken
- 2 TL Sesamsamen, geröstet
- 2 TL Ingwer, gerieben
- 30 ml Limettensaft (oder chinesischer Kochwein oder Reisessig)
- 30 ml Sojasauce
- 15 ml Sesamöl, geröstet
- 15 ml Sesamöl
- 2 TL brauner Zucker
- 1 frische rote Thai-Chili
- 2 mittelgroße Knoblauchzehen

TOPPING

- 1 Handvoll Korianderkraut, gehackt
- Cordyceps-Pulver

ZUBEREITUNG

Geben Sie die Pilze in eine hitzefeste Schüssel und gießen Sie ausreichend Kochwasser darüber. Getrocknete Pilze 5 Minuten einweichen lassen, frische Pilze nur etwa 1 Minute.

Anschließend abtropfen lassen, die Flüssigkeit entsorgen. Die Pilze mit kaltem Wasser gut abspülen. Beiseitestellen.

Die Gurke putzen, Schale belassen. Die Gurke(n) der Länge nach halbieren und mit den Schnittseiten nach unten auf ein Küchenbrett legen. Die Gurkenhälften mit der flachen Klinge eines großen Küchenmessers leicht andrücken. Das schließt das Gurkenfleisch auf. Anschließend die Gurken schräg in 2,5 cm lange Stücke schneiden.

Fortsetzung nächste Seite

MU-ERR-PILZE MIT GURKENSALAT

Die Knoblauchzehen schälen und zerdrücken (oder hacken) und den Gurken mitsamt den gekühlten Holzohr-Pilzen zugeben. Die Chili grob hacken und in die Salatschüssel geben. Wenn Sie keine extreme Schärfe möchten, entfernen Sie die Samen und Häute der Chilischote. Die verbliebenen Zutaten in einer Extraschüssel vermischen und die Mixtur über die Gurken gießen.

Nach Belieben würzen, mit Sojasauce oder Limettensaft oder Essig. Etwa 30 Minuten (maximal ein paar Stunden)* im Kühlschrank ziehen lassen. Anschließend mit Koriandergrün bestreuen, mit Cordyceps-Pulver bestäuben und servieren.

* Wenn Gurken länger als 2 Stunden im Kühlschrank stehen, sondern sie kontinuierlich Wasser ab, was die Essigmischung und die Speise insgesamt verdünnt.

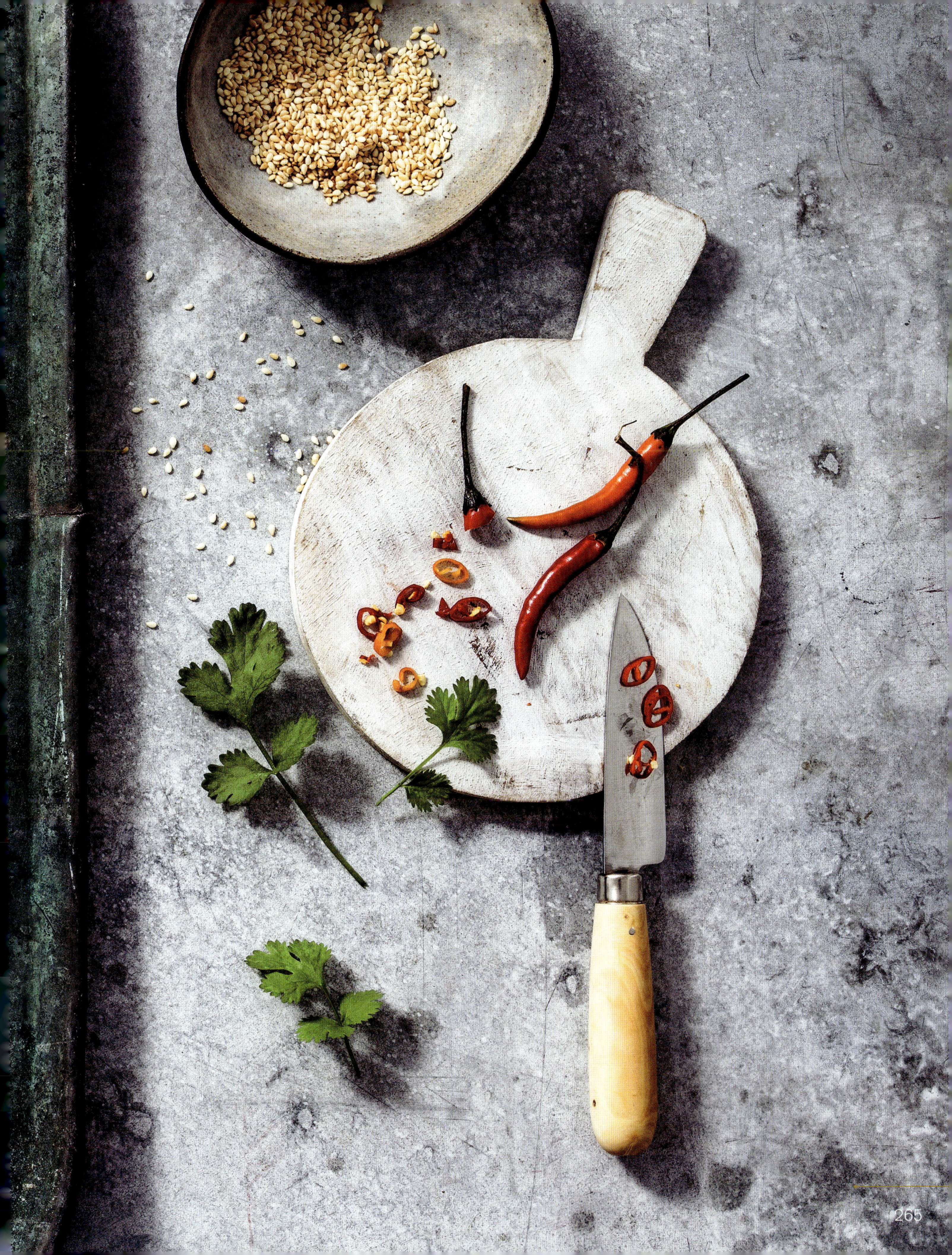

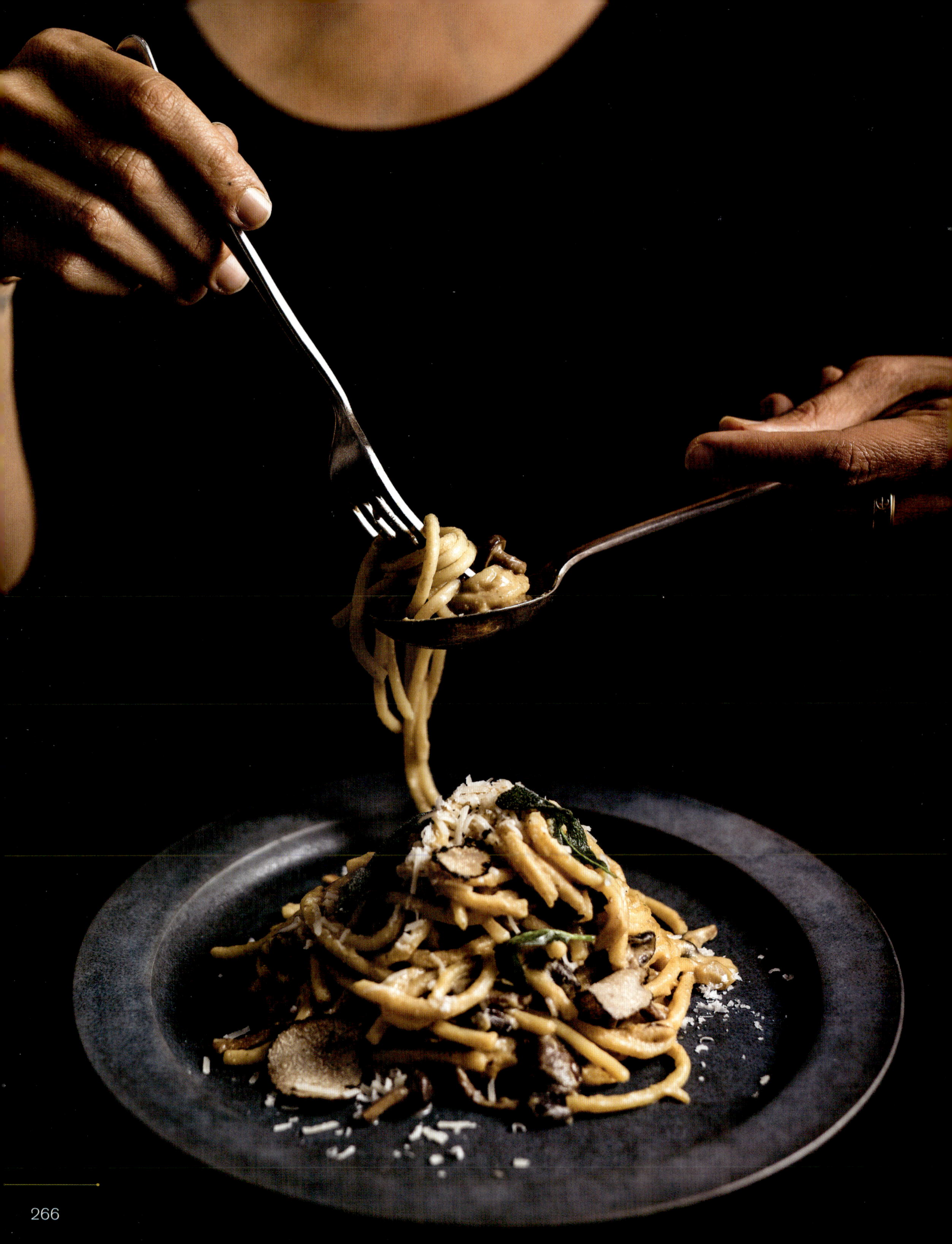

UMAMI POWER PASTA MIT MISO HEILPILZEN UND SALBEI

Ein Rezept, das Sie aus dem Hut zaubern, wenn Sie jemanden beeindrucken möchten. Ein gesundes, überzeugendes Abendessen mit unglaublichem Umami-Faktor. Die Pilze bekommen beim Kochen einen köstliche Karamellüberzug und Miso verleiht dem Gericht die Würze. Wein, Schalotten, Thymian und Parmesan steuern eher italienische als asiatische Aromen bei. Cashew-Creme ist leicht zuzubereiten, sämig und nahrhaft. Die Creme rundet dieses elegante Menü perfekt ab. Power-Pasta in der Tat.

VORBEREITUNG: 35 Minuten | KOCHZEIT: 40 Minuten | PORTIONEN: 4 | 450g gekochte Pasta

ZUTATEN

POWER-PASTA

- 900 g Pilze (jede Art, nach Belieben, z. B. Ackerlinge, Champignons, Buna shimeji)
- 1 Liter Shiitake-Dashi (oder Gemüsebrühe)
- 250 ml Wasser
- 60 ml Olivenöl + 60 ml für den Salbei
- 2 TL Cordyceps-Pulver
- 125 ml Sake oder trockenen Weißwein (z. B. Sauvignon Blanc)
- 225 g Schalotten (zwei Knollen), gewürfelt
- 4 Knoblauchzehen, gehackt
- 2 EL Miso, weiß
- 3–4 frische Thymianzweige
- 250 ml Cashew-Creme (s. u.)
- 450 g Pasta (jede Art Pasta, z. B. Bucatini, Tagliatelle, Ricciutelle)
- 50 g Parmesan, plus zusätzlich für Topping/ Garnitur
- 8 große trockene Salbeiblätter
- Salz und Pfeffer zum Abschmecken

CASHEW-CREME

- 150 g rohe ungesalzene Cashew-Kerne
- 600 ml Wasser, aufgeteilt
- ⅛ Teelöffel Salz

OPTIONEN

- Geraspelte Trüffelspäne
- Rote Chiliflocken

DASHI

- 1 Liter kaltes Wasser
- Kombu-Blätter (getrockneter Seetang), ca. 12 g
- 4 getrocknete Shiitake-Pilze, ca. 8 g

ANMERKUNG

Die Cashew-Creme und die Dashi-Brühe sollten am Abend vorher zubereitet werden.

Fortsetzung nächste Seite

UMAMI POWER PASTA MIT MISO HEILPILZEN UND SALBEI

DASHI ZUBEREITUNG

Die Zutaten in einen Topf geben und bei mittlerer Hitze bis fast zum Siedepunkt köcheln. Vom Herd nehmen, 4 bis 5 Stunden stehen lassen, am besten über Nacht. Anmerkung: Den von Natur aus weißen pulverigen Überzug auf Kombu nicht abspülen. Kombu wird meist gereinigt angeboten. Das weiße Pulver betont das Umami-Aroma zusätzlich.

Dashi in einer Flasche gekühlt aufbewahren: 4 bis 5 Tage im Kühlschrank, bis zu 2 Wochen im Gefrierfach. Wir empfehlen, Dashi-Brühe so bald wie möglich zu konsumieren.

Cashew-Creme

Die Cashew-Kerne in eine mittelgroße Schüssel geben und 500 ml Wasser zugießen. Ohne Deckel über Nacht bei Raumtemperatur beiseitestellen (ca. 12 Stunden). Nach dem Einweichen sollten die Kerne auseinanderbrechen, wenn man sie mit den Fingern andrückt. Falls nicht, weiter einweichen lassen.

Das Einweichwasser abgießen. Die Cashew-Kerne, 125 ml Wasser und Salz in einen Mixer geben. Bei hoher Geschwindigkeit komplett glatt mixen, etwa 3 Minuten.

Ein Mixer ist für diesen Schritt besser geeignet als die Küchenmaschine. Die Creme wird im Mixer geschmeidiger und luftiger. Den Mixvorgang kurz stoppen, Cashew-Flocken an den Seiten nach unten kratzen und erneut 1 Minute mixen. Die Konsistenz sollte sämig glatt sein. Sofort konsumieren oder luftdicht bis zu 1 Woche gekühlt aufbewahren.

Power-Pasta

Die Pilze mit kaltem Wasser abwaschen und verbliebenen Schmutz mit Küchenpapier entfernen. Größere Pilze in dicke Stücke schneiden, kleinere ganz belassen. Alle Pilze plus eine kräftige Prise Salz in einen *Dutch Oven* geben (dreibeiniger Gusseisentopf), bedecken und 5 Minuten stark erhitzen. Den Deckel abnehmen, Olivenöl zugeben, weitere 20 bis 25 Minuten kochen. Gelegentlich umrühren, bis die Pilze karamellisiert sind. Die Kochzeit ist vergleichsweise lang. Bitte nicht verkürzen: Die lange Kochzeit bringt die Pilzaromen maximal zur Geltung. Falls Pilzstücke am Topfboden kleben und anzubrennen drohen, kein Problem. Mit einigen Esslöffeln Wasser ablöschen, die Pilze mit dem Holzlöffel freikratzen, weiterköcheln.

Die Salbeiblätter abzupfen. Falls nötig, abwaschen und gut abtrocknen. Sie werden nicht knusprig, wenn sie feucht sind. Olivenöl in einer kleinen Pfanne erhitzen. 6 bis 8 Blätter gleichzeitig kross ausbacken. Mit der Gabel herausnehmen, auf Küchenpapier legen und großzügig salzen. Beiseitestellen.

Die Dashi-Brühe in einem anderen Topf erhitzen. Die Hitze auf mittlere Temperatur verringern, die Zwiebeln einrühren und 4 Minuten kochen, bis sie glasig sind. Anschließend Knoblauch, Thymian, Cordyceps-Pulver und Miso zugeben. Unter Umrühren 1 Minute weiterkochen. Sake hinzufügen. Bevor Sie die Brühe zugießen, sollten Sie sicher sein, dass alles gut durchgekocht ist.

500 ml heiße Dashi-Brühe und die Cashew-Creme einrühren. Ungekochte Pasta zugeben, die Hitze wieder erhöhen. Die Pasta gemäß Packungsangabe kochen. Ab und zu umrühren, bis die Konsistenz *al dente* ist. Nicht zerkochen: Auch bei abgeschalteter Hitze wird die Pasta noch ein wenig weicher werden!

Geriebenen Parmesan und die Hälfte der Salbeiblätter einrühren. Abschmecken, nach Bedarf pfeffern und salzen. Mit Parmesanflocken und frittierten Salbeiblättern garnieren. Wer es extravagant mag, hobelt Trüffelspäne darüber. Wer scharf bevorzugt, garniert mit Chiliflocken.

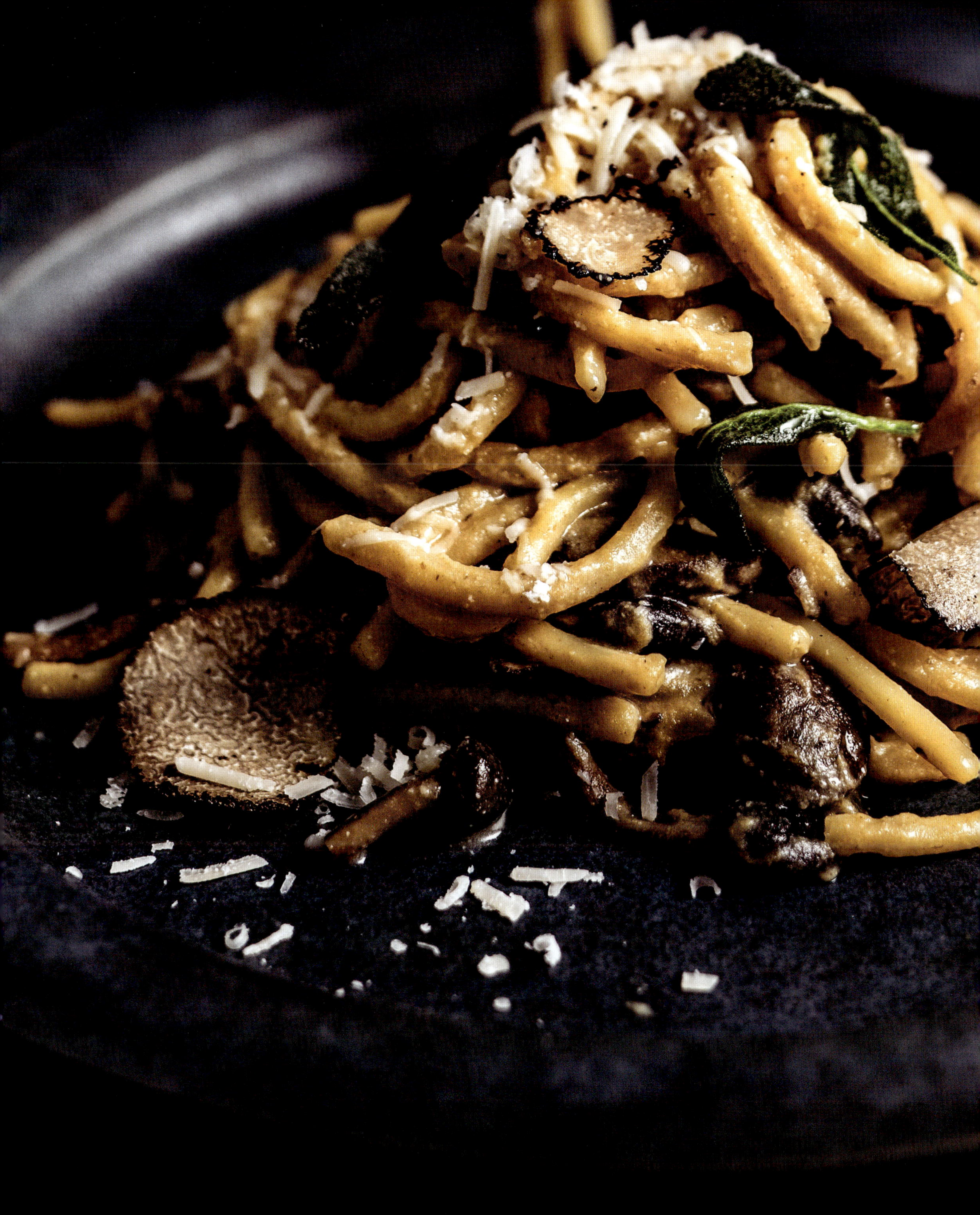

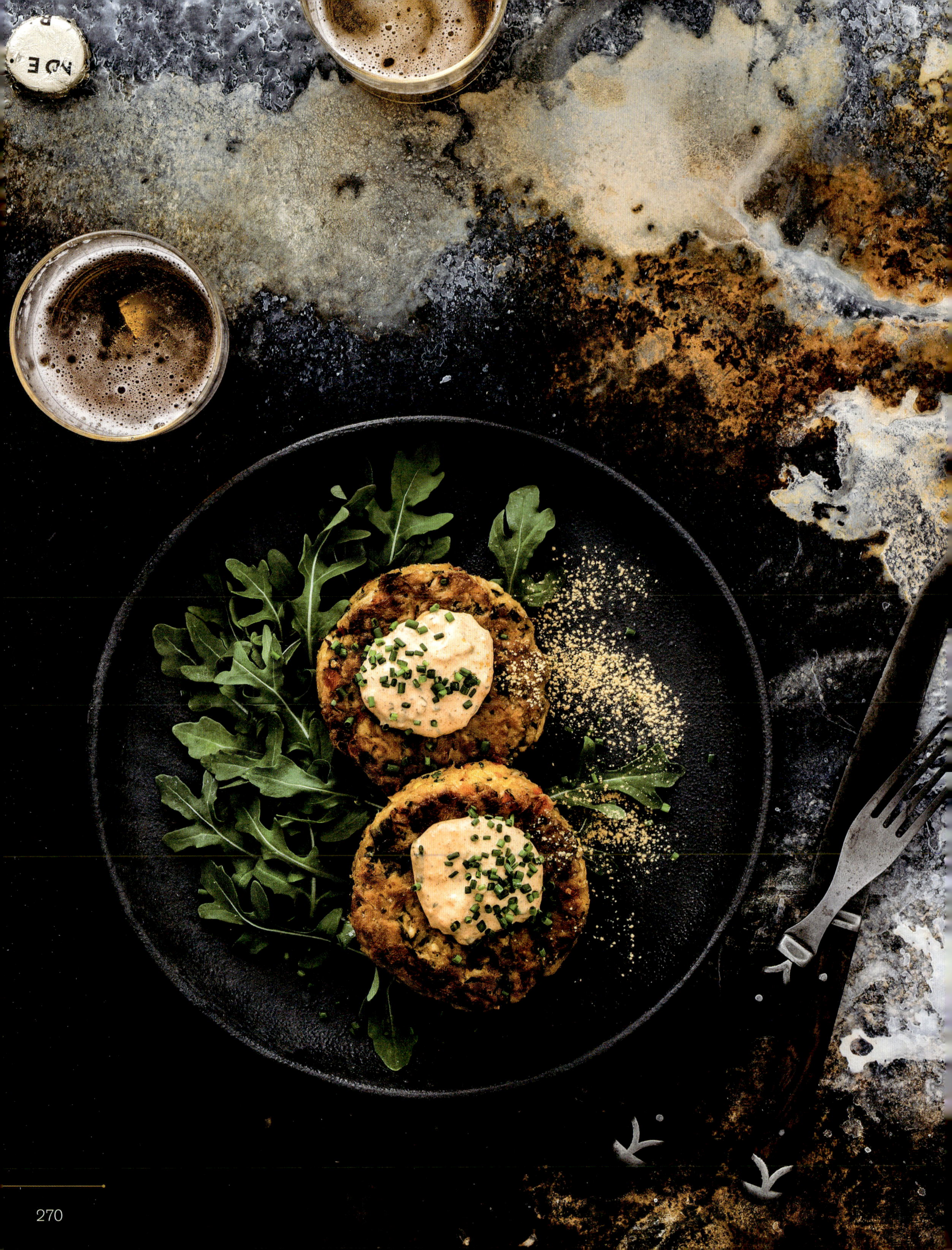

IGELSTACHELBART "KRABBEN" BRATLINGE MIT CORDYCEPS REMOULADE

Bekanntermaßen können vegetarische Versionen populärer Gericht durchaus enttäuschen. Unser Rezept zählt nicht zu dieser Kategorie. Die muskelfleischartige Konsistenz zerkleinerter Igelstachelbart-Pilze empfiehlt sich tatsächlich als erstaunlich authentischer Krabbenersatz. Ein spektakuläres Erfolgsrezept. Gemischt mit Salzlake und gut ausgepresst, vermitteln sie den Hauch des Meeres. Kombiniert mit Mayonnaise, Semmelbrösel, Kräutern und Gewürzen, goldbraun herausgebacken und mit pikanter Remoulade (inklusive Cordyceps-Anti-Aging-/-Immunfaktor) bereiten Sie ein Sommergericht oder ein anspruchsvolles brillantes Abendessen zu. Serviert mit grünem Salat und einem erfrischenden Glas Weißwein – vorzüglich.

VORBEREITUNG: 45 Minuten | **KOCHZEIT:** 15 Minuten | **PORTIONEN:** 4

ZUTATEN

PILZE

- 900 g Igelstachelbart-Pilze
- 4 EL Pökelsalzlake (oder ½ TL Salz und 4 EL Wasser)

BRATLINGMIX

- 225 g Lauchzwiebel, gehackt
- 225 g rote Paprika, gehackt
- 450 g Semmelbrösel
- 225 g Mayonnaise
- 4 EL gehackte Kräuter wie Estragon, Korianderkraut oder italienische Petersilie
- 2 EL Worcestershire-Sauce
- 4 TL Zitronensaft
- 1 TL Paprikapulver
- 1 TL Chilipulver
- 4 TL trockener Senf oder Dijon-Senf
- 1 TL schwarzer Pfeffer, gemahlen
- 2 große Eier
- Steinsalz zum Abschmecken
- Haushaltsmehl zum Bestäuben
- Geschmacksneutrales Öl zum Backen
- Frischer grüner Salat

CORDYCEPS-REMOULADE (KOMPLETTMIX)

- 225 g Mayonnaise (oder eine Mischung von Mayonnaise und griechischem Joghurt)
- ½ TL Paprikapulver
- ½ TL Chilipulver
- 1 TL trockener Senf oder Dijon-Senf
- 1 EL Zitronensaft
- 1 EL Dill-Gewürzgurken oder Cornichons, gehackt
- 1 TL Worcestershire-Sauce
- 2 TL Cordyceps-Pulver
- 2 mittelgroße Lauchzwiebeln, gehackt
- 1 EL frische Petersilie, gehackt
- 2 Knoblauchzehen, gehackt
- ¼ TL schwarzer Pfeffer, gemahlen
- ½ TL Kapern in Salzlake, gewässert und gehackt
- Gewürzgurkensaft oder Salz zum Abschmecken
- Ahornsirup oder Honig
- Scharfe Chilischote, gehackt
- Schwarzer Pfeffer zum Abschmecken

Fortsetzung nächste Seite

ZUBEREITUNG

Igelstachelbart-Pilze in kleine Stücke zupfen, die Krabbenfleisch ähneln. Das Pilzfleisch mit Salzlake (oder Wasser und Salz) in eine Pfanne geben, bedecken und zum Kochen bringen. Umrühren, bedecken und minutenlang weiterkochen, bis die Pilze geschrumpft sind und ihren Saft freigesetzt haben. Abkühlen lassen und so viel Wasser wie möglich auspressen. Pressen und nochmals pressen: der wichtigste Schritt für die Zubereitung! Pilze enthalten deutlich mehr Wasser als Krabbenfleisch. Die Pilze so lange auszupressen, bis sie trocken sind, ist ausschlaggebend dafür, dass die Bratlinge schön in Form bleiben.

Die Pilze gut mit den Bratling-Zutaten vermischen. Die Mixtur kosten und bei Bedarf mit Salz oder anderer gewünschter Würze abschmecken. Die Pilze selbst bringen kaum Aroma mit, weshalb sie gut gewürzt sein sollten. Anschließend den „Krabben-Bratling"-Mix mindestens 15 Minuten (oder länger) ziehen lassen. Die Semmelbrösel absorbieren dann Feuchtigkeit und die Bratlinge lassen sich leichter formen.

Während der Bratlingmix ruht, vermischen Sie alle Saucenzutaten, damit sich die Aromen entfalten können.

Aus jeweils etwa 120 g Bratlingmix behutsam Bratlinge formen. Die Mischung ist zu diesem Zeitpunkt noch recht fragil. Keine Sorge. Beim Kochen wird sie sich verfestigen. Am besten verwenden Sie eine Ringform, um schöne Bratlinge zu bekommen. Falls keine zur Hand ist, kein Problem. Sie können auch eine Plastikflasche in zwei Hälften schneiden und damit einen 8-cm-Kreis formen. Die Bratlinge sollten etwa 5 cm dick sein.

In einer Pfanne Öl erhitzen. Die Bratlinge sanft mit Mehl bestäuben, überschüssiges Mehl abstreifen und bei mittlerer Hitze bräunen. Wenn eine Seite goldbraun herausgebacken ist, die Bratlinge umdrehen und die andere Seite knusprig braten. Insgesamt etwa 10 Minuten backen.

Die Bratlinge herausnehmen und auf einen Teller mit Rucola legen. Mit einem Klecks würziger Cordyceps-Remoulade garnieren. Schnittlauch darüberstreuen. Als Beilage passt sehr gut ein frischer grüner Salat.

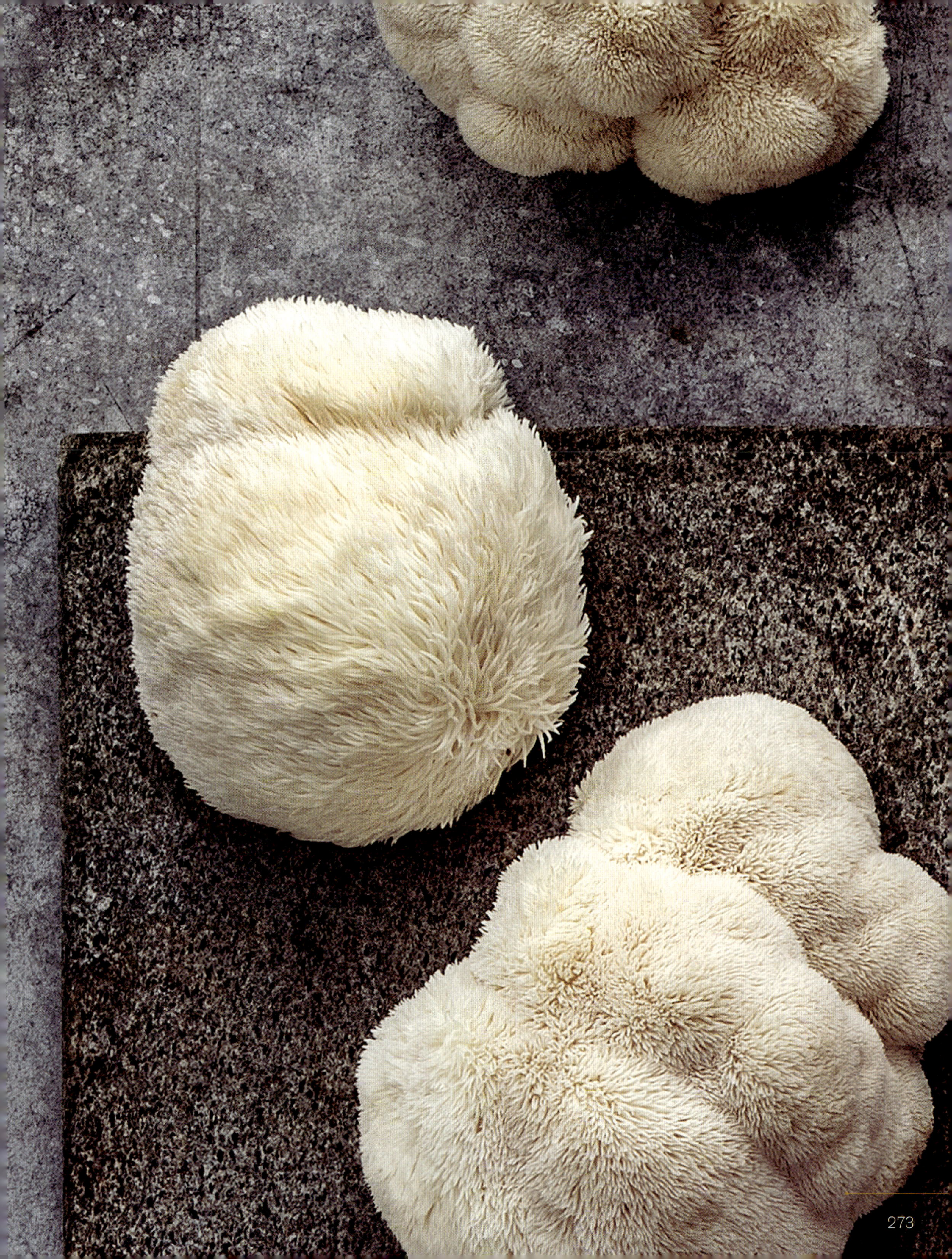

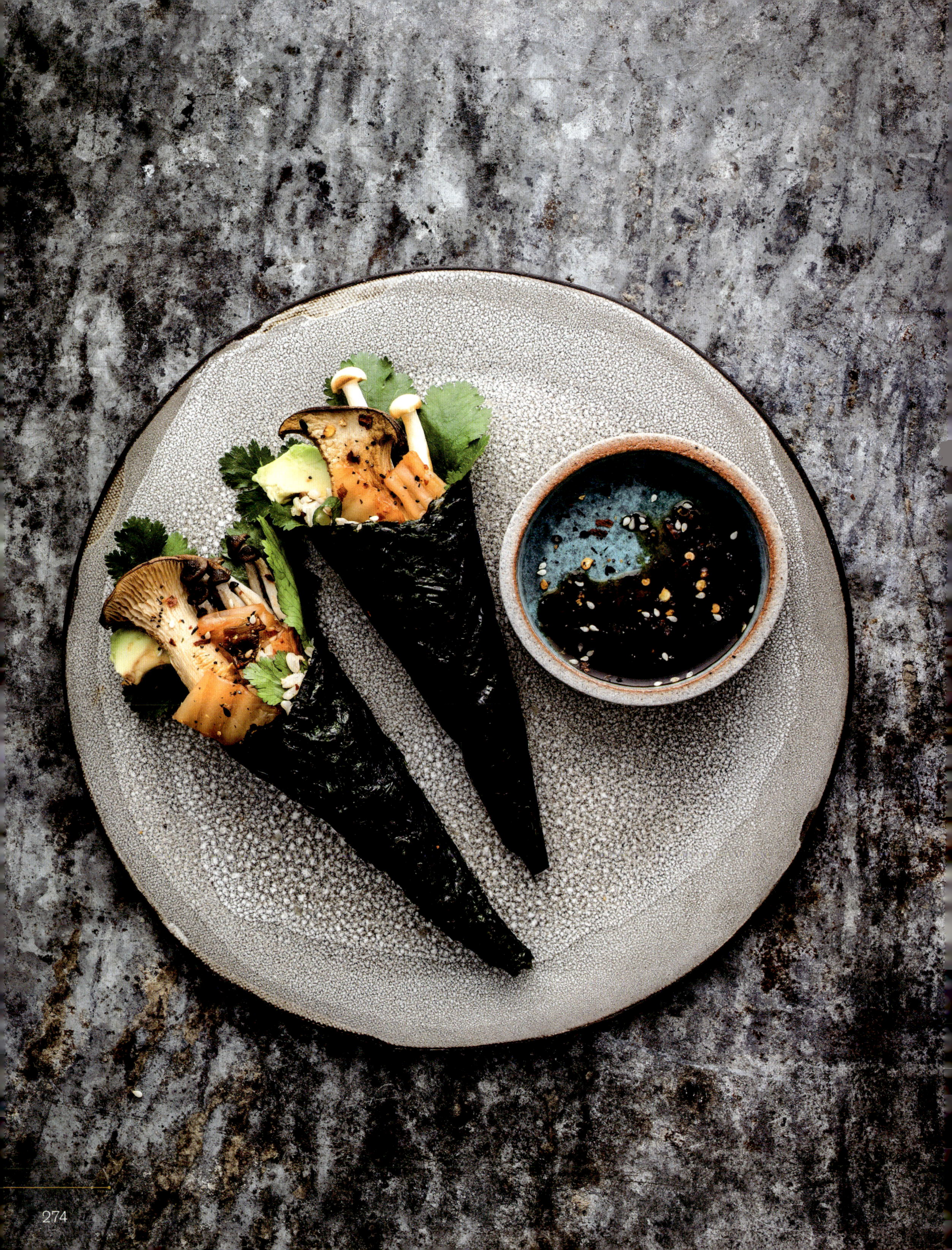

KIMCHI KRÄUTERSEITLING NORI ROLLS MIT GEKEIMTEM VOLLKORNREIS

Vegetarische Sushi, die auch noch gesund sind? Ja bitte! Diese Sushi Rolls mit braunem Reis und Kräuterseitling lassen sich unendlich variieren und füllen. Eine echte Alternative zur üblichen Sushikost. Eine himmlische Liaison von Geschmack und Konsistenz: knackiger, nussiger Reis, gepaart mit fleischigen Pilzen und den grünen Aromen von Korianderkraut und Lauchzwiebeln. Kimchi steuert die scharfe Note bei und Sojasauce vervielfacht den würzigen Umami-Faktor. Kräuterseitlinge sind herzhaft, bissfest und bringen eine ganze Apotheke an Nährstoffen mit: Ballaststoffe, Kalium, Vitamin B6, Eisen und Zink, Protein, Folat und Magnesium.

VORBEREITUNG: 2 Tage (inklusive Reis) | **KOCHZEIT: 2 Stunden** | **PORTIONEN: 2**

ZUTATEN

- 200 g Vollkornreis, naturbelassen

SUSHI ROLLS

- 2 Nori-Blätter, halbiert
- 3 frische Kräuterseitlinge, längs in je 3 Stücke geschnitten
- 2–3 Frühlingszwiebeln
- Gehackte Kimchi, gut abgetropft
- Korianderkraut mit zarten Stängeln
- Soja- oder Ponzu-Sauce
- Sesamsamen, geröstet, oder Furikake-Gewürz
- Avocado, dünn aufgeschnitten

OPTIONEN

- Daikon-Rettichsprossen
- Enokipilze statt Kräuterseitlinge

Fortsetzung nächste Seite

VOLLKORNREIS ZUBEREITEN

Den Vollkornreis einweichen, um die Bioverfügbarkeit der Nährstoffe zu verbessern – genannt „gekeimter Reis" (*hatsuga genmai*). Im braunen Vollkornreis ist der gesunde Nährstoff Phytinsäure (Phytat) enthalten. Man hat herausgefunden, dass er das Wachstum von Krebszellen hemmen, aber auch die Nährstoffaufnahme behindern kann. Einweichen startet die Auskeimung und neutralisiert Phytinsäure. Eiweiß, Enzyme und Vitamine können dann aus dem Darm problemlos aufgenommen werden.

Den Reis in frisches lauwarmes, gefiltertes Wasser in einer Schüssel mit Deckel einweichen, mindestens 12 Stunden ruhen lassen, anschließend im Sieb abspülen. Das Sieb auf eine Schüssel setzen, mit einem Küchentuch bedecken, abtropfen lassen. Diesen Vorgang alle 8 Stunden (2–3mal täglich) wiederholen. Den Reis 1 bis 2 Tage (oder bis winzige Sprossen ausgekeimt sind) mehrmals abspülen und abtropfen lassen. Die Sprossen sollten nicht zu lange keimen, sonst geht der Geschmack verloren. Den gekeimten Reis sofort verwenden oder gut getrocknet (trocken getupft) im Kühlschrank aufbewahren (1 bis 2 Tage).

Vollkornreis kann Spuren von Arsen enthalten. Wir bereiten den Reis deshalb wie Pasta zu: mit reichlich Kochwasser, das Arsenbestandteile ausschwemmt.

ZUBEREITUNG

Den Vollkornreis zubereiten. Ist der Reis abgekühlt, gehackte grüne Frühlingszwiebeln untermischen.

Pilze

Die Pilze längs in Stücke schneiden. Mit einer Prise Salz in eine trockene heiße Pfanne (bevorzugt Gusseisen) geben, bedecken und 5 Minuten hocherhitzt köcheln. Den Deckel entfernen und ein wenig Olivenöl zugeben. Die Pilze so lange kochen, bis sie weich und stellenweise angebräunt sind, jeweils 5 Minuten beidseits. Vom Herd nehmen, beiseitestellen und abkühlen lassen.

Sushi-Rolle

Ihre Hände sollten trocken sein, sonst könnten die Nori-Blätter matschig werden. Die Blätter mit der glänzenden Seite nach unten bereitlegen. Einen Streifen Reis von einer Ecke ausgehend diagonal auf die Nori geben und mit Sesamsamen bestreuen. 2 Scheiben Pilze auflegen, anschließend eine Schicht mit Avocado, Kimchi und Korianderkraut. Wenn die Nori-Tüte gerollt ist, ein paar Minuten auf dem Teller belassen. Die Feuchtigkeit im Reis versiegelt dann die überlappenden Blätter.

Mit den restlichen Zutaten wiederholen Sie die Zubereitung der Nori-Rolle. Mit Soja- oder Ponzu-Sauce servieren.

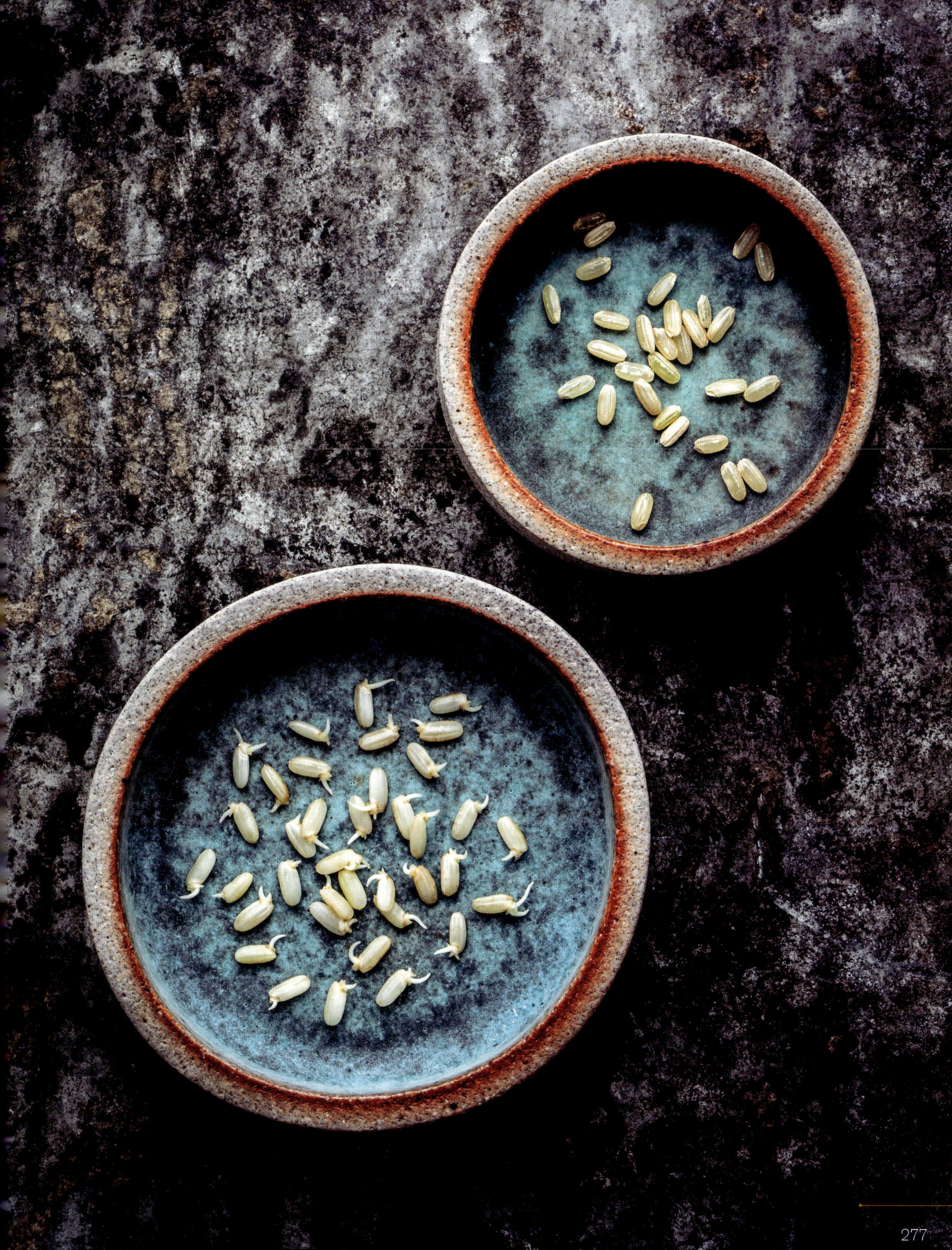

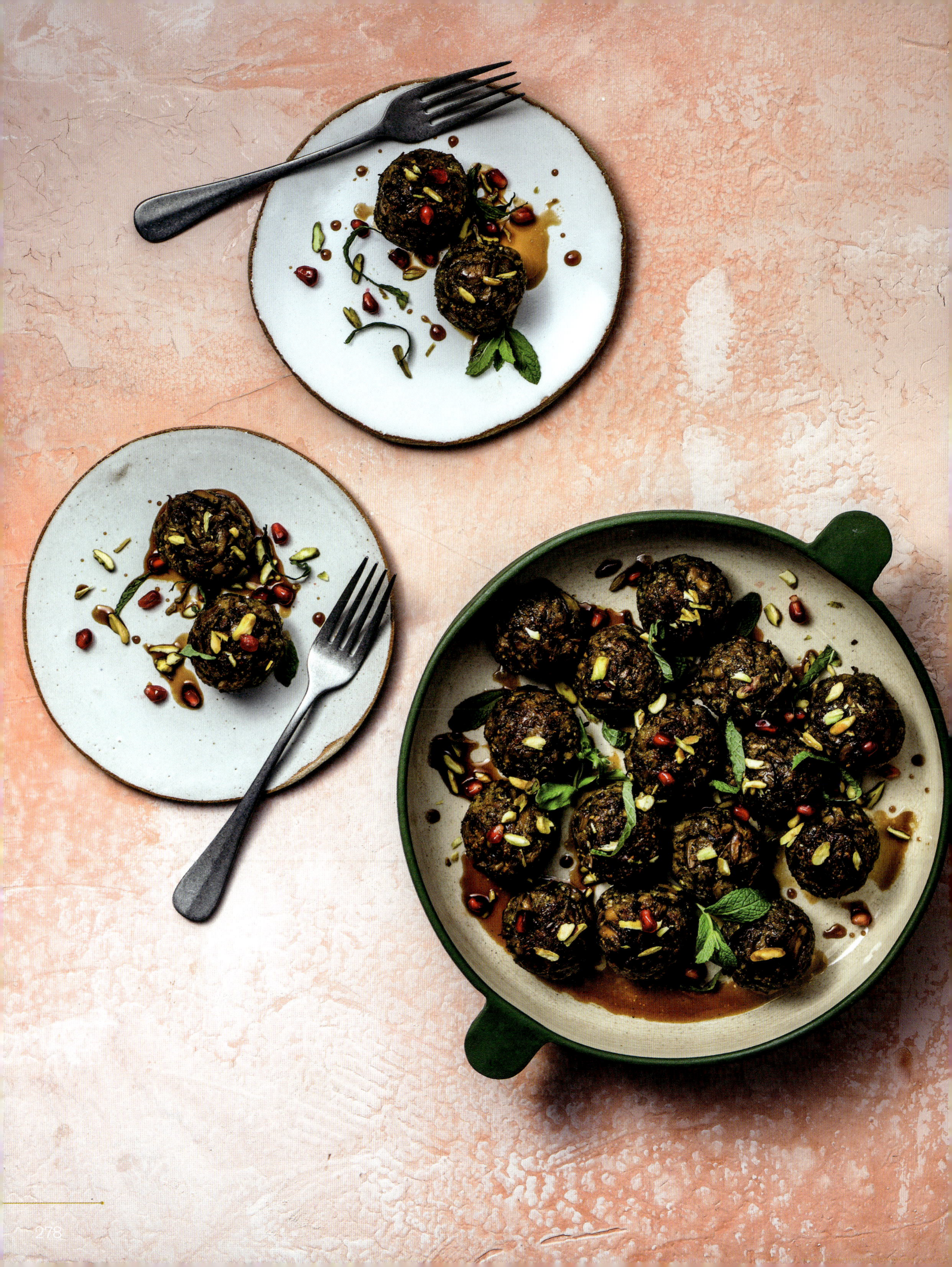

PILZ KUFTEH
MIT GRANATAPFEL UND HONIGGLASUR

Persische Kufteh (türkisch Köfte) sind aromatische,herzhafte Fleischbällchen mit frischen Kräutern. Es gibt unzählige Varianten des beliebten Klassikers. Für die bissfeste Konsistenz nehmen wir Pilze (Zuchtpilze oder Wildpilze) statt Rindfleisch, für den Geschmack Kräuter und Gewürze. Voilà. Pilzbällchen als vegetarisches Hauptgericht mit süß-saurer Glasur on top.

VORBEREITUNG: 45–60 Minuten | **KOCHZEIT: 2 Stunden** | **PORTIONEN: 6**

ZUTATEN

- 2 EL Olivenöl, zusätzlich Öl zum Einpinseln
- 700 g Pilze, z. B. Austernpilze, Kräuterseitlinge und Shiitake, dünn aufgeschnitten
- Salz
- 2 Frühlingszwiebeln, grob gehackt
- 1 kleine Zwiebel, klein geschnitten
- 220 g Panko (asiatische Semmelbrösel)
- 220 g Pistazien, roh geschält
- 110 g glattblättrige Petersilie, gehackt
- 110 g Korianderkraut, gehackt
- 60 g frischer Estragon (optional)
- 2 EL frischer Zitronensaft
- ¼ TL Chilipulver
- ½ TL Ingwerpulver
- ½ TL schwarzer Pfeffer, gemahlen
- ½ TL Paprikapulver
- ½ TL Kreuzkümmel, gemahlen
- 2 große Eier
- 2 große Eiklar

GLASUR

- 125 ml Granatapfelsirup
- 1 EL Olivenöl
- 2 EL Honig, nach Belieben
- 2 EL Wasser
- ½ TL Salz
- ¼ TL schwarzer Pfeffer, gemahlen

GARNITUR

- 1 EL Pistazien, gespalten
- 110 g Granatapfelkerne
- 1 Zweig frische Minze

Fortsetzung nächste Seite

PILZ KUFTEH

ZUBEREITUNG

2 EL Olivenöl bei mittlerer Hitze in einer beschichteten Pfanne erhitzen. Die Pilze mit etwas Salz zugeben, 10–12 Minuten kochen und gelegentlich umrühren, bis sie weich und leicht angebräunt sind.

Die Pilze auf ein Küchenbrett legen, abkühlen lassen, fein hacken. In eine große Schüssel geben, in der die Kuftehmasse zusammengemischt wird.

Die Pistazien mit einer Küchenmaschine grob vermahlen und den Pilzen zugeben. Dann Zwiebeln, Petersilie, Korianderkraut und Estragon (falls gewünscht) in die Küchenmaschine geben und alles fein mahlen. Die Masse in die große Schüssel mit den Pilzen und Pistazien schütten.

Die verbliebenen Zutaten mit Ausnahme der Eier in die Schüssel geben und die Masse sorgfältig kneten und durchmischen. Schließlich werden die Eier und Eiklar hinzugefügt. Die Masse gut durchkneten.

Backpapier auslegen und mit etwas Olivenöl beträufeln. Mit angefeuchteten Händen aus der Kuftehmasse walnussgroße Bällchen formen – 2–3 EL Masse pro Bällchen.

Die Bällchen auf Backpapier legen und sanft rollen, um sie von allen Seiten mit Olivenöl zu benetzen. 1 Stunde in den Kühlschrank stellen, damit sich die Bällchen verfestigen.

Den Backofen auf 200 °C vorheizen. Alle Zutaten für die Glasur in eine Schüssel geben. Gut verrühren.

Die Pilzbällchen auf dem Backpapier im Ofen 15 Minuten backen. Die Bällchen herausnehmen und großzügig mit Glasur bepinseln. Ein wenig Glasur für später behalten Sie zurück. 5 Minuten weiterbacken. Die Bällchen sollten gar sein. Größere Bällchen brauchen entsprechend mehr Backzeit.

Die Pilzbällchen aus dem Ofen nehmen und auf einen Servierteller legen. Den Kufteh-Teller mit der verbliebenen Glasur und den restlichen Säften beträufeln. Mit Pistazien und Granatapfelkernen garnieren. Mit türkischem oder persischem Fladenbrot und einem Schälchen frischer Kräuter servieren.

Sie können auch Knoblauchjoghurt oder braunen Reis mit Korianderkraut als Beigabe reichen.

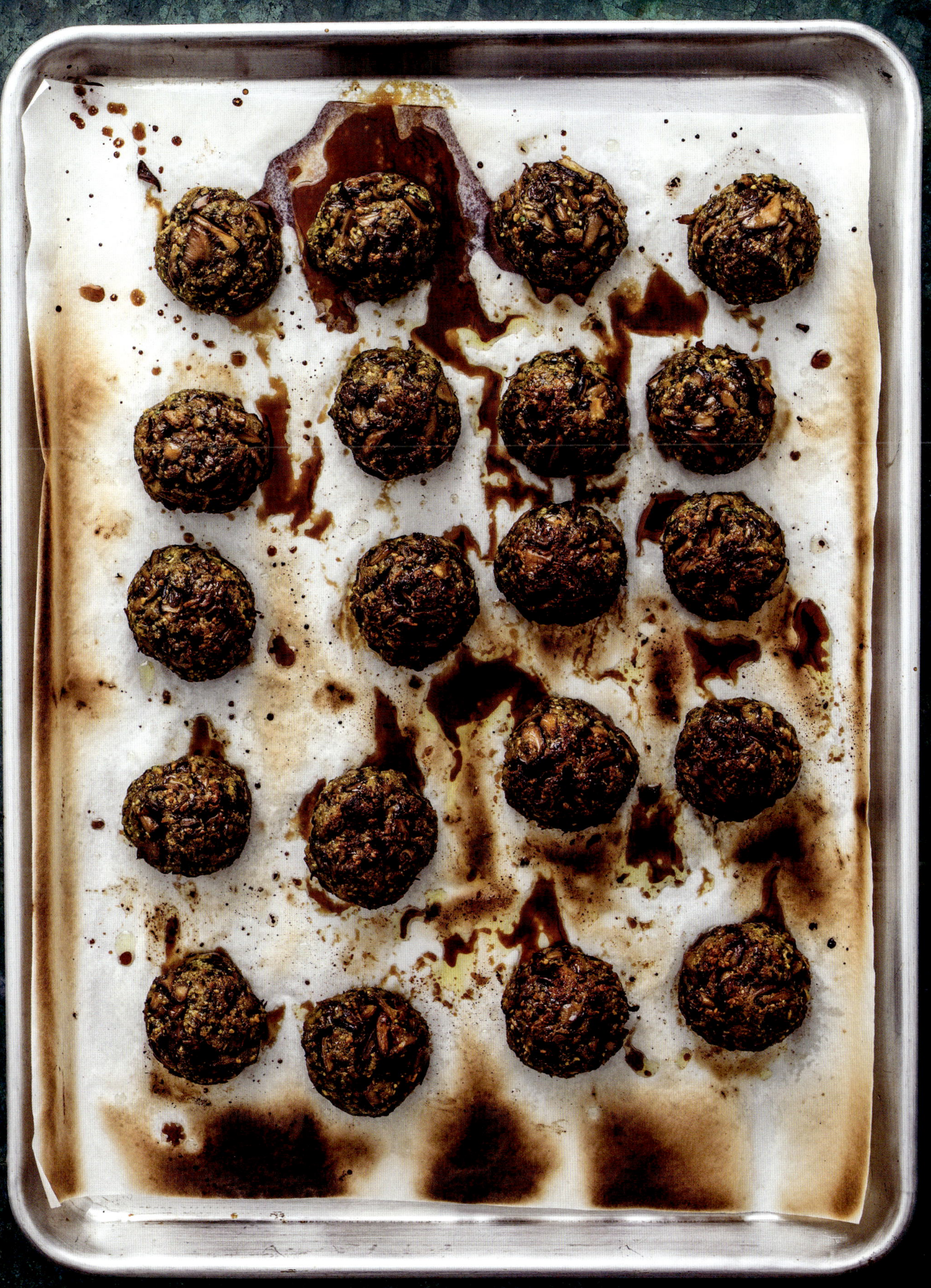

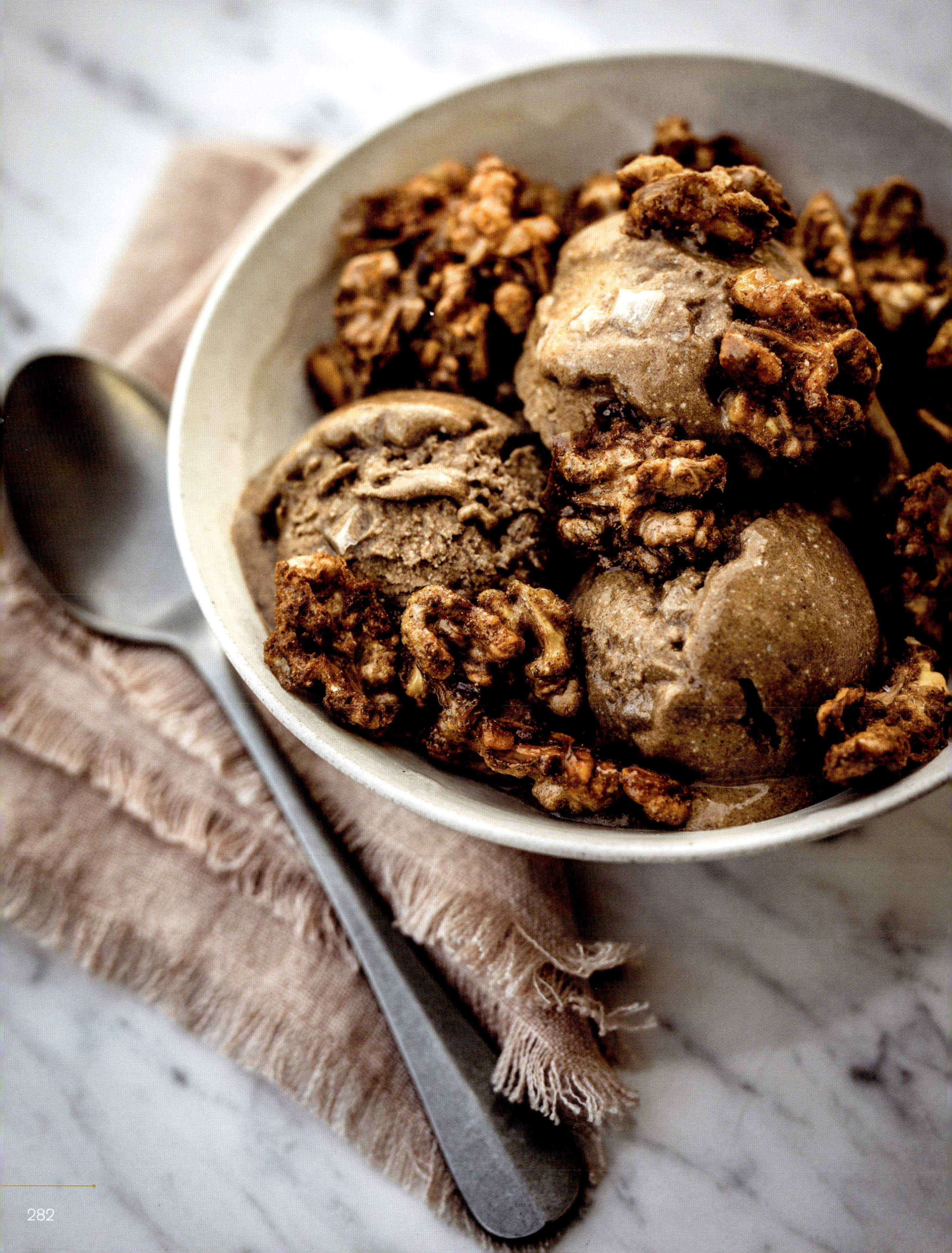

CHAGA-EIS

MIT ZIMT KARDAMOM UND GESALZENEN KANDIERTEN WALNÜSSEN

Das vegane Chaga-Eis ist eine coole cremige Erfindung. Es ist erstaunlich, wie man mit ein paar gesunden Zutaten etwas so Leckeres zaubern kann. Gefrorene Bananen werden im Mixer supersämig. Zimt und Kardamom steuern wohlschmeckende Aromen bei, umhüllt vom Duft der Vanille. Fett in der Kokosmilch verhindert, dass die Mischung steif gefriert. Die Vitamine und Ballaststoffe von Chaga bringen anregende und medizinische Wirkungen mit. Die süßen kandierten Walnüsse machen aus dieser Eiscreme das ultimative vegane Dessert – mit garantiertem Suchtfaktor.

PORTIONEN: 4–6 | **ERTRAG: ca. 370 g Chaga-Eis**

ZUTATEN

CHAGA-EIS

- 360 g Bananen (3 große)
- 200 ml Kokosmilch
- 1–2 TL Chaga-Pulver
- ½ TL Kardamom, gemahlen
- ¼ TL Zimt, gemahlen
- 1 Bourbon-Vanilleschote (Madagaskar), Mark von einer Schote oder 1 TL Vanillepulver

WALNUSSKANDIS

- 600 g Walnusskerne
- 2–4 EL Ahornsirup (nach Belieben)
- 2 TL brauner Zucker oder Kokoszucker
- 1 TL Kardamom
- ½ TL Zimt
- ¼ TL Fleur de sel

ZUBEREITUNG

Eis

Die Bananen schälen und in drei (oder mehr kleine) Stücke brechen. In Plastikfolie gewickelt oder im Plastiksäckchen über Nacht einfrieren. Am nächsten Tag alle Eiszutaten in einen High-Speed-Mixer geben. Zunächst langsam, dann schrittweise mit höchster Geschwindigkeit mixen, bis die Masse glatt und cremig ist. Bei Bedarf mehr Kokosmilch zugeben.

Nicht übertrieben mixen, sonst schmilzt das Eis!

Entweder die Eiscreme sofort als Softeis-Dessert servieren oder im luftdichten Behälter für einige Stunden einfrieren.

Chaga-Eis mit Gelateria-Schmelz!

Fortsetzung nächste Seite

Walnusskandis

Den Ofen auf 175 °C vorheizen. In einer Pfanne oder einem Topf auf dem Herd alle Zutaten, die Nüsse ausgenommen, langsam bei kleiner Temperatur unter ständigem Rühren erhitzen, bis der Zucker geschmolzen ist. Die Walnüsse zugeben und so lange im entstandenen Kandis baden, bis die Nüsse von allen Seiten bedeckt sind. Die kandierten Nüsse auf Backpapier auslegen. Mit ein wenig Abstand, wenn sie nicht verklumpen sollen. Oder größere zusammenhängende Flächen, die später zu grobem Walnusskandis in Stücke gebrochen werden. Wir haben uns für größere kandierte Walnuss-Konglomerate entschieden, die auf die Eiscreme gesplittert vorzüglich schmeckten.

Die Nüsse im Ofen 10 bis 15 Minuten backen. Anschließend herausnehmen und vollständig abkühlen lassen. Chaga-Eiscreme mit kandierten Walnüssen als Topping servieren.

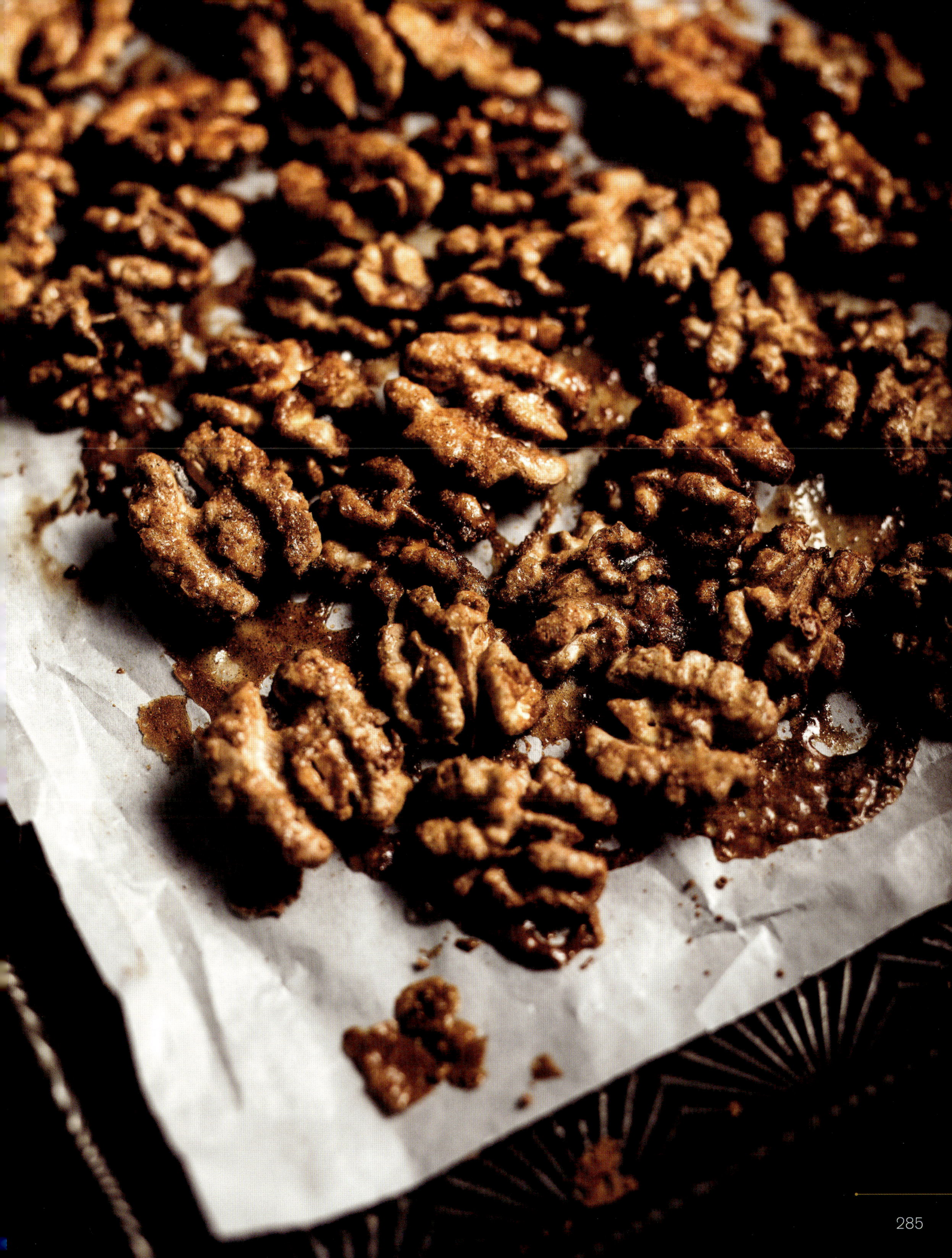

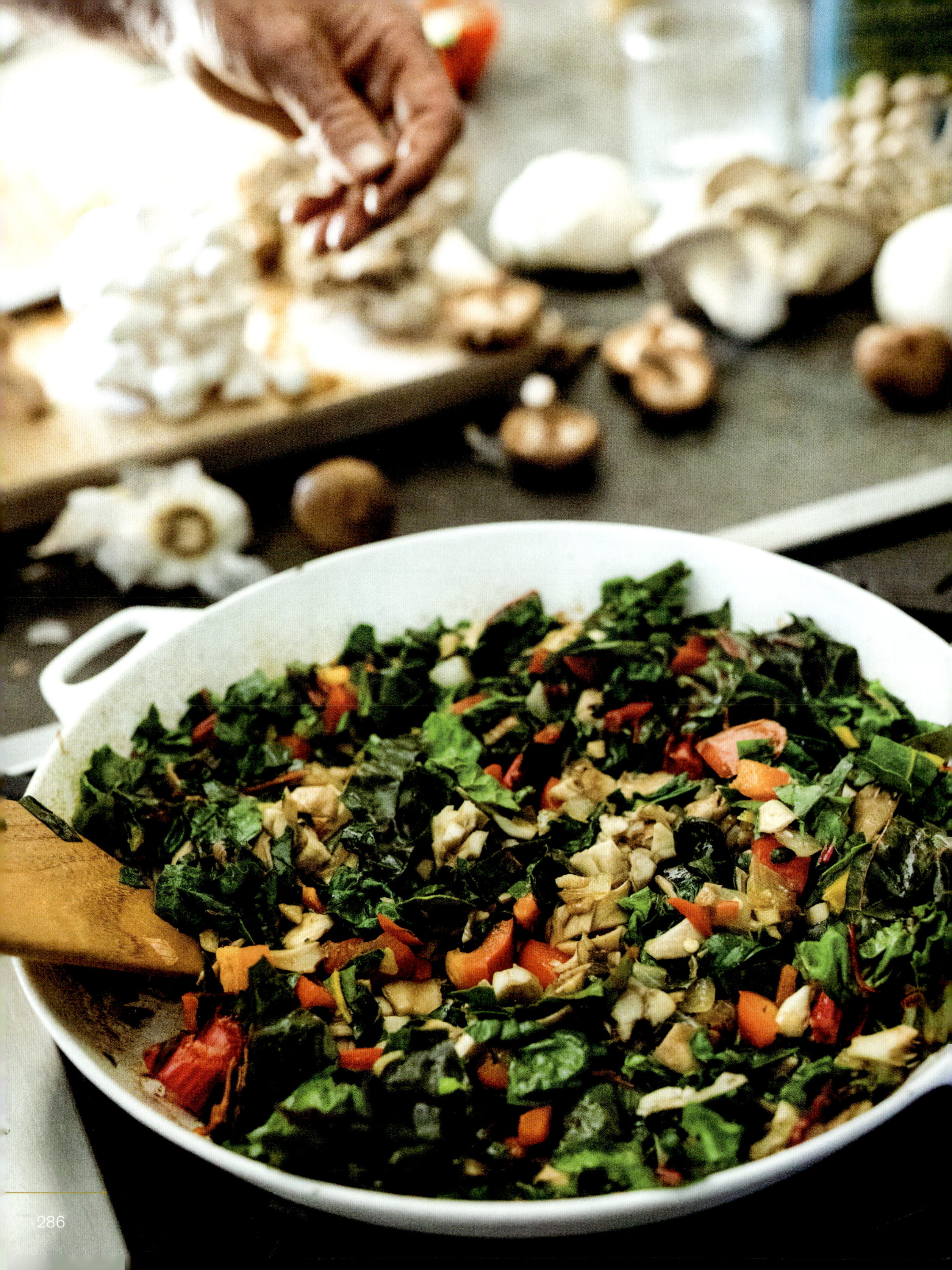

SCHNELL LECKER UND GESUND SHIITAKE PFANNE

Christopher Hobbs' Lieblingsrezept

Shiitake sind nach Champignons die zweitpopulärsten Pilze weltweit, was die Produktion und den Verzehr betrifft. Ich bin Shiitake-Fan, Sie hoffentlich auch – oder Sie werden spätestens nach diesem köstlichen Pilzgericht bekehrt. In China ist Shiitake als „Duftender Pilz" bekannt, wegen seines delikaten Aromas, seines Gaumenkitzels und Geschmacks. Apropos Nahrung als Medizin: Der Fruchtkörper ist fettarm, enthält bis zu 35 Prozent Ballaststoffe, 30 Prozent hochwertiges Protein, B- und D-Vitamine, reichlich Zink, Eisen und Kupfer sowie 20–25 Prozent immunaktive Beta-Glucane.

Option: Steinpilze oder Pfifferlinge, wenn sie auf dem Markt zu haben sind – oder Sie haben sie selbst gesammelt!

VORBEREITUNG: 15–20 Minuten | **PORTIONEN:** 4

ZUTATEN

- 10 mittelgroße Shiitake-Pilze
- 1 EL Öl
- 60 ml Wasser
- 2 Knoblauchzehen, gehackt
- 1–3 EL milde Sojasauce oder Salz, nach Bedarf
- Verschiedene frische Gemüse, je nach Vorliebe und Jahreszeit

ZUBEREITUNG

Die Pilze abspülen und den Anschnitt der Stiele kürzen, Hut vom Stiel trennen, abtrocknen nicht nötig. Die Hüte in nicht zu dünne Stücke schneiden, sonst geht am Ende das Aroma verloren. Die faserigen Stiele in Röllchen schneiden, damit sie beim Kochen weich werden. Wie Sie wissen, enthalten die Stiele mehr immunmodulierende Beta-Glucane und Ballaststoffe als die Hüte!

Die Pilze in eine Bratpfanne geben und 60 ml Wasser plus 1 EL Öl hinzufügen. Bei mittlerer Hitze köcheln und etwa 5 Minuten bedeckt richtig durchbraten. Dann garen die Pilze behutsam und werden gleichzeitig weich gedämpft.

Fortsetzung nächste Seite

Anschließend das vorbereitete, klein geschnittene Gemüse zugeben (1–2 Handvoll Grünzeug sollten dabei sein) und alles zusammenrühren. Mit schwarzem Pfeffer, Salz und Sojasauce nach Belieben abschmecken.

Nach 5 bis 10 Minuten die Konsistenz der Pilze prüfen und bis zur gewünschten Bissfestigkeit köcheln lassen (weich oder knackig). Ohne Hitzezufuhr kocht das Gericht weiter, weshalb ich die Pfanne meist dann vom Herd nehme, wenn die Pilze noch knackig sind. Anschließend die bevorzugten Gewürze zugeben und umrühren. Weitere 5 bis 10 Minuten ziehen lassen, damit sich die Aromen entfalten können. Mit Beilagen nach Wahl servieren.

Bei meiner Kreuzkümmel-/Curry-Variante reiche ich Fladenbrot (Chapati) dazu: mit Olivenöl beträufelt angeröstet oder mit einem kleinen Klecks Hummus.

Für die schärfere Variante streue ich ½ –1 TL scharfes Paprikapulver darüber und rühre es ein, wenn das Gericht gar gekocht ist. Mexikanisches Feuer bringen eingelegte Jalapeno-Chili-Würfel mit und ein ordentlicher Schuss meiner Lieblingssalsa als Nachwürze. Wenn Sie es sehr scharf mögen, nehmen Sie frisch gehackte grüne Jalapenos (Chilis) oder andere scharfwürzige Chilis.

Als Beilage zum Pfannengericht schätze ich Reis oder ich esse Avocado und Maistortillas dazu – leicht gedämpft oder kurz im Ofen erhitzt.

GEMÜSE ZUBEREITEN

Meistens fange ich mit einer gewürfelten Zwiebel, einer roten oder grünen Chilischote (scharfe Jalapenos, New-Mexico-Chilis oder milde italienische Peperoni), einer mittelgroßen gewürfelten Tomate und klein gehacktem Grünzeug wie Kohl an. Insgesamt etwa zwei Handvoll Gemüse, das beim Kochen deutlich schrumpft.

Dann das Wichtigste: Gewürze! Ich nutze zwei Optionen, Kreuzkümmel oder ein leckeres Currypulver und scharfe Paprika. Für die Shiitake-Pfanne die Gewürze (damit sie nicht anbrennen) inklusive des gehackten Knoblauchs zugeben, kurz bevor das Gericht gegart ist. Abgeschmeckt wird mit frisch gemahlenem schwarzen Pfeffer, Salz und Sojasauce.

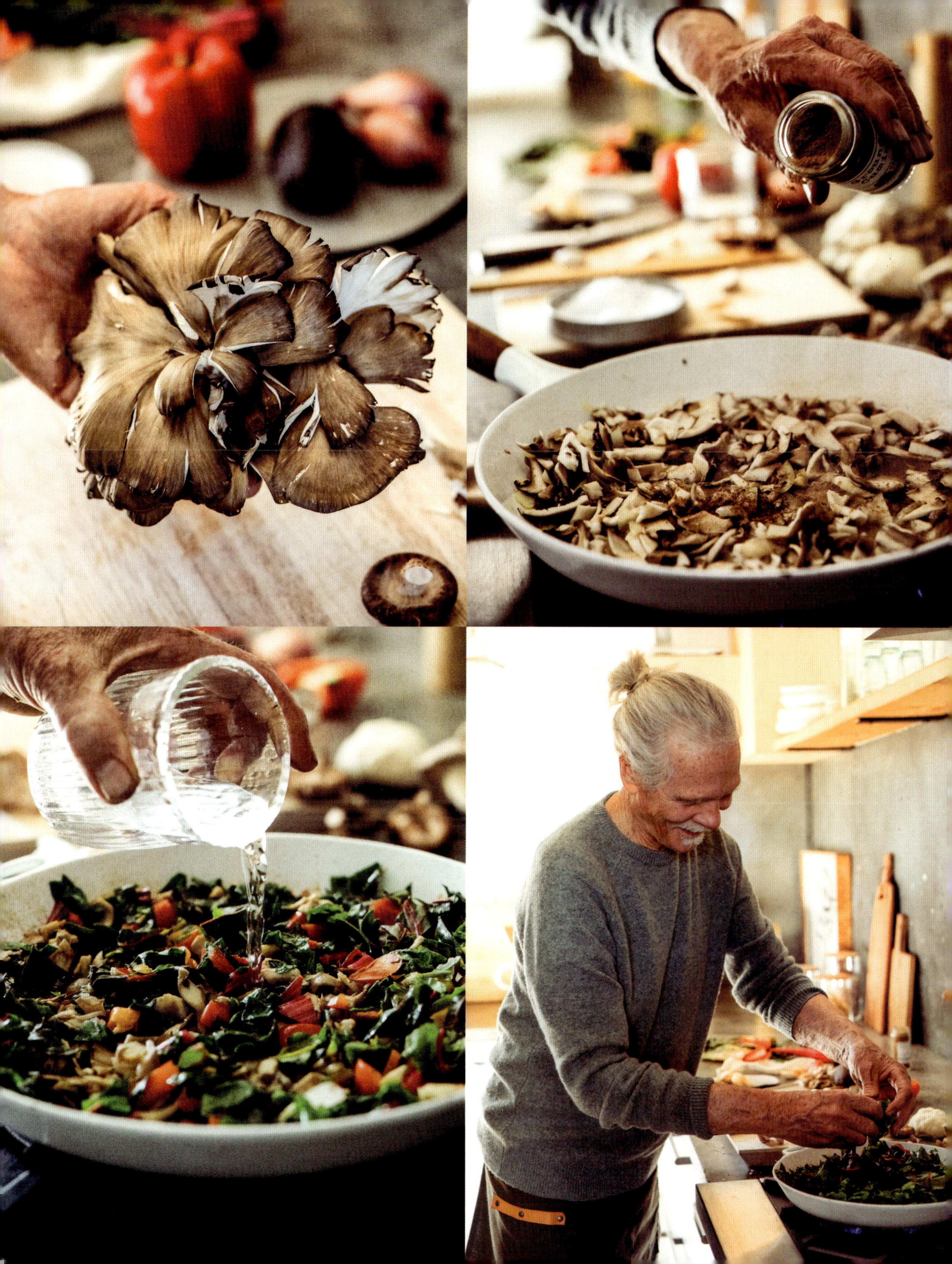

DANKSAGUNG

Helfern, die die Schulen sauber halten … und man hat uns beigebracht, den Beitrag jedes einzelnen Menschen zu würdigen und jedem Menschen mit Respekt zu begegnen. *Michelle Obama*

ICH BIN ZUTIEFST DANKBAR, dass ich meine Erfahrung und mein Wissen, meine Leidenschaft und Liebe für Pilze, Wälder und Wiesen mit Ihnen teilen darf. Hier und jetzt. Inmitten all der guten und schlechten Nachrichten richte ich meinen Blick auf den Silberstreif am Horizont: das Positive, Gute, große Ganze, die erfreulichen Fortschritte der Menschheit. Ich kann etwas tun – selbst wenn es nur ein winziger Tropfen im Ozean des Lebens ist.

Ich danke all meinen Lehrern und Mentoren, tatsächlich jedem, dem ich begegnet bin, vor allem meinem Sohn. Manche haben mein Leben an entscheidenden Wendepunkten wesentlich beeinflusst, meine Arbeit im Reich der Pilze. Sie haben die Kräutermedizin und Heilkunde gefördert und mich dazu motiviert, spirituelle Wege zu gehen.

Ich danke insbesondere Pema Chödrön, Rosemary Gladstar, David Arora, Gordon and Valentina Wasson, Bruce Baldwin, meinem Professor am *Cal* (*University of California*), vielen Freunden und Ratgebern der *Jepson Herbaria* (*University of California in Berkeley*), meinem Vater und ersten Lehrer, der seine Leidenschaft für Natur und Botanik an mich weitergab, an mich glaubte und immer für mich da war, und meiner Mutter für ihre liebevolle Unterstützung. Sie ermutigte mich, meinen Träumen freien Lauf zu lassen und keine Angst vor Fehlschlägen zu haben.

Ohne das Team von Storey Publishing wäre die amerikanische Originalausgabe des Buchs nicht entstanden – professionell, stressfrei, eine wahre Freude. Besonders dankbar bin ich den Redakteuren und Designern, vorzugsweise Carleen Madigan und Carolyn Eckert. Tai Power Seeff war mehr als nur Fotografin: eine Künstlerin, die penibel dafür sorgte, dass die Bilder im bestmöglichen Licht und Ambiente entstanden und zudem die Do-it-yourself-Medizin veranschaulichen.

Mein Dank gilt auch *Far West Fungi*, die uns großzügig mit fotogenen Pilzkollektionen versorgt haben, insbesondere mit Pilzen für die Umsetzung der Rezepte.

Fachlektorate haben große Bedeutung für die Glaubwürdigkeit eines Autors. Ich danke Dr. Solomon P. Wasser, einem international führenden Wissenschaftler und Verfasser zahlloser fundierter Beiträge zu medizinischen und gesundheitsfördernden Wirkungen von Pilzen. Dr. Michael Beug hat das Manuskript kritisch geprüft und wertvolle Hinweise gegeben, was die Wirksamkeit und Verträglichkeit mancher Spezies betrifft. Dr. Phil Carpenter befasste sich mit den ökologischen und taxonomischen Textteilen und schlug nützliche Korrekturen vor. Mein besonderer Dank gilt George Vaughan von *Mushroom Harvest* für seinen Beistand und die technische Expertise.

Mein besonderer Dank gilt Matthias Reuss, der als Verleger der deutschen Edition seine Leidenschaft und Erfahrung, sein Wissen über Pilze und die Pilzsuche und sein Faible für die Pilzküche eingebracht hat. Mit ihm zu arbeiten, war die reine Freude. Er ist mein Seelenverwandter und schaffte es, das Buch für deutsche Leser so umzusetzen, dass es wesentlich benutzerfreundlicher geworden ist. Ich glaube, es war für ihn eine wahre Herzensangelegenheit.

Ich danke zudem Eberhard J. Wormer für die Übersetzung ins Deutsche und die passende konzeptionelle Aufbereitung von Text und Bild.

Ich war wirklich begeistert davon, dass mich der Verleger dazu ermutigt hat, ein zusätzliches Kapitel mit Rezepten, das in der englischen Version fehlt, in die deutsche Ausgabe aufzunehmen. Sie zählen zu den besten Pilzgerichten, die ich jemals probiert habe. Die Rezeptkompositionen sind von dem Chefkoch David Gantz mit Liebe für Pilze umgesetzt worden. Und Tai Power Seeff, unsere unglaublich kreative Fotografin, hat den Gaumenkitzel dieser leckeren Rezepte mit neuen Bildern fulminant inszeniert. Die Rezepttexte wurden in Zusammenarbeit mit Nina Renata Aron erstellt. Meine Empfehlung:

Probieren Sie die Rezepte aus! Alle!

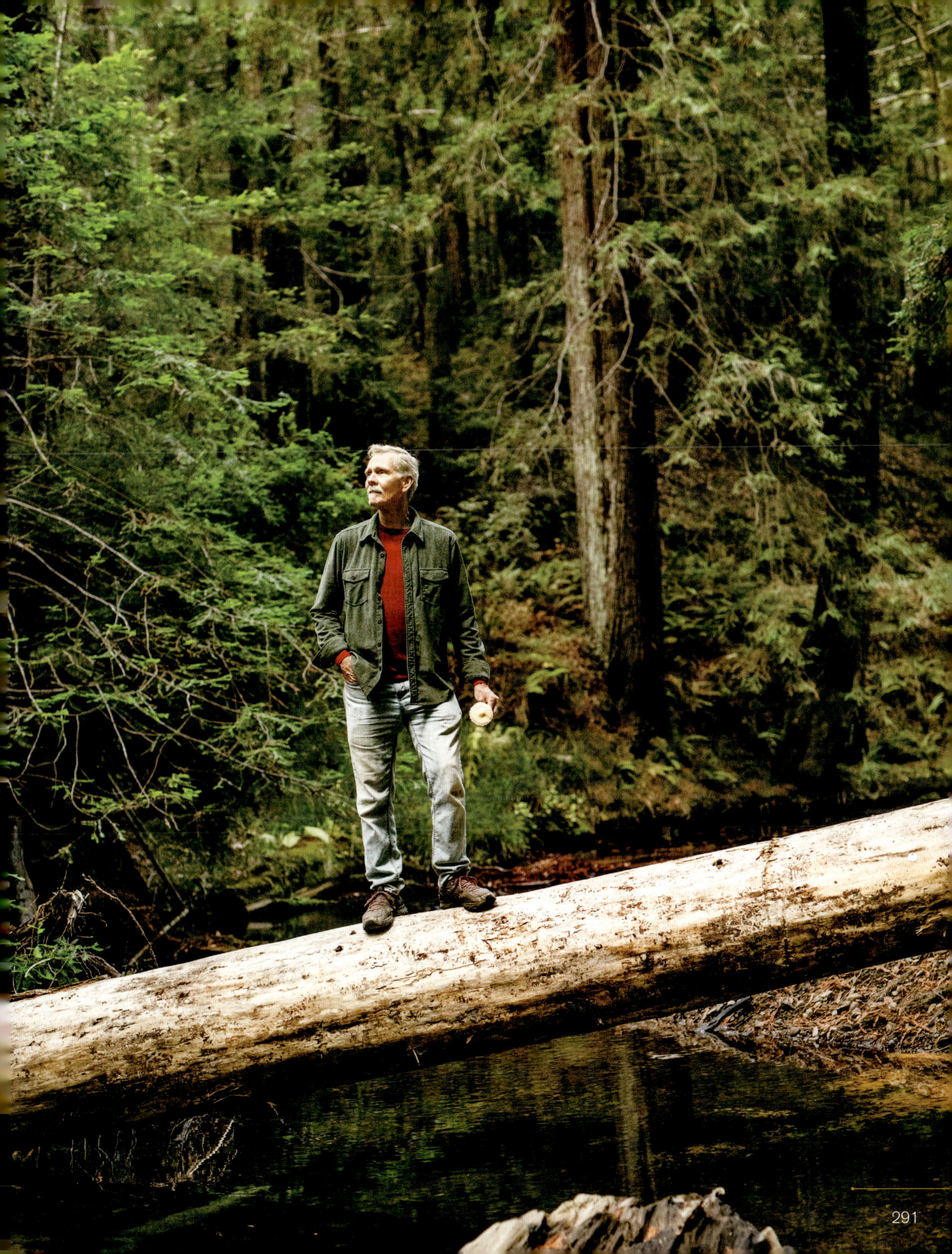

ANMERKUNGEN

Vorwort

1 Loron et al., 2019.

1 | Gesundheit und Heilung

1 Morar and Bohannan, 2019.
2 Rop et al., 2009.
3 D'Acquisito, 2017.
4 Bazan et al., 2014.
5 Muszyńska et al., 2018.
6 Quintin, 2019.
7 Quintin, 2019; Batbayar et al., 2012.
8 Sima et al., 2014.
9 Standish et al., 2008.
10 Wasser, 2002.
11 Klemptner et al., 2014.
12 Ko et al., 2008; Mattila et al., 2002.
13 Teichmann et al., 2007; Janakakumara, 2005;Nöelle et al., 2017.
14 Xia et al., 2014.
15 Zhou et al., 2018.
16 Saibabu et al., 2015.
17 Ribeiro et al., 2007.
18 Lin et al., 2017; Fernandes et al., 1999.
19 Liu et al., 2013.
20 Matuszewska et al., 2018.
21 Wasser, 2017a.
22 De Silva et al., 2012.
23 Quintin, 2019.
24 Liu et al., 2009.
25 Girometta, 2019.
26 Samuelsen et al., 2014
27 Pengkumsri et al., 2017.
28 Ganguly, 2013.
29 McFarlin et al., 2017.
30 Gleeson et al., 1995.
31 Auinger et al., 2013.
32 Fuller et al., 2017.
33 Dharsono et al., 2019.
34 Rahman et al., 2018.
35 Ratto et al., 2019.
36 Maier and Watkins, 1998.
37 Talbott and Talbott, 2012.
38 Zhong et al., 2017.
39 Nagano et al., 2010.
40 Zha et al., 2018.
41 Babu and Subhasree, 2008.
42 Soares et al., 2013.
43 Wu Y, Choi M-H, Li J, et al., 2016.
44 Bensky et al., 2004.
45 Demir et al., 2007.
46 Lauridsen et al., 2010.
47 Standish et al., 2008.

2 | Pilzmedizin zubereiten

1 Hu et al., 2013; Zhang et al., 2020; Li et al., 2018; Huang et al., 2015.
2 Lee et al., 2018.
3 Askin et al., 2010; Smiderle et al., 2017; Jo et al., 2013; Morales et al., 2019; Seo et al., 2010.
4 McCleary and Draga, 2016.
5 Wu et al., 2017.
6 Xia et al., 2014; Kim and Kim, 1999; Zhang et al., 2004;Lin and Yang, 2019.
7 Ueno, 1980.
8 Zhang et al., 2004.
9 McCleary and Draga, 2016.
10 Barreto-Bergter and Figueiredo, 2014.

3 | Die Top Heilpilze

1 Ahn et al., 2004.
2 Hsu et al., 2007.
3 Fortes, 2011.
4 Hsu et al., 2008.
5 Fulda, 2008.
6 Kim et al., 2005.
7 Hwang et al., 2019.
8 Duru et al., 2019.
9 Duru et al., 2019; Song et al., 2013; Géry et al., 2018.
10 Frost, 2016.
11 Saar, 1991.
12 Glamočlija et al., 2015.
13 Balandaykin and Zmitrovich, 2015.
14 Pilz, 2004.
15 Pilz, 2004.
16 Nakajima et al., 2007.
17 Zheng et al., 2011.
18 Beug, 2019.
19 Schilling, 2006.
20 Kikuchi et al., 2014; Glamočlija et al., 2015.
21 Beug, 2019.
22 Zhang et al., 2010; Xia et al., 2016; Li et al., 2016.
23 Chen et al., 2010.
24 Parcell et al., 2004.
25 Sun et al., 2019.
26 Ong and Aziz, 2017.
27 Saksopha et al., 2019; Olatunji et al., 2018.
28 Zha et al., 2018.
29 Xia et al., 2016; Zhang et al., 2010; Li et al., 2016.
30 Wan and Zhang, 1985. 31 Agathos et al., 1987; Fernandes et al., 1999.
32 Hopping et al., 2018.
33 Li et al., 2019.
34 Chaiyasut and Sivamaruthi, 2017; He X, Wang X, Fang J, et al., 2017.
35 Mizuno, 1999; Friedman, 2015.
36 He X, Wang X, Fang J, et al., 2017.
37 Ma et al., 2010.
38 Ma et al., 2010; Li et al., 2018.
39 Mori et al., 2009.
40 Saitsu et al., 2019.
41 Nagano et al., 2010.
42 Xu et al., 1985; Wang et al., 2015.
43 Chen et al., 2019.
44 Kwon et al., 2009.
45 Imazeki and Hong, 1989.
46 Ishibashi et al., 2001.
47 Nanba, 1997.
48 Sim et al., 2017.
49 Ulbricht et al., 2009.
50 Ulbricht et al., 2009; He X, Wang X, Fang J, et al., 2017.
51 He X, Wang X, Fang J, et al., 2017.
52 Jesenak et al., 2016.
53 Jayasuriya et al., 2015.
54 Jesenak et al., 2013.
55 Bobovčák, et al., 2010.
56 Abidin et al., 2016.
57 Wang, 1985.
58 Dai et al., 2017.
59 Cao et al., 2018; Zhao C, Zhang C, Xing Z, et al., 2019; Hsu and Cheng, 2018.
60 Cao et al., 2018.
61 Oka et al., 2010.
62 Gao et al., 2005.
63 Jin et al., 2016.
64 Sargowo et al., 2015.
65 Sargowo et al., 2018.
66 Klupp et al., 2016.
67 Chiu et al., 2017.
68 Tang et al., 2005.
69 Donatini et al., 2014.
70 Mateo et al., 2015.
71 Kwok et al., 2005.
72 Babu and Subhasree, 2008.
73 Hapuarachi et al., 2018.
74 Hobbs, 2000.
75 Wasser, 2005.
76 Wasser, 2005; Sari et al., 2017.
77 Takashima et al., 1973.

78 Ina et al., 2016.
79 Wasser, 2005; and Hobbs, 2000.
80 Ina et al., 2013.
81 Yap and Ng, 2005.
82 Amagase, 1987.
83 Usuda et al., 1981.
84 Irinoda et al., 1992.
85 Sarkar et al., 1993.
86 Suzuki and Oshima, 1976.
87 Enman et al., 2007.
88 Yang et al., 2002.
89 De Silva, et al., 2012.
90 Miles and Chang, 2004.
91 Nguyen et al., 2017.
92 Zhang et al., 2013.
93 Itoh, 1997.
94 Hobbs, 2005.
95 Noda et al., 1992.
96 Ohm et al., 2010.
97 Linder, 1933.
98 Dasanayaka and Wijeyaratne, 2017; Sammut et al., 2019.
99 Siqueira et al., 2016.
100 Rau et al., 2009.
101 Standish et al., 2008.
102 Jin et al., 2019.
103 Standish et al., 2008.
104 Chay et al., 2017; Ohwada et al., 2004.
105 Zheng et al., 2019.
106 Nio et al., 1992.
107 Zaidman et al., 2005.
108 Camilli et al., 2018; Sun et al., 2012.
109 Tsukagoshi et al., 1984; Hor et al., 2011; Yagishita et al., 1977.
110 Teng et al., 2018.
111 Bensky et al., 2004.
112 Pilkington et al., 2016.
113 Bensky et al., 2004.
114 Rios, 2011; Sun, 2014; Wu Y,Choi M-H, Li J, et al., 2016.
115 Lee and Cha, 2018.
116 Scheid et al., 2009.
117 Deng et al., 2016.
118 Wu et al., 2019.
119 Zhang et al., 2011.
120 Ban et al., 2018.
121 Lachter et al., 2012.
122 Elisashvili et al., 2002.
123 Bandara et al., 2019.
124 Liu and Bao, 1980.
125 Zhao et al., 2015.
126 Poniedzialek et al., 2019.
127 Liu and Bao, 1980.
128 Bandara et al., 2019.
129 Ma et al., 2018.
130 Wu et al., 2015; Malysheva and Bulakh, 2014.
131 Ojemann et al., 2006; Gao LW, Li WY, Zhao YL, et al., 2009.
132 Bensky et al., 2004.
133 An et al., 2017; Gao LW, Li WY, Zhao YL, et al., 2009.
134 Chen X-J and Zhang Y-Q, 2010; Türkoğlu, et al., 2007; Wang et al., 2007.
135 Cheng et al., 2019; Xu et al., 2019.
136 Tala et al., 2017.
137 Kraft et al., 1998.
138 Grienke et al., 2014.
139 Angelini et al., 2018.
140 Pleszczynska et al., 2017.
141 Gao HL, Lei LS, Yu CL, et al., 2009.
142 Park et al., 2004.
143 Kim et al., 2015.
144 Girometta, 2019.
145 Sari et al., 2017.
146 Lemieszek et al., 2017; Novakovic et al., 2017.

4 | Pilze mit Spirit

1 Carod-Artal, 2015.
2 Metzner, 2005.
3 Noel, 1987.
4 King, 2012.
5 Johnson et al., 2017.
6 Grof et al., 1973.
7 Nutt et al., 2013.
8 Ross et al., 2016.
9 Studerus et al., 2011.
10 Moreno et al., 2006.
11 Pokorny et al., 2017.
12 Grob et al., 2011.
13 Ross et al., 2016.
14 Simoneaux, 2019.
15 Carhart-Harris et al., 2018.
16 Johnson et al., 2014.
17 Bogenschutz et al., 2015.
18 Johnson et al., 2017.
19 Griffiths et al., 2006.
20 Griffiths et al., 2018.
21 Smigielski et al., 2019.
22 de Coo et al., 2019.
23 Tylš et al., 2014.
24 Catlow et al., 2016.
25 Tylš et al., 2014.
26 van Amsterdam et al., 2011.
27 Romano et al., 2019.

5 | Wildpilze sammeln und bestimmen - Pilze zu Hause züchten

1 Smith et al., 2012.
2 Brundrett, 2006.
3 Zhao et al., 2010.
4 Zhao et al., 2011.
5 Hardoim et al., 2015.
6 Owen and Hundley, 2004.
7 Hardoim et al., 2015; Robinson and Hotopp, 2016.
8 Diaz, 2018.

FACHLITERATUR

Abidin MHZ, Abdullah N, and Abidin NZ. Protective effect of antioxidant extracts from grey oyster mushroom, *Pleurotus pulmonarius* (Agaricomycetes), against human low-density lipoprotein oxidation and aortic endothelial cell damage. *International Journal of Medicinal Mushrooms*. 2016;*18*.

Agathos S, Madhosingh C, Marshall J, et al. The fungal production of cyclosporine. *Annals of the New York Academy of Sciences*. 1987;*506*: 657–662.

Ahn W-S, Kim D-J, Chae G-T, et al. Natural killer cell activity and quality of life were improved by consumption of a mushroom extract, *Agaricus blazei* Murill Kyowa, in gynecological cancer patients undergoing chemotherapy. *International Journal of Gynecologic Cancer*. 2004;*14*: 589–594.

Alonso J, García M, Pérez-Lopéz M, et al. The concentrations and bioconcentration factors of copper and zinc in edible mushrooms. *Archives of Environmental Contamination and Toxicology*. 2003;*44*: 180–188.

Amagase H. *Proceedings of the XII International Congress of Gastroenterology*, 1987, p. 197.

An S, Lu W, Zhang Y, et al. Pharmacological basis for use of *Armillaria mellea* polysaccharides in Alzheimer's disease: Antiapoptosis and antioxidation. *Oxidative Medicine and Cellular Longevity*. 2017;*2017*: 4184562.

Angelini P, Tirillini B, Bistocchi G, et al. Overview of the biological activities of a methanol extract from wild red belt conk, *Fomitopsis pinicola* (Agaricomycetes), fruiting bodies from central Italy. *International Journal of Medicinal Mushrooms*. 2018;*20*: 1047–1063.

Askin R, Sasaki M, and Goto M. Recovery of water-soluble compounds from *Ganoderma lucidum* by hydrothermal treatment. *Food and Bioproducts Processing*. 2010;*88*: 291–297.

Auinger A, Riede L, Bothe G, et al. Yeast (1, 3)-(1, 6)-beta-glucan helps to maintain the body's defence against pathogens: A double-blind, randomized, placebo-controlled, multicentric study in healthy subjects. *European Journal of Nutrition*. 2013;*52*: 1913–1918.

Babu PD and Subhasree R. The sacred mushroom "Reishi" — A review. *American-Eurasian Journal of Botany*. 2008;*1*: 107–110.

Baby S, Johnson AJ, and Govindan B. Secondary metabolites from *Ganoderma*. *Phytochemistry*. 2015;*114*: 66–101.

Balandaykin ME and Zmitrovich IV. Review on Chaga medicinal mushroom, *Inonotus obliquus* (Higher Basidiomycetes): Realm of medicinal applications and approaches on estimating its resource potential. *International Journal of Medicinal Mushrooms*. 2015;*17*.

Ban S, Lee SL, Jeong HS, et al. Efficacy and safety of *Tremella fuciformis* in individuals with subjective cognitive impairment: A randomized controlled trial. *Journal of Medicinal Food*. 2018: 1–8.

Bandara AR, Rapior S, Mortimer PE, et al. A review of the polysaccharide, protein and selected nutrient content of *Auricularia*, and their potential pharmacological value. *Mycosphere*. 2019;*10*: 579–607.

Barreto-Bergter E and Figueiredo RT. Fungal glycans and the innate immune recognition. *Frontiers in Cellular and Infection Microbiology*. 2014;*4*: 145.

Bassez M-P. Follow the high subcritical water. *Geosciences*. 2019;*9*: 249.

Batbayar S, Lee DH, and Kim HW. Immunomodulation of fungal β-glucan in host defense signaling by dectin-1. *Biomolecules & Therapeutics*. 2012;*20*: 433.

Bazan, Silvia Boschi, et al. Heat treatment improves antigen-specific T cell activation after protein delivery by several but not all yeast genera. Vaccine 32.22 (2014): 2591-2598.

Bensky D, Clavey S, and Stöger E. *Chinese Herbal Medicine: Materia Medica*, 3rd edition. Eastland Press, 2004.

Benson KF, Stamets P, Davis R, et al. The mycelium of the *Trametes versicolor* (turkey tail) mushroom and its fermented substrate each show potent and complementary immune activating properties in vitro. *BMC Complementary and Alternative Medicine*. 2019;*19*: 1–14.

Bernas E, Jaworska G, Lisiewska Z. Edible mushrooms as a source of valuable nutritive constituents. *Acta Scientiarum Polonorium*. 2006;5: 5–20.

Beug MW. Oxalates in Chaga — A potential health threat. *Mycophile*. 2019;*59*: 15.

Bianco MC. Basidiomycetes in relation to antibiosis. II. Antibiotic activity of mycelia and culture liquids. *Giornale di batteriologia, virologia ed immunologia*. 1981;*74*: 267–274.

Bobovčák M, Kuniakova R, Gabriž J, et al. Effect of pleuran (β-glucan from *Pleurotus ostreatus*) supplementation on cellular immune response after intensive exercise in elite athletes. *Applied Physiology, Nutrition, and Metabolism*. 2010;*35*: 755–762.

Bogenschutz MP, Forcehimes AA, Pommy JA, et al. Psilocybin-assisted treatment for alcohol dependence: a proof-of-concept study. *Journal of Psychopharmacology*. 2015;*29*: 289–299.

Brundrett MC. In *Understanding the Roles of Multifunctional Mycorrhizal and Endophytic Fungi*. Springer, 2006, pp. 281–298.

Camilli G, Tabouret G, and Quintin J. The complexity of fungal β-glucan in health and disease: Effects on the mononuclear phagocyte system. *Frontiers in Immunology*. 2018;*9*: 673.

Cao Y, Xu X, Liu S, et al. Ganoderma: A cancer immunotherapy review. *Frontiers in Pharmacology*. 2018;*9*: 1217.

Carhart-Harris RL, Bolstridge M, Day CMJ, et al. Psilocybin with psychological support for treatment-resistant depression: Six-month follow-up. *Psychopharmacology (Berl)*. 2018;*235*: 399–408.

Carhart-Harris RL, Bolstridge M, Rucker J, et al. Psilocybin with psychological support for treatment-resistant depression: An open-label feasibility study. *Lancet Psychiatry*. 2016;*3*: 619–627.

Carhart-Harris RL, Giribaldi B, Watts R, et al. Trial of Psilocybin versus Escitalopram for Depression. *N Engl J Med*. 2021 Apr 15;384(15):1402-1411. doi: 10.1056/NEJMoa2032994.

Carod-Artal FJ. Hallucinogenic drugs in pre-Columbian Mesoamerican cultures. *Neurología (English Edition)*. 2015;*30*: 42–49.

Catlow BJ, Jalloh A, and Sanchez-Ramos J. In *Hippocampal Neurogenesis: Effects of Psychedelic Drugs*. Elsevier, 2016, pp. 821–831.

Chaiyasut C and Sivamaruthi BS. Anti-hyperglycemic property of *Hericium erinaceus* – A mini review. *Asian Pacific Journal of Tropical Biomedicine*. 2017;*7*: 1036–1040.

Chang S-T and Wasser SP. The Cultivation and environmental impact of mushrooms. In *Oxford Research Encyclopedia of Environmental Science*. Oxford University Press, 2017.

Chang S-T and Wasser SP. Current and future research trends in agricultural and biomedical applications of medicinal mushrooms and mushroom products (review). *International Journal of Medicinal Mushrooms*. 2018;*20*: 1121–1133.

Chang S-T and Wasser SP. The role of culinary-medicinal mushrooms on human welfare with a pyramid model for human health. *International Journal of Medicinal Mushrooms*. 2012;*14*.

Chang Y, Jeng K-C, Huang K-F, et al. Effect of *Cordyceps militaris* supplementation on sperm production, sperm motility and hormones in Sprague-Dawley rats. *American Journal of Chinese Medicine*. 2008;*36*: 849–859.

Chay WY, Tham CK, Toh HC, et al. *Coriolus versicolor* (yunzhi) use as therapy in advanced hepatocellular carcinoma patients with poor liver function or who are unfit for standard therapy. *Journal of Alternative and Complementary Medicine*. 2017;*23*: 648–652.

Chen G, Luo YC, Ji BP, et al. Hypocholesterolemic effects of *Auricularia auricula* ethanol extract in ICR mice fed a cholesterol-enriched diet. *Journal of Food Science Technology*. 2011;*48*: 692–698.

Chen Q, Lai S, Qi, Z. Therapeutic effect of *Hericium erinaceus* extract granules on chronic gastric ulcer and the repair of gastric mucosa. *Journal of Asia-Pacific Traditional Medicine*. 2019: 143–145.

Chen S, Li Z, Krochmal R, et al. Effect of Cs-4 (*Cordyceps sinensis*) on exercise performance in healthy older subjects: A double-blind, placebo-controlled trial. *Journal of Alternative and Complementary Medicine*. 2010;*16*: 585–590.

Chen X-H, Xia L-X, Zhou H-B, et al. Chemical composition and antioxidant activities of *Russula griseocarnosa* sp. *nov. Journal of Agricultural and Food Chemistry.* 2010;*58*: 6966–6971.

Chen X-J and Zhang Y-Q. Polysaccharide extract from *Russula* and its role of lowering blood glucose and lipid [J]. *Food Science.* 2010;*9*.

Chen Y-C, Chen Y-H, Pan B-S, et al. Functional study of *Cordyceps sinensis* and cordycepin in male reproduction: A review. *Journal of Food and Drug Analysis.* 2017;*25*: 197–205.

Cheng X-D, Wu Q-X, Zhao J, et al. Immunomodulatory effect of a polysaccharide fraction on RAW 264.7 macrophages extracted from the wild *Lactarius deliciosus. International Journal of Biological Macromolecules.* 2019;*128*: 732–739.

Cheung PC. Mini-review on edible mushrooms as source of dietary fiber: Preparation and health benefits. *Food Science and Human Wellness.* 2013;*2*: 162–166.

Chiu H-F, Fu H-Y, Lu Y-Y, et al. Triterpenoids and polysaccharide peptides-enriched *Ganoderma lucidum*: A randomized, double-blind placebo-controlled crossover study of its antioxidation and hepatoprotective efficacy in healthy volunteers. *Pharmaceutical Biology.* 2017;*55*: 1041–1046.

Daba AS, Botros WA, Kabeil SS, et al. Production of mushrooms (*Pleurotus ostreatus*) in Egypt as a source of nutritional and medicinal food. *Biology*. January 2008.

D'Acquisto F. Affective immunology: Where emotions and the immune response converge. *Dialogues in Clinical Neuroscience.* 2017;*19*: 9.

Dai, Yu-Cheng, et al. Ganoderma lingzhi (Polyporales, Basidiomycota): the scientific binomial for the widely cultivated medicinal fungus Lingzhi. Mycological Progress 16.11-12 (2017): 1051–1055.

Dasanayaka P and Wijeyaratne S. Cultivation of *Schizophyllum commune* mushroom on different wood substrates. *Journal of Tropical Forestry and Environment.* 2017;*7*.

de Callataÿ R. The Chinese organic market: Challenges and opportunities for European companies. Master's thesis, Louvain School of Management, Université Catholique de Louvain, 2016.

de Coo IF, Naber WC, Wilbrink LA, et al. Increased use of illicit drugs in a Dutch cluster headache population. *Cephalalgia.* 2019;*39*: 626–634.

Demir G, Klein H, Mandel-Molinas N, et al. Beta glucan induces proliferation and activation of monocytes in peripheral blood of patients with advanced breast cancer. *International Immunopharmacology*. 2007;*7*: 113–116.

Demirbas, A. Concentrations of 21 metals in 18 species of mushrooms growing in the East Black Sea region. *Food Chemistry.* 2001;*75*: 453–457.

Deng Y, van Peer AF, Lan F-S, et al. Morphological and molecular analysis identifies the associated fungus ("xianghui") of the medicinal white jelly mushroom, *Tremella fuciformis*, as *Annulohypoxylon stygium. International Journal of Medicinal Mushrooms.* 2016;*18*.

De Silva DD, Rapior S, Fons F, et al. Medicinal mushrooms in supportive cancer therapies: An approach to anti-cancer effects and putative mechanisms of action. *Fungal Diversity.* 2012;*55*: 1–35.

Dharsono T, Rudnicka K, Wilhelm M, et al. Effects of Yeast (1, 3)-(1, 6)-Beta-glucan on severity of upper respiratory tract infections: A double-blind, randomized, placebo-controlled study in healthy subjects. *Journal of the American College of Nutrition.* 2019;*38*: 40–50.

Diaz JH. Amatoxin-containing mushroom poisonings: Species, toxidromes, treatments, and outcomes. *Wilderness and Environmental Medicine.* 2018;*29*: 111–118.

Donatini B. Control of oral human papillomavirus (HPV) by medicinal mushrooms, *Trametes versicolor* and *Ganoderma lucidum*: A preliminary clinical trial. *International Journal of Medicinal Mushrooms.* 2014;*16*.

Dubey LK, Moeller JB, Schlosser A, et al. Induction of innate immunity by *Aspergillus fumigatus* cell wall polysaccharides is enhanced by the composite presentation of chitin and beta-glucan. *Immunobiology.* 2014;*219*: 179–188.

Duru KC, Kovaleva EG, Danilova IG, et al. The pharmacological potential and possible molecular mechanisms of action of *Inonotus obliquus* from preclinical studies. *Phytotherapy Research.* 2019.

Elisashvili V, Wasser SP, and Tan K-K. Hypoglycemic, interferonogenous, and immunomodulatory activity of Tremellastin from the submerged culture of *Tremella mesenterica* Retz.: Fr.(Heterobasidiomycetes). *International Journal of Medicinal Mushrooms.* 2002;*4*.

Enman J, Rova U, and Berglund KA. Quantification of the bioactive compound eritadenine in selected strains of shiitake mushroom (*Lentinus edodes*). *Journal of Agricultural and Food Chemistry.* 2007;*55*: 1177–1180.

Estrada A. *Maria Sabina, Her Life and Chants.* Ross Erikson, 1981.

Fang QH and Zhong JJ. Two-stage culture process for improved production of ganoderic acid by liquid fermentation of higher fungus *Ganoderma lucidum. Biotechnology Progress.* 2002;*18*: 51–54.

Fernandes NF, Redeker AG, Vierling JM, et al. Cyclosporine therapy in patients with steroid resistant autoimmune hepatitis. *American Journal of Gastroenterology.* 1999;*94*: 241.

Forstmann M, Yudkin DA, Prosser AMB, et al. Transformative experience and social connectedness mediate the mood-enhancing effects of psychedelic use in naturalistic settings. *Proceedings of the National Academy of Sciences.* 2020;201918477.

Fortes, R. Costa. The effects of *Agaricus sylvaticus* fungi dietary supplementation on the metabolism and blood pressure of patients with colorectal cancer during post surgical phase. *Nutricion Hospitalaria* 26, no. 1 (2011): 176–186.

Friedman M. Chemistry, nutrition, and health-promoting properties of *Hericium erinaceus* (lion's mane) mushroom fruiting bodies and mycelia and their bioactive compounds. *Journal of Agricultural and Food Chemistry.* 2015;63: 7108–7123.

Frost M. Three popular medicinal mushroom supplements: A review of human clinical trials. *BYU ScholarsArchive.* 2016. https:scholarsarchive.byu.edu/facpub/1609.

Fulda S. Betulinic acid for cancer treatment and prevention. *International Journal of Molecular Sciences.* 2008;*9*: 1096–1107.

Fuller R, Moore MV, Lewith G, et al. Yeast-derived β-1, 3/1, 6 glucan, upper respiratory tract infection and innate immunity in older adults. *Nutrition.* 2017;*39*: 30–35.

Furlani RPZ and Godoy HT. Vitamins B_1 and B_2 contents in cultivated mushrooms. *Food Chemistry*. 2008;*106*: 816–819.

Ganguly S. Supplementation of prebiotics, probiotics and acids on immunity in poultry feed: A brief review. *World's Poultry Science Journal.* 2013;*69*: 639–648.

Gao HL, Lei LS, Yu CL, et al. Immunomodulatory effects of *Fomes fomentarius* polysaccharides: An experimental study in mice. *Nan Fang Yi Ke Da Xue Xue Bao.* 2009;*29*: 458–461.

Gao LW, Li WY, Zhao YL, et al. The cultivation, bioactive components and pharmacological effects of *Armillaria mellea. African Journal of Biotechnology.* 2009;*8*.

Gao Y, Chan E, and Zhou S. Immunomodulating activities of *Ganoderma*, a mushroom with medicinal properties. *Food Reviews International.* 2004;*20*: 123–161.

Gao, Yihuai, et al. Effects of water-soluble *Ganoderma lucidum* polysaccharides on the immune functions of patients with advanced lung cancer. *Journal of Medicinal Food* 8.2 (2005): 159-168.

Gbashi S, Adebo OA, Piater L, et al. Subcritical water extraction of biological materials. *Separation & Purification Reviews.* 2017;*46*: 21–34.

Géry A, Dubreule C, André V, et al. Chaga (*Inonotus obliquus*), a future potential medicinal fungus in oncology? A chemical study and a comparison of the cytotoxicity against human lung adenocarcinoma cells (A549) and human bronchial epithelial cells (BEAS-2B). *Integrative Cancer Therapies.* 2018;*17*: 832–843.

Girometta C. Antimicrobial properties of *Fomitopsis officinalis* in the light of its bioactive metabolites: A review. *Mycology.* 2019;*10*: 32–39.

Glamočlija J, Ćirić A, Nikolić M, et al. Chemical characterization and biological activity of chaga (*Inonotus obliquus*), a medicinal "mushroom." *Journal of Ethnopharmacology.* 2015;*162*: 323–332.

Gleeson M, McDonald W, Cripps A, et al. In *Exercise, Stress and Mucosal Immunity in Elite Swimmers*. Springer, 1995, pp. 571–574.

Grienke U, Zöll M, Peintner U, et al. European medicinal polpores — A modern view on traditional uses. *Journal of Ethnopharmacology*. 2014;*154*: 564–583.

Griffiths RR, Johnson MW, Carducci MA, et al. Psilocybin produces substantial and sustained decreases in depression and anxiety in patients with life-threatening cancer: A randomized double-blind trial. *Journal of Psychopharmacology*. 2016;*30*: 1181–1197.

Griffiths RR, Johnson MW, Richards WA, et al. Psilocybin-occasioned mystical-type experience in combination with meditation and other spiritual practices produces enduring positive changes in psychological functioning and in trait measures of prosocial attitudes and behaviors. *Journal of Psychopharmacology*. 2018;*32*: 49–69.

Griffiths RR, Richards WA, McCann U, et al. Psilocybin can occasion mystical-type experiences having substantial and sustained personal meaning and spiritual significance. *Psychopharmacology (Berl)*. 2006;*187*: 268–283; discussion 284–292.

Grob CS, Danforth AL, Chopra GS, et al. Pilot study of psilocybin treatment for anxiety in patients with advanced-stage cancer. *Archives of General Psychiatry*. 2011;*68*: 71–78.

Grof, Stanislav, et al. LSD-assisted psychotherapy in patients with terminal cancer. *International Pharmacopsychiatry* 8 (1973): 129–144.

Hapuarachchi K, Elkhateeb W, Karunarathna S, et al. Current status of global *Ganoderma* cultivation, products, industry and market. *Mycosphere*. 2018;9: 1025–1052.

Hardoim PR, Van Overbeek LS, Berg G, et al. The hidden world within plants: ecological and evolutionary considerations for defining functioning of microbial endophytes. *Microbiology and Molecular Biology Reviews*. 2015;79: 293–320.

Hassan FRH. Cultivation of the monkey head mushroom (*Hericium erinaceus*) in Egypt. *Journal of Applied Sciences Research*. 2007;3: 1229–1233.

He W and Yi J. Study of clinical efficacy of Lingzhi spore capsule on tumour patients with chemotherapy/radiotherapy. *Clinical Journal of Traditional Chinese Medicine*. 1997;9: 292–293.

He X, Wang X, Fang J, et al. Structures, biological activities, and industrial applications of the polysaccharides from *Hericium erinaceus* (lion's mane) mushroom: A review. *International Journal of Biological Macromolecules*. 2017;97: 228–237.

He X, Wang X, Fang J, et al. Polysaccharides in *Grifola frondosa* mushroom and their health promoting properties: A review. *International Journal of Biological Macromolecules*. 2017;*101*: 910–921.

Heim R, Hofmann A, Brack A, et al. Sandoz Ltd, assignee. Obtaining Psilocybin and Psilocin from Fungal Material. United States Patent 3183172, 1965.

Hirotani M and Furuya T. Changes of the triterpenoid patterns during formation of the fruit body in *Ganoderma lucidum*. *Phytochemistry*. 1990;*29*: 3767–3771.

Hobbs C. Medicinal value of *Lentinus edodes* (Berk.) Sing. (Agaricomycetideae): A literature review. *International Journal of Medicinal Mushrooms*. 2000;2.

Hobbs C. *Medicinal Mushrooms: An Exploration of Tradition, Healing, and Culture*. Book Publishing Company, 2002, 125–138.

Hobbs C. The chemistry, nutritional value, immunopharmacology, and safety of the traditional food of medicinal split-gill fugus *Schizophyllum commune* Fr.: Fr.(Schizophyllaceae): A literature review. *International Journal of Medicinal Mushrooms*. 2005;7.

Hopping KA, Chignell SM, and Lambin EF. The demise of caterpillar fungus in the Himalayan region due to climate change and overharvesting. *Proceedings of the National Academy of Sciences*. 2018;*115*: 11489–11494.

Hor SY, Farsi E, Yam MF, et al. Lipid-lowering effects of *Coriolus versicolor* extract in poloxamer 407-induced hypercholesterolaemic rats and high cholesterol-fed rats. *Journal of Medicinal Plants Research*. 2011;5: 2261–2266.

Hsu C-H, Hwang K-C, Chiang Y-H, et al. The mushroom *Agaricus blazei* Murill extract normalizes liver function in patients with chronic hepatitis B. *Journal of Alternative and Complementary Medicine*. 2008;*14*: 299–301.

Hsu C-H, Liao Y-L, Lin S-C, et al. The mushroom *Agaricus blazei* Murill in combination with metformin and gliclazide improves insulin resistance in type 2 diabetes: A randomized, double-blinded, and placebo-controlled clinical trial. *Journal of Alternative and Complementary Medicine*. 2007;*13*: 97–102.

Hsu K-D and Cheng K-C. From nutraceutical to clinical trial: frontiers in *Ganoderma* development. *Applied Microbiology and Biotechnology*. 2018;*102*: 9037–9051.

Hu, Junli, et al. Bioaccessibility, dietary exposure and human risk assessment of heavy metals from market vegetables in Hong Kong revealed with an in vitro gastrointestinal model. *Chemosphere* 91.4 (2013): 455–461.

Huang, Qingqing, et al. Market survey and risk assessment for trace metals in edible fungi and the substrate role in accumulation of heavy metals. *Journal of Food Science* 80.7 (2015): H1612-H1618.

Hung PV and Nhi NNY. Nutritional composition and antioxidant capacity of several edible mushrooms grown in southern Vietnam. *International Food Research Journal*. 2012;*19*: 611–615.

Hwang AY, Yang SC, Kim J, et al. Effects of non-traditional extraction methods on extracting bioactive compounds from chaga mushroom (*Inonotus obliquus*) compared with hot water extraction. *LWT*. 2019;*110*: 80–84.

Hyde K, Bahkali A, and Moslem M. Fungi — an unusual source for cosmetics. *Fungal Diversity*. 2010;*43*: 1–9.

Imazeki, R and T. Hong. 1989. *Colored Illustrations of Mushrooms of Japan*. Vol I and II. Hoikusha, Tokyo.

Ina K, Furuta R, Kataoka T, et al. P1-035Chemo-immunotherapy using lentinan for the treatment of inoperable gastric cancer with multiple liver metastases. *Annals of Oncology*. 2016;27.

Ina K, Kataoka T, and Ando T. The use of lentinan for treating gastric cancer. *Anti-Cancer Agents in Medicinal Chemistry (Formerly Current Medicinal Chemistry-Anti-Cancer Agents)*. 2013;*13*: 681–688.

Irinoda K, Masihi KN, Chihara G, et al. Stimulation of microbicidal host defence mechanisms against aerosol influenza virus infection by lentinan. *International Journal of Immunopharmacology*. 1992;*14*: 971–977.

Ishibashi, Ken-ichi, et al. Relationship between solubility of grifolan, a fungal 1, 3-fl-D-glucan, and production of tumor necrosis factor by macrophages in vitro. *Bioscience, Biotechnology, and Biochemistry* 65.9 (2001): 1993-2000.

Itoh W. Augmentation of protective immune responses against viral infection by oral administration of schizophyllan. *Mediators of Inflammation*. 1997;6: 267–269.

Janakakumara, J. V. (2005). Conversion of Ergosterol Edible Mushrooms to Vitamin D2 By UV Irradiation. PhD Thesis. National University of Singapore, Food Science and Technology Program, Department of Chemistry, Republic of Singapore, 2005, 137 pages

Jayasuriya, WJA Banukie N., et al. Hypoglycaemic activity of culinary *Pleurotus ostreatus* and *P. cystidiosus* mushrooms in healthy volunteers and type 2 diabetic patients on diet control and the possible mechanisms of action. *Phytotherapy Research* 29.2 (2015): 303–309.

Jesenak M, Majtan J, Rennerova Z, et al. Immunomodulatory effect of pleuran (β-glucan from *Pleurotus ostreatus*) in chidren with recurrent respiratory tract infections. *International Immunopharmacology*. 2013;*15*: 395–399.

Jesenak M, Urbancek S, Majtan J, et al. β-Glucan-based cream (containing pleuran isolated from *Pleurotus ostreatus*) in supportive treatment of mild-to-moderate atopic dermatitis. *Journal of Dermatological Treatment*. 2016;*27*: 351–354.

Jin M, Zhou W, Jin C, et al. Anti-inflammatory activities of the chemical constituents isolated from *Trametes versicolor*. *Natural Product Research*. 2019;*33*: 2422–2425.

Jin X, Ruiz Beguerie J, Sze DM, et al. *Ganoderma lucidum* (reishi mushroom) for cancer treatment. *Cochrane Database of Systemic Reviews*. 2016;*4*: Cd007731.

Jo E-K, Heo D-J, Kim J-H, et al. The effects of subcritical water treatment on antioxidant activity of golden oyster mushroom. *Food and Bioprocess Technology.* 2013;*6*: 2555–2561.

Johnson MW, Garcia-Romeu A, and Cosimano MP, et al. Pilot study of the 5-HT2AR agonist psilocybin in the treatment of tobacco addiction. *Journal of Psychopharmacology.* 2014;*28*: 983–992.

Johnson MW, Garcia-Romeu A, and Griffiths RR. Long-term follow-up of psilocybin-facilitated smoking cessation. *American Journal of Drug and Alcohol Abuse.* 2017;*43*: 55–60.

Jones K. Maitake: A potent medicinal food. *Alternative and Complementary Therapies.* 1998;*4*: 420–429.

Joshi K and Joshi AR. Ethnobotanical study of some wild mushrooms of two valleys (Kathmandu and Pokhara) of Nepal. *Ethnobotany.* 1999;*11*: 47–56.

Kawagishi H, Zhuang C, and Yunoki R. Compounds for dementia from *Hericium erinaceum. Drugs of the Future.* 2008;*33*: 149.

Keegan RJ, Lu Z, Bogusz JM, et al. Photobiology of vitmin D in mushrooms and its bioavailability in humans. *Dermato-endocrinology.* 2013;*5*: 165–176.

Kerrigan RW. *Agaricus subrufescens*, a cultivated edible and medicinal mushroom, and its synonyms. *Mycologia.* 2005;97: 12–24.

Khamlue R, Naksupan N, Ounaroon A, et al. *Proceedings of the Fourth International Conference on Chemical, Biological and Environmental Engineering.* 2012, pp. 93–98.

Khan A, Amin R, Khan A, et al. Investigation on the nutritional composition of common edible and medicinal mushrooms cultivated in Bangladesh. *Mycobiology.* 2008;*36*: 228–232.

Kikuchi Y, Seta K, Ogawa Y, et al. Chaga mushroom-induced oxalate nephropathy. *Clinical Nephrology.* 2014;*81*: 440–444.

Kim D-Hea. A preliminary study on the hypoglycemic effect of the exo-polymers produced by five different medicinal mushrooms. *Microbiology and Biotechnology.* 2001;*11*: 167–171.

Kim HW and Kim BK. Biomedicinal triterpenoids of *Ganoderma lucidum* (Curt.: Fr.) P. Karst.(Aphyllophoromycetideae). *International Journal of Medicinal Mushrooms.* 1999;*1*.

Kim SH, Jakhar R, and Kang SC. Apoptotic properties of polysaccharide isolated from fruiting bodies of medicinal mushroom *Fomes fomentarius* in human lung carcinoma cell line. *Saudi Journal of Biological Sciences.* 2015;*22*: 484–490.

Kim YO, Han SB, Lee HW, et al. Immuno-stimulating effect of the endo-polysaccharide produced by submerged culture of *Inonotus obliquus. Life Sciences.* 2005;*77*: 2438–2456.

King C. Entheogens, the Conscious Brain and Existential Reality: Part 1. *Journal of Consciousness Exploration & Research.* 2012;*3*.

Klemptner RL, Sherwood JS, Tugizimana F, et al. Ergosterol, an orphan fungal microbe-associated molecular pattern (MAMP). *Molecular Plant Pathology.* 2014;*15*: 747–761.

Klupp NL, Kiat H, Bensoussan A, et al. A double-blind, randomised, placebo-controlled trial of *Ganoderma lucidum* for the treatment of cardiovascular risk factors of metabolic syndrome. *Scientific Reports.* 2016;*6*: 29540.

Ko J, Lee B, Lee J, et al. Effect of UV-B exposure on the concentration of vitamin D2 in sliced shiitake mushroom (*Lentinus edodes*) and white button mushroom (*Agaricus bisporus*). *Journal of Agricultural and Food Chemistry.* 2008;*56*: 3671–3674.

Kohda H, Tokumoto W, Sakamoto K, et al. The biologically active constituents of *Ganoderma lucidum* (Fr.) Karst. Histamine release-inhibitory triterpenes. *Chemical and Pharmaceutical Bulletin.* 1985;*33*: 1367–1374.

Kothe E. Tetrapolar fungal mating types: Sexes by the thousands. *FEMS Microbiology Reviews.* 1996;*18*: 65–87.

Kraft J, Bauer S, Keilhoff G, et al. Biological effects of the dihydroorotate dehydrogenase inhibitor polyporic acid, a toxic constituent of the mushroom *Hapalopilus rutilans*, in rats and humans. *Archives of Toxicology.* 1998;*72*: 711–721.

Kumari D, Reddy MS, and Upadhyay RC. Nutritional composition and antioxidant activities of 18 different wild *Cantharellus* mushrooms of northwestern Himalayas. *Food Science and Technology International.* 2011;*17*: 557–567.

Kwok Y, Ng KF, Li CC, et al. A prospective, randomized, double-blind, placebo-controlled study of the platelet and global hemostatic effects of *Ganoderma lucidum* (Ling-Zhi) in healthy volunteers. *Anesthesia & Analgesia.* 2005;*101*: 423–426.

Kwon A-H, Qiu Z, Hashimoto M, et al. Effects of medicinal mushroom (*Sparassis crispa*) on wound healing in streptozotocin-induced diabetic rats. *American Journal of Surgery.* 2009;*197*: 503–509.

Lachter J, Yampolsky Y, Gafni-Schieber R, et al. Yellow brain culinary-medicinal mushroom, *Tremella mesenterica* Ritz.: Fr.(higher Basidiomycetes), is subjectively but not objectively effective for eradication of *Helicobacter pylori*: a prospective controlled trial. *International Journal of Medicinal Mushrooms.* 2012;*14*.

Lauridsen JH and Buchmann K. Effects of short-and long-term glucan feeding of rainbow trout (Salmonidae) on the susceptibility to *Ichthyophthirius multifiliis* infections. *Acta Ichthyologica et Piscatoria.* 2010;*40*.

Lee H and Cha HJ. Poria cocos Wolf extracts represses pigmentation in vitro and in vivo. *Cellular and Molecular Biology (Noisy-le Grand, France).* 2018;*64*: 80–84.

Lee J-H, Ko M-J, and Chung M-S. Subcritical water extraction of bioactive components from red ginseng (*Panax ginseng* CA Meyer). *Journal of Supercritical Fluids.* 2018;*133*: 177–183.

Lemieszek MK, Nunes FHFM, Sawa-Wejksza K, et al. A king bolete, *Boletus edulis* (Agaricomycetes), RNA fraction stimulates proliferation and cytotoxicity of natural killer cells against myelogenous leukemia cells. *International Journal of Medicinal Mushrooms.* 2017;*19*.

Leng K and Lu M. Investigation of ZhengQing Lingzhi liquid as adjuvant treatment on patients with colon cancer. *Journal of Guiyang Medical College.* 2003;*28*: 1.

Levitz SM. Innate recognition of fungal cell walls. *PLoS Pathogens.* 2010;*6*.

Lewis CR, Preller KH, Kraehenmann R, et al. Two dose investigation of the 5-HT-agonist psilocybin on relative and global cerebral blood flow. *Neuroimage.* 2017;*159*: 70–78.

Li I, Lee L-Y, Tzeng T-T, et al. Neurohealth properties of *Hericium erinaceus* mycelia enriched with erinacines. *Behavioural Neurology.* 2018;*2018*.

Li S and Luo X. *Compendium of Materia Medica (Bencao Gangmu).* Foreign Languages Press, 2003.

Li X, Liu Q, Li W, et al. A breakthrough in the artificial cultivation of Chinese cordyceps on a large-scale and its impact on science, the economy, and industry. *Critical Reviews in Biotechnology.* 2019;*39*: 181–191.

Li Y-L, Yao Y-S, Xie W-D, et al. The Molecular heterogeneity of natural *Cordyceps sinensis* with multiple *Ophiocordyceps sinensis* fungi challenges the anamorph-teleomorph connection hypotheses. *American Journal of Biomedical Sciences.* 2016;*8*.

Liang C-H, Wu C-Y, Lu P-L, et al., 2019. Biological efficiency and nutritional value of the culinary-medicinal mushroom *Auricularia* cultivated on a sawdust basal substrate supplement with different proportions of grass plants. *Saudi Journal of Biological Sciences.* 2019;*26*: 263–269.

Liao, Baosheng, et al. Identification of commercial *Ganoderma* (Lingzhi) species by ITS2 sequences. Chinese Medicine 10.1 (2015): 22.

Lin, Wang-Ching, et al. Evaluation of antioxidant, anti-inflammatory and anti-proliferative activities of ethanol extracts from different varieties of Sanghuang species. *RSC Advances* 7.13 (2017): 7780–7788.

Lin Z and Yang B. *Ganoderma and Health: Biology, Chemistry and Industry.* Springer, 2019.

Linder DH. The genus *Schizophyllum*: I. Species of the western hemisphere. *American Journal of Botany.* 1933;552–564.

Liu B and Bau Y. 1980. *Fungi Pharmacopoeia (Sinica).* The Kinoko Company. Oakland, CA.

Liu J, Gunn L, Hansen R, et al. Combined yeast-derived β-glucan with anti-tumor monoclonal antibody for cancer immunotherapy. *Experimental and Molecular Pathology.* 2009;*86*: 208–214.

Liu, Kun, et al. Anticancer, antioxidant and antibiotic activities of mushroom Ramaria flava. *Food and Chemical Toxicology* 58 (2013): 375–380.

Loron CC, François C, Rainbird RH, et al. Early fungi from the Proterozoic era in Arctic Canada. *Nature.* 2019;*1*.

Loyd A, Barnes C, Held B, et al. Elucidating "lucidum": Distinguishing the diverse laccate *Ganoderma* species of the United States. *PloS One.* 2018;*13*: e0199738.

Loyd AL, Richter BS, Jusino MA, et al. Identifying the "mushroom of immortality": Assessing the *Ganoderma* species composition in commercial Reishi products. *Frontiers in Microbiology.* 2018;*9*.

Ma B-J, Shen J-W, Yu H-Y, et al. Hericenones and erinacines: Stimulators of nerve growth factor (NGF) biosynthesis in *Hericium erinaceus. Mycology.* 2010;*1*: 92–98.

Ma Y, Wang C, Zhang Q, et al. The effects of polysaccharides from *Auricularia auricula* (Huaier) in adjuvant anti-gastrointestinal cancer therapy: A systematic review and network meta-analysis. *Pharmacological Research.* 2018;*132*: 80–89.

Maier SF and Watkins LR. Cytokines for psychologists: implications of bidirectional immune-to-brain communication for understanding behavior, mood, and cognition. *Psychological Review.* 1998;*105*: 83.

Malysheva V and Bulakh E. Contribution to the study of the genus *Auricularia* (Auriculariales, Basidiomycota) in Russia. *Novosti Sistematiki Nizshikh Rastenii.* 2014;*48*: 164–180.

Manzi P, Gambelli L, Marconi S, et al. Nutrients in edible mushrooms: an inter-species comparative study. *Food Chemistry.* 1999;*65*: 477–482.

Mateo DC, Pazzi F, Muñoz FJD, et al. *Ganoderma lucidum* improves physical fitness in women with fibromyalgia. *Nutricion hospitalaria.* 2015;*32*: 2126–2135.

Matsunaga Y, Machmudah S, Wahyudiono KH, et al. Subcritical water extraction and direct formation of microparticulate polysaccharide powders from *Ganoderma lucidum. International Journal of Technology.* 2014;*1*: 40–50.

Mattila, Pirjo, et al. Sterol and vitamin D2 contents in some wild and cultivated mushrooms. *Food Chemistry* 76.3 (2002): 293–298.

Matuszewska, Anna, et al. Anticancer, antioxidant, and antibacterial activities of low molecular weight bioactive subfractions isolated from cultures of wood degrading fungus *Cerrena unicolor*. PloS One 13.6 (2018): e0197044.

Mayell M. Maitake extracts and their therapeutic potential — A review. *Alternative Medicine Review.* 2001;*6*: 48–60.

McCleary BV and Draga A. Measurement of β-glucan in mushrooms and mycelial products. *Journal of AOAC International.* 2016;*99*: 364–373.

McFarlin BK, Venable AS, Carpenter KC, et al. Oral supplementation with baker's yeast beta-glucan is associated with altered monocytes, T cells and cytokines following a bout of strenuous exercise. *Frontiers in Physiology*. 2017;*8*: 786.

Meinhardt MW, Pfarr S, Fouquet G, Rohleder C, et al. Psilocybin targets a common molecular mechanism for cognitive impairment and increased craving in alcoholism. *Sci Adv.* 2021 Nov 19;7(47). DOI: 10.1126/sciadv.abh2399.

Mengs U, Pohl T, and Mitchell T. Legalon SIL: The antidote of choice in patients with acute hepatotoxicity from amatoxin poisoning. *Current Pharmaceutical Biotechnology.* 2012;*13*: 1964–1970.

Metzner R. *Sacred Mushroom of Visions: Teonanacatl; A Sourcebook on the Psilocybin Mushroom.* Simon and Schuster, 2005, 76–92.

Miles PG and Chang S-T. *Mushrooms: Cultivation, Nutritional value, Medicinal Effect, and Environmental Impact.* CRC Press, 2004, 159.

Miletic I, Schiffman S, Miletic V, et al. Salivary IgA secretion rate in young and elderly persons. *Physiology & Behavior.* 1996;*60*: 243–248.

Mizuno T. Bioactive substances in *Hericium erinaceus* (Bull.: Fr.) Pers.(Yamabushitake), and its medicinal utilization. *International Journal of Medicinal Mushrooms.* 1999;*1*.

Morales D, Smiderle FR, Villalva M, et al. Testing the effect of combining innovative extraction technologies on the biological activities of obtained β-glucan-enriched fractions from *Lentinula edodes. Journal of Functional Foods.* 2019;*60*: 103446.

Morales D, Tabernero M, Largo C, et al. Effect of traditional and modern culinary processing, bioaccessibility, biosafety, and bioavailability of eritadenine, a hypocholesterolemic compound from edible mushrooms. *Food & Function.* 2018;*9*: 6360–6368.

Morar N and Bohannan BJ. The conceptual ecology of the human microbiome. *Quarterly Review of Biology.* 2019;*94*: 149–175.

Moreno FA, Wiegand CB, Taitano EK, et al. Safety, tolerability, and efficacy of psilocybin in 9 patients with obsessive-compulsive disorder. *Journal of Clinical Psychiatry.* 2006;*67*: 1735–1740.

Mori K, Inatomi S, Ouchi K, et al. Improving effects of the mushroom Yamabushitake (*Hericium erinaceus*) on mild cognitive impairment: a double-blind placebo-controlled clinical trial. *Phytotherapy Research.* 2009;*23*: 367–372.

Moss MJ and Hendrickson RG. Toxicity of muscimol and ibotenic acid containing mushrooms reported to a regional poison control center from 2002–2016. *Clinical Toxicology.* 2019;*57*: 99–103.

Muszyńska B, Grzywacz-Kisielewska A, Kała K, et al. Anti-inflammatory properties of edible mushrooms: A review. *Food Chemistry.* 2018;*243*: 373–381.

Nagano M, Shimizu K, Kondo R, et al. Reduction of depression and anxiety by 4 weeks *Hericium erinaceus* intake. *Biomedical Research.* 2010;*31*: 231–237.

Nakajima Y, Sato Y, and Konishi T. Antioxidant small phenolic ingredients in *Inonotus obliquus* (persoon) Pilat (Chaga). *Chemical and Pharmaceutical Bulletin.* 2007;*55*: 1222–1226.

Nanba H. Maitake D-fraction: healing and preventive potential for cancer. *Journal of Orthomolecular Medicine.* 1997;*12*: 43–49.

Nanba, Hiroaki, and Keiko Kubo. Effect of Maitake D-fraction on cancer prevention. *NYASA* 833.1 (1997): 204-207.

Nguyen AH, Gonzaga MI, Lim VM, et al. Clinical features of shiitake dermatitis: A systemic review. *International Journal of Dermatology.* 2017;*6*: 610–616.

Niedzielski P, Mleczek M, Budka A, et al. A screening study of elemental composition in 12 marketable mushroom species accessible in Poland. *European Food Research and Technology*. 2017;*243*: 1759–1771.

Nile SH, Nile A, Gansukh E, et al. Subcritical water extraction of withanosides and withanolides from ashwagandha (*Withania somnifera* L) and their biological activities. *Food and Chemical Toxicology.* 2019;*132*: 110659.

Nio Y, Tsubono M, Tseng C-C, et al. Immunomodulation by orally administered protein-bound polysaccharide PSK in patients with gastrointestinal cancer. *Biotherapy.* 1992;*4*: 117–128.

Nkodo A. A systematic review of in-vivo studies on dietary mushroom supplementation for cognitive impairment (P14-021-19). *Current Developments in Nutrition.* 2019;3: nzz052.P014-021-019.

Noda K, Takeuchi S, Yajima A, et al. Clinical effect of sizofiran combined with irradiation in cervical cancer patients: A randomized controlled study. *Japanese Journal of Clinical Oncology.* 1992;*22*: 17–25.

Noel DC. Shamanic ritual as poetic model: The case of Maria Sabina and Anne Waldman. *Journal of Ritual Studies.* 1987;57–71.

Nöelle, Nils, et al. Vitamin D2 enrichment in mushrooms by natural or artificial UV-light during drying. *LWT-Food Science and Technology* 85 (2017): 400–404.

Novakovic A, Karaman M, Kaisarevic S, et al. Antioxidant and antiproliferative potential of fruiting bodies of the wild-growing king bolete mushroom, *Boletus edulis* (Agaricomycetes), from Western Serbia. *International Journal of Medicinal Mushrooms.* 2017;*19*.

Nutt D. Psychedelic drugs — A new era in psychiatry? *Dialogues in Clinical Neuroscience.* 2019;*21*: 139–147.

Nutt, David J., Leslie A. King, and David E. Nichols. Effects of Schedule I drug laws on neuroscience research and treatment innovation. *Nature Reviews Neuroscience* 14.8 (2013): 577-585.

Ohm RA, De Jong JF, Lugones LG, et al. Genome sequence of the model mushroom *Schizophyllum commune. Nature Biotechnology.* 2010;*28*: 957.

Ohwada S, Ikeya T, Yokomori T, et al. Adjuvant immunochemotherapy with oral Tegafur/Uracil plus PSK in patients with stage II or III colorectal cancer: A randomised controlled study. *British Journal of Cancer.* 2004;*90*: 1003.

Ojemann LM, Nelson WL, Shin DS, et al. Tian ma, an ancient Chinese herb, offers new options for the treatment of epilepsy and other conditions. *Epilepsy and Behavior.* 2006;8: 376–383.

Oka S, Tanaka S, Yoshida S. Hiyama T, et al. A water-soluble extract from culture medium of *Ganoderma lucidum* mycelia suppresses the development of colorectal adenomas. *Hiroshima Journal of Medical Science.* 2010;*59*: 1–6.

Olatunji OJ, Tang J, Tola A, et al. The genus *Cordyceps*: An extensive review of its traditional uses, phytochemistry and pharmacology. *Fitoterapia.* 2018;*129*: 293–316.

Ong BY and Aziz Z. Efficacy of *Cordyceps sinensis* as an adjunctive treatment in kidney transplant patients: A systematic-review and meta-analysis. *Complementary Therapies in Medicine.* 2017;*30*: 84–92.

Ouzouni PK, Petridis D, Koller WD, et al. Nutritional value and metal content of wild edible mushrooms collected from West Macedonia and Epirus, Greece. *Food Chemistry.* 2009;*115*: 1575–1580.

Owen NL and Hundley N. Endophytes – The chemical synthesizers inside plants. *Science Progress.* 2004;*87*: 79–99.

Parcell AC, Smith JM, Schulthies SS, et al. *Cordyceps sinensis* (CordyMax Cs-4) supplementation does not improve endurance exercise performance. *International Journal of Sport Nutrition and Exercise Metabolism.* 2004;*14*: 236–242.

Park YM, Kim IT, Park HJ, et al. Anti-inflammatory and antinociceptive effects of the methanol extract of *Fomes fomentarius. Biological and Pharmaceutical Bulletin.* 2004;*27*: 1588–1593.

Pengkumsri N, Sivamaruthi BS, Sirilun S, et al. Extraction of β-glucan from *Saccharomyces cerevisiae*: Comparison of different extraction methods and in vivo assessment of immunomodulatory effect in mice. *Food Science and Technology.* 2017;*37*: 124–130.

Petrovska BB. Protein fraction in edible Macedonian mushrooms. *European Food Research and Technology.* 2001;*202*: 469–472.

Pharmacopoeia, Chinese, and Chinese Pharmacopoeia Committee. Chemical Industry Press: Beijing, 2005.

Phillips KM, Horst RL, Koszewski NJ, et al. Vitamin D4 in mushrooms. *PloS One.* 2012;*7*: e40702.

Phillips KM, Ruggio DM, Horst RL, et al. Vitamin D and sterol composition of 10 types of mushrooms from retail suppliers in the U.S. *Journal of Agriculture and Food Chemistry*. 2011;*59*: 7841–7853.

Pilkington, Karen, et al. *Coriolus versicolor* mushroom for colorectal cancer treatment. Cochrane Database of Systematic Reviews 2016.2 (2016): CD012053.

Pilz D. Chaga and other fungal resources: assessment of sustainable commercial harvesting in Khabarovsk and Primorsky Krais, Russia. Report prepared for Winrock International, Morrilton, Arkansas, and the FOREST Project, Khabarovsk, Russia. 2004.

Pleszczynska M, Lemieszek MK, Siwulski M, et al. *Fomitopsis betulina* (formerly *Piptoporus betulinus*): The Iceman's polypore fungus with modern biotechnological potential. *World Journal of Microbiology & Biotechnology.* 2017;*33*: 83.

Pleszczynska M, Wiater A, Siwulski M, et al. Cultivation and utility of *Piptoporus betulinus* fruiting bodies as a source of anticancer agents. *World Journal of Microbiology & Biotechnology.* 2016;*32*: 151.

Pokorny T, Preller KH, Kometer M, et al. Effect of psilocybin on empathy and moral decision-making. *International Journal of Neuropsychopharmacology*. 2017;*20*: 747–757.

Poniedzialek B, Siwulski M, Wiater A, et al. The effect of mushroom extracts on human platelet and blood coagulation: In vitro screening of eight edible species. *Nutrients.* 2019;*11*.

Quintin J. Fungal mediated innate immune memory, what have we learned? *Seminars in Cell & Developmental Biology.* 2019;*89*: 71–77.

Rahman MA, Abdullah N, and Aminudin N. Evaluation of the antioxidative and hypo-cholesterolemic effects of lingzhi or reishi medicinal mushroom, *Ganoderma lucidum* (Agaricomycetes), in ameliorating cardiovascular disease. *International Journal of Medicinal Mushrooms.* 2018;*20*.

Ratto D, Corana F, Mannucci B, et al. *Hericium erinaceus* improves recognition memory and induces hippocampal and cerebellar neurogenesis in frail mice during aging. *Nutrients.* 2019;*11*: 715.

Rau, Udo, et al. Production and structural analysis of the polysaccharide secreted by *Trametes (Coriolus) versicolor* ATCC 200801." *Applied Microbiology and Biotechnology* 81.5 (2009): 827–837.

Ribeiro B, Valentão P, Baptista P, et al. Phenolic compounds, organic acids profiles and antioxidative properties of beefsteak fungus (*Fistulina hepatica*). *Food and Chemical Toxicology.* 2007;*45*: 1805–1813.

Rios, Jose-Luis. Chemical constituents and pharmacological properties of *Poria cocos. Planta Medica* 77.07 (2011): 681-691.

Robinson K and Hotopp D. Bacteria and humans have been swapping DNA for millennia. *Scientist.* 2016.

Romano MC, Doan HK, Poppenga RH, et al. Fatal *Amanita muscaria* poisoning in a dog confirmed by PCR identification of mushrooms. *Journal of Veterinary Diagnostic Investigation.* 2019;*31*: 485–487.

Rop O, Mlcek J, and Jurikova T. Beta-glucans in higher fungi and their health effects. *Nutrition Reviews.* 2009;*67*: 624–631.

Ross S, Bossis A, Guss J, et al. Rapid and sustained symptom reduction following psilocybin treatment for anxiety and depression in patients with life-threatening cancer: A randomized controlled trial. *Journal of Psychopharmacology.* 2016;*30*: 1165–1180.

Rubel W. and Arora D. A study of cultural bias in field guide determinations of mushroom edibility using the iconic mushroom, Amanita muscaria, as an example. Economic Botany. 2008; 62(3), 223–243

Rumack BH and Spoerke DG. *Handbook of Mushroom Poisoning: Diagnosis and Treatment.* CRC Press, 1994.

Saar M. Ethnomycological data from Siberia and North-East Asia on the effect of *Amanita muscaria. Journal of Ethnopharmacology.* 1991;*31*: 157–173.

Saibabu V, Fatima Z, Khan LA, et al. Therapeutic potential of dietary phenolic acids. *Advances in Pharmacological Sciences.* 2015;*2015*.

Saitsu Y, Nishide A, Kikushima K, et al. Improvement of cognitive functions by oral intake of *Hericium erinaceus. Biomedical Research.* 2019;*40*: 125–131.

Saksopha S, Preedapirom W, Singpoonga N, et al. Aphrodisiac effect of cultured *Cordyceps militaris* in aged male rats. *Thai Journal of Pharmacology.* 2019;*41*: 16–30.

Sammut C, Alvarado P, and Saar I. *Schizophyllum amplum* (Agaricales, Schizophyllaceae): A rare Basidiomycete from Malta and Estonia. *Italian Journal of Mycology.* 2019;*48*: 50–56.

Samuelsen ABC, Schrezenmeir J, and Knutsen SH. Effects of orally administered yeast-derived beta-glucans: A review. *Molecular Nutrition & Food Research.* 2014;*58*: 183–193.

Sanodiya BS, Thakur GS, Baghel RK, et al. *Ganoderma lucidum*: A potent pharmacological macrofungus. *Current Pharmaceutical Biotechnology.* 2009;*10*: 717–742.

Sargowo, Djanggan, et al. Anti-inflammation and anti-oxidant effect of active agent polysaccharide peptide (*Ganoderma lucidum*) in preventing atherosclerotic diseases." *Biomedical and Pharmacology Journal* 8.1 (2015): 27-33.

Sargowo D, Ovianti N, Susilowati E, et al. The role of polysaccharide peptide of *Ganoderma lucidum* as a potent antioxidant against atherosclerosis in high risk and stable angina patients. *Indian Heart Journal.* 2018;*70*: 608–614.

Sari M, Prange A, Lelley JI, et al. Screening of beta-glucan contents in commercially cultivated and wild growing mushrooms. *Food Chemistry.* 2017;*216*: 45–51.

Sarkar S, Koga J, Whitley R, et al. Antiviral effect of the extract of culture medium of *Lentinus edodes* mycelia on the replication of herpes simplex virus type 1. *Antiviral Research.* 1993;*20*: 293–303.

Scheid V. Globalising Chinese medical understandings of menopause. East Asia Science, Technology and Society: An International Journal. 2009;2:485–96.

Scheid V, Bensky D, Ellis A, et al. *Chinese Herbal Medicine: Formulas & Strategies, 2nd Edition*. Eastland Press, 2015.

Schilling JS. Oxalate production and cation translocation during wood biodegredation [*sic*] by fungi. Doctorate thesis, Graduate School, University of Maine, 2006.

Seo H-K and Lee S-C. Antioxidant activity of subcritical water extracts from Chaga mushroom (*Inonotus obliquus*). *Separation Science and Technology*. 2010;*45*: 198–203.

Sim KY, Liew JY, Ding XY, et al. Effect of vacuum and oven drying on the radical scavenging activity and nutritional contents of submerged fermented Maitake (*Grifola frondosa*) mycelia. *Food Science and Technology*. 2017;*37*: 131–135.

Sima P, Vannucci L, and Vetvicka V. Effects of glucan on bone marrow. *Annals of Translational Medicine*. 2014;*2*.

Simoneaux, Richard. The potential of psilocybin administration in terminal cancer patients. (2019): 14–15.

Siqueira J, Sutton D, Gené J, et al. *Schizophyllum radiatum*, an emerging fungus from human respiratory tract. *Journal of Clinical Microbiology*. 2016;*54*: 2491–2497.

Slomski A. Trials Test Mushrooms and Herbs as Anti–COVID-19 Agents. *JAMA*. *Nov* 23/30, 2021;*326 (20)*: 1997–1999.

Smiderle FR, Morales D, Gil-Ramírez A, et al. Evaluation of microwave-assisted and pressurized liquid extractions to obtain β-d-glucans from mushrooms. *Carbohydrate Polymers*. 2017;*156*: 165–174.

Smigielski L, Scheidegger M, Kometer M, et al. Psilocybin-assisted mindfulness training modulates self-consciousness and brain default mode network connectivity with lasting effects. *NeuroImage*. 2019;*196*: 207–215.

Smith DJ, Jaffe DA, Birmele MN, et al. Free tropospheric transport of microorganisms from Asia to North America. *Microbial Ecology*. 2012;*64*: 973–985.

Soares A, de Sá-Nakanishi A, Bracht A, et al. Hepatoprotective effects of mushrooms. *Molecules*. 2013;*18*: 7609–7630.

Song F-Q, Liu Y, Kong X-S, et al. Progress on understanding the anticancer mechanisms of medicinal mushroom: *Inonotus obliquus*. *Asian Pacific Journal of Cancer Prevention*. 2013;*14*: 1571–1578.

Standish LJ, Wenner CA, Sweet ES, et al. *Trametes versicolor* mushroom immune therapy in breast cancer. *Journal of the Society for Integrative Oncology*. 2008;*6*: 122.

Studerus E, Kometer M, Hasler F, et al. Acute, subacute and long-term subjective effects of psilocybin in healthy humans: A pooled analysis of experimental studies. *Journal of Psychopharmacology*. 2011;*25*: 1434–1452.

Sun, Chen, et al. Polysaccharide-K (PSK) in cancer-old story, new possibilities? *Current Medicinal Chemistry* 19.5 (2012): 757–762.

Sun, Jian, et al. Effect of Biliary Drainage on the Toxicity and Toxicokinetics of *Amanita exitialis* in Beagles. *Toxins* 10.6 (2018): 215.

Sun T, Dong W, Jiang G, et al. *Cordyceps militaris* improves chronic kidney disease by affecting TLR4/NF-κB redox signaling pathway. *Oxidative Medicine and Cellular Longevity*. 2019;*2019*.

Sun Y. Biological activities and potential health benefits of polysaccharides from *Poria cocos* and their derivatives. *International Journal of Biological Macromolecules*. 2014;*68*: 131–134.

Suzuki S and Oshima S. Influence of shiitake (*Lentinus edodes*) on human serum cholesterol. *Mushroom Science*. 1976;*9*: 463–467.

Szigeti B, Kartner L, Blemings A, et al. Self-blinding citizen science to explore psychedelic microdosing. *eLife* 2021; 10:e62878. DOI: https://doi.org/10.7554/eLife.62878

Takashima, K., et al. The hypocholesterolemic action of eritadenine in the rat. *Atherosclerosis* 17.3 (1973): 491–502.

Tala, Michel Feussi, et al. "New azulene-type sesquiterpenoids from the fruiting bodies of *Lactarius deliciosus*." *Natural Products and Bioprospecting* 7.3 (2017): 269–273.

Talbott SM and Talbott JA. Baker's yeast beta-glucan supplement reduces upper respiratory symptoms and improves mood state in stressed women. *Journal of the American College of Nutrition*. 2012;*31*: 295–300.

Tang W, Gao Y, Chen G, et al. A randomized, double-blind and placebo-controlled study of a *Ganoderma lucidum* polysaccharide extract in neurasthenia. *Journal of Medicinal Food*. 2005;*8*: 53–58.

Tang W, Liu J-W, Zhao W-M, et al. Ganoderic acid T from *Ganoderma lucidum* mycelia induces mitochondria mediated apoptosis in lung cancer cells. *Life Sciences*. 2006;*80*: 205–211.

Tang YJ and Zhong JJ. Scale-up of a liquid static culture process for hyperproduction of ganoderic acid by the medicinal mushroom *Ganodermalucidum*. *Biotechnology Progress*. 2003;*19*: 1842–1846.

Teichmann, Anja, et al. Sterol and vitamin D2 concentrations in cultivated and wild grown mushrooms: Effects of UV irradiation. *LWT-Food Science and Technology* 40.5 (2007): 815–822.

Teng J-F, Lee C-H, Hsu T-H, et al. Potential activities and mechanisms of extracellular polysaccharopeptides from fermented *Trametes versicolor* on regulating glucose homeostasis in insulin-resistant HepG2 cells. *PloS One*. 2018;*13*: e0201131.

Thomas, Kelan, Benjamin Malcolm, and Dan Lastra. Psilocybin-assisted therapy: a review of a novel treatment for psychiatric disorders. *Journal of Psychoactive Drugs*. 49.5 (2017): 446–455

Tsukagoshi S, Hashimoto Y, Fujii G, et al. Krestin (PSK). *Cancer Treatment Reviews*. 1984;*11*: 131–155.

Türkoğlu A, Duru ME, and Mercan N. Antioxidant and antimicrobial activity of *Russula delica* Fr: An edible wild mushroom. *Eurasian Journal of Analytical Chemistry*. 2007;*2*: 54–67.

Turner NJ and von Aderkas P. *The North American Guide to Common Poisonous Plants and Mushrooms*. Timber Press, 2009.

Tylš F, Páleníček T, and Horáček J. Psilocybin. Summary of knowledge and new perspectives. *European Neuropsychopharmacology*. 2014;*24*: 342–356.

Tylš F, Páleníček T, and Horáček J. Neurobiology of the effects of psilocybin in relation to its potential therapeutic targets. In *Neuropathology of Drug Addictions and Substance Misuse*. Elsevier, 2016, pp. 782–793.

Ueno S, Yoshikumi C, Hirose F, et al. In *Method of Producing Nitrogen-Containing Polysaccharides*, vol. Google Patents, 1980.

Ulbricht C, Weissner W, Basch E, et al. Maitake mushroom (*Grifola frondosa*): Systematic review by the natural standard research collaboration. *Journal of the Society for Integrative Oncology*. 2009;*7*.

Ulziijargal E and Mau J-L. Nutrient compositions of culinary-medicinal mushroom fruiting bodies and mycelia. *International Journal of Medicinal Mushrooms*. 2011;*13*: 343–349.

USDA in FoodData Central, *Maitake Raw Mushrooms*, vol. 2019 USDA, 2019. https://fdc.nal.usda.gov/fdc-app.html#/food-details/593815/nutrients

Usuda Y, Imai K, Takahashi S, et al. In *Drug-Resistant Pulmonary Tuberculosis Treated with Lentinan*. Excerpta Medica Amsterdam, 1981, pp. 50–62.

van Amsterdam J, Opperhuizen A, and van den Brink W. Harm potential of magic mushroom use: A review. *Regulatory Toxicology and Pharmacology*. 2011;*59*: 423–429.

Wachtel-Galor S, Yuen J, Buswell JA, et al. In *Ganoderma lucidum (Lingzhi or Reishi)*. CRC Press/Taylor & Francis, 2011.

Wan F and Zhang S. Clinical observations of fermented *Cordyceps sinensis* (Cs-4) in antitussive, expectorant, and antathematic effects. In *Collection on the Basic Medicinal and Clinical Studies of Submerged Culture Cordyceps sinensis*. Jiangxi TCM/IMM, 1985, pp. 35–39.

Wani BA, Bodha RH, Wani AH. Nutritional and medicinal importance of mushrooms. *Journal of Medicinal Plants Research*. 2010;*4*: 2589–2604.

Wang J, Wang H, and Ng T. A peptide with HIV-1 reverse transcriptase inhibitory activity from the medicinal mushroom *Russula paludosa*. *Peptides*. 2007;*28*: 560–565.

Wang Y-C. Mycology in China with emphasis on review of the ancient literature. *Acta Mycologica Sinica*. 1985;*4*: 133–140.

Wang, Mingxing, et al. Anti-gastric ulcer activity of polysaccharide fraction isolated from mycelium culture of lion's mane medicinal mushroom, *Hericium erinaceus* (higher Basidiomycetes). *International Journal of Medicinal Mushrooms* 17.11 (2015).

Wasser SP. Medicinal mushrooms in human clinical studies. Part I. Anticancer, oncoimmunological, and immunomodulatory activities: a review. *International Journal of Medicinal Mushrooms.* 2017a;*19*.

Wasser SP. Medicinal mushrooms as a source of antitumor and immunomodulating polysaccharides. *Applied Microbiology and Biotechnology*. 2002;*60*: 258–274.

Wasser SP. Medicinal properties and clinical effects of medicinal mushrooms. In *Edible and Medicinal Mushrooms: Technology and Applications*. John Wiley & Sons, 2017, pp. 503–540.

Wasser SP. Reishi or ling zhi (*Ganoderma lucidum*). *Encyclopedia of Dietary Supplements.* 2005;1: 603–622.

Wasser SP. Shiitake (*Lentinus edodes*). *Encyclopedia of Dietary Supplements.* 2005: 653–664.

Wasson RG. Seeking the Magic Mushroom. *Life* 42.19 (1957): 100–120.

Watanabe T, Tsuchihashi N, Takai Y, et al. Effects of ozone exposure during cultivation of oyster mushroom (*Pleurotus ostreatus*) on chemical components of the fruit bodies. *Chemistry*. 1994;*41*: 705–708.

Wu, Ding-Tao, et al. Evaluation on quality consistency of *Ganoderma lucidum* dietary supplements collected in the United States. *Scientific Reports* 7.1 (2017): 1–10.

Wu F, Yuan Y, He S-H, et al. Global diversity and taxonomy of the *Auricularia auricula-judae* complex (Auriculariales, Basidiomycota). *Mycological Progress.* 2015;*14*: 95.

Wu H, Tang S, Huang Z, et al. Hepatoprotective effects and mechanisms of action of triterpenoids from lingzhi or reishi medicinal mushroom *Ganoderma lucidum* (Agaricomycetes) on α-amanitin-induced liver injury in mice. *International Journal of Medicinal Mushrooms.* 2016;*18*.

Wu Q, Tan Z, Liu H, et al. Chemical characterization of *Auricularia auricula* polysaccharides and its pharmacological effect on heart antioxidant enzyme activities and left ventricular function in aged mice. *International Journal of Biological Macromolecules.* 2010;*46*: 284–288.

Wu Y, Choi M-H, Li J, et al. Mushroom cosmetics: The present and future. *Cosmetics.* 2016;3: 22.

Wu Y-J, Wei Z-X, Zhang F-M, et al. Structure, bioactivities and applications of the polysaccharides from *Tremella fuciformis* mushroom: A review. *International Journal of Biological Macromolecules.* 2019;*121*: 1005–1010.

Xia F, Chen X, Guo M-Y, et al. High-throughput sequencing-based analysis of endogenetic fungal communities inhabiting the Chinese *Cordyceps* reveals unexpectedly high fungal diversity. *Scientific Reports.* 2016;*6*: 33437.

Xia Q, Zhang H, Sun X, et al. A comprehensive review of the structure elucidation and biological activity of triterpenoids from *Ganoderma* spp. *Molecules.* 2014;*19*: 17478–17535.

Xu C, Liu W, Liu F, et al. A double-blind study of effectiveness of *Hericium erinaceus* pers therapy on chronic atrophic gastritis. A preliminary report. *Chinese Medical Journal.* 1985;*98*: 455.

Xu Z, Fu L, Feng S, et al. Chemical composition, antioxidant and antihyperglycemic activities of the wild *Lactarius deliciosus* from China. *Molecules.* 2019;*24*: 1357.

Yagishita, K., et al. Effects of *Grifola frondosa, Coriolus versicolor* and *Lentinus edodes* on cholesterol metabolism in rats. I." Nihon Daigaku Nojuigakubu Gijutsu Kenkyu Hokoku 34 (1977): 1–13.

Yang B-K, Kim D-H, Jeong S-C, et al. Hypoglycemic effect of a *Lentinus edodes* exo-polymer produced from a submerged mycelial culture. *Bioscience, Biotechnology, and Biochemistry*. 2002;*66*: 937–942.

Yap A-T and Ng M-L. The medicinal benefits of lentinan (β-1, 3-D glucan) from *Lentinus edodes* (Berk.) Singer (shiitake mushroom) through oral administration. *International Journal of Medicinal Mushrooms.* 2005;*7*.

Zaidman B-Z, Yassin M, Mahajna J, et al. Medicinal mushroom modulators of molecular targets as cancer therapeutics. *Applied Microbiology and Biotechnology.* 2005;*67*: 453–468.

Zha, Ling-Sheng, et al. An evaluation of common *Cordyceps* (Ascomycetes) species found in Chinese markets. *International Journal of Medicinal Mushrooms* 20, no. 12 (2018).

Zhang, Ji, et al. Arsenic and arsenic speciation in mushrooms from China: A review. *Chemosphere* 246 (2020): 125685.

Zhang J, Jia W, Xing Z, et al. Comparison of bioactivity of fruiting body and mycelia of *Ganoderma lucidum* and their purified fractions. *Mycosystema.* 2004;*23*: 85–92.

Zhang Y, Kong H, Fang Y, et al. Schizophyllan: A review on its structure, properties, bioactivities and recent developments. *Bioactive Carbohydrates and Dietary Fibre.* 2013;*1*: 53–71.

Zhang Y, Pei L, Gao L, et al. A neuritogenic compound from *Tremella fuciformis. Zhongguo Zhong Yao Za Zhi [China Journal of Chinese Materia Medica].* 2011;*36*: 2358–2360.

Zhang Y, Zhang S, Wang M, et al. High diversity of the fungal community structure in naturally-occurring *Ophiocordyceps sinensis. PLoS One.* 2010;*5*: e15570.

Zhao C, Zhang C, Xing Z, et al. Pharmacological effects of natural *Ganoderma* and its extracts on neurological diseases: a comprehensive review. *International Journal of Biological Macromolecules.* 2019;*121*: 1160–1178.

Zhao, J., et al. Plant-derived bioactive compounds produced by endophytic fungi. *Mini Reviews in Medicinal Chemistry* 11.2 (2011): 159–168.

Zhao J, Zhou L, Wang J, et al. Endophytic fungi for producing bioactive compounds originally from their host plants. *Current Research, Technology and Education Topics in Applied Microbiology and Microbial Biotechnology.* 2010;*1*: 567–576.

Zhao S, Rong C, Liu Y, et al. Extraction of a soluble polysacchride from *Auricularia polytricha* and evaluation of its antihypercholesterolemic effect in rats. *Carbohydrate Polymers.* 2015;*122*: 39–45.

Zhao T, Sun M, Kong L, et al. Phytochemical investigation on the fruiting body of *Russula aruea* Pers. *Biochemical Systematics and Ecology.* 2019;*86*: 103912.

Zheng W, Zhang M, Zhao Y, et al. Analysis of antioxidant metabolites by solvent extraction from sclerotia of *Inonotus obliquus* (Chaga). *Phytochemical Analysis.* 2011;*22*: 95–102.

Zheng Y, Fan J, Chen H-w, et al. *Trametes orientalis* polysaccharide alleviates PM 2.5-induced lung injury in mice through its antioxidant and anti-inflammatory activities. *Food & Function.* 2019; *10*: 8005–8015.

Zhong L, Zhao L, Yang F, et al. Evaluation of anti-fatigue property of the extruded product of cereal grains mixed with *Cordyceps militaris* on mice. *Journal of the International Society of Sports Nutrition.* 2017;*14*: 15.

Zhou S, Tang Q, Tang C, et al. Triterpenes and soluble polysaccharide changes in lingzhi or reishi medicinal mushroom, *Ganoderma lucidum* (Agaricomycetes), during fruiting growth. *International Journal of Medicinal Mushrooms.* 2018;*20*.

Zhu F, Du B, Bian Z, et al. Beta-glucans from edible and medicinal mushrooms: Characteristics, physicochemical and biological activities. *Journal of Food Composition and Analysis.* 2015;*41*: 165–173.

Zhu M, Chang Q, Wong LK, et al. Triterpene antioxidants from *Ganoderma lucidum. Phytotherapy Research.* 1999;*13*: 529–531.

INFOSERVICE

Lesetipps – Bücher

Jedes der empfohlenen Bücher hat seine eigenen Stärken und Schwerpunkte. Wir empfehlen interessierten Menschen, sich möglichst mehrere Bücher anzuschaffen, auch wenn das Thema ähnlich sein mag. Gehen Sie auf Entdeckungsreise ins Reich der Pilze, Sie werden es nicht bereuen!

Pilz-Heilkunde-Bücher

Heilende Pilze. *Die wichtigsten Arten der Welt* von Jürgen Guthmann. Quelle & Meyer Verlag, Wiebelsheim 2021. Großformatiges Kompendium der Heilpilze und Pilzmedizin (Beschreibung, Inhaltsstoffe, Wirkung), fundiert, verständlich, lesbar. Dieses Werk ist ein Muss für alle, die mehr Infos über die wichtigsten Heilpilze, aber auch viele weitere Arten bekommen möchten. Ein sensationelles Buch, welches das Pilzwissen enorm erweitert!

Pilze in der Homöopathie und der Naturheilkunde Von Anneliese Barthels. ML Verlag in der Mediengruppe Oberfranken, 2018.

Heilpilze: *von Reishi bis Cordyceps* von Tero Isokauppila, Unimedica, Kandern, 2019.

Apotheke der Heilpilze. *Kompendium der Mykotherapie: Einsatzmöglichkeiten der wichtigsten Vitalpilze in Prävention und Therapie* von Beate Berg und Prof. Jan I. Lellery. Natura Viva, Weil der Stadt, 2013.

Vitalpilze – *Naturheilkraft mit Tradition – neu entdeckt,* herausgegeben von der GfV Gesellschaft für Vitalpilzkunde e.V., Gersthofen, 2009.

Pilz-Bestimmungsbücher/-Guides

Jeder, der Pilze wild sammeln mochte, braucht zuverlässige und sichere Informationen. Wer das Pilzesammeln schon als Kind von Eltern oder Großeltern gelernt hat, hat schon eine gute Basis, auf die er aufbauen kann. Da die Zahl der Pilze, auch essbaren Pilze, schier unerschöpflich ist, lernt man sein ganzes Leben immer wieder dazu. Das ist spannend und aufregend. Wir empfehlen in jedem Fall, sich mehrere Bücher anzuschaffen, dicke Werke für zu Hause und Taschenbücher für die Pilzpirsch im Freien.

Pilze zum Genießen. *Das Familien-Pilzbuch für Küche, Kreativität und Kinder* von Rita und Frank Lüder. Kreativpinsel Verlag, Neustadt, 2014. www.kreativpinsel.de. Dieses Buch ist das beste Bestimmungsbuch für Pilzneulinge, das ich kenne. Es ist liebevoll gestaltet, mit vielen tollen Pilzfotos und Zeichnungen illustriert. Didaktisch perfekt aufgebaut, vermittelt es wichtiges Basiswissen für Anfänger, nimmt die Angst und motiviert, es selbst zu versuchen. Viele nette Geschichten über Pilze runden das Buch ab. Pilze in der Natur, vor allem im Wald, zu suchen, ist mehr als sich eine neue, natürliche Nahrungsquelle zu erschließen, es ist auch Meditation mit der Natur... Aber das kann jeder individuell selbst für sich entdecken. Selbst als Pilzkenner lernt man in diesem schönen Buch noch interessante Dinge dazu.

Die geheimnisvolle Welt der Pilze. *Das Natur-Mitmachbuch für Kinder* von Rita Lüder und Frank Lüder. Haupt Verlag, Bern, 2015. Kinder lieben Pilze, mit diesem Buch macht lernen Spaß!

Grundkurs Pilzbestimmung. *Praxisanleitung für Anfänger und Fortgeschrittene* von Rita Lüder. Quelle & Meyer Verlag, Wiebelsheim , 2015. Kompakte, geniale Infos, prima Format auch für unterwegs.

Der große Kosmos Pilzführer. *Alle Speisepilze mit ihren giftigen Doppelgängern* von Hans E. Laux. Franckh-Kosmos Verlag, 2019. Dieses Buch ist ein Klassiker und gehört in jede Pilzbibliothek!

Pilze. *Treffsicher bestimmen mit dem 3er Check* von Ewald Gerhardt. BLV Verlag, 2008. Ein weiterer Klassiker für Ihre Pilzbibliothek.

Taschenlexikon der Pilze Deutschlands. *Ein kompetenter Begleiter zu den wichtigsten Arten* von Guthmann/Hahn/Reichel. Quelle & Meyer Verlag, Wiebelsheim , 2011.

Fungi of Temperate Europe-Volume 1+2. Von Thomas Laessoe und Jens H. Petersen. Princeton University Press, Oxfordshire, UK , 2019. Wer es ganz genau wissen und sich in die fabelhafte Welt der Pilze vertiefen will, dem empfehle ich diese beiden tonnenschweren Werke. Auf insgesamt 1716 Seiten in englischer Sprache beschreiben die Autoren unzählige Pilze, die in Europa wachsen, tolle Fotos und Grafiken inklusive. Was hier zusammengetragen wurde, ist einmalig und unglaublich. Zwei Bücher für Pilzverliebte!

Psychotrope Pilz-Bücher. Filmtipps

Fantastische Pilze: *Wie Pilze heilen, unser Bewusstsein erweitern und den Planeten retten können* von Paul Stamets. AT Verlag, 2020.

Fantastische Pilze: *Die magische Welt zu unseren Füßen.* Ein Film von Louie Schwartzenberg auf DVD, 2022. U.a. mit Paul Stamets. Toll gemachter, informativer Film, unbedingt ansehen!

Wahre Halluzinationen von Terence McKenna. Nachtschatten Verlag, 2016.

Enzyklopädie der psychoaktiven Pflanzen. *Band 2: Neue Pflanzen, Pilze, Bakterien, Anwendung, Kulturgeschichte* von Christian Rätsch und Markus Berger. AT Verlag, 2022.

Maria Sabina. Botin der heiligen Pilze von Roger Liggenstorfer und Christian Rätsch. Nachtschatten Verlag, 1995.

Plants of the Gods. *Their Sacred, Healing, and Hallucinogenic Powers* von Richard Evans Schultes, Albert Hoffman und Christian Rätsch. Healing Arts Press, 2001. – Klassiker über psychoaktive Pflanzen/Pilze, von zwei Ethnobotanikern und A. Hofmann, dem Entdecker von LSD/Psilocybin.

The Psilocybin Mushroom Bible. *The Definitive Guide to Growing and Using Magic Mushrooms* von Virginia Haze and K. Mandrake. Green Candy Press, 2016.

How to Change Your Mind. *What the New Science of Psychedelics Teaches Us About Consciousness, Dying, Addiction, Depression, and Transcendence* von Michael Pollan. Penguin Press, 2018.

One Thousand American Fungi von Charles McIlvaine. Dover, 1973. – McIlvaine gilt als Pionier der modernen Pilzjagd. Er verzehrte selbst mehr als 700 Pilzarten. Fundgrube für ausgefallene Spezies.

Attila Marcel von Sylvain Chomet. Abgefahrener Film der sich überraschend entwickelt ...

Pilze-Selbstanbau-Bücher

Einfach Pilze anbauen. *Anleitung für draußen und drinnen* von Sylvia Hutter. ökobuch Verlag, 2019.

Pilze selbst anbauen. *In Haus und Garten* von Nicola Krämer und Jolanda Englbrecht. Verlag Eugen Ulmer, 2021.

Pilze anbauen. *Kulturverfahren und Arten* von Folko Kullmann. Kosmos Verlag, 2018.

Speisepilze selbst anbauen. *Für drinnen und draußen* von Stefanie Goldschneider. blv Verlag, 2018

Pilzgeflüster. *Wie deine eigenen Pilze aus dem Boden schießen* von Magdalena Wurth und Moritz Widenauer. Löwenzahn, 2020.

Pilz-Literatur.

Verwobenes Leben *Wie Pilze unsere Welt formen und unsere Zukunft beeinflussen* von Merlin Sheldrake. Ullstein Hardcover, 2020.

Der Pilz am Ende der Welt von Anna Lowenhaupt Tsing und Dirk Höfer. Matthes & Seitz, Berlin, 2019.

Fadenwesen. Fabelhafte Pilzwelt von Heinrich Holzer. Lichtland, Freyung, 2011.

Einfach färben mit Pilzen und Pflanzen. Von Wolfgang Friese und Veronika Wähnert. Freya Verlag, 2021

Pilz-Biologie

The Fungi von Sarah C. Watkinson. 3. ed. Academic Press, 2015.

The Kingdom of Fungi von Jens H. Petersen. Princeton University Press, 2013.

Speisepilze-Vitalpilze. Kauf-Selbstanbau

Nachfolgend finden Sie eine kleine Auswahl guter Adressen, bei denen Sie Heilpilze sowie frische und getrocknete Pilze kaufen können. Machen Sie sich schlau mit Büchern und Internet.

Vitalpilze Chiemsee
www.vitalpilze-chiemsee.de
Claudia Rother, Gründerin und Inhaberin von Vitalpilze Chiemsee, bietet in ihrem Sortiment die wichtigsten Heilpilze an, die meisten in Bioqualität. Sie ist selbst begeisterte Mykotherapeutin, setzt die Vitalpilze seit vielen Jahren begleitend zu Therapien oder vorbeugend zur Gesunderhaltung ein und legt Wert auf höchste Qualität. Die heilenden und immunstärkenden Kräfte von Pilzen werden schon seit Jahrtausenden vom Menschen genutzt.

Pilzmännchen
www.pilzzuchtshop.eu
Seit der Firmengründung im Jahre 2003 erzeugt Pilzmännchen Pilzbruten, Pilzsubstrate, Fertigkulturen und Heilpilze in zertifizierter Bioqualität für Hobbyzüchter, Händler und Pilz-zuchtprofis. Die Erzeugung bzw. Produktion erfolgt nach den Richtlinien des ökologischen Landbaus.

Hawlik
www.hawlik-vitalpilze.de
Bis heute ist Hawlik ein inhabergeführter Familienbetrieb geblieben, der mit viel Herzblut und Tradition geleitet wird. Deshalb werden ihre Ideale einer fairen und ökologischen Produktion direkt umgesetzt. Hier finden Sie viele Vitalpilze für Ihre Gesundheit und ein sehr interessantes Sortiment getrockneter Pilze.

MycoVital
www.mycovital.de
Vitalpilze in Kapseln, angebaut und hergestellt in Deutschland. MycoVital ist ein Familienunternehmen mit Sitz im hessischen Limeshain. Inhaber Christian Schmaus ist quasi mit Pilzen aufgewachsen. Dank der Kontrolle des kompletten Produktionsweges, vom Samen bis zur Abfüllung in Kapseln, stellt die Firma sicher, dass der Kunde stets optimale Bioqualität erhält.

FarWestFungi
farwestfungi.com
Die Garrone-Familie in San Francisco, USA, begann vor über 35 Jahren, ihre Aktivitäten den Pilzen zu widmen. Biodynamisch kultiviert, frisch und getrocknet, Speise- und Medizinpilze. Bitte gehen Sie mal auf die Webseite und staunen Sie über den tollen Laden in San Francisco, da läuft jedem Pilzfan das Wasser im Munde zusammen. So ein traumhaftes Geschäft mit leckerer Pilzfeinkost sollte es um die Ecke geben! Dieser Pilzhersteller hat auch viele Pilze für die Fotos in diesem Buch zur Verfügung gestellt, siehe insbesondere die leckeren Rezepte.

Pilz-Fertigprodukte

Hermann Bio
hermann.bio
Rostbratwürste und Schnitzel aus Pilzen? Ja, Sie haben sich nicht verlesen, das gibt es, sogar in feinster Bioqualität! Wer gerne vegetarische, gesunde Lebensmittel isst, der wird von den kulinarischen Pilzprodukten aus Österreich begeistert sein. Eine Vater-Sohn-Erfolgsgeschichte. Die Basis für die Produkte ist ein noch relativ wenig verbreiteter, sehr schmackhafter Speisepilz, der Kräuterseitling. Die Kräuterseitlinge kommen aus der eigenen Zucht, die Sohn Thomas Neuburger selbst aufgebaut hat. Beste Voraussetzungen für perfekte Qualität.

ONLINE-INFO

Autoren-Webseite
www.christopherhobbs.com
Zahlreiche Infos und Artikel, auch für Therapeuten.

Gesellschaft für Vitalpilzkunde
www.vitalpilze.de

Deutsche Gesellschaft für Mykologie e.V.
www.dgfm-ev.de

Pilz-Therapie

MykoTroph Institut für natürliche Gesundheit und Vitalpilzkunde
www.mykotroph.de
In der alternativen Medizin ist das Heilen mit Pilzen traditionell fester Bestandteil bei der Therapie vieler Erkrankungen. Heilpilze werden außerdem zur Krankheitsprävention, Entgiftung und der Stärkung des Immunsystems erfolgreich angewendet. Gerade bei chronischen Beschwerden geben die Vitalpilze vielen Menschen eine realistische Perspektive auf die Rückkehr zu einem normalen Leben in einem gesunden Körper. Ein weiterer nützlicher Effekt vieler Vitalpilze ist die Steigerung von Kraft und Ausdauer.

Pilz-Forschung

Informationen jeglicher Art über Pilze und deren Heilpotenzial sind in diversen internationalen Datenbanken und Wissenschafts-netzwerken zugänglich. Derzeit wird beispielsweise Psilocybin als Heilmittel bei zahlreichen Erkrankungen in klinischen Studien intensiv untersucht. Stichworte für die Suche am besten in Englisch oder botanische Pilznamen.

Clinicaltrials.gov
clinicaltrials.gov

Multidisciplinary Association for Psychedelic Studies
maps.org

PubMed
pubmed.ncbi.nlm.nih.gov
Weltgrößte Datenbank für medizinische Fachliteratur. Manche Studien sind auch im Volltext verfügbar.

Research Gate
www.researchgate.net
Weltweites Forschernetzwerk. Wer sich anmeldet, kann alle Artikel und Beiträge von Christopher Hobbs in voller Länge nachlesen.

ENTDECKEN SIE WEITERE GESUNDE PRODUKTE

Eine kleine Auswahl interessanter Bezugsquellen für heilsame Pilze, Kräuter und Co.

Kräuter Schulte www.kraeuterschulte.de
Die Drogerie *Kräuter Schulte* gehört zu den führenden Anbietern für Tinkturen, Arznei- und Gewürzkräutern in Deutschland. Zu ihren Kunden zählen Apotheken, Ärzte, Heilpraktiker, Heilkundige und auch einfach alle Menschen, die das richtige Kraut für ihre Heilung suchen.

BioBloom www.biobloom.at
Beim österreichischen Bio-Hanfproduzenten BioBloom stehen der Mensch und seine Gesundheit sowie der nachhaltige und sorgsame Umgang mit den Ressourcen der Natur im Mittelpunkt. BioBlooms Mission ist es, hochwertige biologische Naturprodukte aus Hanf zu produzieren.

Kasimir und Liselotte
www.kasimirlieselotte.de
Ein kleines Familienunternehmen mit einer eigenen Kräutermanufaktur in Brandenburg. Firmenchef Markus Gürtler und seine beiden Kinder Kasimir und Lieselotte fühlen sich dem ökologisch-biologischen Anbau verpflichtet und bauen verschiedene Heilpflanzen selber an. Die Pflanzenprodukte werden händisch mit großer Sorgfalt verarbeitet, was sich in einer herausragenden Qualität der Naturprodukte widerspiegelt. Ob Tee, Kapseln oder Pflanzentinktur, das kleine, feine Sortiment ist wunderschön verpackt und lädt zum Probieren ein.

Bachhuber China-Medica
www.china-medica.de
Firmeninhaber Andreas Bachhuber ist fasziniert vom jahrtausendealten Heilwissen der Chinesen und der hohen Kunst, die Schätze der Natur heilbringend für den Menschen einzusetzen. Seit mehr als drei Jahrzehnten versorgt die Firma *China-Medica* unter der Leitung von Andreas Bachhuber Apotheken und über sie die Ärzte, Heilpraktiker, Heilkundigen und Heilung Suchenden mit qualitativ hochwertigen, geprüften Arzneikräutern der traditionellen chinesischen Medizin.

Maienfelser Naturkosmetik
www.maienfelser-naturkosmetik.de
Hier finden Sie noch liebevoll von Hand destillierte ätherische Öle, die in der hauseigenen Destillerie in kleinen Mengen hergestellt werden. Die Auswahl von ätherischen Ölen ist weltweit einzigartig. Ausgefallene Naturkosmetik, wie Blüten- und Duftholzwässer, sind weitere Spezialitäten, die es zu entdecken gilt. Alles natürlich in bester Bioqualität. Eine Wohltat für Körper, Geist und Sinne.

Kreuterey www.kreuterey.de
Die „Kreuterey“ des leidenschaftlichen Gärtners und Inhabers Udo Schäfer ist ein kleiner Bio-Gartenbaubetrieb, der sich auf den Anbau von Heil-, Gewürz- und Aromapflanzen spezialisiert hat. Zusätzlich bietet er ein erlesenes Sortiment verschiedener Gemüsejungpflanzen an. Sensationell ist die große Auswahl an Basilikum- und Chilisorten, die in vielen Kulturen als Heilkräuter und Heilgewürze verwendet werden. Bestellen Sie einfach online, der Versand von Jungpflanzen zum eigenen Anbau ist eine prima Idee.

Weihrauchwelt
weihrauchwelt.de
Eine Welt voller Kostbarkeiten zum Räuchern und Genießen mit spannenden Hintergrundinformationen zu verschiedenen Duftstoffen. Weihrauch wird schon seit Tausenden von Jahren zu gesundheitlichen Zwecken verwendet, zum Beispiel zur physischen und spirituellen Reinigung von Räumen. Dazu kommen der beeindruckende Duft, positive Auswirkungen auf die Psyche und die religiöse Bedeutung. Hatem Imran, das Herz von WeihrauchWelt, ist halb arabischer und halb deutscher Abstammung. Er ist Wanderer zwischen den Welten und Kulturen, und sein Name steht für die ausgezeichnete Qualität seiner Produkte, deren Verkauf auch sozialen Projekten zugutekommt.

GLOSSAR

Adaptogen in der Kräutermedizin: pflanzliche Stoffe, die die Biostress-Resistenz verbessern

Alkaloide überwiegend pflanzliche Gift-/Bitterstoffe zur Abwehr von Fressfeinden

Alpha-Glucane Mehrfachzucker-Moleküle mit α-glycosidischer Bindung

Angina pectoris schmerzhafte Anfälle von Brustenge, Herzbeklemmung, koronare Herzkrankheit

Antikörper Eiweißstoffe (Immunglobulin), die als Reaktion auf bestimmte Stoffe (Antigene) produziert werden, z. B. nach dem Kontakt mit Coronaviren

Antioxidans chemischer Stoff, der oxidativen Stress abbaut oder verhindert

Apoptose programmierter Zelltod

Basidien Sporenbehälter (4 Sporen) an Pilzfäden (Hyphen)

Benzodiazepine psychoaktive Beruhigungsmittel mit Suchtrisiko

Beta-Glucane Mehrfachzucker-Moleküle mit β-glycosidischer Bindung

Betulinsäure Pflanzenstoff (Phytoalexin) in der Rinde von Bäumen (Platanen, Birken, Ebenholz)

Bioverfügbarkeit Anteil des Wirkstoffs im Blut

Buna shimeji populäre asiatische Speisepilze (*Hypsizygus tesselatus*)

Carotinoide natürlich vorkommende Farbpigmente (gelblich bis rötlich)

CBT *Cognitive behavioral therapy*, Kognitive Verhaltenstherapie, Selbstbeobachtung und Einsicht zur Bewältigung von Krankheiten

Chitin Strukturstoff bei Pilzen, Glieder- und Weichtieren (Exoskelett)

Chlorophyll Blattgrün, pflanzliche Farbstoffe, die unter Lichteinwirkung Energie produzieren

Chromatografie Messverfahren zur farblichen Darstellung/Auftrennung von Einzelkomponenten in einem Stoffgemisch

Cluster Zusammenballung

COPD chronisch obstruktive Lungenerkrankung, dauerhaft erschwerte Atmung mit Atemnot

Daikon Winterrettich (*Raphanus sativus L.* var. *sativus*), asiatischer Riesenrettich mit mildem Geschmack

Dashi japanischer Fischsud

Dehydrieren Wasser/Flüssigkeit entziehen

Dekokt Abkochung

Diabetes mellitus Zuckerkrankheit, Stoffwechselstörung mit Überzuckerung im Blut, Typ-2 durch nachlassende Insulinwirkung

DNA Desoxyribonukleinsäure, Träger von Erbinformation im Zellkern

Entheogene psychotrope Pflanzen und Pilze, die spirituelle Erfahrungen ermöglichen, Psychedelika

Ethylalkohol Ethanol, gewöhnlicher Alkohol

Fibromyalgie chronische Schmerzkrankheit

Flavonoide Blütenfarbstoffe, Polyphenole

Folat Folsäure, Vitamin B9

Furikake japanische Gewürzmischungen für Reis

Gattung Genus, Rangstufe der biologischen Systematik, oberhalb der Art (Spezies) und unterhalb des Stamms (Tribus)

Glycoside chemische Zuckerkomponenten

Granulozyten polymorphkernige Leukozyten (weiße Blutkörperchen), Bestandteil des Immunsystems

Habitat biologischer Lebensraum von Pflanzen- und Tierarten

Halogene reaktionsfreudige nichtmetallische Elemente wie Fluor, Brom oder Iod

Hepatitis Leberentzündung

Hydrochinon Phenol, Gefahrstoff für Leber und Niere

Hygrometer Feuchtigkeitsmesser

Hyphen einreihige verzweigte Pilzfäden, Grundbestandteil aller Pilze

IgA Immunglobulin A, Antikörper und Bestandteil des Immunsystems

Immunsuppressiva Mittel zur Abschwächung des Immunsystem, z. B. um der Abstoßung von Organtransplantaten vorzubeugen

Insulin Zuckerhormon im Blut, Insulinmangel verursacht Diabetes

Interferone IFN, immunstimulierende, antivirale und krebshemmende Proteine, die vor allem von weißen Blutkörperchen gebildet werden

Kaffeesäure pflanzlicher Wirkstoff mit krebshemmenden Eigenschaften

Kampo-Medizin japanische Pflanzen- und Naturheilkunde

Karyogamie Verschmelzung verschiedengeschlechtlicher Zellkerne bei der Befruchtung

Kimchi milchsauer vergorenes Gemüse (Chinakohl und Rettich) in der koreanischen Küche

Kognition Denken im umfassenden Sinn, humane Informationsverarbeitung

Kombu essbarer Seetang (Japan, Korea, China)

Lektine Zucker-Eiweiß-Stoffe (Glycoproteine), die an Zellen/Zellmembranen binden und Reaktionen auslösen können

Lipide fettartige wasserunlösliche Naturstoffe

LSD Lysergsäurediethylamid, synthetisches Derivat des Alkaloids im Mutterkornpilz, Entheogen, Halluzinogen, Psychedelika

Makrophage Fresszellen, weiße Blutkörperchen, Bestandteil des Immunsystems

Mannose pflanzliche Zuckerkomponente

Melanine Farbpigmente (braun bis schwarz, gelb bis rot) der belebten Natur

Melatonin Hormon (Tag-Nacht-Rhythmus, „Schlafhormon"), wird in der Zirbeldrüse produziert

Miso japanische Sojabohnen-Paste mit Anteilen von vergärtem Getreide

Mitochondrium Zellorganelle mit Doppelmembran zur Energiegewinnung

Monozyten weiße Blutkörperchen, Bestandteil des Immunsystems, Vorläufer von Makrophagen und dendritischen Zellen

Mutagene physikalische, chemische oder biologische Faktoren, die Genmutationen und Veränderungen von Chromosomen auslösen können

Mykorrhiza Kontaktaufnahme von Pilzen mit dem Feinwurzelsystem von Pflanzen

Mycel Gesamtheit aller Pilzfäden (Hyphen) eines Pilzes

Neurodermitis atopisches Ekzem, nicht ansteckende chronische Hautkrankheit

Neuropathie schmerzhafte Erkrankung peripherer Nerven

Niacin Nicotinsäure, Vitamin B3

NK-Zellen natürliche Killerzellen, Lymphozyten, weiße Blutkörperchen, Bestandteil des Immunsystems

Nori essbare Meeresalgen (getrocknet, geröstet, gewürzt, quadratisch, papierartig) in der japanischen Küche

Nukleotide Komponenten von Nukleinsäuren der Erbinformation (DNA, RNA)

OCD *Obsessive Compulsive Disorder*, Zwangsstörung, psychische Störung

Open-Label-Studie offene klinische Studie (unverblindet), bei der alle Beteiligten wissen, welche Mittel verabreicht werden

Opiat Alkaloide (und Derivate) von Schlafmohn (*Papaver somniferum*), Opiumalkaloide in Arzneimitteln (z. B. Morphin)

Pak Choi Chinesischer Senf-/Blätterkohl (*Brassica rapa subsp. chinensis*)

Panko relativ grobes Paniermehl aus Brotkrumen in der japanischen Küche

Paracetamol schmerzlinderndes, fiebersenkendes Arzneimittel (Acetaminophen)

Pasteurisierung kurzzeitige Erhitzung von (meist flüssigen) Lebensmitteln auf 72–100 °C zur Abtötung von Mikroorganismen

Pathogen Krankheitserreger

Pestizide Pflanzenschutzmittel, Biozide, Schädlingsbekämpfung

Phenole Chemikalien mit aromatischem Ring, enthalten in Kunstharzen, Kunst-, Farbstoffen, Pharmazeutika und Pestiziden

Placebo Scheinmedikament ohne Wirk-/Arzneistoff

Polymer chemischer Stoff aus Maktomolekülen, Komponente der Kunststoffproduktion

Polyphenole bioaktive Pflanzenstoffe (Farb-, Geschmacks-, Abwehrstoffe)

Polysaccharide Vielfachzucker, elf oder mehr glycosidisch verbundene Kohlenhydrate

Ponzu japanische Würzsauce auf der Grundlage von Zitrusfrüchten, mit Reiswein, Fischsud und Seetang zubereitet

Psychedelika Entheogene, Halluzinogene: LSD, Mescalin, Psilocybin, Ayahuasca

PTSD PTSB, Posttraumatische Belastungsstörung, anhaltende Beschwerden nach Traumatisierung

Ramen japanische Weizennudeln und damit zubereitete Nudelsuppe

Rauchpunkt geringste Temperatur, bei der erhitztes Speisefett/-öl Rauch entwickelt

Reproduktion Vervielfältigung, Wachstum, Vermehrung

Rezeptor Molekül auf der Oberfläche von Zellen, das Signale für die Zelle auslösen und übertragen kann

Riboflavin Lactoflavin, Vitamin B2

Ritalin Methylphenidat, Arzneistoff mit stimulierender Wirkung

Sake japanischer Reiswein (15–20 % Alkohol)

Serotonin 5-Hydroxytryptamin (5-HT), Gewebshormon, Neurotransmitter im Zentral-/ Darmnerven-, Herz-Kreislauf-System und im Blut

Shichimi togarashi japanische Gewürzmischung aus 7 Gewürzen (rote Chili, Mandarinenschale, Sesam-, Mohn-, Hanfsamen, Nori, Sansho)

Spezies Art, Grundeinheit zur Einordnung von Lebewesen in die biologische Systematik

Sporangium Sporenbehälter (Sporenbildung) bei Pilzen, Algen und Pflanzen

Sporokarp sporenbildende Fruchtkörper bei Schleimpilzen, mit endogen (innen) gebildeten Sporen

Statine HMG-CoA-Reduktasehemmer, Cholesterin-/Lipidsenker, Arzneistoffe

Steroide wasserunlösliche Lipidstoffe, die bei Tieren, Pflanzen und Pilzen vorkommen, z. B. Cholesterin oder Hormone der Nebennierenrinde (Corticosteroide)

Substrat ökologischer Materialkontext lebender Organismen, z. B. Nährmedium von Pilzen

Tamari dunkelbraune japanische Sojasauce mit sehr geringem Weizenanteil

Taxonomie systematische biologische Erfassung und hierarchische Einordnung von Lebewesen (inklusive Viren)

Testosteron bei Männern dominierendes Sexualhormon, Androgen

Thiamin Vitamin B1, für das Nervensystem unentbehrlich

Tocopherol Vitamin E, fettlöslicher Stoff, Antioxidans

Toll-like-Rezeptoren TLR, Bestandteil des Immunsystems, Abwehr von Krankheitserregern

Toxizität Giftigkeit

Tranquilizer Psychopharmaka, angstlösend und beruhigend, Suchtrisiko

Umami Qualität des Geschmackssinns: herzhaft, würzig, fleischig, pikant

Volva Scheide, häutige oder wulstartige Hülle an der Stielbasis mancher Pilzarten

Weißdorn Pflanzengattung (*Crataegus*), gilt als herzwirksam

Zytokine das Wachstum und die Differenzierung von Zellen regulierende Eiweißstoffe (IFN, IL, CSF, TNF, Chemokine), z. B. Krebshemmung, Wundheilung, Kooperation mit dem Immunsystem

REGISTER

A

B

C

D

E

F

G

H

I

J

K

L

M

N

O

P

Q

R

S

T

Z

Pflanzliche Virenkiller

Immunstärkung und natürliche Heilmittel bei schweren und resistenten Virusinfektionen

„Heilkräuter sind die Medizin der Menschen. Sie waren es immer. Sie waren unsere Begleiter, als wir aus dem ökologischen Bauch des Planeten gekrochen sind. Sie begleiten uns noch immer, und sie heilen die Notleidenden – zumindest jene, die über sie Bescheid wissen. Geben Sie sich keinen Illusionen hin: Es kommt der Tag, an dem wir sie brauchen"

Stephen Harrod Buhner

Lernen Sie mehr über Heilkräuter, die erfolgreich Viren abwehren und Infektionen bekämpfen können. Definitiv die richtige Lektüre für alle, die nicht nur den nächsten Grippevirus rein pflanzlich bekämpfen, sondern mehr wissen wollen! Buhner macht deutlich, dass u. a. die weltweite Massentierhaltung, aber auch Pestizide in der Landwirtschaft und die Verseuchung der Umwelt dafür verantwortlich sind, dass sich lebensgefährliche Viren immer weiter ausbreiten. Er warnt vor zunehmenden Resistenzen, die Viren auch gegen Arzneimittel entwickeln.

Wichtige Punkte, die das Buch behandelt:

• Behandlungsstrategien bei Infektionen durch Grippeviren, FSME-, Epstein-Barr-, Dengue-Viren, SARS-, Corona-Viren, Zika, Herpes & Co.

• Ausführliche Beschreibungen der wirksamsten Heilpflanzen

• Umfangreiche Präsentation der wissenschaftlichen Forschung

• Vorbeugen: hilfreiche Anwendungen zur Stärkung des Immunsystems

• Pflanzliche Antivirenmittel selbst herstellen

Stephen Harrod Buhner erklärt, was es mit „neu auftauchenden" Viren auf sich hat – und weist einmal mehr darauf hin, dass es für uns keinen „Krieg" gegen Mikroorganismen zu gewinnen gibt. Es werden nicht nur raffinierte Überlebensstrategien von Viren vorgestellt, sondern auch praxistaugliche und evidenzbasierte Vorschläge gemacht, wie man sich gegen Virusintelligenz mithilfe von Heilkräutern erfolgreich zur Wehr setzt.

Kooperation und Wettbewerb sind die Zauberworte der Evolution des belebten Universums. Es sind die Erfolgsfaktoren, die zur Dominanz der Spezies Mensch auf Erden führten. Kooperation und Wettbewerb kennzeichnen alle lebenden Systeme, vom Einzeller bis hin zur organisierten Massengesellschaft. Letztendlich geht es um das Ziel, die eigene Nachkommenschaft gegen allgegenwärtige Widersacher durchzusetzen. Im Kern betrifft dies vor allem den Bauplan des lebenden Organismus, der genetisch kodiert ist. Diese Erbinformationen sind aber nun keineswegs fixierte „Bibelworte", sondern werden abhängig von Umgebungsbedingungen hochgradig flexibel und anpassungsfähig gehandhabt. Lebenslanges Lernen ist somit das dritte Prinzip für erfolgreiches Überleben.

Viren sind Lebensformen, die evolutionäre Mechanismen vergleichsweise puristisch verkörpern. Sie verzichten auf jedes Drumherum und beschränken sich auf die Intelligenz ihrer Geninformationen, die in

Die Vielfalt der Heilpflanzen ist unerschöpflich, hier eine kleine Auswahl von Fotos aus dem Buch.

Baikal-Helmkraut

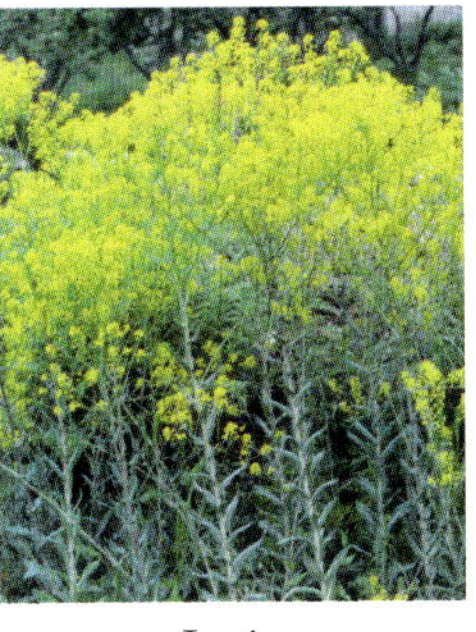

Isatis

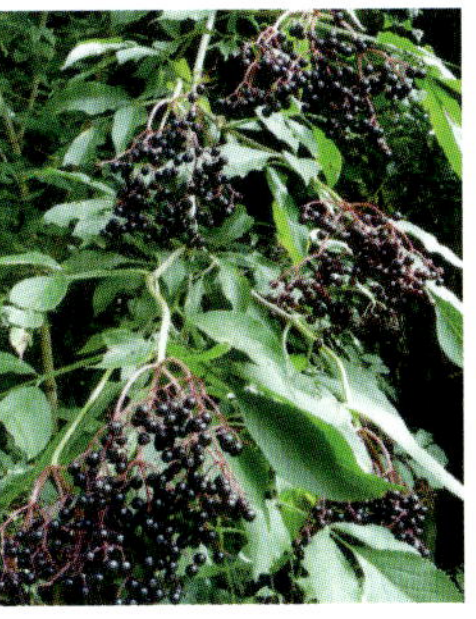

Holunder

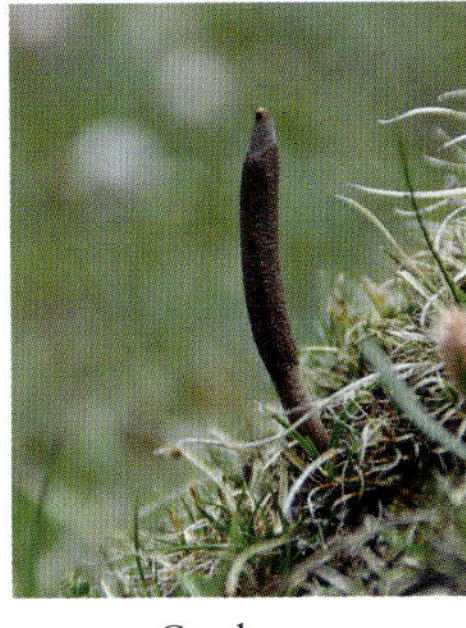

Cordyceps

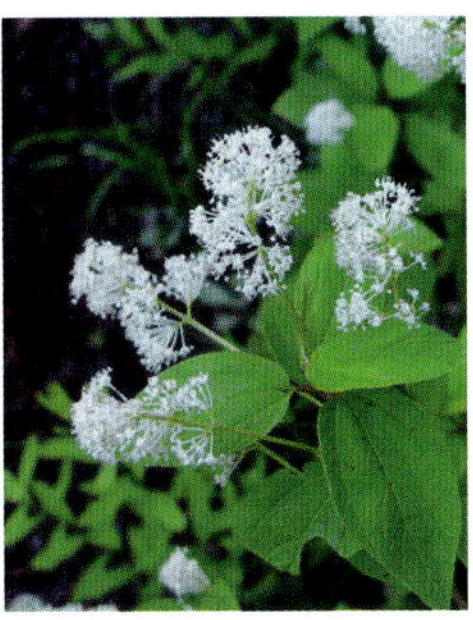

Säckelblume

einem schlichten Container untergebracht sind. Anpassungsvorgänge zum eigenen Vorteil vollziehen sich hier noch rasanter als bei Bakterien ...

Buhner stellt bewährte antivirale Heilkräuter vor. Wir lernen, welche unglaublichen Heilkräfte uns die Natur zur Verfügung stellt. Ein brillantes, hoffnungsvolles Werk, das aufzeigt, wie wichtig unser eigenes Immunsystem als erste Abwehrinstanz ist und wie wir es mit Heilpflanzen optimal unterstützen können. Das Buch „Pflanzliche Virenkiller" bietet viel detailliertes Fachwissen und ein großes Spektrum an Tipps und praktischen Rezeptvorschlägen für den täglichen Gebrauch.

1.400 wissenschaftliche Studien, die die Aussagen zu den medizinischen Wirkungen der Kräuter belegen, bilden die Grundlage des praxisnahen und bisher einzigartigen Buches. Vitaljournal

Dieses Buch informiert über alternative und lebensrettende Lösungen.

Laurie Regan, PhD, ND, Fakultät für Klassische Chinesische Medizin

Medizinische Heilpflanzen bekämpfen nicht nur das Virus selbst, sondern wirken sich auch positiv auf das Ökosystem unseres Körpers aus. Stephen erweist uns durch das Aufdecken ihrer Wirkpotenziale einen großen Dienst.

Jim McDonald, herbcraft.org

Buch für Buch zeigt uns Stephen Harrod Buhner neue Denkansätze hinsichtlich des wachsenden medizinischen Dogmatismus und der Ungewissheit unserer Zeit auf. Wir brauchen einen klugen und erfahrenen Ratgeber, der uns wertvolles Wissen über Heilpflanzen mitteilt; Stephen hat bewiesen, dass er der Richtige hierfür ist.

Matthew Wood, MS, Phytotherapeut

Pflanzliche Virenkiller
präsentiert umfassendes Heilkräuterwissen, fundierte Fachinformationen und praktische Tipps auf 480 Seiten. Die wirksamsten Heilpflanzen sind mit farbigen Fotografien abgebildet.
Hardcover, 16,5 x 24 cm
HERBA PRESS
ISBN 978-3-946245-01-8

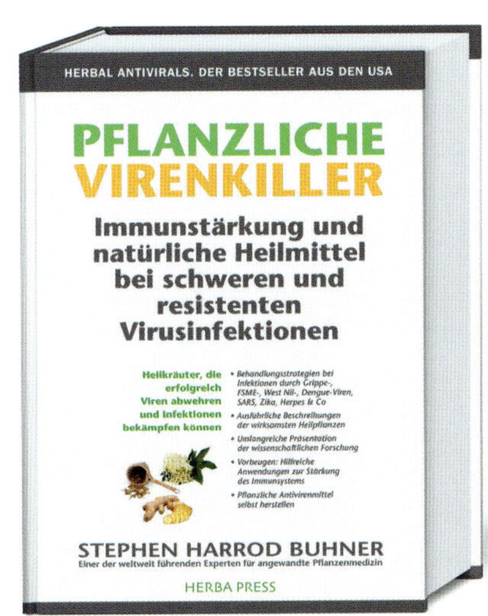

Pflanzliche Antibiotika

Wirksame Alternativen bei Infektionen durch resistente Bakterien, Krankenhauskeime und MRSA

„Es gibt Alternativen zu den Pharmazeutika, die einst unsere Retter zu sein schienen und uns nun zum Verhängnis geworden sind. Pflanzen waren lange Zeit die primäre Medizin des Menschen und sie sind es heute noch."

Stephen Harrod Buhner

Die Vielfalt der Heilpflanzen ist unerschöpflich, hier eine kleine Auswahl von Fotos aus dem Buch.

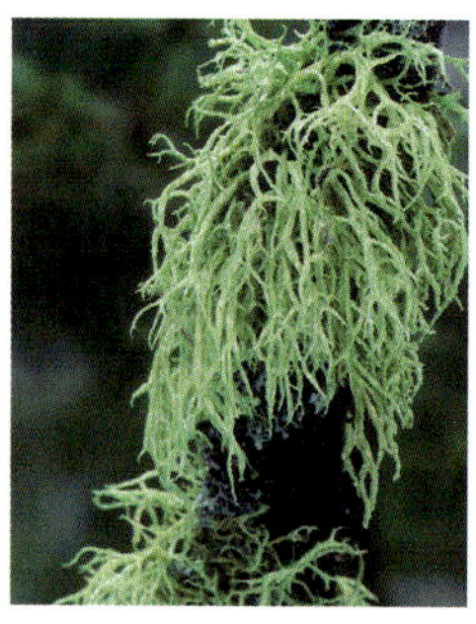

Usnea

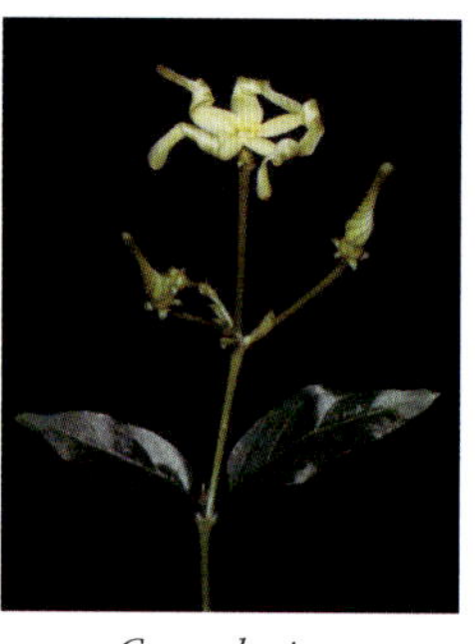

Cryptolepis

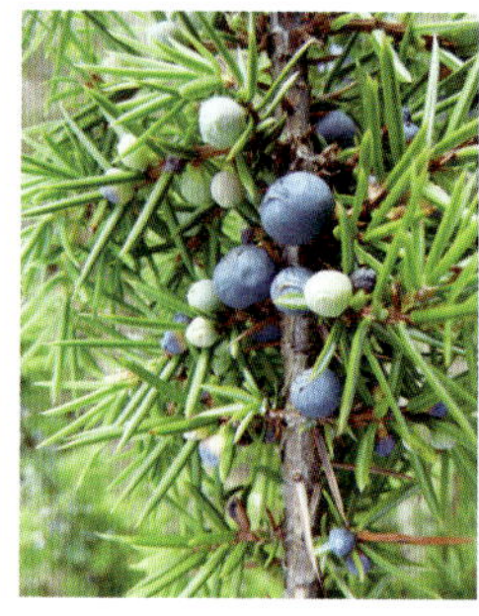

Wacholder

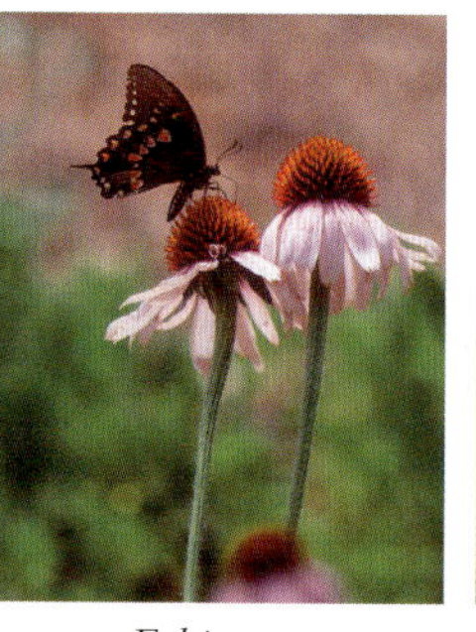

Echinacea

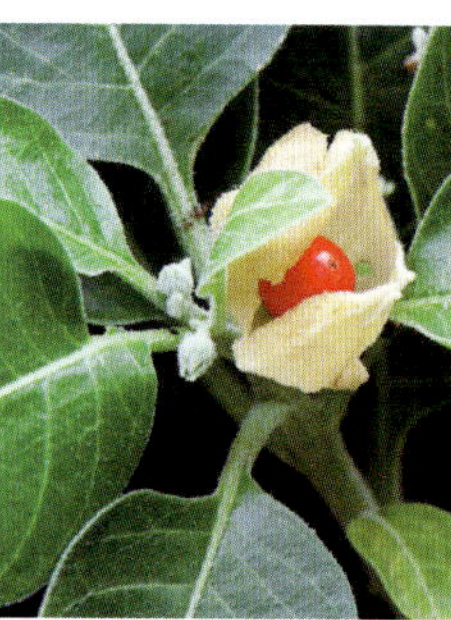

Ashwagandha

Im Falle einer Krankheit entscheiden sich heutzutage immer mehr Menschen für möglichst sanfte und natürliche Heilmethoden – darunter auch Kräutermedizin. Oft lassen sich damit schon nachhaltige Heilerfolge erzielen. Kräutermedizin ist darüber hinaus kostengünstig und weist im Vergleich zu Pharmazeutika so gut wie keine Nebenwirkungen auf.

Bakterielle Infektionen sind auf dem Vormarsch, und pharmazeutische Antibiotika sind immer weniger in der Lage, sie zu stoppen. Pathogene Bakterien sind hartnäckige Überlebenskünstler. Sie tricksen die moderne Medizin aus und mutieren zu virulenten „Superkeimen", die antibiotikaresistent und zunehmend tödlich sind.

Wie nahe uns die bedrohliche Resistenzentwicklung bereits gekommen ist, zeigen Schätzwerte: Bis zu 40.000 Menschen sterben in Deutschland pro Jahr an nicht beherrschbaren Krankenhausinfektionen, davon etwa 10.000 an MRSA-Infektionen. Tendenz: dramatisch ansteigend. Menschen mit schwachen Abwehrkräften, Autoimmunkrankheiten, Kinder und ältere Menschen sind ganz besonders gefährdet.

Heilkräuter sind die letzte verbliebene Hoffnung zur wirksamen Behandlung antibiotikaresistenter Infektionskrankheiten. Buhner hat mehr als 1800 Studien ausgewertet und stellt auf dieser Basis Therapiestrategien vor, die bei resistenten Keimen hochwirksam sind. Antibiotikakräuter sind die einzige noch verbliebene wirksame Alternative, wenn konventionelle Antibiotika versagen.

Was so viele Menschen inklusive meiner Vorfahren nicht bedacht hatten, ist die Tatsache, dass alles irdische Leben hochintelligent und unglaublich anpassungsfähig ist. Bakterien verkörpern die älteste Form von Leben auf diesem Planeten und sie haben außerordentlich gut gelernt, auf existenzielle Bedrohungen zu reagieren. Zu diesen Bedrohungen zählen Tausende, wenn nicht gar Millionen antibakterielle Substanzen, die seit jeher existieren.

Stephen Harrod Buhner präsentiert in

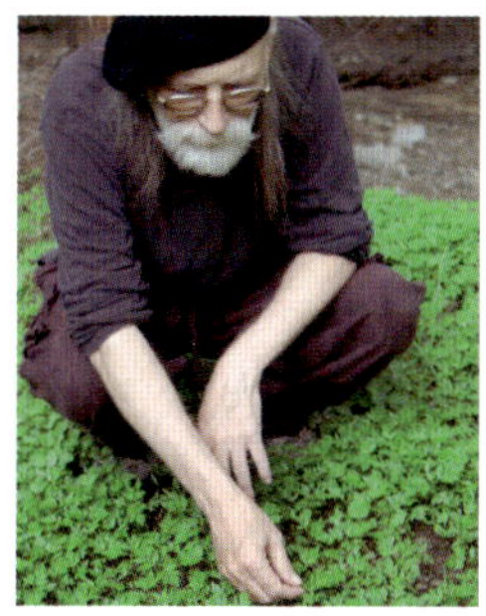
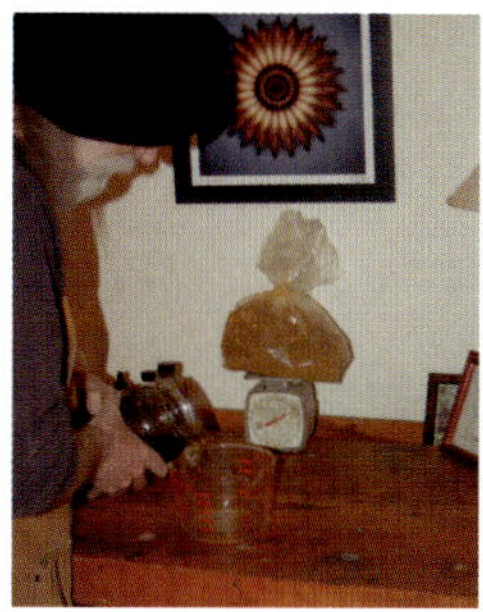
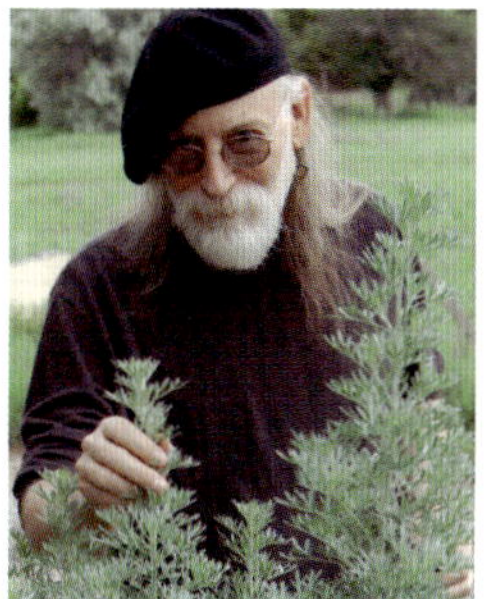
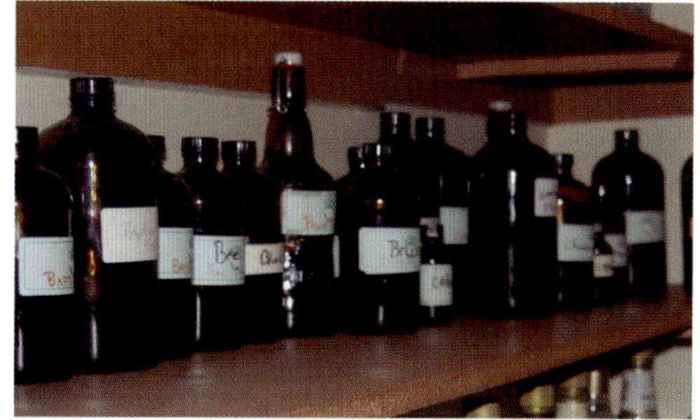

Buhner beim Kräutersammeln und bei der Zubereitung von Kräutermedizin für seinen Vorrat.

seinem Werk „Pflanzliche Antibiotika“ schlüssige Belege dafür, dass Heilkräuter mit ihrer komplexen Mischung aus antibiotischen, systemischen und synergistischen Komponenten die beste Abwehrstrategie gegen hartnäckige und resistente Infektionen sind.

Das Buch bietet aber auch neben detailliertem Fachwissen für den Ernstfall ein sehr großes Spektrum an Tipps und Rezepten für den täglichen Gebrauch. Es werden viele praktische Anleitungen und Zubereitungen sowie Dosierungen für Indikationen wie beispielsweise Fieber, Kopfschmerzen, Magenverstimmung, Darmprobleme, Pilzinfektionen, Ohrenentzündungen, Hautprobleme und vieles mehr gegeben.

Dieses einmalige Buch ist ein wichtiges und praxistaugliches Nachschlagewerk für Heilpraktiker, Ärzte für Naturheilkunde, alle professionellen Therapeuten und für gesundheitsbewusste Laien.

„Wir haben zugelassen, dass der hemmungslose Einsatz von Antibiotika die Evolution der Mikrobenwelt umgestaltet hat, und uns dabei selbst jeder Hoffnung auf einen sicheren Umgang damit beraubt … Antibiotikaresistenz hat sich unter derart vielen unterschiedlichen und unerwarteten Arten von Bakterien ausgebreitet, dass das einzig angemessene Urteil hierzu lautet: Wir haben erfolgreich das natürliche Gleichgewicht durcheinandergebracht.“

Marc Lappé, *When Antibiotics Fail*

Pflanzliche Antibiotika
präsentiert umfassendes Heilkräuterwissen, fundierte Fachinformationen und praktische Tipps auf 572 Seiten. Die wirksamsten Heilpflanzen sind mit farbigen Fotografien abgebildet.
Hardcover, 16,5 x 24 cm
HERBA PRESS
ISBN 978-3-946245-00-1

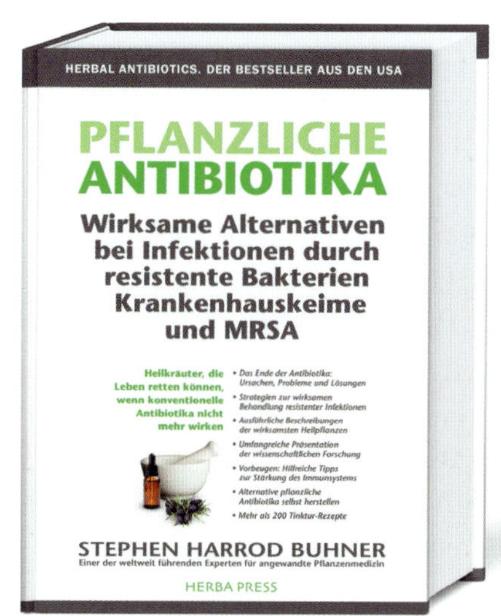

Lyme Borreliose natürlich heilen

Borreliose und ihre Koinfektionen Chlamydiose und Rickettsiose

„Die Buhner-Protokolle"

„Ich verneige mich ehrfürchtig vor jenen Menschen, die mit cleveren Pathogenen infiziert sind und nicht aufgegeben haben. Sie haben dafür gekämpft, einen Ausweg aus einer Erkrankung zu finden, die in unserer Kultur nur von sehr wenigen verstanden wird."

Stephen Harrod Buhner

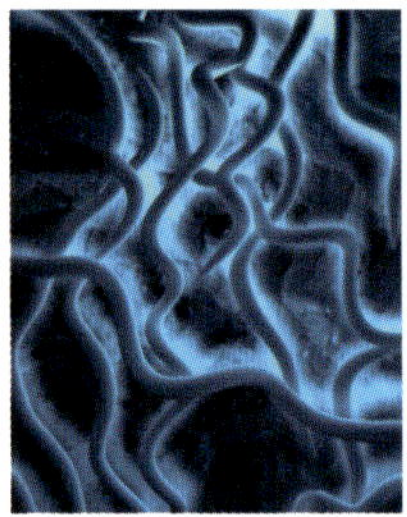

Borrelia burgdorferi

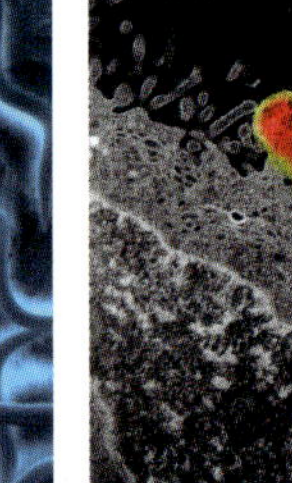

Rickettsia rickettsii

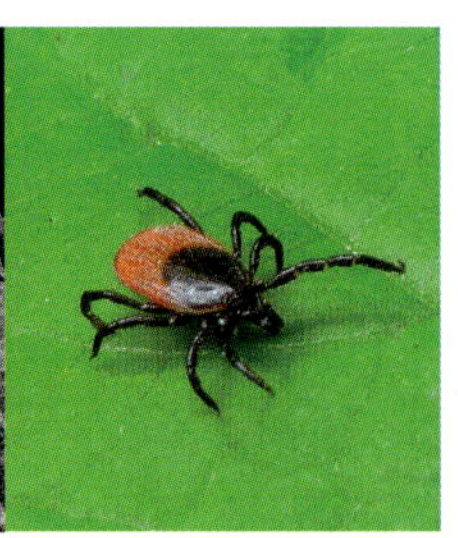

Ixodes ricinus

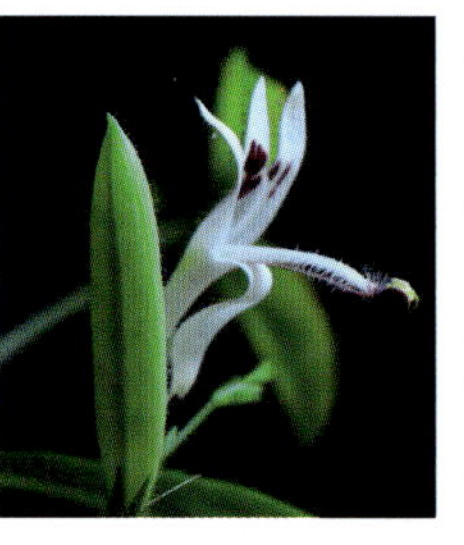

Andrographis p.

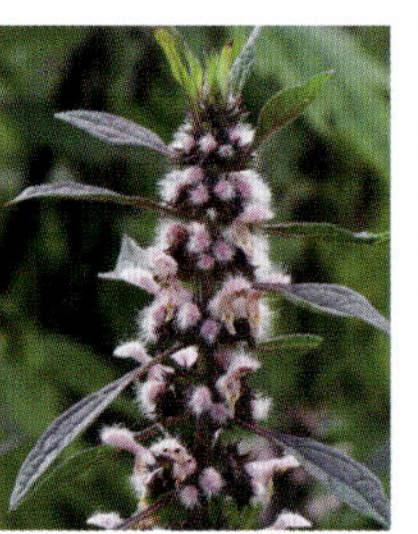

Echtes Herzgespann

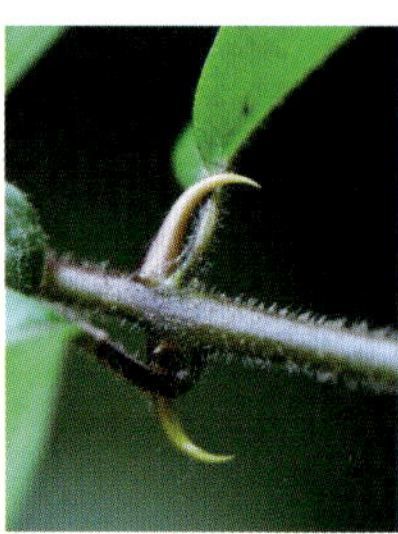

Katzenkralle

Im vorliegenden Buch schildert der Autor Stephen Harrod Buhner, was Borreliose-Bakterien im Körper anrichten und wie die Erkrankung mit natürlichen Mitteln geheilt werden kann. Es ist das erste Buch, das auch ein tiefes Verständnis der Koinfektionen vermittelt und deren Behandlung erörtert. Zu glauben, dass eine zweiwöchige Antibiotikakur die infektiösen Organismen bei allen Patienten, die einen Zeckenstich erlitten haben, vernichtet, ist ein tragischer Irrtum. Wir müssen Wege finden, die den körpereigenen Heilungsprozess unterstützen.

In Europa und den USA kommen jedes Jahr Hunderttausende mit Lyme-Borreliose neu infizierte Menschen hinzu – im Rest der Welt sind es viele Millionen mehr. Die Symptome reichen vom Schwächezustand über Arthritis und Herzerkrankungen bis hin zu neurologischen Störungen. Obwohl die Tests im Lauf des letzten Jahrzehnts besser geworden sind, sind sie nach wie vor nicht ausreichend zuverlässig und Antibiotika sind nur teilweise wirksam. Bei bis zu 30 Prozent der Betroffenen versagt die Antibiotikatherapie oder es kommt zu Krankheitsrückfällen.

Es werden wissenschaftliche Forschungen zur Lyme-Borreliose, Testverfahren sowie schulmedizinische und die wirksamsten naturmedizinischen Therapien vorgestellt. Sie werden entweder in Kombination mit Antibiotika oder als Monotherapie eingesetzt. Die vorliegende Ausgabe ist eine aktualisierte, überarbeitete und erweiterte Fassung auf dem neuesten Stand der Wissenschaft.

Das Buch wendet sich an Patienten, die an Lyme-Borreliose leiden, und Therapeuten, die Lyme-Borreliose behandeln – Ärzte, Heilpraktiker und Apotheker.

Lyme Borreliose natürlich heilen präsentiert umfassendes Heilkräuterwissen, fundierte Fachinformationen und praktische Tipps auf 656 Seiten. Die wirksamsten Heilpflanzen sind mit farbigen Fotografien abgebildet.
Hardcover, 16,5 x 24 cm
HERBA PRESS
ISBN 978-3-946245-05-6

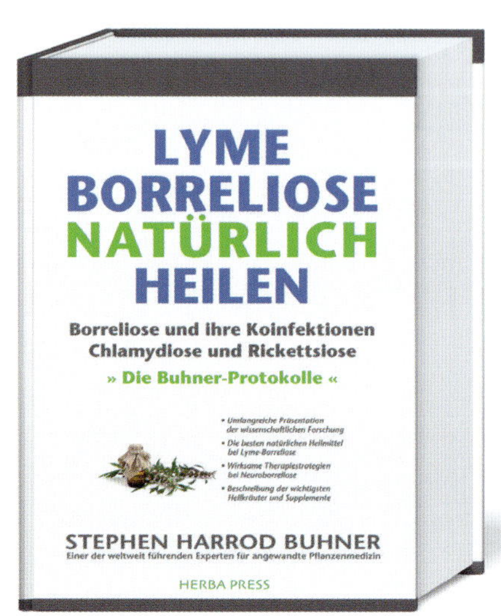

Borreliose Koinfektionen

Erkennen • Behandeln • Heilen

Babesia, Ehrlichia und Anaplasma, Mycoplasma, Bartonella

„Ich selbst und Tausende Betroffene haben von den in diesem Buch beschriebenen Protokollen profitiert. Ich hoffe darauf, dass diese Protokolle auch bei Ihnen erfolgreich sein werden.“
Stephen Harrod Buhner

Zecken und andere Überträger von Krankheiten haben in der Regel mehr als einen Erreger im Gepäck. Ärzten, Heilpraktikern und Therapeuten steht erstmals ein komplettes Kompendium zur Behandlung von Borreliose-Koinfektionen zur Verfügung. Laien und betroffene Patienten erfahren, was sich hinter unerklärlichen Beschwerden verbergen kann und wie man Borreliose-assoziierte Infektionen mit der Kraft der Natur unter Kontrolle bekommt.

Borrelien und ihre Koinfektionen verursachen zahlreiche, teils rätselhafte Beschwerden. Infektiöse Mikroorganismen finden in jedem Menschen ein einzigartiges Ökosystem vor, weshalb jede Erkrankung anders verläuft. Es kommt zu Symptombildern, die leicht mit anderen Krankheiten verwechselt werden: Fibromyalgie? Multiple Sklerose? Rheuma? Borreliose kann trotz schulmedizinischer Therapie Jahre und Jahrzehnte fortbestehen.

Pflanzen setzen sich seit Millionen von Jahren gegen infektiöse Angreifer zur Wehr. Sie wissen, was zu tun ist, und helfen sich selbst. Pflanzen sind die besten Apotheker.

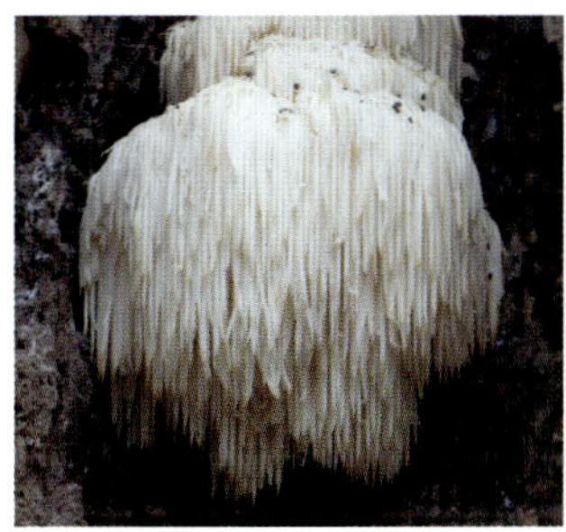
Igelstachelbart

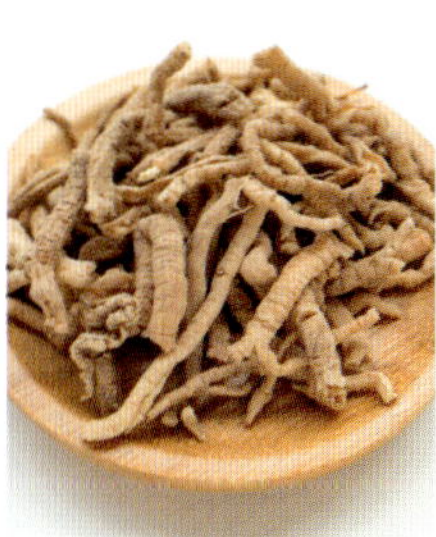
Senegawurzel

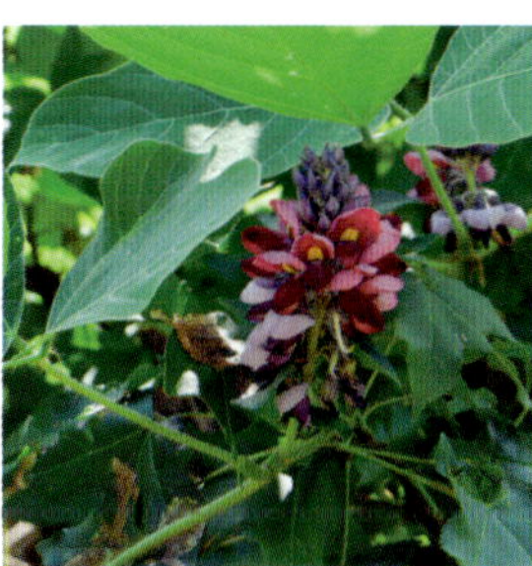
Kudzu

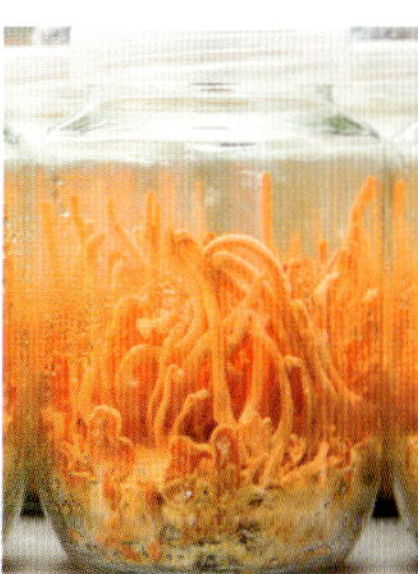
Cordyceps

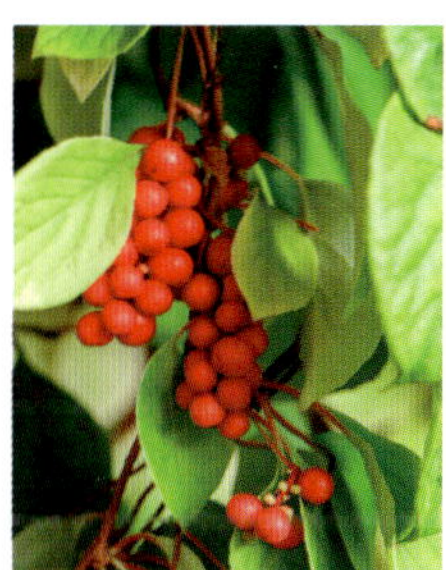
Schisandra

Borreliose Koinfektionen
Autoren: Stephen Harrod Buhner und Eberhard Wormer. Fundierte Fachinformationen und praktische Tipps auf 560 Seiten. Viele Abbildungen und Grafiken. Besonders umfangreiche Materia medica mit farbigen Fotografien.
Solides Hardcover
Format: 16,5 x 24 cm
HERBA PRESS
ISBN 978-3-946245-07-0

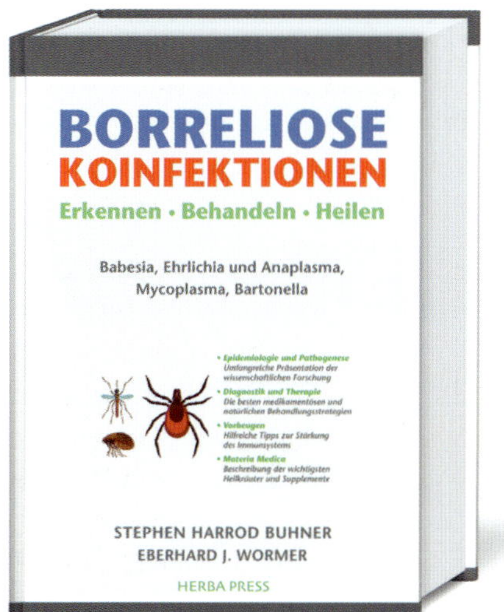

Die heilende Gewürz Apotheke

Gewürze und Kräuter werden schon seit Jahrtausenden als Nahrung und Medizin verwendet. Die gesundheitsstärkenden Wirkungen beim Menschen sind sehr gut erforscht und zweifelsfrei belegt. Gewürze stärken die Abwehrkraft. Der Körper ist dann besser vor bekannten und unbekannten Angreifern wie Viren, Bakterien und Pilzen geschützt. Gewürzmedizin kann sowohl heilen und Krankheiten vorbeugen als auch schulmedizinische Behandlungen begleiten und verbessern. Sie ist dort am wirksamsten, wo wir am dringendsten Hilfe benötigen – zur Stärkung des gesamten Immunsystems und zur Unterstützung unseres Wohlbefindens.

Lernen Sie in fünf ausführlichen Kapiteln, welche gesundheitlichen Vorteile und Wirkungen die vorgestellten Gewürze und Kräuter haben.

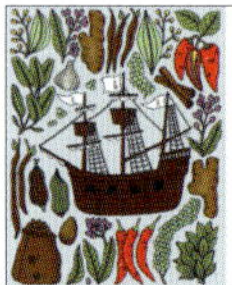
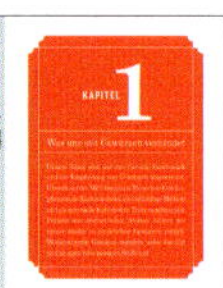
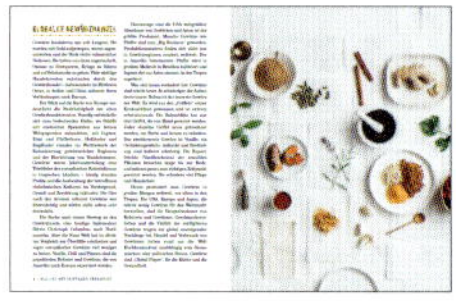
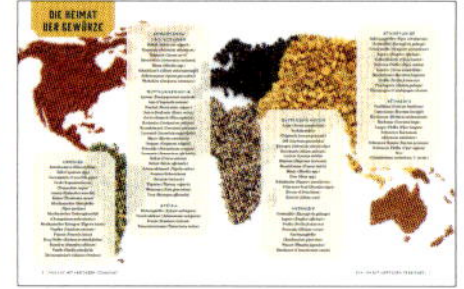

Beispielseiten **Kapitel 1. Was uns mit Gewürzen verbindet**

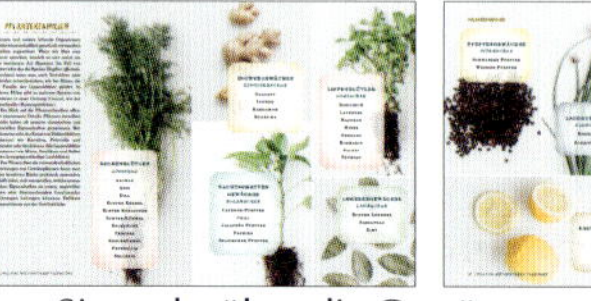
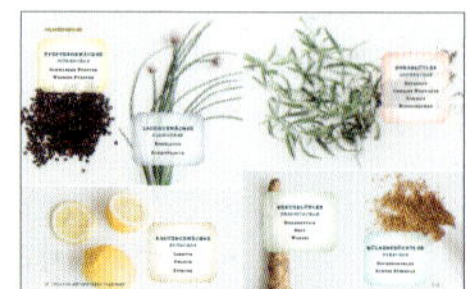

Historie und Aktuelles. Erfahren Sie mehr über die Gewürze und Kräuter.

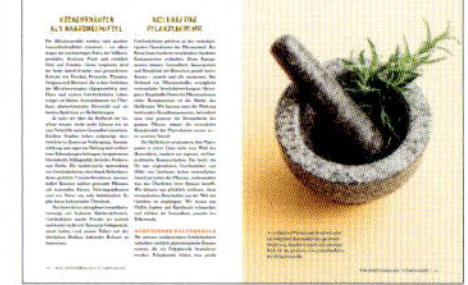
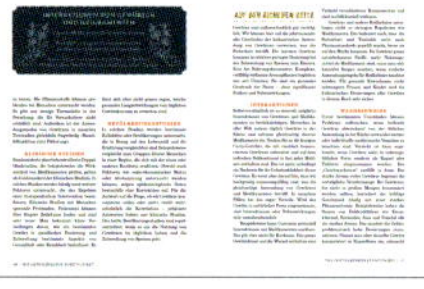

Beispielseiten **Kapitel 2. Wie Gewürzmedizin funktioniert**

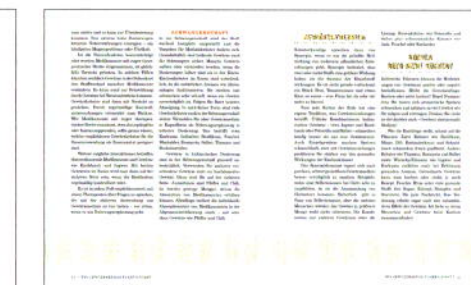

So helfen uns Gewürze, gesund zu bleiben und das Immunsystem zu stärken.

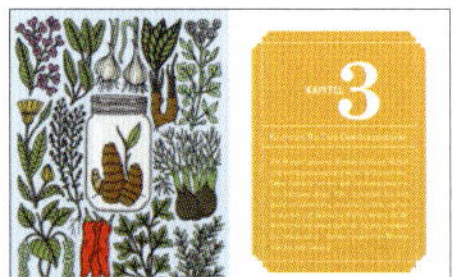
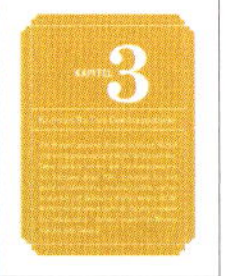
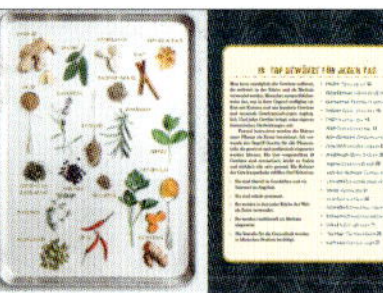
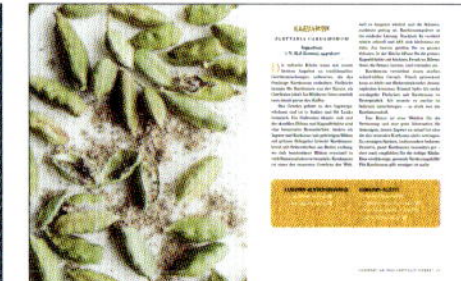
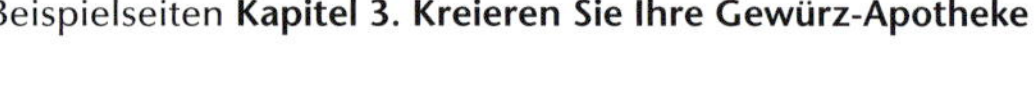

Beispielseiten **Kapitel 3. Kreieren Sie Ihre Gewürz-Apotheke**

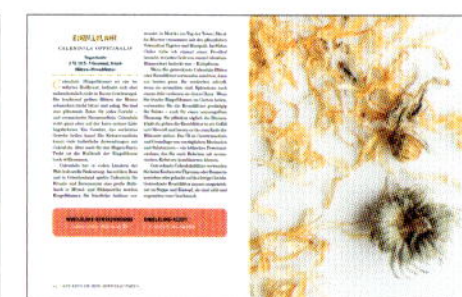

Gewürzporträts, medizinische Inhaltsstoffe, gesundheitliche Wirkung.

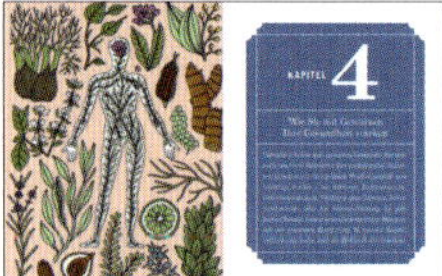
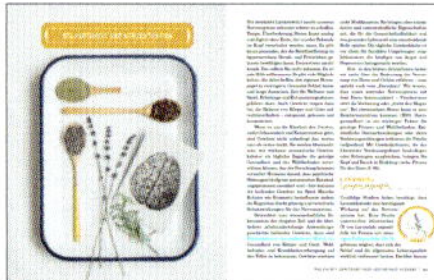
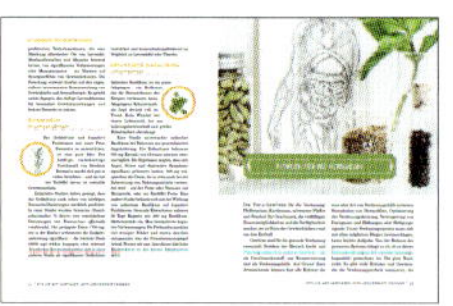

Beispielseiten **Kapitel 4. Wie Sie mit Gewürzen Ihre Gesundheit stärken**

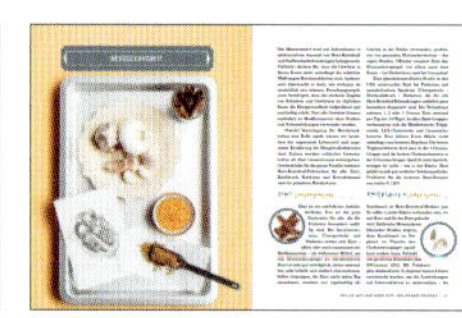
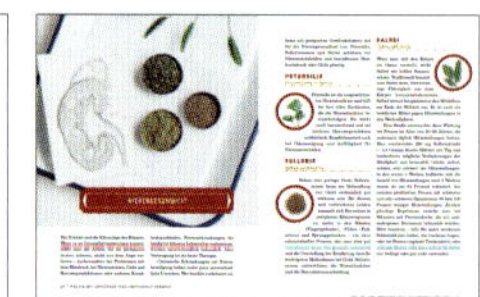

Lernen Sie, *was* Ihnen bei *welcher* Krankheit am besten hilft.

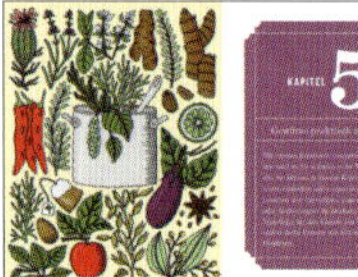
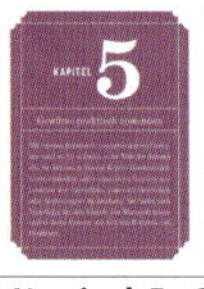
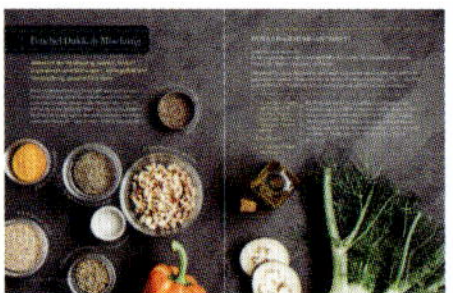
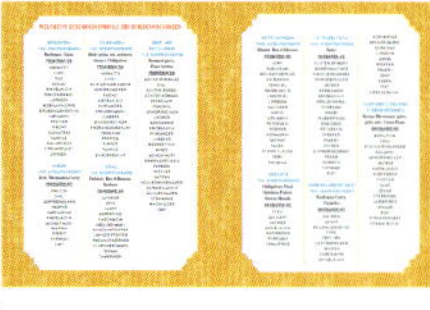

Beispielseiten **Kapitel 5. Gewürze praktisch anwenden**

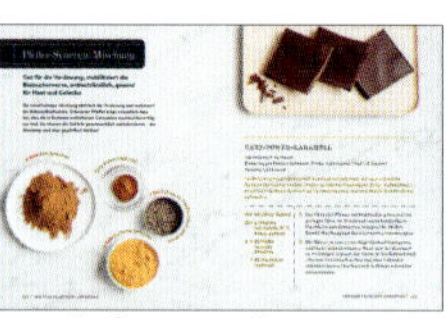
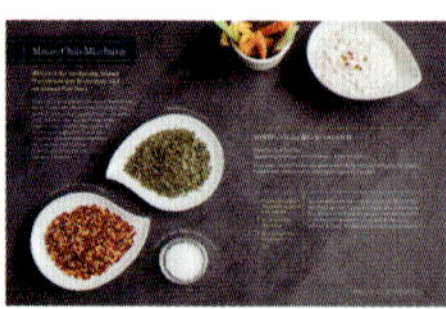

Weltweite Gewürzmischungen, Infos von Gewürzprofis, kreative Rezepte.

Die heilende Gewürz Apotheke
Alle Gewürze und Kräuter mit farbigen Abbildungen. Informative Tabellen über die medizinischen Wirkungen. Heilkräftige Gewürzmischungen und leckere Rezepte.
184 Seiten, Hardcover
Format: 16,5 x 22 cm
HERBA PRESS
ISBN 978-3-946245-08-7

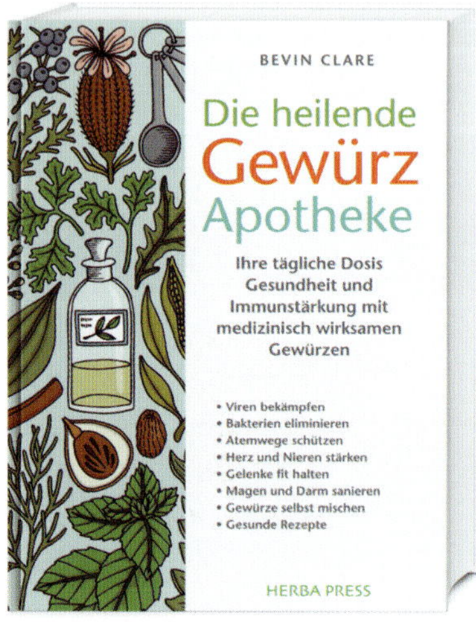

Weitere Titel von HERBA PRESS

Ganzheitliche Heilung mit Cannabis

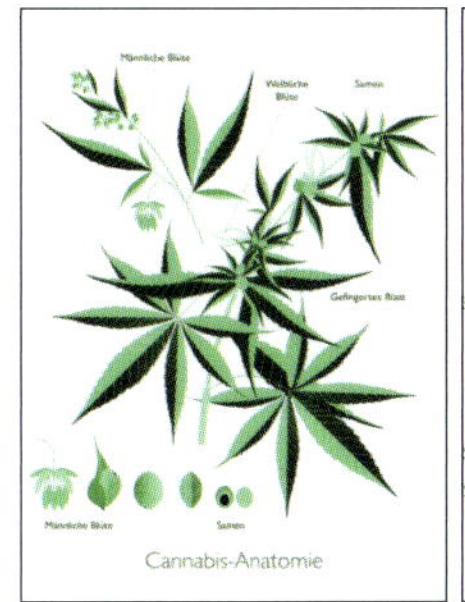

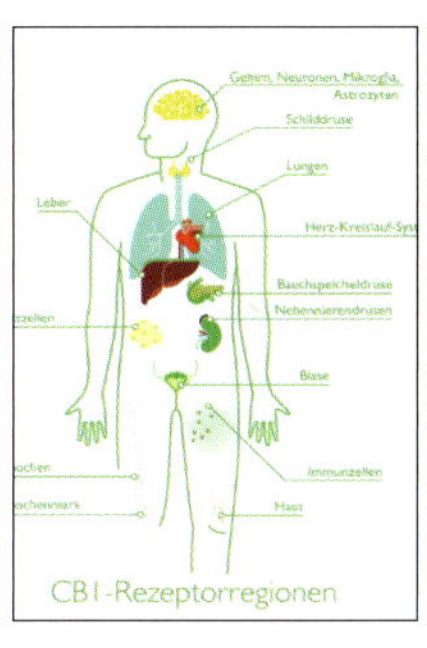

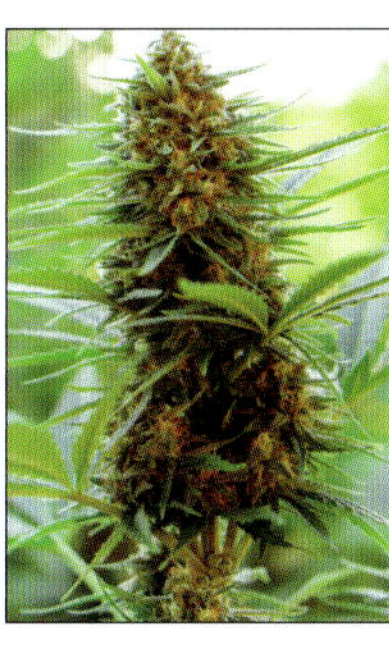

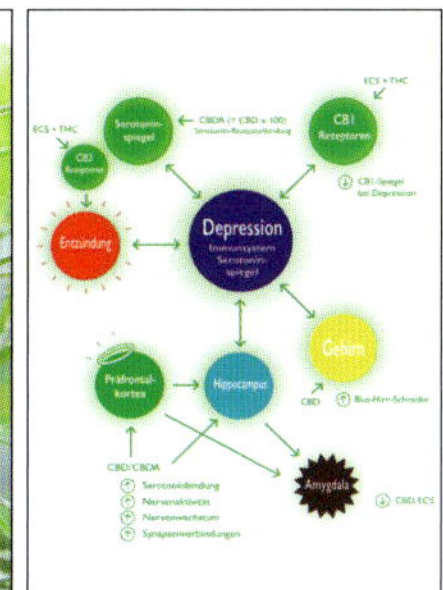

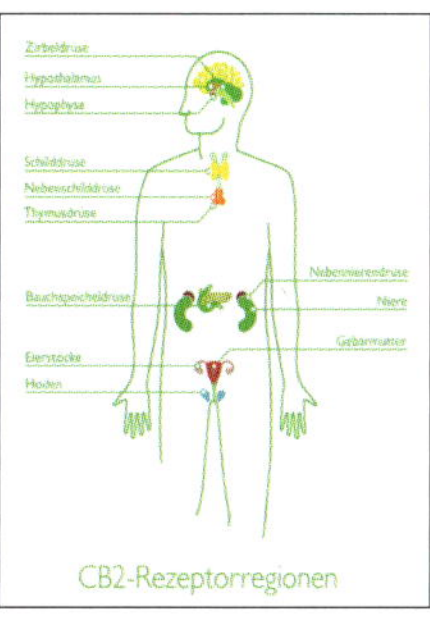

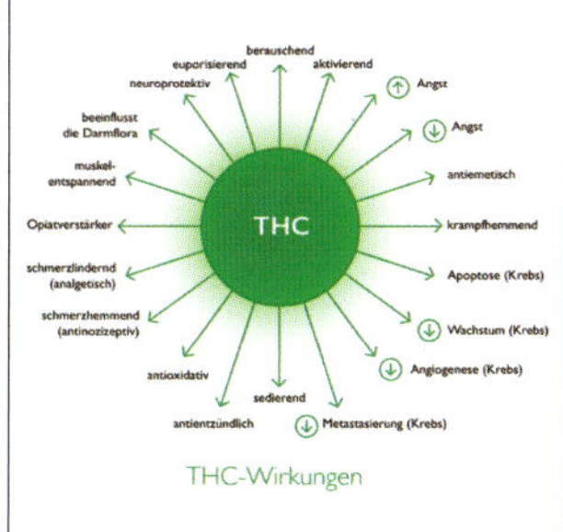

Dieses Buch möchte Ihnen die Cannabispflanze vorstellen. Es behandelt unter anderem Erkrankungen, bei denen Cannabismedizin helfen kann: Depression, Schmerz, Reizdarm, Migräne, Multiple Sklerose, Krebs und Demenz. Das umfangreiche Werk bietet Informationen, Erkenntnisse und Handlungsanweisungen für Heilpraktiker, Ärzte, Apotheker, Herbalisten, Naturheilkundler, Phyto-, Psychotherapeuten und für interessierte Neulinge.

Cannabis existiert auf unserem Planeten seit Zehntausenden Jahren, ist zur Gesundheitsvorsorge und für Heilzwecke nachweislich mindestens seit 6000 Jahren in Gebrauch. In China, Indien, Ägypten und den USA wurde Cannabismedizin traditionell zur Schmerzlinderung, zur Behandlung von Entzündungen, psychischen Störungen, bei Epilepsie und als Beruhigungsmittel eingesetzt.

Der erstaunlichste Aspekt der Cannabispflanze ist unsere besondere Beziehung zu ihr: Es gibt ein Cannabinoidsystem in der Pflanze und ein passendes Cannabinoidsystem im menschlichen Körper (genannt Endo-Cannabinoid-System = ECS). Je mehr wir über die Wirkungsweise beider Systeme lernen, umso mehr Optionen für natürliche Heilung offenbaren sich. Das ECS bestimmt die Grundschwingung, die Balance des menschlichen Wohlbefindens. Funktionell ähnelt es dem Immunsystem.

Die Wissenschaft bestätigt Erfahrungen der Kräuterheilkunde, was die holistische Cannabistherapie betrifft: Ganzpflanzenextrakte sind hochwirksam. Viele Menschen haben von Cannabismedizin profitiert – zusätzlich zu Medikamenten oder wenn die Schulmedizin kapituliert hatte.

Der Mensch lebte von Anbeginn in einer tief verwurzelten Beziehung zur Pflanzenwelt. Tammi Sweet plädiert für die bewusste Erneuerung dieser Beziehung. Sie nutzt westliches und indigenes Wissen und möchte sich mit all jenen verbünden, die gleichfalls versuchen, beide Welten zusammenzubringen. Zugunsten von kollektivem Wissen, das Leiden lindern und heilen kann. Die Autorin hofft, dass dieses Buch dazu beiträgt, die außergewöhnlichen Eigenschaften von Cannabis neu zu entdecken – mit Respekt, vertieftem Verständnis und Achtsamkeit. Ihr Credo lautet: „Zurück zu den Pflanzen". Ein Weg, der die Entfremdung von unserer Kultur und Herkunft heilen, die Fesseln von Dogmen und Paradigmen überwinden kann.

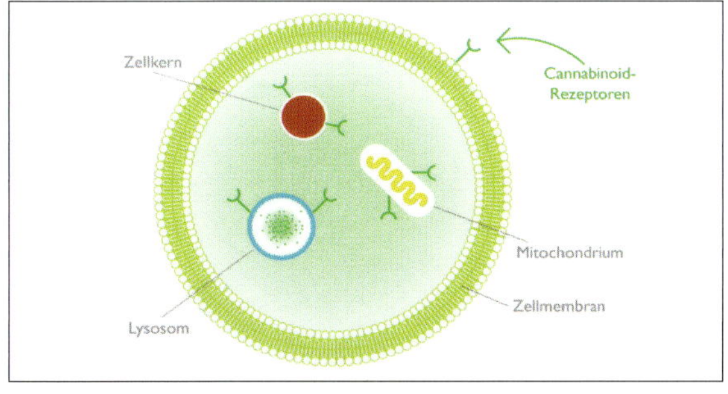

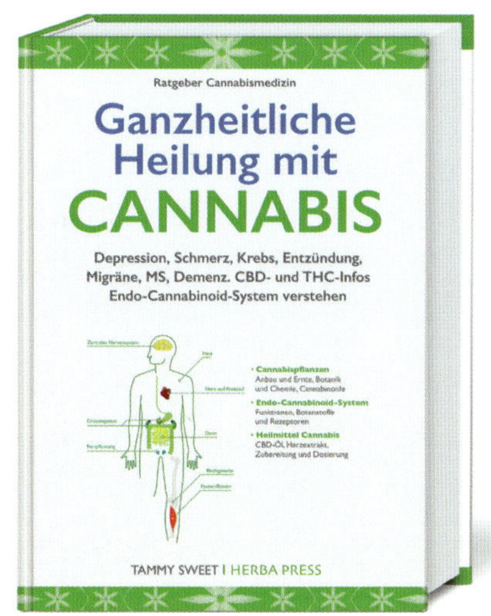

Ganzheitliche Heilung mit Cannabis
Viele farbige Abbildungen, Tabellen und Pflanzenfotos.
288 Seiten, Hardcover
Format: 16,5 x 24 cm
HERBA PRESS
ISBN 978-3-946245-09-4.

Die wirklichen Ursachen der Arteriosklerose

GUTES CHOLESTERIN – BÖSES HOMOCYSTEIN

Wie Sie sich vor Herzinfarkt, Schlaganfall und Demenz wirksam schützen

Wir alle haben daran geglaubt, nicht wahr? Viele tun es noch immer. Es erschien zu plausibel und zu einfach, um nicht wahr zu sein: Die Absenkung der Cholesterinwerte verhindert Herz-Kreislauf-Erkrankungen.

In der Lebenswirklichkeit hat die flächendeckende Anwendung von Cholesterinsenkern aber wenig gebracht. Herzinfarkt, Schlaganfall und Co. sind nach wie vor Spitzenreiter bei den Todesursachen. Es ist nun höchste Zeit, sich mit der wahren Geschichte von Cholesterin und Homocystein zu befassen.

Der Erfolgsautor Dr. med. Eberhard J. Wormer entzaubert im ersten Teil seines Buchs den Mythos vom „schlechten" Cholesterin und erklärt, warum Cholesterin „gut", ja sogar lebenswichtig und unverzichtbar für den menschlichen Organismus ist.

Im zweiten Teil des Buchs erfahren Sie alles, was Sie über den Risikofaktor Homocystein wissen sollten. Homocystein rückt immer stärker in den Fokus gesundheitsbewusster Menschen. Viele Betroffene, die hohe Homocysteinwerte im Blut haben, wissen nichts davon und werden weder über Risiken informiert noch ausreichend untersucht. Dabei kann man sich sehr einfach vor Homocystein-Risiken schützen. Ein positives, aufbauendes und inspirierendes Buch, das zum Umdenken ermutigt.

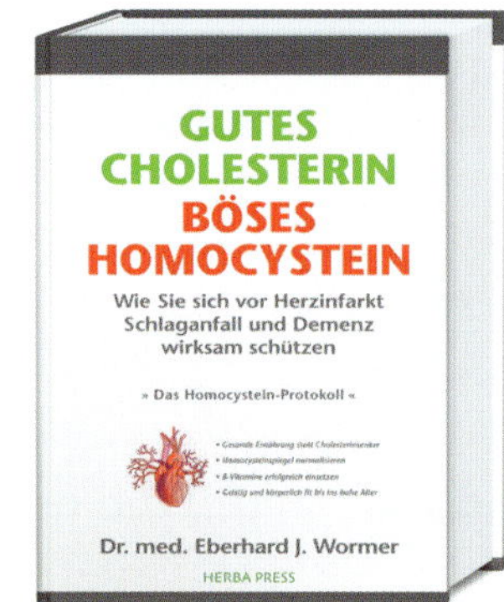

Gutes Cholesterin – Böses Homocystein
Viele farbige Abbildungen und informative Grafiken.
304 S., solides Hardcover, Format: 16,5 x 24 cm
HERBA PRESS. ISBN 978-3-946245-06-3

Die heilende Seele der Pflanzen

Pflanzen haben eine Seele und heilende Kräfte. Sie spüren, wenn wir Hilfe brauchen. Und sie helfen uns, wenn wir sie darum bitten. Schon Goethe wusste das. Aber wie offenbaren sie sich uns?

Eine Antwort gibt „Die heilende Seele der Pflanzen", ein Buch der Gedanken und Gefühle. Wie eine poetische Wegbeschreibung nimmt es uns mit auf eine Reise in die geheimnisvolle Welt der Pflanzen. Und wie ein Sachbuch vermittelt es wichtiges Wissen über die Probleme, die unser Überleben gefährden: Umweltzerstörung, resistente Bakterien, Luftverschmutzung, Krebs und Klimawandel.

„Ich glaube, dass viele Krankheiten, mit denen wir konfrontiert werden, mit Naturmedizin heilbar sind. Wir müssen nur unsere verloren gegangene Fähigkeit, die Seele der Pflanzen zu verstehen und mit ihr zu kommunizieren, wiederentdecken. Dann können wir aus der unerschöpflichen Quelle von Energie, Liebe und Weisheit der Natur schöpfen."
Stephen Harrod Buhner

Dieses wundervoll geschriebene Buch präsentiert die erstaunlichen Erkenntnisse eines Naturforschers, Poeten und Experten für Pflanzenmedizin. Buhner ist zutiefst davon überzeugt, dass die Erde ein einzigartiger und großer lebendiger Organismus ist, der seine Bewohner schützen und deren Lebensgrundlagen erhalten möchte. Die Pflanzen auf Mutter Erde waren schon immer und sind noch heute die primäre Medizin des Menschen und aller Erdenbewohner.

Die Natur ist tiefgründiger, als wir bislang glaubten – und als es uns beigebracht wurde. Buhners bemerkenswerte Sichtweisen und seine wissenschaftliche Analyse eröffnen uns neue Wege, die Zusammenhänge des Lebens besser zu verstehen.

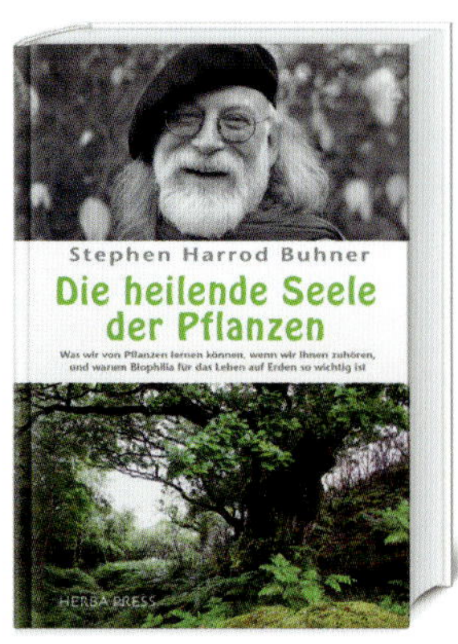

Die heilende Seele der Pflanzen
384 Seiten, Hardcover
Format: 15,5 x 23 cm
HERBA PRESS
ISBN 978-3-946245-03-1

Vegan mit Genuss und Liebe

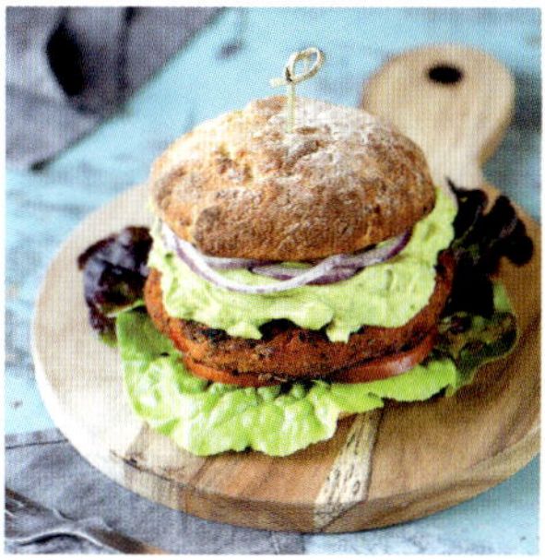
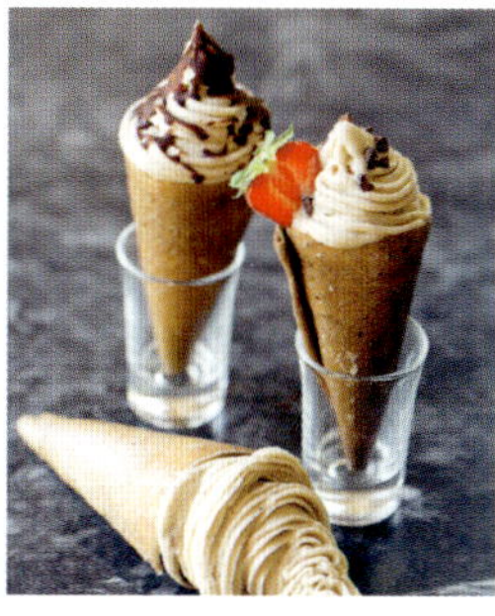
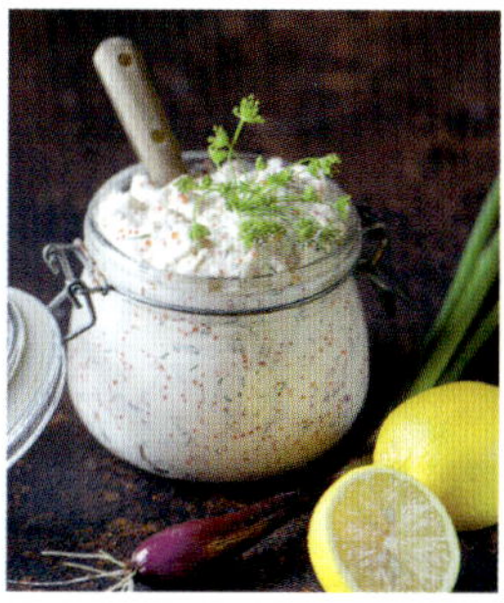
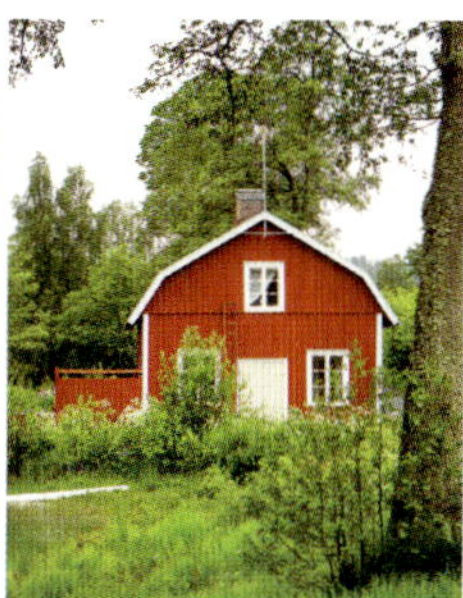
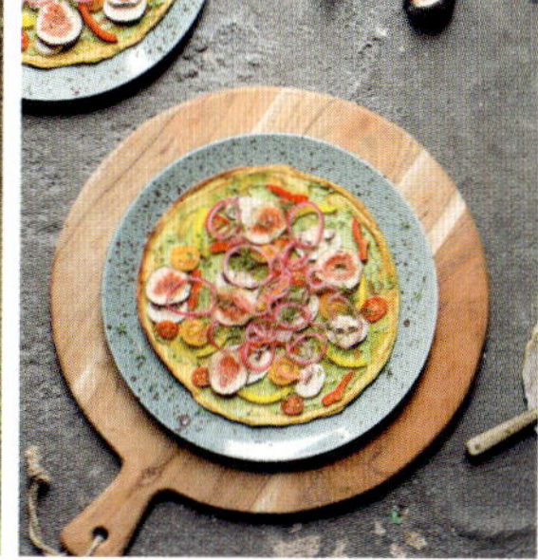

Ob Luxus-Frühstück, heiße Eintöpfe, schnelle Gerichte, Snacks, Hausmannskost oder farbenfrohe Salate, schon die tollen Fotos von Erikas Rezepten wecken jede einzelne Geschmacksknospe aus dem Tiefschlaf – egal ob Sie Veganer oder Allesesser sind. Und erst ihre großartigen Torten: unwiderstehlich lecker! Alle Rezepte sind rein pflanzlich, frei von Gluten und weißem Zucker. Viele davon sind richtige Raw-Food-Highlights. Kann so viel lecker gesund sein? Klar! Sie bekommen jede Menge gesunde Nährstoffe ab, und Energie pur strömt durch Ihren Körper. Einfach gesund schlemmen und himmlisch genießen!

Erika legt viel Wert auf die detailgenaue Beschreibung ihrer Rezepte. Sie bekommen tolle Tipps direkt vom Kochprofi. Zudem verrät sie Ihnen ihre ganz persönlichen Küchentricks. Auf ihren vielen Seereisen hat die passionierte Köchin eine Menge über internationale Küche erfahren – all das findet sich in ihren genussvollen Rezepten wieder. Lassen Sie sich überraschen!

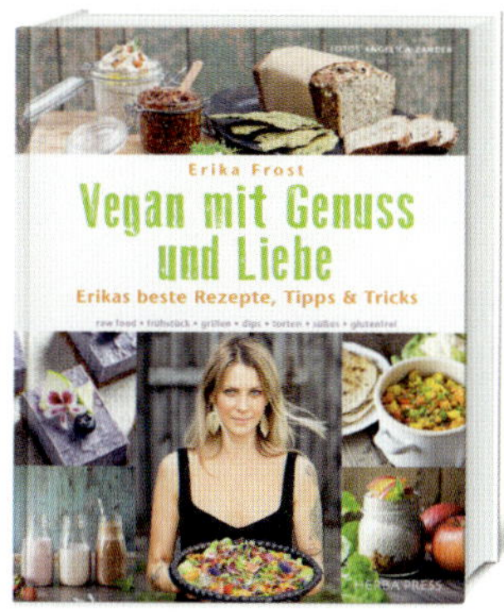

Vegan mit Genuss und Liebe
Die besten Rezepte, Tipps & Tricks der schwedischen Köchin Erika! 192 Seiten, Hardcover, 22 x 28 cm.
ISBN 978-3-946245-04-9

In Topform durch die Wechseljahre

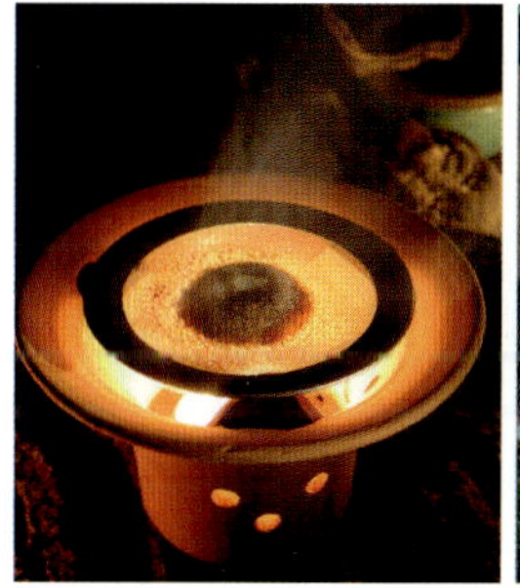
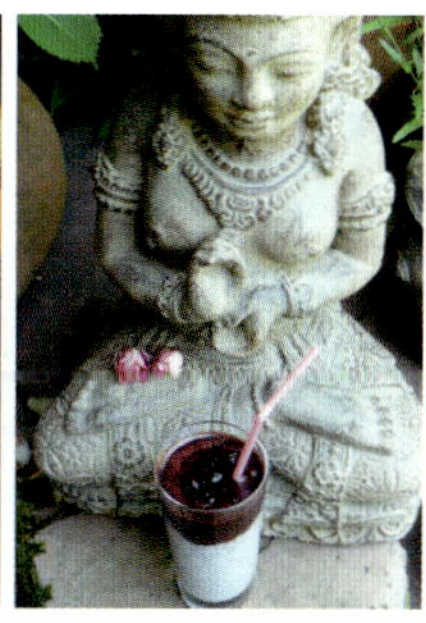
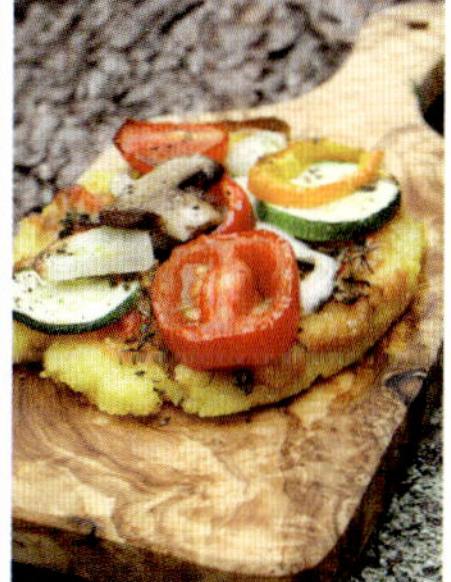
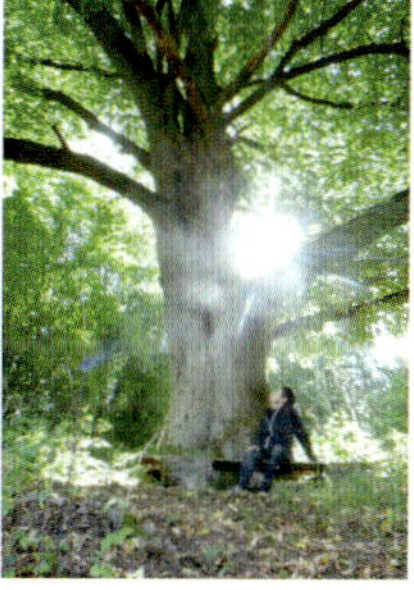
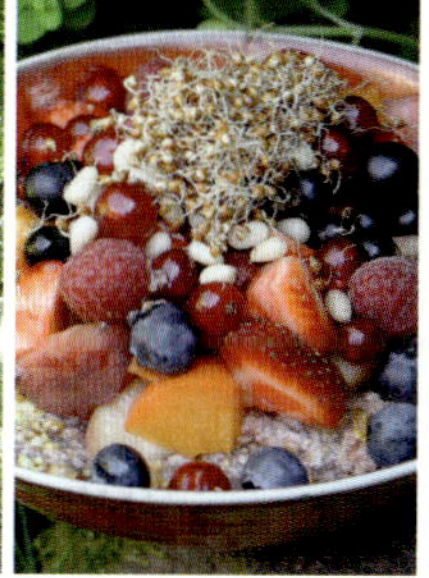
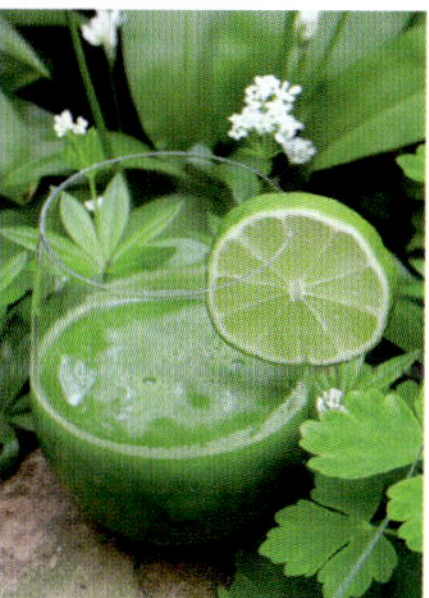

Wie wichtig eine gute Gesundheit für die Frau ist, macht sich besonders in den Wechseljahren bemerkbar. Die Autorin zeigt mit ihrem umfangreichen Ratgeber überzeugend auf, dass es jeder Frau in den Wechseljahren gelingen kann, ihren Körper auf natürliche Weise durch vollwertige pflanzenbasierte Ernährung wieder in Topform zu bringen. Ein wunderschönes Buch, liebevoll gestaltet und mit vielen farbigen Abbildungen. Auf über 120 Seiten finden Sie leckere pflanzliche Rezepte, jedes mit einem schönen Foto bebildert.

Wichtige Punkte im Buch: •Fit durch pflanzenbasierte Ernährung – ohne Hormone! •Wechseljahrbeschwerden im Griff •Nachhaltig abnehmen ohne Diät •Nahrungsmittel: maximale Verträglichkeit •Brustkrebs vorbeugen •Schilddrüse: Hashimoto unter Kontrolle •120 Seiten vegane Rezepte: vollwertig, glutenfrei, laktosefrei, sojafrei, biologisch.

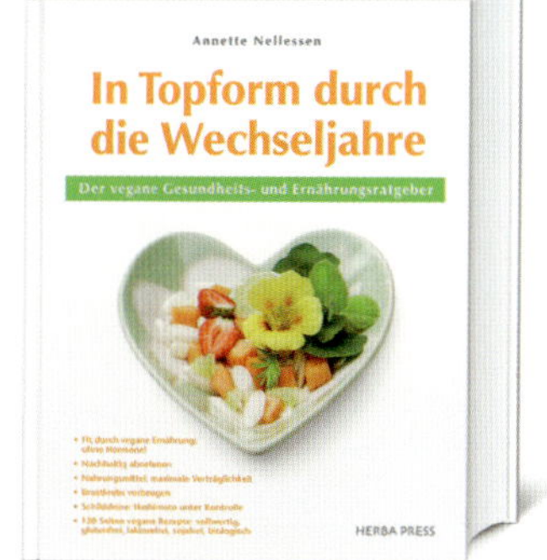

In Topform durch die Wechseljahre
Gesundheitsratgeber + Kochbuch.
376 Seiten, Hardcover, 19 x 24 cm.
ISBN 978-3-946245-02-5

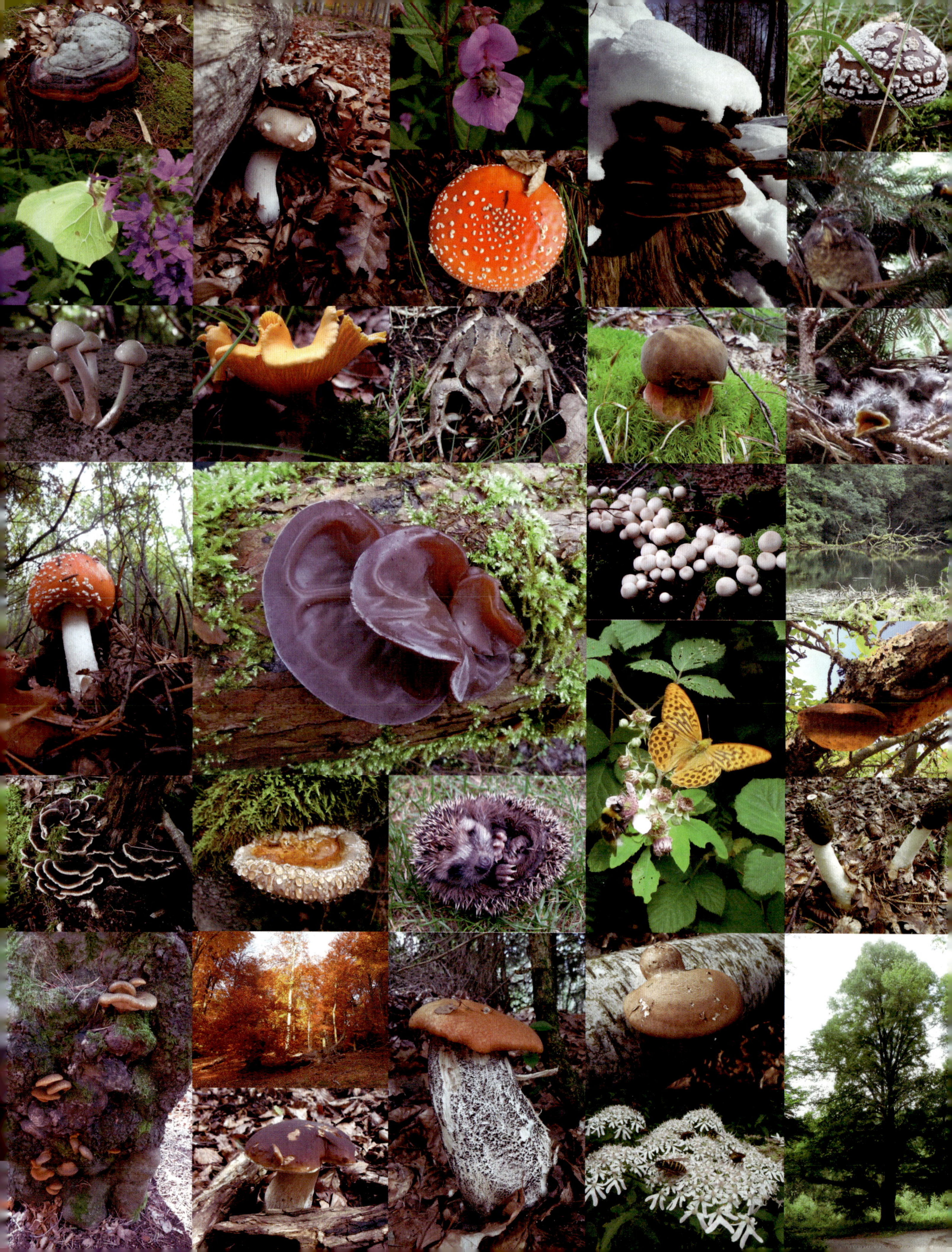